Die chronischen Krankheiten

ihre eigentümliche Natur und
homöopathische Heilung

Von Dr. med. Samuel Hahnemann

Unveränderter Nachdruck der Ausgabe letzter Hand
mit einer Einführung von Dr. med. Will Klunker

Band 2

5. Nachdruck

Karl F. Haug Verlag · Heidelberg

CIP-Titelaufnahme der Deutschen Bibliothek

Hahnemann, Samuel:

Die chronischen Krankheiten: ihre eigentümliche Natur und homöopathische Heilung / von Samuel Hahnemann. – Unveränd. Nachdr. der Ausg. letzter Hand / mit einer Einf. von Will Klunker. – Heidelberg: Haug.
ISBN 3-7760-1198-X kart.
ISBN 3-7760-1199-8 Gb.
Unveränd. Nachdr. der Ausg. letzter Hand / mit einer Einf. von Willi Klunker
Bd. 2. – 5. Nachdr. der Ausg. Dresden, Leipzig, Arnold, 1835. – 1991

© 1979 Karl F. Haug Verlag GmbH & Co., Heidelberg
Alle Rechte, insbesondere die der Übersetzung in fremde Sprachen, vorbehalten. Kein Teil dieses Buches darf ohne schriftliche Genehmigung des Verlages in irgendeiner Form – durch Photokopie, Mikrofilm oder irgendein anderes Verfahren – reproduziert oder in eine von Maschinen, insbesondere von Datenverarbeitungsmaschinen, verwendbare Sprache übertragen oder übersetzt werden.
All rights reserved (including those of translation into foreign languages). No part of this book may be reproduced in any form – by photoprint, microfilm, or any other means – nor transmitted or translated into a machine language without written permission from the publishers.
1. Nachdruck 1956
2. Nachdruck 1979
3. Nachdruck 1983
4. Nachdruck 1988
5. Nachdruck 1991
Titel-Nr. 2198   ISBN 3-7760-1198-X
Herstellung: Weihert-Druck GmbH, Darmstadt

Die

chronischen Krankheiten,

ihre eigenthümliche Natur

und

homöopathische Heilung;

von

Dr. *Samuel Hahnemann.*

Zweiter Theil.
Antipsorische Arzneien.
Zweite, viel vermehrte und verbesserte Auflage.

Dresden und Leipzig,
in der Arnoldischen Buchhandlung.
1835.

Inhalt.

Agaricus muscarius, Fliegen-Schwamm.
Alumina, Thonerde.
Ammonium carbonicum, Flüchtiges Laugensalz.
Ammonium muriaticum, Salmiak.
Anacardium orientale, Anakardien-Herznuſs.
Antimonium crudum, Roher Schwefel-Spieſsglanz.
Aurum, Gold.
Baryta, Schwererde.
Borax, Borax.
Calcarea, Kalkerde.

Agaricus muscarius, Fliegen-Pilz.

Von diesem stinkenden Pilze mit scharlachrothem, mit weifslichten Warzen besetzten Hute und weifsen Blättchen nimmt man, wenn er vorsichtig getrocknet worden, einen, vom frischen aber, zwei Gran, um durch dreistündiges Reiben auf gewöhnliche Weise mit Milchzucker, nachmaliges Auflösen, Verdünnen und Potenziren mittels jedesmaliger zweier Schüttel-Schläge seine Kraft-Entwickelungen bis zu $\overline{X}$ zu bereiten.

Apelt hat ihn hülfreich in Knochen-Schmerzen des Oberkiefers und der Zähne, so wie den Schmerzen der Knochen der Unterglieder (wie im Marke) gefunden, so wie in Hirsekorn grofsen, dicht beisammen stehenden, jückenden Haut-Ausschlägen und bei Ermattung nach Beischlafe.

Whistling heilte damit Convulsionen und Zittern, und *J. C. Bernhard* selbst einige Arten von Fallsucht.

Dr. Woost sah dessen Wirkung von grofsen Gaben bis 7, 8 Wochen reichen.

Kampher ist das Haupt-Antidot, selbst gegen chronisch gewordene Uebel vom Fliegen-Pilz.

Die Namens-Verkürzungen meiner Mit-Beobachter sind: *Ap.* = *Apelt*; *Gr.* = *Dr. Grofs*; *Fr. H.* = *Dr. Friedrich Hahnemann*; *Lgh.* = *Dr. Langhammer*; *Ng.* ein Ungenannter; *Sdl.* = *Seidel*; *St.* = Medicinalrath *Dr. Stapf*; *Schrt.* = *Dr. Schréter*; *Sch.* ein Ungenannter, und *Wst.* = *Dr. Woost* in Oschatz. *)

---

*) Die mit keinem Namen und keiner Chiffre bezeichneten Symptome im ganzen Werke sind von mir. Was aber die andrer Beobachter betrifft, so fand ich zum Nutzen der Leser nicht selten nöthig, theils unnütz weitschweifige Redensarten abzukürzen, theils verständlichere Ausdrücke an der Stelle der unverständlichern und der Idiotismen zu wählen; Wesentliches ist von mir wissentlich nichts ausgelassen.
                              Sam. Hahnemann.

Agaricus muscarius.

Niedergeschlagenes Gemüth. (*Ap.*)
Muthlosigkeit. (*Ap.*)
Bange Ahnung, als ob sie etwas Unangenehmes erfahren sollte. (*Ap.*)
Unstätigkeit und Unruhe des Geistes und Körpers. (n. ⅛ St.) (*Schrt.*)
5 Unruhiges und bekümmertes Gemüth; er war stets nur mit sich selbst und seiner gegenwärtigen und künftigen Lage beschäftigt. (*Lgh.*)
Unaufgelegt zum Sprechen, ohne mifslaunig zu seyn. (*Ap.*)
Er zwingt sich, zu reden, antwortet aber nur mit wenigen Worten, bei übrigens heiterer Laune. (*Ap.*)
Es ist, als wenn er die Worte zum Sprechen nicht finden könnte. (*Ap.*)
Unlust, zu sprechen, mit Verdriefslichkeit und Aergerlichkeit und Unlust zum Arbeiten. (*Lgh.*)
10 Verdriefsliche Gemüths-Stimmung. (*Wst.*)
Sehr ärgerlich und reizbar. (*Ap.*)
Mifslaunig und gleichgültig. (*Sdl.*)
Sie, die sonst über Alles grofse Sorge machte, ist jetzt ganz gleichgültig. (*Ap.*)
Gleichgültige, in sich gekehrte Gemüths-Stimmung, mit Widerwillen gegen alle Beschäftigung. (*Sdl.*)
15 Unlust zur Arbeit. (*Ap. — Gr.*)
Er tändelt mit allem Möglichen, um nur nicht zu arbeiten. (*Schr.*)
Abscheu vor allen Arbeiten, welche die Gedanken beschäftigen; und wird doch dergleichen vorgenommen, so entsteht Blutdrang nach dem Kopfe, Klopfen in den Gefäfsen, Hitze im Gesichte, und das Denkvermögen ist gestört. (*Sdl.*)
Vergefslich; er besinnt sich nur mit Mühe auf die vorher gehörten und gedachten Dinge. (*Schrt.*)
Bewufstseyns-Verlust. (*Lerger*, Memorabilien, Bd. 3. S. 334.)

Agaricus muscarius.

20 Trunkener, furchtloser Wahnsinn, mit kühnen, rachsüchtigen Vorsätzen. (*Voigtel, A. M. L.*, 2. Bd. 2. Abth. S. 352)
Schüchterner Wahnsinn. (*Murray, apparatus medicam.* V. 557.)
Wuth. (*Voigtel*, a. a. O.)
Furchtlose, drohende, Schaden anrichtende Wuth, auch gegen sich selbst gerichtete, sich selbst beschädigende Wuth, mit grofser Kraft-Anstrengung. (*Murray*, a. a. O.)
Aufheiterung. (*Pharmakol. Lex.*, Bd. 1. S. 74.)
25 Heitere, sorglose Gemüths-Stimmung. (*Wst.*)
Heitere Laune, doch kein Trieb zum Sprechen. (*Ap.*)
Ausschweifende Phantasie, Entzückung, Prophezeien, Versemachen. (*Murray*, a. a. O.)
Still, gelassen, gesellig, thätig und froh, seine Pflicht erfüllt zu haben. (Heilwirkung.) (*Lgh.*)
Eingenommenheit des Kopfes (*Ap.*)
30 Eingenommenheit des Kopfes, mit dumpfem Schmerze. (n. 2 St.) (*Schrt.*)
Eingenommenheit und Schwere des Kopfes. (n. 2 St.) (*Sdl.*)
Anhaltende Schwere des Kopfes. (n. 5 St.) (*Sch.*)
Schmerzhafte Schwere in der Stirn. (d. 5. T.) (*Ng.*)
Herabzerrendes Schwere-Gefühl in beiden Schläfen, bis zur Hälfte der Ohren, als hinge an beiden Kopfseiten eine schwere Last, mehr am Tage, als früh, und stärker beim Anfühlen. (*Fr. H.*)
35 Schwere des Kopfes, wie nach Rausch. (n. $\frac{1}{8}$ St.) (*Schrt.*)
Früh, Schwere und Wüstheit des Kopfes, als wenn er den Tag zuvor geschwärmt hätte, 6 Tage lang. (*Sch.*)
Stumpfsinnigkeit, Blödsinn (Nachwirkung, im Alter, *Murray, App. med.* V. S. 557.).
Düseligkeit, Betäubung.
Benebelung. (*Voigtel*, a. a. O.)
40 Angenehme Trunkenheit. (*Murray*, a. a. O.)
Trunkenheit. (*Pharmakol. Lex.* a. a. O.)
Taumel und Niedersinken. (d. 2. T.) (*Lerger*, a. a. O.)
Taumel, beim Gehen im Freien. (n. 1 St.) (*Ap.*)
Taumel, wie von geistigen Getränken; beim Gehen im Freien torkelt er hin und her. (*Lgh.*)
45 Schwindel.
Schwindel und Dummheit, früh. (n. 3 St.) (*Fr. H.*)
Schwindel früh, wie nach einem Rausche. (n. $\frac{1}{4}$ St.) (*Ap.*)

Agaricus muscarius.

Schwindel, der vorzüglich früh entsteht, gewöhnlich 1—8 Minuten anhält, und dann nach kurzen Zwischenräumen noch mehrmals am Tage wiederkehrt. (*Ap.*)

Starkes Sonnen-Licht erzeugt früh einen augenblicklichen Schwindel, bis zum Umfallen. (*Wst.*)

50 Schwindel-Anfälle mit schwankendem Gange und undeutlichem Sehen selbst naher Gegenstände, von 5 Minuten zu 5 Minuten kommend und vergehend, und nur durch Auffassung anderer Ideen ganz zu beseitigen. (*Ap.*)

Schwindel, beim Nachdenken während des Gehens im Freien. (n. 8 T.) (*Ap.*)

Schwindel-Anwandlung im Freien, die sich in der Stube verlor, mehre Tage. (*Sch.*)

Schwindel in der Stube, beim Umdrehen. (*Ap.*)

Schwindel, welcher durch schnelles Umdrehen oder Wenden des Kopfes auf längere Zeit vergeht. (*Ap.*)

55 Kopf-Schmerz, früh im Bette. (*Ap.*)

Kopf-Schmerzen verschiedner Art in der linken Hälfte des Hinter-Haupt-Beines, im Sitzen. (*Ap.*)

Dumpfer Kopfschmerz in der rechten Schläfe. (*Ap.*)

Dumpfer Kopfschmerz, besonders in der Stirn, wobei er den Kopf immer hin und her bewegen mufste, und es ihm die Augen zuzog, wie zum Schlafe. (*Ap.*)

Dumpfer, betäubender Kopfschmerz, mit Durst und Hitze, besonders im Gesichte. (sogleich.) (*Schrt.*)

60 Dumpfer, drückender Kopfschmerz, der sich nach einer starken Stuhl-Ausleerung verliert; dabei fliegende Hitze. (*Wst.*)

Drückendes Kopfweh, in Absätzen, vor Schlafengehen.

Drücken in den Stirn-Höhlen. (*Ap.*)

Heftig drückender Schmerz in der Stirn, mit Schwindel, beim Sitzen. (*Ap.*)

Druck von der Stirn herab auf die obere Hälfte der Augäpfel. (n. 1½ St.) (*Wst.*)

65 Heftiges Drücken in der rechten Schläfe, oder dem Schläfebeine. (*Gr.*)

Drücken am obern Theile des linken Schläfebeins, gleich über der Ohrmuschel, bis tief in das Gehirn, durch Aufdrücken oder Berühren der Haare vermehrt, und mit gänzlicher Muthlosigkeit. (*Ap.*)

Schmerzlicher Druck im Jochfortsatze des linken Schläfebeins. (*Gr.*)

Agaricus muscarius.

Drücken im Hinterkopfe. (d. 1. T.) (*Sdl.*)
Heftig pressender Kopfschmerz, vorzüglich im Hinterkopfe; nach dem Mittag-Essen. (d. 9. T.) (*Sdl.*)
70 Drücken mit Stechen in der Stirn, über den Augen. (*Ap.*)
Schmerzhaft ziehender Druck von der linken Seite der Stirn nach der rechten hin, im Sitzen. (n. ½ St.) (*Lgh.*)
Ziehender Kopfschmerz, früh beim Erwachen, mit Drücken in den Augäpfeln. (*Sdl.*)
Ziehender Schmerz in der Stirn. (*Ap.*)
Ziehen von beiden Seiten des Stirnbeins, bis zur Nasen-Wurzel. (*Gr.*)
75 Sehr empfindliches Ziehen durch die Schläfe, Stirn oder Augäpfel. (*Sdl.*)
Ziehen im Kopfe nach allen Richtungen, mit Gefühl, als wollten die Sinne schwinden. (*Gr.*)
Ziehender Schmerz im Hinterkopfe, Nachmittags. (*Ap.*)
Ziehender Kopfschmerz im Hinterhaupte, früh im Bette, wie von unrechter Lage, durch Dehnen und Strecken mit angehaltnem Athem gesteigert. (*Wst.*)
Ziehend schneidender Schmerz in der Stirn, im Stehen, der beim Sitzen zur drückenden Kopf-Betäubung ward. (n. 1½ St.) (*Lgh.*)
80 Absetzendes, ziehendes Reifsen in der Stirn. (n. 33 St.) (*Lgh.*)
Reifsen in der Stirn, gleich über der Nasenwurzel. (*Ap.*)
Reifsen in der rechten Schläfe-Gegend. (*Gr.*)
Reifsen in der linken Seite des Hinterhauptes, das in kurzen Zwischenräumen zurückkehrt. (*Ap.*)
Ruckweises Reifsen im Kopfe, das sich hinter dem rechten Ohre endigt und da am empfindlichsten ist.
85 Kopfweh, als wenn das Gehirn zerrissen würde.
Reifsen mit Drücken im ganzen linken Umfange des Gehirnes, am stärksten in der linken Augenhöhle und dem Jochbeine, mit Wüstheit des Kopfes. (n. 8 St.) (*Gr.*)
Reifsende Stiche im Hinterhaupte von einer Seite zur andern, früh. (d. 2. T.) (*Wst.*)
Heftiges, stechendes Reifsen vom Wirbel bis zum linken Ohre. (n. 6 St.) (*Wst.*)
Feine Stiche in der rechten Schläfe. (n. ¼ St.) (*Schrt.*)
90 Wühlender Schmerz im Kopfe, der nur Minuten lang dauert, aber sehr oft wiederkehrt. (*Ap.*)

Agaricus muscarius.

Heftige wühlende Schmerzen im linken Stirnhügel. (n. 3 St.) (*Ap.*)

Bohrende Schmerzen tief im Gehirn am Wirbel des Hauptes. (*Ap.*)

Schmerz, wie von einem Nagel, in der rechten Kopf-Seite. (*Gr.*)

Pochen im Wirbel des Hauptes, mit einer an Wuth grenzenden Desperation.

95 Aeufserlich in den Kopf-Bedeckungen (Haut und Knochen), reifsender, ziehender Schmerz, durch darauf Drücken vermehrt, besonders an einer kleinen Stelle im Wirbel, die wie unterköthig schmerzt; Nachts. (n. 18 T.) (*Sdl.*)

Empfindlichkeit der Kopfhaut wie Geschwür.

Zucken in der Haut der Stirne, über dem rechten Auge. (*Ap.*)

Oefteres schmerzloses Zucken an der rechten Schläfe, neben dem Auge. (d. 7. T.) (*Ng.*)

Klamm-Schmerz an der linken Schläfe. (n. 37 St.) (*Lgh.*)

100 Kälte-Gefühl, wie von Eis, auf der behaarten rechten Seite des Stirnbeines, bei äufserlich fühlbarer Wärme. (*Ap.*)

Nach vorherigem Jücken und Kratzen, Eiskälte in der Gegend der Kron-Nath, öfters wiederkehrend, und stets weiter nach vorn, bis in den unbehaarten Theil der Stirn gehend. (*Ap.*)

Jücken auf dem Haarkopfe. (*Ap.*)

Jücken, wie zum Heilen, das zum Kratzen reizt, auf dem ganzen Haar-Kopfe. (*Lgh.*)

Lästiges Jücken auf dem Haarkopfe, besonders früh nach dem Aufstehn, durch Kratzen mit scharfem Kamme sich verlierend. (*Wst.*)

105 Blüthen auf dem Haarkopfe. (*Ap.*)

In den Augen-Brauen, Jücken. (*Ap.*)

Haar-Ausfallen aus den Augenbrauen. (*Ap.*)

Drücken in den Augen. (*Fr. H.*)

Drücken im linken Augapfel. (n. 10 St.) (*Wst.*)

110 Drücken in den Augen und Neigung, sie zu schliefsen, ohne Schlaf, nach dem Mittag-Essen. (*Ap.*)

Druck in den Augen und auf der Stirn, als ob Etwas nach innen prefste. (n. 10 M.) (*Schrt*)

Drücken in den Winkeln des linken Auges, als ob Etwas darin wäre. (*Ap.*)

Drücken und Ziehen in den Angäpfeln, vorzüglich im linken, bis in die Stirn hinein. (d. 4. T.) (*Sdl.*)

Agaricus muscarius.

Sehr empfindliches Ziehen in den Augäpfeln. (d. 3. u. 4. T.) (*Sdl.*)
115 Klamm-Schmerz unter dem rechten Augenbrau-Bogen, der das Oeffnen der Augen erschwert. (n 5 St.) (*Lgh.*)
Jücken und Kriebeln im rechten Auge. (n. 1 St.) (*Schrt.*)
Kitzelndes Jücken im linken Auge, das zum Reiben nöthigt. (n. 3 St.) (*Lgh.*)
Jücken und Fippern des linken unteren Augenlides, das zum Reiben nöthigt. (*Ap.*)
Jücken und Drücken im rechten Auge, das durch Reiben nur auf kurze Zeit vergeht. (*Schrt.*)
120 Brennen der Augen, mit Gefühl von Zusammenziehen, Abends. (d. 1. T.) (*Ng.*)
Brennen der innern Augen-Winkel, als wollten sie sich entzünden, mit erhöhter Schmerzhaftigkeit bei Berührung. (*Gr.*)
Brennen der innern Augenwinkel, wenn er die Lider fest zusammendrückt. (*Gr.*)
Brennend drückender Schmerz über dem rechten Auge, mit Thränen desselben. (n. 1½ St.) (*Sch.*)
Röthe des Weifsen im Auge. (*Fr. H.*)
125 Gilbe der Augen. (d. 3. T.) (*Sdl.*)
Geschwulst der Lider des linken Auges nach dem innern Winkel hin, wodurch das Auge etwas verkleinert wird. (*Ap.*)
Zusammenziehung der Augenlider. (n. 2 St.) (*Schrt.*)
Zusammenziehung und Verengerung des innern Winkels des linken Auges. (*Ap.*)
Gefühl von Zusammenziehen des rechten Auges, mit vermehrter Helligkeit im Sehen, nachfolgendem Beifsen im Augapfel und Thränen des Auges, und endlichen Zuckungen im linken Auge, wie sie zuvor im rechten gewesen; Wein hob es sogleich auf. (*Ap.*)
130 Verengerung der Spalte der Augenlider, mehre Tage, ohne Geschwulst und oft mit Zucken und Fippern der Augenlider. (*Ap.*)
Die Spaltung des Auges ist kleiner als gewöhnlich, und nur durch Anstrengung zu erweitern möglich. (*Schrt.*)
Zucken in den Augäpfeln, oft auf einander folgend, im linken Auge zuweilen mit Thränen desselben. (*Ap.*)
Beim Lesen öfters Zucken und Drücken im linken Augapfel. (*Ap.*)

Zuckungen, mit Druck-Schmerz, im linken Augapfel, zu jeder Tageszeit und unter allen Umständen; es nöthigt zum Wischen, vergeht aber nicht dadurch. (*Ap.*)

135 Oefteres Fippern in den Augenlidern, meist nur eine kleine Stelle einnehmend, und mehr nach einem Winkel hin sich erstreckend. (*Ap.*)

Fippern des rechten untern Augenlides, mit Klopfen einer Arterie links, am Rücken der Nase, und Zucken in der Haut der linken Nasen-Seite. (*Ap.*)

Trockenheit der Augen. (*Ap.*)

Die Thränen-Karunkel im linken Auge ist mehrere Tage vergröfsert. (*Ap.*)

Thränen des rechten Auges. (d. 1. u. 2. T.) (*Ng.*)

140 Thränen des rechten Auges. (n. 3 St.) (*Schrt.*)

Gefühl in den Augen, als wenn man sie immer auswischen sollte. (*Fr. H.*)

Die Augenlider sind, wie durch Schleimfäden, mit einander vereinigt, was durch Wischen nur auf kurze Zeit vergeht.

Augenbutter in den Augenwinkeln. (n. 6 St.) (*Lgh., Schrt.*)

Klebrige, gelbe, (früherhin weifse) Feuchtigkeit, welche die Augenlider zusammenklebt, sondert sich fortwährend, auch bei Tage, doch am schlimmsten früh und Abends, in den innern Augenwinkeln ab. (*Gr.*)

145 Pupillen erst erweitert (n. ¼ St.), dann verengert (n. 25 St.). (*Lgh.*)

Vergehen des Gesichtes, beim Gehen im Freien. (n. 7 St.) (*Ap.*)

Grofse Mattigkeit (Schwäche) der Augen; es wird gleich bleich davor, sobald sie nur etwas lang auf einen Gegenstand sieht. (*Ap.*)

Kurzsichtigkeit und Trübsichtigkeit beider Augen. (*Ap.*)

Sehr undeutliches Sehen; er mufs die Gegenstände ganz nah vor die Augen halten, um sie gehörig zu erkennen. (*Ap.*)

150 Er mufs beim Lesen die Buchstaben dem Auge immer mehr nähern, um sie deutlich zu erkennen, dann aber sogleich wieder entfernen, weil es sonst gleich wieder trübe wird. (*Ap.*)

Agaricus muscarius.

Trübheit vor den Augen, mit Schläfrigkeit. (*Wst.*)

Trübsichtigkeit, wobei Alles, wie durch trübes Wasser verdunkelt erscheint, so dafs er sich sehr anstrengen mufs, es zu erkennen. (*Ap.*)

Alle Gegenstände erscheinen mit einem Nebel verhüllt und daher verdunkelt. (*Ap.*)

Was vor die Augen kommt, ist wie mit einem Gewebe von Spinnen überzogen und verdunkelt. (*Ap.*)

155 Eine schwarze Mücke schwebt vor dem linken Auge, in der Entfernung einer halben Elle, und fährt beim Blinzen hin und her. (*Fr. H.*)

Bei trübem Wetter schwebt eine braune Mücke vor dem linken Auge, nach dem innern Winkel hin. (*Ap.*)

Beim Schliefsen des rechten Auges erscheint vor dem linken ein kleiner, länglicher, dunkelbrauner Fleck, der meist in schiefer Richtung nach dem innern Augenwinkel hin, ziemlich nahe vor dem Auge herumfliegt. (*Ap.*)

Er glaubt, die Gegenstände doppelt zu sehen. (*Wst.*)

Licht-Scheu. (*Ap.*)

160 Ohren-Schmerz, ein Reifsen im Gehörgange des rechten Ohres, das durch Eindringen kalter Luft erregt und vermehrt wird, sich bis in den Oberkiefer erstreckt und mehre Tage lang anhält. (*Ap.*)

Stiche im linken Zitzen-Fortsatze. (*Wst.*)

Jücken in und hinter den Ohren. (*Ap.*)

Jücken im äufsern Gehörgange des rechten Ohres. (*Ap.*)

Jücken mit Kitzeln im rechten Ohre, das zum Kratzen reizt. (n. 29 St.) (*Lgh.*)

165 Jücken, meist im linken Ohre, das zum hinein Bohren mit dem Finger nöthigt. (*Ap.*)

Jücken an den Ohrläppchen. (*Ap.*)

Jücken an der Ohrmuschel, zum Reiben nöthigend, worauf es roth und wund wird, aber nicht aufhört zu jücken. (*Ap.*)

Jücken, Röthe und Brennen an den Ohren, als wären sie erfroren gewesen. (*Gr.*)

Jücken und Blüthen an der hintern Seite der Ohrmuschel. (*Ap.*)

170 Gefühl in den Ohren, als ob Ohrenschmalz herausfliefse. (*Ap.*)

Sausen in den Ohren.

Klingen im rechten Ohre, beim Gehen im Freien. (n. 4 St.) (*Lgh.*)

Agaricus muscarius.

An der Nase, schneller Druck, am obern Theile des Rückens derselben. (*Ap.*)
Scharfes Stechen in der linken Seite der Nasen-Wurzel. (*Gr.*)
175 Grofse Empfindlichkeit der innern Nasen-Wände. (*Ap.*)
Jücken an der äufsern Seite der Nase. (*Ap*)
Heftiges Jücken der Nasenflügel, das zum Reiben nöthigt. (*Ap.*)
Kriebeln in dem rechten Nasenloche und Auge, wie Niese-Reiz. (*Ap.*)
Kitzelndes Jücken im linken Nasenloche, das zum Reiben nöthigt. (n. 14 St.) (*Lgh.*)
180 Brennender Schmerz in der Nase und den Augen (vom Dunste).
Wundheit und Entzündung der innern Nasen-Wand. (*Ap.*)
Blut-Schnauben, früh, gleich nach dem Aufstehen aus dem Bette, und darauf heftiges Nasenbluten. (n. 33 St.) (*Gr.*)
Nasen-Bluten. (*Sch.*)
Geruch erhöhet. (*Ap.*)
185 Im Gesichte, in der linken Wange, Stiche von dem Unterkiefer herauf. (n. 1 St.) (*Wst.*)
Dumpfe Stiche im rechten Jochbeine. (*Schrt.*)
Stechend ziehender Schmerz in der rechten Backe. (n. 2 St.) (*Sch.*)
Schnelles Klopfen einer Arterie im linken Backen, mit flüchtigen Stichen vom linken Auge bis in den Oberkiefer. (*Ap.*)
Fippern, wie Pulsschlag in der rechten Wange. (n. 8 T.) (*Ap.*)
190 Brennen der Wangen. (*Wst.*)
Brennen in den Wangen. (n. 1, 2 St.) (*Sdl.*)
Röthe des Gesichtes, ohne bemerkbare Hitze. (*Sdl.*)
Röthe des Gesichtes mit Jücken und Brennen, wie nach Erfrierung. (*Gr.*)
Jücken im Gesichte. (*Ap.*)
195 Jücken im Backenbarte. (*Ap.*)
Jücken in der Stirne, zum Kratzen reizend, und Blüthen daselbst. (*Ap.*)
Ein jückendes Blüthchen neben dem Munde.
Auf den Lippen und im Halse, reifsender Schmerz (vom Dunste).
Trockenheit und Brennen der Lippen. (d. 1. T.) (*Ng.*)

Agaricus muscarius.

200 Brennende Schrunden auf der Oberlippe. (d. 4. T.) (*Ng.*)
Bläuliche Lippen. (d. 1. u. 2. T.) (*Sdl.*)
Am Kinne, auf der rechten Seite, schmerzlicher Druck. (*Gr.*)
Stiche, feine, scharfe, auf einer kleinen Stelle des Kinnes, gleich unter der Unterlippe. (*Gr.*)
Stechen im Kinne, wie mit Nadeln. (sogleich.) (*Schrt.*)
205 Krampfhaftes Ziehen im Kinne und dem Unterkiefer. (n. 2 St.) (*Sdl.*)
Im Unterkiefer-Gelenke, heftige Nadelstiche. (*Schrt.*)
Starkes Reifsen im Unterkiefer, rechter Seits. (*Gr.*)
Zahn-Schmerz, Reifsen in den Zähnen des Unterkiefers, durch Kälte vermehrt. (*Ap.*)
Klopfendes Reifsen in den obern Backzähnen der linken Seite, Nachmittags. (*Ap.*)
210 Nagender Schmerz in den Backzähnen des Oberkiefers, dann Jücken im linken Ohre, worauf sogleich wieder Zahnschmerz entsteht, Nachmittags. (*Ap*)
Muckender Zahn-Schmerz an der linken Seite des Oberkiefers. (*Ap.*)
Zieh-Schmerz in den untern Schneide-Zähnen. (*Wst.*)
Ziehendes Stechen in den untern Schneide-Zähnen, das sich gegen den linken Winkel des Unterkiefers hinzieht. (n. 1 St.) (*Schrt.*)
Stumpfheit in den Schneide-Zähnen des Unterkiefers. (*Wst.*)
215 Die vordern Zähne sind wie zu lang, und sehr empfindlich, Abends. (d. 3. T.) (*Ng.*)
Das Zahnfleisch ist schmerzhaft, bei scharf schmeckendem Speichel. (d. ersten 10 T.) (*Ng.*)
Schmerzhaftigkeit und Bluten des Zahnfleisches. (*Ap.*)
Geschwulst des Zahnfleisches, mit Schmerzhaftigkeit. (*Ap.*)
Aus dem Munde, übler Geruch. (*Ap.*)
220 Uebler Mund-Geruch, früh, mit stinkigem Geschmacke im Munde (*Fr. H.*)
Krankhaft fauler Geruch aus dem Munde. (d. 8—10. T.) (*Sdl.*)
Beifsender Geruch aus dem Munde, wie nach Meerrettig, was er aber selbst nicht merkt. (*Ap.*)
Wundheits-Schmerz im ganzen innern Munde, besonders am Gaumen. (d. 5. T.) (*Ng.*)
Der Gaumen ist wie wund, als wäre die Haut abgezogen, und sehr empfindlich. (d. 1. T.) (*Ng.*)

225 Die Zunge ist wund. (*Ap.*)
Kleines, schmerzhaftes Geschwür neben dem Bändchen der Zunge. (d. 9. T.) (*Sdl.*)
Weifsliche und an der Spitze mit schmutzig gelben Schwämmchen besetzte Zunge, die eine Empfindung machen, als ob sich die Oberhaut abschälen wollte; gleich nach Tische. (n. 4 St.) (*Gr.*)
Weifs belegte Zunge. (*Lgh.* — *Schrt.*)
Sehr blasse, dünn mit weifsem Schleime belegte Zunge. (*Ap.*)
230 Gelber Beleg der Zunge nach hinten zu. (d. 7—10. T.) (*Sdl.*)
Schleimige Zunge. (*Ap.*)
Feine Stiche in der Zungen-Spitze. (n. 4 St.) (*Schrt.*)
Schaum vor dem Munde. (*Lerger*, a. a. O.)
Wasser-Ansammlung im Munde (bei den Schmerzen im Bauche). (d. 2. T.) (*Ng.*)
235 Speichel-Ausflufs aus dem Munde.
Es läuft ihm zuweilen, besonders beim Aufrichten des Kopfes, flüssiger Speichel in die Luftröhre, wodurch heftiges Kotzen entsteht. (*Wst.*)
Sehr scharf schmeckender Speichel. (d. ersten 10 T.) (*Ng.*)
Geschmack im Munde lätschig, bei gelb belegter Zunge. (d. 7—10. T.) (*Sdl.*)
Fader Mund-Geschmack. (*Schrt.*)
240 Bitterer Geschmack im Munde. (d. 12. T.) (*Sdl.*)
Durstlosigkeit, Mangel an Durst. (*Sdl.*)
Durst, Nachmittags. (d. 2. T.) (*Ng.*)
Appetitlosigkeit. (*Ap.*)
Zum Essen kein Appetit, aber zum Trinken. (*Ap.*)
245 Brod schmeckt nicht. (*Ap.*)
Grofser Hunger, aber kein Appetit, auch früh. (*Ap.*)
Starke Efslust, oft an Heifshunger grenzend. (d. 4—8. T.) (*Sdl.*)
Mehre Tage hinter einander bekommt er schnell einen Hunger, wobei er das Essen hastig und mit grofser Begierde verschlingt. (*Ap.*)
Gegen Abend vermehrte Efslust, er glaubt, sich nicht sättigen zu können, und verschlingt das Essen hastig und begierig, wie bei Heifshunger. (n. 8 St.) (*Lgh.*)
250 Gegen Abend überfällt ihn schnell ein Heifshunger, mit

Agaricus muscarius.

Schweifs über den ganzen Körper, grofser Mattigkeit und Zittern der Glieder. (*Ap.*)
Nach dem Essen, Würgen im Schlunde und Magen-Drücken. (*Ap.*)
Nach dem Mittag-Essen, Drücken in der Herzgrube, mit empfindlichem Ziehen und Drücken in den Augäpfeln, Unlust zum Arbeiten und träger Gemüthsstimmung. (d. 10. T.) (*Sdl.*)
Nach dem Abend-Essen, Fieberschauder. (*Ap.*)
Aufstofsen, öfteres, von blofser Luft, wie bei verdorbenem Magen. (n. ½ St.) (*Lgh.*)

255 Leeres Aufstofsen. (*Ap.*)
Oefteres leeres Aufstofsen, mit Schlucksen abwechselnd, beim (gewohnten) Tabakrauchen. (n. 1 St.) (*Lgh.*)
Aufstofsen mit Wabblichkeit im Magen. (n. 3 St.) (*Schrt.*)
Aufstofsen mit dem Geschmacke des Genossenen. (*Ap.*)
Aufstofsen nach dem Geschmacke der genossenen Speisen, früh. (*Fr. H.*)

260 Soodbrennen.
Schlucksen, sogleich nach dem Einnehmen. (*Ap.*)
Schlucksen, Nachmittags. (*Ap.*)
Oefteres Schlucksen. (n. 26 St.) (*Lgh.*)
Uebelkeits-Empfindung steigt ihm herauf, bis in den Mund.

265 Uebelkeit, bald nach dem Einnehmen. (*Sdl.*)
Uebelkeit mit Leib-Schneiden. (*Ap.*)
Uebelkeit und Brecherlichkeit. (n. 2 St.) (*Schrt.*)
Brech-Uebelkeit, gleich nach dem Essen, die durch Aufstofsen gehoben wird. (*Wst.*)
Magen-Drücken, mit Neigung zum Stuhlgange. (*Ap.*)

270 Druck am Magen-Munde. (*Wst.*)
Druck-Schmerz in der Gegend des obern linken Magen-Randes, im Stehen und Gehen. (n. 2 St.) (*Ap.*)
Drückende Schwere im Magen. (*Ap.*)
Drücken in der Herzgrube. (d. 1. u. 9. T.) (*Sdl.*)
Drücken in der Herzgrube bis ins Brustbein.

275 Nach dem Frühstücke, Drücken in der Herzgrube, das Nachmittags in Wühlen im Oberbauche übergeht, und sich Abends nach Blähungs-Abgang verliert. (d. 16. T.) (*Sdl.*)
Spannender Schmerz in der Herzgrube, bis zum linken Schlüsselbeine, beim tief Athmen, gegen Abend. (d. 9. T.) (*Sdl.*)

Krampfhaftes Ziehen in der Herzgruben-Gegend, bis in die Brust hinauf; gegen Abend. (d. 9 T.) (*Sdl.*)

Krampfhaftes, kolikartiges Schneiden, wie Magen-Krampf, unmittelbar unter dem Zwerchfelle, nach der Wirbelsäule hinter; im Sitzen. (n. 1½ St.) (*Wst.*)

Weh-Gefühl in den Hypochondern und der Herzgruben-Gegend, als würden die Brust-Eingeweide zugedrückt, heftiger nach Tische. (*Gr.*)

280 In den Hypochondern, auf der linken Seite der letzten wahren Ribbe, ein drückender, von Secunde zu Secunde wiederkehrender Schmerz, mit Gefühl auf derselben Stelle der rechten Seite, als schmerze da eine alte Schufswunde. (n. 2 St.) (*Wst.*)

Empfindlich klopfender Schmerz unter den linken Hypochondern, der sich oft bis zur 3. 4. Ribbe herauf erstreckt, Nachmittags. (d. 8. T.) (*Sdl.*)

Dumpfes Drücken in der Milz, Abends im Bette, beim Liegen auf der linken Seite, durch Umwenden auf die rechte vermindert. (*Wst.*)

Stechen unter den linken kurzen Ribben, beim Einathmen, und vorzüglich bei vorgebeugter Brust, im Sitzen. (*Gr.*)

In der Leber-Gegend, scharfe Stiche, wie von Nadeln. (*Gr.*)

285 Stumpfe Stiche in der Leber, beim Einathmen. (*Gr.*)

Im Bauche, heftiger Schmerz. (n. 4 St.) (*Lerger*, a. a. O.)

Schmerzhaftes Drücken in der Lenden-Gegend. (n. 2 St.) (*Wst.*)

Heftig drückender Schmerz in der linken Nieren-Gegend, Nachts, den Schlaf störend. (d. 12. T.) (*Sdl.*)

Drücken und Vollseyn im Unterleibe, nach mäfsigem Genusse leichter Speisen. (*Ap.*)

290 Lästige Vollheit des ganzen Bauches, welche das Sitzen und Athemholen erschwert. (*Wst.*)

Aufgetriebner Unterleib. (*Lerger*, a. a. O.)

Auftreibung des Unterleibes. (*Ap.*)

Windende Empfindung im Unterleibe.

Windendes Wehthun im Bauche. (*Ap.*)

295 Kneipen im Unterleibe. (*Ap.*)

Kneipen unter dem Nabel, mit Auftreibung des Unterleibes. (*Ap.*)

Heftiges Kneipen im Bauche, mit durchfälligem Stuhle. (*Ap.*)

Agaricus muscarius.

Kneipen und Schneiden im Oberbauche, Abends. (d. 9. T.) (*Sdl.*)

Schneiden in der Nabelgegend. (n. 2 St.) (*Wst.*)

300 Schneiden im Unterleibe, ohne Stuhlgang. (*Ap.*)

Schneiden im Unterbauche, wie zum Durchfalle, Abends. (*Wst.*)

Schneiden und Herumgehen in den Därmen, mit Aufgetriebenheit des Unterleibes, durch Aufstofsen und Winde-Abgang nur kurz erleichtert. (n. 1 St.) (*Wst.*)

Schneiden im Bauche, wie nach einer Purganz, mit nachfolgendem flüssigen Stuhle, unter Nachlafs der Schmerzen. (d. 2. T.) (*Ng.*)

Empfindung im Unterleibe, wie von eben entstehendem Durchfalle.

305 Stiche, die stumpf und sehr empfindlich sind, an der obern vordern Spitze der Darmbeine. (*Gr.*)

Stich, rechts neben dem Rückgrate in der Gegend der rechten Niere. (n. ½ St.) (*Wst.*)

In der Leisten-Gegend, einfaches Wehthun. (*Wst.*)

Verrenkungs-Schmerz im linken Schoofse, blofs beim Gehen. (n. 4½ St.) (*Lgh.*)

Lästiges Jücken am Unterbauche, mit grieseliger Haut; es währt fast die ganze Nacht durch und verliert sich erst früh, nach Schweifs. (*Wst.*)

310 Blähungen gehen laut im Unterleibe herum. (*Ap.*)

Knurren, Poltern und Kollern im Unterleibe. (*Schrt.*)

Lautes Knurren im Leibe, früh. (d. 2. T.) (*Ap.*)

Lautes Poltern im Bauche. (n. ½ St.) (*Fr. H.*)

Gluckern im Oberbauche. (*Gr.*)

315 Lautes Gurlen in den Gedärmen, tief unten. (*Ap.*)

Lautes, schmerzloses Getöse, wie ferner Donner, im Bauche, mit Gefühl, als ob Stuhl erfolgen sollte, Abends. (*Ap.*)

Unruhe im Unterleibe, fast, als wenn es zum Stuhle nöthigte, mit Abgang vieler, fast geruchloser Blähungen.

Viel Abgang von Blähungen. (*Fr. H. u. Lgh.*)

Abgang von Blähungen mit Empfindung, wie beim Durchfalle. (*Ap.*)

320 Oefterer Abgang stinkender Blähungen. (*Ap.*)

Nach Knoblauch riechende Blähungen. (*Ap.*)

Beim Blähungs-Abgange, Beifsen im Mastdarme. (d. 6. T.) (*Sdl.*)

Den ganzen Tag anhaltende Empfindung in den Gedärmen, als ob Stuhlgang erfolgen sollte, der, nachdem er früh sehr reichlich da gewesen war, doch erst spät Abends wieder erfolgte. (*Ap.*)
Stuhl-Verhaltung, zwei Tage lang. (*Sdl.*)
325 Nach mehrtägiger Leib-Verstopfung, fester Stuhlgang. (*Ap.*)
Stuhl erfolgt einen Tag um den andern und ist fest. (*Ap.*)
Der vorher täglich erfolgende Stuhl setzte 3 Tage aus, und war dann fest. (*Ap.*)
Stuhlgang sehr festen Kothes. (*Ap.*)
Harte, dunkelgefärbte Ausleerungen. (d. 3. T.) (*Sdl.*)
330 Knotiger Stuhl, Nachts, nach heftigem Leibschneiden, mit nachfolgendem heftigen Zwängen und Pressen zum Stuhle, ohne Erfolg. (d. 3. T) (*Ap.*)
Erst knotiger, und nach $\frac{1}{4}$ Stunde wässeriger Stuhl, unter heftigem Leibschneiden, Gähren im Unterleibe und grofser Uebelkeit. (*Ap.*)
Erst feste, dann breiige Beschaffenheit des Stuhles, und kurze Zeit darauf durchfällige Stuhl-Ausleerung. (*Ap.*)
Nach vorherigem Leibschneiden, erst knotiger, dann durchfälliger Stuhl, gleich früh. (d. 2. T.) (*Ap.*)
Weiche Ausleerung, nachdem der gewöhnliche Früh-Stuhl ordentlich da gewesen. (*Schrt.*)
335 Weicher, breiiger Stuhlgang, täglich. (*Ap.*)
Die Darm-Ausleerungen werden breiig. (d. 6. T.) (*Sdl.*)
Abgang vielen breiigen Kothes. (n. 12 bis 38 St.) (*Lgh.*)
Wässeriger Stuhl mit heftigem Leibschneiden und Zwängen, früh. (d. 3. T.) (*Ap.*)
Durchfall.
340 Durchfälliger Stuhl mit heftigem Kneipen im Leibe, gleich früh. (d. 2. T.) (*Ap.*)
Fünfmaliger Durchfall flüssigen, gelblichen Kothes, mit Kneipen im Unterbauche und Abgang geruchloser Winde. (*Ng.*)
Durchfälliger Stuhl, mit Abgang vieler Blähungen. (n. 6 St.) (*Ap.*)
Schleimiger Durchfall mit vielen Blähungen. (*Fr. H.*)
Schleim-Abgang durch den Stuhl, mit Blähungen. (*Fr. H.*)
345 Vor und bei dem Stuhle heftiges Kneipen und Schneiden im Bauche. (*Ap.*)
Beim Durchfall-Stuhle, schmerzhaftes Einziehen des Magens und Bauches. (*Ng.*)

Agaricus muscarius.

Bei und nach dem Stuhle, Beifsen im After. (d. 3. u. 4. T.) (*Sdl.*)
Nach dem Stuhle, Leibweh, wie von genommenem Gifte, gleich früh. (d. 7., 9. T.) (*Ap.*)
Nach dem Stuhlgange, Gurren im Bauche. (*Ap.*)
350 Im After, kitzelndes Jücken, das zum Kratzen nöthigt. (n. ¼ St.) (*Lgh.*)
Jücken und Kriebeln im After. (*Wst.*)
Kriebeln im After. (n. 3 St.) (*Schrt.*)
Kriebeln im After, wie von Würmern. (*Sdl.*)
Harn-Drang, mit äufserst geringem Urin-Abgange. (n. ¼ St.) (*Lgh.*)
355 Oefterer Drang zum Harnen, mit vielem Urin-Abgange, bei gänzlich erschlaffter Ruthe. (n. 4 St.) (*Lgh.*)
Oefteres Urinlassen. (*Ap.*)
Häufiger Harn-Abgang, wiewohl sie wenig getrunken hatte. (d. 4. T.) (*Ng.*)
Seltener Abgang des Urins, ohne vermehrte Menge desselben. (*Ap.*)
Verminderter Harn und seltener Abgang desselben. (*Ap.*)
360 Der Harn erfolgt langsam und mit schwachem Strahle, zuweilen nur tropfenweise; er mufs oft drücken, um den Abflufs zu befördern. (*Ap.*)
Der Harn setzt zuweilen einige Augenblicke aus, und fliefst dann erst wieder. (*Ap.*)
Zurückhaltung des Harns. (*Ap.*)
Sparsamer, röthlicher Harn. (d. 1., 2. T.) (*Sdl.*)
Heller, citrongelber Urin. (*Ap.*)
365 Beim Harnen, krampfhaftes Ziehen im linken Schoofse. (n. 3 T.) (*Wst.*)
In der Harnröhr-Mündung, Kriebeln und Jücken. (n. 2 St.) (*Schrt.*)
Ein Stich in der Harnröhre, als ob ein glühender Stahl durchgestofsen würde. (n. 3 St.) (*Wst.*)
Gefühl in der Harnröhre, als habe er nicht völlig ausurinirt. (*Wst.*)
Gefühl in der Harnröhre, als ginge ein Tropfen kalter Harn durch. (*Wst.*)
370 Ausflufs zähen, klebrigen Schleimes aus der Harnröhre. (*Schrt.*)
In den Schaam-Haaren, Jücken. (*Ap.*)

In der Ruthe, schnell vorübergehendes wohllüstiges Jücken. (*Wst.*)
Kitzelndes Jücken am Rande der Vorhaut, das zum Reiben nöthigt. (n. 5 St.) (*Lgh.*)
Kitzelndes Jücken am Hodensacke, das zum Reiben nöthigt, im Sitzen. (n. 12 St.) (*Lgh.*)
375 Ziehen in den Hoden, mit Unbehaglichkeit, Unbeholfenheit und Schläfrigkeit; Abends.
Krampfhaftes Ziehen im linken Hoden und Samenstrange. (*Wst.*)
Anhaltende Erektionen. (d. 1. Nacht.) (*Sdl.*)
Ruthe-Steifigkeit, früh. (*Schrt.*)
Oeftere Erektionen, auch Nachts. (*Ap.*)
380 Pollutionen. (d. 1. Nacht.) (*Sdl.*)
Nächtlicher Samen-Ergufs, ohne geile Träume. (*Lgh*)
Grofse Abneigung gegen alle Geschlechts-Verrichtungen. (*Schrt.*)
Aufregung des Geschlechtstriebes. (*Ap.*)
Nach dem Mittags-Schlafe, unbändiger Reiz zur Samen-Ausleerung in den Geschlechtstheilen, und nach seiner Ausleerung, drückende Spannung unter den Ribben, ohne Blähungs-Anzeigen.
385 **Grofse Neigung zum Beischlafe, bei schwacher Ruthe.** (*Ap.*)
Als er Abends den Beischlaf ausüben wollte, konnte er, aller Mühe ungeachtet, keine Erektionen bekommen, und mufste davon abstehen; die Nacht darauf, starke Pollution. (*Schrt.*)
Ungeachtet starker Anreizung, fehlt beim Beischlafe doch das Wohllust-Gefühl. (*Ap*)
Beim Beischlafe kräftiger Samen-Ergufs und darauf erfolgender sehr langer Schlaf. (*Ap.*)
Sehr später Samen-Ergufs beim Beischlafe. (*Ap.*)
390 Ungenügliche Samen-Ausleerung beim Beischlafe, mit nachfolgender Ermatung des Körpers. (*Ap.*)
Nach jedem Beischlafe, grofse Ermattung, mehre Tage lang. (*Ap.*)
Starker Nachtschweifs nach jedem Beischlafe, mit allgemeiner Abspannung des Körpers, mehre Tage hindurch. (*Ap.*)
Nach dem Beischlafe so angegriffen, dafs er zwei Nächte hindurch unter brennendem Haut-Jücken heftig schwitzte,

zuerst auf dem obern Theile der Brust und der Achseln, und dann auch am Unterleibe und den Armen. (*Ap.*)
An den weiblichen Geschlechtstheilen, kitzelndes Jücken. (*Ap.*)
395 Stärkerer Abgang des Monatlichen. (*Fr. H.*)

Niesen, ohne Schnupfen. (*Ap.*)
Oefteres Niesen, ohne Schnupfen. (n. 12, 22 St.) (*Lgh.*)
Oftes und stets zweimaliges Niesen. (d. 1. T.) (*Ng.*)
Oefteres Niesen, sogleich nach dem Einnehmen. (*Ap.*)
400 Früh im Bette, mehrmaliges starkes Niesen. (*Ap.*)
Trockenheit der Nase. (*Ap.*)
Trockenheit der Nase, mit Schnupfengefühl. (*Ap.*)
Stete Trockenheit der Nase, nur ein bis zwei Mal des Tages fliefsen zwei, drei Tropfen Wasser heraus. (*Ap.*)
Oefteres Anströpfeln hellen Wassers aus der Nase, ohne Schnupfen. (*Ap.*)
405 Beim Bücken tröpfelt helles Wasser aus der Nase. (*Ap.*)
Nach wenig Tabak-Schnupfen erfolgt sogleich häufiger Zuflufs zähen Nasen-Schleimes. (*Ap.*)
Reichlicher Abgang dicken Nasen-Schleimes, durch Schnauben. (n. 5 T.) (*Ap.*)
Trockener, weifser Schleim in geringer Menge in der Nase, bei öfterem Gefühle, als wenn viel Schleim darin wäre. (*Ap.*)
Schnupfen, Nachmittags. (*Wst.*)
410 Plötzlicher Schnupfen, mit Niesen. (*Wst.*)
Schnupfen, mit Verstopfung der Nase besonders beim Bücken. (d. 7. T.) (*Ng.*)
Stock-Schnupfen. (*Schrt.*)
Fliefs-Schnupfen. (*Ap.*)
Rauh und kratzig im Halse. (*Schrt.*)
415 Kurzes Räuspern, wovon sich Schleim in kleinen Kügelchen ablöst. (*Ap.*)
Auswurf kleiner Schleimflocken oder fester Schleim-Kügelchen, fast ohne Husten. (*Ap.*)
Reiz zum Husten. (*Ap.*)
Oft wiederkehrender, kitzelnder Reiz in der Luftröhre zu kurzem Hüsteln. (*Ap.*)
Oefterer Husten nach Tische, ohne Auswurf. (*Ap.*)

Agaricus muscarius.

420 Der trockne Husten nach Tische, beim Sitzen, stört im Mittags-Schlafe. (*Ap.*)
Athem sehr kurz. (*Ap.*)
Sehr kurzer Athem und Engbrüstigkeit bei langsamen Gehen. (*Ap.*)
Sie mufs im Gehen oft stehen bleiben, um wieder Athem holen zu können. (*Ap.*)
Schweres Athemholen. (n. 8 T.) (*Ap.*)
425 Erschwertes Athmen, als wenn die Brusthöhle mit Blut überfüllt wäre. (n. 4 St.) (*Gr.*)
Beengung auf der Brust. (*Ap.*)
Arge Beklemmung der Brust. (*Ap.*)
Es beklemmt ihr die Brust so, dafs sie schnell nachlassen mufs, wenn sie langsam und tief Athem holen will. (*Ap.*)
Beklemmung, welche ihr die Brust ganz zuschnürt; sie mufs oft und tief Athem holen, was ihr das Gehen erschwert. (*Ap.*)
430 Beklommenheit der Brust in der Gegend des Zwerchfelles, mit schmerzhaftem Ziehen verbunden. (n. ½ St.) (*Wst.*)
Brustbeklemmung, mit starkem Pulsiren der Gefäfse, 1 bis 2 Tage lang. (*Sdl.*)
Beklemmungs-Gefühl in der Herz-Gegend, als würde die Brusthöhle beengt. (*Gr.*)
Beängstigungen in der Brust. (*Ap.*)
Weh-Gefühl im Untertheile der Brust, besonders in der Herzgruben-Gegend, als würden die Brust-Eingeweide zusammengedrückt, heftiger nach Tische. (*Gr.*)
435 Schmerzlicher Druck auf die Mitte des Brustbeins, beim Einathmen verschlimmert. (n. 2½ St.) (*Gr.*)
Spannen im unteren Theile der Brust, bei Bewegung und im Sitzen, dafs es ihm den Athem benimmt. (*Ap.*)
Stechen in der Gegend der Lunge, bald vergehend. (*Ap.*)
Stechender Schmerz in der Mitte der Brust. (*Wst.*)
Stiche in der Brust, unterhalb der Brustwarzen. (n. 14 und 80 St.) (*Gr.*)
440 Feiner Stich in der linken Brust-Seite, wo die Ribben aufhören, beim Sitzen mit vorgebeugter Brust. (*Gr.*)
Stechen, beim Einathmen, in der linken Brust-Seite, wo die Ribben aufhören. (*Gr.*)
Kneipender Schmerz in der linken Brust, schief herunter, bis zum Nabel. (*Fr. H.*)

Agaricus muscarius.

Verrenkungs-Schmerz im Innern der Brust, der sich vorzüglich beim tief Athmen vermehrt; Abends. (d. 9. T.) (*Sdl.*)
Brenn-Schmerz in der linken Brusthälfte. (d. 3. T.) (*Sdl.*)
445 Feines Brennen und Brickeln an verschiedenen Theilen der Brust, besonders auf dem Brust-Beine. (n. 1 St.) (*Gr.*)
Herz-Klopfen, im Stehen, sehr schmerzhaft. (*Wst.*)
Klopfender Wundheits-Schmerz an einzelnen kleinen Stellen der Brust, besonders an der rechten Hälfte; Nachts und auch am Tage. (n. 14 T.) (*Sdl.*)
Aeufserlich auf der Brust, Jücken, das in Brennen übergeht. (*Ap.*)
Brennendes Jücken auf der Brust (und im Rücken). (*Ap.*)
450 An den Brust-Warzen, heftiges Jücken. (*Ap.*)
Brennendes Jücken und Blüthen an der linken Brustwarze. (*Ap.*)
Starker Schweifs auf der Brust, Nachts. (*Ap.*)
Am Steifsbeine, links, jückendes Fressen. (*Gr.*)
Zum Kratzen reizendes Jücken am linken Sitzbein-Knorren. (*Gr.*)
455 Wenn er sich setzt, schmerzt das Gesäfs wie zerschlagen, oder nach langem Sitzen. (*Gr.*)
Im linken Hinterbacken, heftiges Reifsen, mit Kälte-Gefühl, sehr heftig im Sitzen, minder beim Aufstehen und Gehen. (8 Tage lang.) (*Ap.*)
Ziehendes Reifsen im linken Hinterbacken, das ihn Nachts im Bette aus dem Schlafe weckt. (*Ap.*)
Blutschwär am rechten Hinterbacken. (*Schrt.*)
Im Kreuze, beim Aufstehen vom Sitze, heftiger Schmerz, welcher das Aufrichten des Körpers und das Bewegen der Schenkel hindert. (*Ap.*)
460 Heftiger Kreuz-Schmerz im Sitzen und Liegen, durch Bewegung erleichtert. (d. 1—3. T.) (*Sdl.*)
Wie zerschlagen im Kreuze, besonders im Stehen. (*Wst.*)
Verrenkungs-Schmerz in der Kreuz-Gegend, auf der linken Seite. (d. 6—8 T.) (*Sdl.*)
Heftig zuckender Schmerz im Kreuze, beim Aufheben des Schenkels im Sitzen. (*Ap.*)
Rücken-Schmerz, wie nach anhaltendem Bücken. (*Wst.*)
465 Beim Aufstehen vom Sitze und Aufrichten des Körpers, Steifheit im Rücken, mit heftigem Schmerze in der linken

Lende, der das gerade Richten nicht erlaubt; Im Sitzen fühlt er Nichts und kann sich ohne Schmerz nach allen Seiten bewegen. (*Ap*.)

Krampfhaft drückender, ziehender Schmerz, der mehre Stunden anhält, vom Rücken aus, wie in der Mitte der Brust, in der Speiseröhre; Nachmittags. (d. 5—7. T.) (*Sdl*.)

Drückender, bohrender Schmerz in der Mitte des Rückens. (d. 2. T.) (*Sdl*.)

Krampfhaftes, schmerzliches Rucken in der linken Seite des Rückens. (*Wst*.)

Reifsender Schmerz, bald nach der rechten, bald nach der linken Seite der Lenden-Wirbel hin, beim Gehen. (*Ap*.)

470 Reifsen zwischen den Schultern, öfters. (d. 4. T.) (*Ng*.)

Stich-Schmerz zwischen den Schultern. (d. 2. T.) (*Ng*.)

Zerschlagenheit der Rücken-Muskeln. (*Wst*.)

Zerschlagenheits-Schmerz der Rücken-Muskeln, und wie zu kurz, beim Vorbeugen; früh, nach gutem Nacht-Schlafe, sowohl beim Liegen im Bette, als auch später im Sitzen; zwei Tage nach einander. (*Wst*.)

Zerschlagenheits-Schmerz in den Lenden-Gegenden, vorzüglich beim Liegen und Sitzen. (*Sdl*.)

475 Zerschlagenheits- und Verrenkungs-Schmerz im ganzen Rücken, mit Neigung, denselben zu dehnen. (d. 3. u. 4. T.) (*Sdl*.)

Schwäche der Rücken-Muskeln; es fällt ihm schwer, gerade zu sitzen, ohne sich anzulehnen. (*Gr*.)

Beim Bücken schmerzt das Rückgrat, als wäre es zu schwach, die Last des Körpers zu halten. (*Gr*.)

Lähmiger Schmerz wie von Schwäche, hinten in den Lenden, durch Gehen und Stehen verschlimmert. (n. 12 St.) (*Gr*.)

Lähmigkeits-Gefühl neben den Lenden-Wirbeln, gleich über dem Rande des Darmbeines, das ihn beim Aufstehen vom Sitze am Fortschreiten hindert. (*Ap*.)

480 Fippern in den Muskeln der rechten Lenden-Gegend, Abends. (d. 9. T.) (*Sdl*)

Kitzelndes Jücken im Rücken. (*Ap*.)

Brennendes Jücken im Rücken. (*Ap*.)

In den Nacken-Muskeln, Verrenkungs-Schmerz, wie von rücklings Liegen. (n. 32 St.) (*Lgh*.)

Zerschlagenheits-Schmerz in den Nacken-Muskeln, und wie

Agaricus muscarius.

zu kurz, beim Vorbeugen; früh, beim Liegen im Bette und später auch im Sitzen. (*Wst.*)

485 Steifigkeit im Nacken. (n 2 St.) (*Sdl.*)
Zwischen dem Halse und den Schultern, plötzlicher heftiger Druck. (*Gr.*)
Im Achsel-Gelenke, rheumatisches Ziehen, mit Schwäche des ganzen Armes. (d. 15. T.) (*Sdl.*)
Die Arme sind wie zerschlagen. (*Ap.*)
Kraftlosigkeit in den Armen. (*Ap.*)

490 Schmerzhafte Müdigkeit der Arme. (*Ap.*)
Des Schmerzes wegen muſs er die Arme oft in eine andere Lage bringen. (*Ap.*)
Jücken an den Armen. (*Ap.*)
Blüthchen mit brennendem Jücken, von der Gröſse der Hirsekörner, an den Armen. (*Ap.*)
Die Ober-Arme schmerzen beim Befühlen. (*Ap.*)

495 Reiſsen im linken Oberarme. (*Ap.*)
Feines, scharfes Stechen, vorn auf dem Kopfe des rechten Oberarm-Knochens. (*Gr.*)
Brennen auf dem Oberarme, über dem linken Ellbogen. (*Gr.*)
Lahmwerden des Oberarmes vom Schreiben. (*Gr.*)
Kitzelndes, zum Kratzen reizendes Jücken an der Spitze des linken Ellbogens. (n. 3 St.) (*Lgh.*)

500 In den Vorder-Armen, dumpfer, aber sehr empfindlicher Schmerz. (*Ap.*)
Lebhafte rheumatische Schmerzen im ganzen linken Vorderarme, bis in den Daumen, in der Ruhe; Nachmittags. (*Ap.*)
Reiſsen im rechten Vorderarme. (*Ap.*)
Reiſsen im linken Vorderarme, im Ellbogen-Knochen, in der Ruhe. (*Ap.*)
Zucken und Fippern auf der obern Fläche des rechten Vorderarmes, bis in den Handballen. (*Ng.*)

505 Brenn-Schmerz auf der vordern Seite des linken Unterarmes, nahe über dem Hand-Gelenke, als hätte er sich verbrannt. (*Gr.*)
Brennendes, zum Kratzen reizendes Jücken am rechten Vorderarme, und nach Kratzen, Hirsekorn groſse, weiſse Knötchen unter kleienartiger Abschuppung der Oberhaut. (*Ap.*)
In der Hand, dumpfer Schmerz im Mittelhand-Knochen des linken Mittelfingers. (*Ap.*)

Ziehende Schmerzen in den Mittelhand-Knochen der linken Hand. (*Ap.*)

Reifsen in der Hand-Wurzel der linken Hand. (*Ap.*)

510 Einschlafen der linken Hand, Nachts, bis in die Mitte des Vorderarmes. (d. 5. T.) (*Ng.*)

Zittern der Hände. (*Ap.*)

Zittern der Hände, wie bei Alter-Schwäche, wenn er sich bewegt oder etwas damit hält. (n. 1½ St.) (*Lgh.*)

Kitzelndes Jücken an der rechten Hand-Wurzel, zum Kratzen nöthigend. (n. ¼ St.) (*Lgh.*)

Kitzelndes, zum Kratzen reizendes Jücken im rechten Handteller. (n. 7 St.) (*Lgh.*)

515 **Jücken, Röthe und Brennen an den Händen, wie nach Erfrierung.** (*Gr.*)

Entzündete Blüthchen, von der Gröfse eines Hirsekorns, auf dem Rücken der linken Hand. (*Ap.*)

Im Zeige-Finger der rechten Hand, Ziehen (*Ap.*)

Reifsen zwischen dem Daumen und Zeigefinger der rechten Hand. (*Gr.*)

Starkes Reifsen im rechten Mittelfinger. (n 23 St.) (*Gr.*)

520 Reifsen in den untern Gelenken der Finger der linken Hand, wo sie sich mit der Mittelhand verbinden, ohne Bezug auf Bewegung. (n. 1 St.) (*Gr.*)

Zuckendes Reifsen in den zwei letzten Fingern der rechten Hand. (*Gr.*)

Klamm-Schmerz im rechten Daumen-Ballen, beim Schreiben. (n. 1, 8 St.) (*Lgh.*)

Klamm-Schmerz im linken Daumen-Ballen, im Stehen und Gehen; im Sitzen vergehend. (n. 6 St.) (*Lgh.*)

Brennen und Kriebeln im Zeigefinger der rechten Hand, als wolle ein Nagel-Geschwür entstehen; mit häufigem Absterben des Fingers nach einigen Tagen, und grofser, lang dauernder Empfindlichkeit desselben gegen Kälte. (*Wst.*)

525 Kitzelndes, zum Kratzen reizendes Jücken am rechten Daumen-Ballen. (n. 8 St.) (*Lgh.*)

Kitzelndes Jücken, wie nach Erfrierung, am innern Rande des rechten Zeigefingers. (n. 5 St.) (*Lgh.*)

Jücken, Röthe und Brennen an den Fingern, wie nach Erfrierung. (*Gr.*)

Hüft-Weh, 24 Stunden lang, welches im Sitzen nicht, im Gehen aber sehr schmerzlich empfunden wird. (*Wst.*)

Agaricus muscarius.

In den Beinen entstehen die Schmerzen (fast aller Art) fast immer beim Sitzen und Stehen, seltner beim Gehen; durch Bewegung mindern und verlieren sie sich. (*Ap.*)
530 Reifsen in den Beinen, anhaltend beim Sitzen, gebessert durch Bewegung. (*Ap.*)
Grofse Müdigkeit der Beine, er weifs nicht, wohin er sie legen soll. (*Ap.*)
Schwäche der (Füfse) Beine; sie sind im Stehen zu kraftlos, so dafs der Körper immer in schwankender Bewegung ist. (*Gr.*)
Vor Müdigkeit und Schwere kann er die Beine kaum erheben. (*Ap.*)
Grofse Schwere in den Beinen. (*Ap.*)
535 Schwere in den Beinen, wie matt und abgeschlagen. (*Schrt.*)
Einschlafen der Beine, sobald er sie übereinander legt. (*Ap.*)
In den Oberschenkeln heftiger Schmerz beim übereinander Legen derselben. (*Ap.*)
Drückender Schmerz, wie von einem Pflocke, an der äufsern Seite des Oberschenkels, über dem Knie. (*Gr.*)
Schmerzhaftes Drücken im linken Oberschenkel. (*Wst*)
540 Rheumatisches Ziehen in der äufsern Seite beider Oberschenkel, im Gehen, nach Sitzen. (*Wst.*)
Anhaltendes lähmiges Ziehen im linken Oberschenkel, bis zum Knie herab, in Ruhe und Bewegung; Nachmittags. (*Wst.*)
Ziehendes Reifsen im rechten Oberschenkel, beim Legen desselben über den linken, das beim Ausstrecken wieder verging. (n. 1 St.) (*Lgh.*)
Reifsen am Kopfe des linken Oberschenkel-Knochens, das ihn in der Nacht-Ruhe stört. (*Ap.*)
Reifsen gleich unter dem kleinen Gelenk-Kopfe des Oberschenkels. (*Ap.*)
545 Reifsen im rechten Oberschenkel, beim Gehen und Sitzen. (*Ap.*)
Reifsen, mit Kälte-Gefühl an der hintern Seite des linken Oberschenkels. (*Ap.*)
Reifsen, das ein Taubheits-Gefühl im ganzen Schenkel erregt, vom Gelenke des linken Oberschenkels bis an das Knie. (*Ap.*)
Schmerzhafte Müdigkeit der Oberschenkel. (*Ap.*)

Die Oberschenkel schmerzen, wie nach grofsen Fufsreisen. (*Ap.*)

550 Schmerzhafte Lähmigkeit im linken Oberschenkel. (*Wst.*)

Lähmiger Schmerz im rechten Oberschenkel, besonders beim Gehen; es ist, als wäre der Schenkel zu schwer, und als läge eine Last darauf. (n. 8 St.) (*Gr.*)

Fressendes Jücken an der vordern Seite des linken Oberschenkels. (*Gr.*)

Beifsende Blüthe am Oberschenkel, über dem linken Knie, mit heftigem Brennen beim Kratzen. (*Wst.*)

Die Knie-Gelenke schmerzen gleich früh, nach dem Aufstehen aus dem Bette, beim Sitzen. (*Ap.*)

555 Der Schmerz in den Knieen vermehrt sich beim Sitzen, mindert und verliert sich durch's Gehen. (*Ap.*)

Ziehen im linken Knie. (*Ap.*)

Ziehen in beiden Knie-Gelenken zugleich. (*Ap.*)

Reifsen im rechten Knie-Gelenke im Stehen und Sitzen. (*Ap.*)

Anhaltendes bohrendes Reifsen im rechten Knie, beim Sitzen. (*Ap.*)

560 Zucken an der innern Seite des rechten Kniees. (*Ap.*)

Stechen, wie mit Nadeln, über der linken Kniekehle. (n. 36 St.) (*Gr.*)

Plötzliches Knicken des linken Kniees, im Gehen; Nachmittags. (*Wst.*)

Verstauchungs-Schmerz im linken Knie, beim Gehen. (*Ap.*)

Schmerzhafte Lähmigkeit in der linken Kniekehle. (*Wst.*)

565 In den Unterschenkeln vermehrt sich der Schmerz beim Stehen, dafs er bald gehen oder sich setzen mufs, und er entsteht schon, wenn er eine Minute lang gestanden hat. (*Ap.*)

Der Schmerz in den Schienbeinen vermehrt sich und ist anhaltend im Sitzen, verliert sich im Gehen. (*Ap.*)

Druck, wie von Quetschung, an der innern Seite der Waden-Muskeln, beim Sitzen; durch Stehen und Befühlen etwas gemindert, im Sitzen aber wieder heftiger. (n. 2 St.) (*Lgh.*)

Zieh-Schmerz im Unterschenkel, vom rechten Knie bis in die Zehen, im Sitzen. (*Ap.*)

Schmerzhaftes Ziehen auf der hintern Seite des linken Unterschenkels von der Wade herab, beim Gehen sich verlierend, Nachmittags. (*Wst.*)

570 Ziehendes Reifsen im rechten Schienbeine. (*Ap.*)
Reifsen im Unterschenkel bis in's untere Ende des Schienbeins. (*Ap.*)
Reifsen im linken Schienbeine. (*Ap.*)
Reifsen in der äufsern Fläche der rechten Wade, im Sitzen. (d. 1. T.) (*Ng.*)
Starker Stich in der äufsern Seite der Wade. (n. 2 St.) (*Lgh.*)
575 Feines Stechen an der Inseite des rechten Unterschenkels und nach dem Schienbeine zu. (*Gr.*)
Zerschlagenheits-Schmerz in den Unterschenkeln. (*Ap.*)
Schmerzen in den Unterschenkeln, wie von Entkräftung nach überstandnen Nervenfiebern. (*Ap.*)
Schwere in den Waden.
Brennen mit Drücken, oben am Schienbeine, unterhalb des Kniees. (*Gr.*)
580 Gefühl oben am Schienbeine und am Kopfe des Wadenbeins, als lege Jemand eine warme Hand darauf. (*Gr.*)
Brennendes Jücken an den Unterschenkeln, Abends beim Auskleiden, mit Reiz zum Kratzen und vermehrtem Brennen darnach; die Haut wird davon trocken und spröde, fünf Wochen lang, und schuppt sich nach dieser Zeit ab. (*Wst.*)
Brennendes, zum Kratzen reizendes Jücken am linken Unterschenkel, mit weifsen, Hirsekorn grofsen Knötchen nach Kratzen, die sich kleienartig abschuppen. (*Ap.*)
Am linken Fufse, reifsender Druck am innern Knöchel, im Sitzen. (n. 35 St.) (*Lgh.*)
Reifsen im rechten hohlen Fufse, im Sitzen. (*Ap.*)
585 Reifsen in den Fufssohlen, im Gehen. (*Ap.*)
Stich-Schmerz am äufsern Knöchel des linken Fufses, (im Sitzen). (n. 5 St.) (*Lgh.*)
Feine Stiche im Rücken des rechten Fufses. (*Gr.*)
Stiche in die untere Fläche der Ferse, im Sitzen. (*Ap.*)
Heftiges Stechen im linken Mittelfufse, von den Knöcheln an, in der Ruhe. (*Ap.*)
590 Stiche in die untere Fläche des ersten und zweiten Mittelfufs-Knochens. (*Ap.*)
Klamm in der Fufssohle, Nachts. (*Ap.*)
Zerschlagenheits-Schmerz der Fersen, im Stehen. (*Gr,*)
Schwere und Schlaffheit in den Füfsen. (*Wst.*)
Fressendes Jücken auf dem Rücken des rechten Fufses. (*Gr.*)

595 Fressendes Jücken an dem innern Knöchel des linken
Fufses. (*Gr.*)
In den Zehen des linken Fufses, Ziehen. (*Ap.*)
Ziehendes Reifsen auf der untern Seite der rechten grofsen
Zehe, im Sitzen. (*Ap.*)
Reifsen im Ballen der linken grofsen Zehe, öfters. (d. 2. T.)
(*Ng.*)
Zucken im Ballen der linken grofsen Zehe. (d. 1. T.) (*Ng.*)
600 Empfindliches Zucken in der linken grofsen Zehe. (*Ap.*)
Stechen in den Zehen, in der Ruhe. (*Ap.*)
Scharfes Stechen in den Zehen des linken Fufses, im Stehen. (n. $\frac{1}{4}$ St) (*Lgh.*)
Stiche in der Stelle eines vormaligen Hühnerauges.
Empfindliche, stumpfe Stiche in den drei letzten Zehen des
rechten Fufses. (n. 20 St.) (*Gr.*)
605 Wühlender Schmerz in den Zehen des rechten Fufses. (*Ap.*)
Wundheits-Schmerz an der rechten kleinen Zehe, wie vom
Druck enger Schuhe. (n. 6 St.) (*Lgh.*)
Im Hühnerauge der linken zweiten Zehe, Wundheits-Schmerz,
wie von engen Schuhen. (n. 3 St.) (*Lgh.*)
Kitzelndes, zum Kratzen reizendes Jücken an den Zehen,
wie nach Erfrierung. (n. 11 St.) (*Lgh.*)
Jücken, Brennen und Röthe an den Zehen, wie
nach Erfrierung. (*Gr.*)
610 Auf der Haut des ganzen Körpers, Jücken. (*Ap.*)
Die Flechten vermehren sich. (*Ap.*)
Alle Theile des Körpers sind schmerzhaft empfindlich; wenn
man irgend eine Stelle nur schwach drückt, schmerzt
dieselbe noch lange. (*Gr.*)
Klamm-Schmerz in den Muskeln des ganzen Körpers, hie
und da, bald in den Ober-, bald in den Unter-Gliedern,
im Sitzen. (*Lgh.*)
Reifsen an verschiednen Röhrknochen, besonders an ihren
Enden. (*Gr.*)
615 Stechen, wie von Nadeln, an verschiednen Stellen des
Körpers. (n. $\frac{1}{2}$ St.) (*Gr.*)
Feines Brickeln und Brennen an verschiednen Stellen des
Körpers. (n. 1 St.) (*Gr.*)
Zieh-Schmerz, bald im rechten Oberarme, bald im linken
Knie-Gelenke; bald im rechten, bald im linken Oberschenkel. (*Ap.*)
Die Beschwerden zeigen sich gern in mehren Theilen zu-

Agaricus muscarius.

gleich, und am meisten auf beiden Körperhälften über's Kreuz. (*Ap.*)

Im Sitzen, Schmerzen verschiedner Art, in allen Theilen des Körpers zugleich. (*Ap.*)

620 Im Sitzen, bohrender Schmerz im ganzen Kopfe, den Oberschenkeln, Schienbeinen und Fufswurzel-Knochen, mit Schläfrigkeit und Abspannung des ganzen Körpers. (*Ap.*)

Bei sehr langsamem Gehen befindet er sich am wohlsten. (*Ap.*)

Zuckungen. (*Voigtel*, a. a. O.)

Mehre schnell auf einander folgende Zuckungen im hinteren Theile der Brust, quer durch, dann im Ober-, und darauf im Unterbauche, besonders auf der rechten Seite, mit Gefühl, als durchschüttele es den ganzen Körper; im Stehen, Abends. (*Ap.*)

Erschütterung der Nerven. (**Pharmakol. Lex.**, a. a. O.)

625 Konvulsionen. (*Murray*, a. a. O.)

Fallsucht. (*Murray*, a. a. O.)

Die Fallsucht-Anfälle werden heftiger und erfolgen nach kürzern Zwischenräumen, bei einem Epileptischen. (*Ap.*)

Bei zwei Epileptischen werden die Anfälle stärker, kommen in kürzern Zeiten wieder, setzen aber bald länger aus und sind späterhin äufserst gelinde. (*Ap.*)

Unbehagliches Krankheits-Gefühl im ganzen Körper. (*Ap.*)

630 Schwäche und schmerzhafte Empfindlichkeit in allen Gliedern, mit Schmerzen in den Fersen im Stehen. (*Gr.*)

Kraftlosigkeit aller Theile. (**Fr. H.**)

Grofse Kraftlosigkeit. (*Ap.*)

Grofse Abgespanntheit und taumelnder Gang (bald.) (*Sdl.*)

Zittrige Empfindung des ganzen Körpers. (n. 1 St.) (*Sdl.*)

635 Zittern. (*Voigtel*, a. a. O., u. *Pharmakol. Lex.*, a. a. O.)

Aengstliches Zittern mit Mattigkeit. (*Ap.*)

Mattigkeit. (n. 12, 16 St.) (*Murray*, a. a. O.)

Mattigkeit und Schwere in den Gliedern. (**Fr. H.**)

Schwere im ganzen Körper, besonders in den Waden.

640 Schmerzhafte Müdigkeit in den Armen und Beinen. (*Ap.*)

Nach einem kleinen Spaziergange sind ihm den andern Tag Arme und Beine, wie zerschlagen. (*Ap.*)

Die Röhrknochen der Ober- und Unter-Glieder, so wie alle Gelenke, sind nach Bewegung, wie zerschlagen, mit Schmerzhaftigkeit der Muskeln, beim Befühlen. (*Ap.*)

Nach geringem schnell Gehen, grofse Müdigkeit. (*Ap.*)

Beim Ersteigen einer kleinen Anhöhe, Ohnmachts-Anwandlung, mit starkem Schweifse. *(Ap)*

645 Im Bette weifs er vor Müdigkeit nicht, welche Lage er nehmen soll. *(Ap.)*

Früh, Müdigkeit. *(Ap.)*

Oefteres Gähnen. *(Ap.)*

Gähnen, Dehnen und Strecken der Glieder. (n. 1 St.) *(Schrt.)*

Oefteres Gähnen, als ob er nicht ausgeschlafen hätte. (n. 7½ St.) *(Lgh.)*

650 Oft auf einander folgendes Gähnen, so stark, dafs ihm schwindelicht wird, früh, beim Gehen im Freien. (sogleich.) *(Ap.)*

Häufiges Gähnen mit Schläfrigkeit, dafs er sich des Einschlafens kaum erwehren kann, Vormittags. *(Ap.)*

Schläfrig und müde, den ganzen Tag. *(Ap.)*

Unwiderstehliche Schläfrigkeit, die zum Liegen nöthigt. *(Wst.)*

Schläfrigkeit mit Kopfschwere. (sogleich.) *(Schrt.)*

655 Schläfrigkeit, gleich früh, 1 Stunde nach dem Aufstehen. *(Schrt.)*

Vormittags beim Lesen konnte er sich des Schlafes nicht enthalten. *(Ap.)*

Nach dem Mittag-Essen, unwiderstehliche Schläfrigkeit. *(Ap.)*

Ungeachtet grofser Schläfrigkeit, Vormittags, kann er doch nicht einschlafen. *(Ap.)*

Bei grofser Schlafmüdigkeit am Tage konnte er wegen vieler Ideen doch nicht einschlafen. *(Ap.)*

660 **Nach dem Mittag-Essen drückte ihn der Schlaf auf die Augen, und dennoch liefsen ihn Schmerzen und Unruhe in den Beinen nicht schlafen.** *(Ap.)*

Schon Abends um 8 Uhr so schläfrig, dafs er sich zu Bette legen mufste, wobei ihn aber eine eigne Angst, dafs ihn Jemand stören könne, erst nach 1 Stunde einschlafen liefs, wo er dann fast bis früh fort schlief. *(Schrt.)*

Als er sich Abends, sehr schläfrig, in's Bette legte, konnte er wegen Unbehaglichkeit im Körper und Müdigkeit in den Beinen nicht einschlafen; eben so, als er später über einen Traum erwacht war. *(Ap.)*

Nach gutem Schlafe war er früh doch nicht erquickt, und stand ohne Neigung auf. *(Ap.)*

Zum Aufstehen, früh, mufs er sich sehr zwingen. *(Ap.)*

Agaricus muscarius.

665 Nach zweistündigem Mittags-Schlafe konnte er sich gar nicht ermuntern (*Ap.*)
Unruhiger Schlaf. (d. 1—3. N.) (*Sdl.*)
Unruhiger, durch mehrmaliges Aufwachen unterbrochener Schlaf. (*Wst.*)
Oefteres Erwachen, Nachts. (d. 5. T.) (*Ng.*)
Er erwacht Nachts oft, wird ganz munter, schläft aber nach einiger Zeit wieder ein. (*Ap.*)
670 Oefteres Erwachen, Nachts, als hätte er ausgeschlafen. (*Lgh.*)
Oefteres ängstliches Erwachen, Nachts. (*Sdl.*)
Erwachen, Nachts, unter heftigem Drange zum Harnen, mit vielem Urin-Abgange. (n. 19 St.) (*Lgh.*)
Es weckt sie, bald nach dem Einschlafen, ein 10 Minuten anhaltender Krampfhusten, mit empfindlichem Kitzel im Kehlkopfe bis zur Halsgrube hinab. (*Wst.*)
Er erwacht Nachts über Kälte-Gefühl im ganzen linken Beine. (*Wst.*)
675 Leiser Schlaf mit vielen Träumen und immer wechselnden Bildern. (*Wst.*)
Durch ängstliche Träume unterbrochener Schlaf. (*Ap.*)
Im übeln, unerinnerlichen Traume, innere Unruhe, ohne dafs sich der Körper bewegte; beim Erwachen war alle Unruhe weg.
Oefteres Erwachen durch ärgerliche Träume. (*Ap.*)
Träume unangenehmen Inhalts wecken ihn Nachts oft aus dem Schlafe. (*Ap.*)
680 Lebhafte, theils angenehme, theils unangenehme Träume. (*Lgh.*)
Frost-Schauder, die ganze Nacht hindurch. (*Ap.*)
Schauder über den ganzen Körper. (n. 10 M.) (*Gr.*)
Ein Schauder zieht von oben bis unten durch den Körper. (*Gr.*)
Sehr empfindlich gegen kühle Luft. (*Ap*)
685 Das geringste Gefühl der kühlen Luft erregt Gänse-Haut. (*Ap.*)
Sehr zum Frieren geneigt. (*Ap.*)
Sobald er an die Luft kommt, oder Nachts das Bette lüftet, friert er. (*Ap.*)
Grofse innere Frostigkeit. (*Ap.*)
Fast stetes Frösteln; er kann sich nicht erwärmen, besonders früh, im Zimmer. (*Wst.*)
690 Ueberlaufendes Frösteln, den linken Schenkel herab, bis zum Fufse. (*Wst.*)

Frost im Rücken, als ob kaltes Wasser herabliefe, wenn er sich mit dem Rücken an den Stuhl anlegt. (*Ap.*)

Abends sehr frostig. (*Ap.*)

Abends, beim Niederlegen, Schüttelfrost, 10 Minuten lang. (*Wst.*)

Abends lang dauernder Frost, bis zum Schütteln. (*Ap.*)

695 Alle Abende Fieber-Frost, ohne Durst und ohne Hitze daranf. (*Ap.*)

Frostschütteln beim Lüften des Deckbettes. (*Ap.*)

Frostschütteln mit Gähnen. (*Ap.*)

Frost, bei warmen Gesichte, warmen Händen und Füfsen. (*Ap.*)

Heftige Frost-Anfälle mit Schütteln durch den ganzen Körper und Zittern der Hände beim Schreiben, bei kalten Händen, aber gehörig warmen Gesichte, ohne Durst und ohne Hitze darauf. (*Lgh.*)

700 Wärme im Gesichte und am ganzen Oberkörper, in öfteren Anfällen zu 5 bis 10 Minuten.

Vermehrte Wärme im Körper, Nachts. (*Ap.*)

Abends heftiger Anfall von Hitze, dafs ihm die Wangen glühten, bei kalten Händen, mit langdauerndem Durste, ohne Schweifs darauf. (n. 12 St.) (*Lgh.*)

Hitze, Nachts; sobald sie sich aber wendet, oder das Bette lüftet, friert sie. (*Ap.*)

Nachts immerwährende Hitze, dann Schweifs. (*Ap.*)

705 Hitze mit Schweifs, anfallweise, den ganzen Nachmittag, mit dumpfem Kopfschmerze ohne Durst; beim Aufsetzen des Hutes, Abends, wird Hitze und Schweifs stärker, mit beschleunigtem Athem und grofser Abgeschlagenheit. (*Schrt.*)

Schweifs, nach mäfsiger Körper-Anstrengung. (*Ap.*)

Schweifs beim Gehen. (*Ap.*)

Nachtschweifs im unruhigen Schlafe. (*Ap.*)

Kleiner, schneller Puls von 80 Schlägen, früh. (*Wst.*)

710 Der Puls wird langsamer. (n. 2 St.) (*Ap.*)

Der sonst starke, kräftige Puls wird klein, schwach und kaum fühlbar. (*Ap.*)

Schwacher, ungleicher, aussetzender Puls. (*Ap.*)

Früh ist der Puls weniger aussetzend. (*Ap.*)

Nach Kaffee-Trinken erhob sich der Puls, setzte weniger aus, und stieg von 50 auf 60 Schläge. (*Ap.*)

715 Wellenförmiger, schwacher, langsamer Puls. (*Ap.*)

Alumina, Alaunerde, Thonerde.

Um sich, was nicht ohne Schwierigkeiten ist, eine ganz reine Thonerde zu verschaffen, dient nachstehendes Verfahren. — Reine, durch Glühen in einer porcelanenen Schaale völlig ausgetrocknete kochsalzsaure Kalkerde wird noch heifs gepülvert und in, so viel nöthig, Alkohol aufgelöst. Mittels dieser Auflösung wird aus einem Lothe weifsem, römischen Alaun von Solfatara, welcher vorher in fünf Theilen destillirten Wassers aufgelöst, und, zur Beseitigung der etwa anhängenden Erde, filtrirt worden, die Schwefelsäure zu Gyps niedergeschlagen, bis beim weitern Zutröpfeln der weingeistigen Auflösung der salzsauren Kalkerde keine Trübung mehr erfolgt. Die obenstehende wasserhelle Flüssigkeit enthält salzsaure Thonerde, aus welcher die Erde durch weingeistigen Salmiakgeist niedergeschlagen, wohl ausgesüfst, und, zur völligen Entfernung des Ammoniums, geglüht, diefs Pulver aber, als die reine Alaunerde, noch warm in einem wohl verschlossenen Glase verwahrt wird. Hiervon wird Ein Gran mit dreimal hundert Gran Milchzucker auf die bekannte Weise verrieben, und dann durch Auflösung und weitere Verdünnung mit Weingeist zur decillionfachen Potenz gebracht, wie am Ende des ersten Theils von den trocknen Arznei-Stoffen gelehrt worden. Die Thonerde hat sich als ein wichtiges Antipsorikum erwiesen.

Vorzüglich erwies sie sich, wenn sie übrigens dem Krankheits-Falle homöopathisch angemessen war, dienlich bei Anwesenheit eines oder mehrer von folgenden Zuständen: *)

---

*) Man hat, zu meinem Bedauern, die Bedeutung solcher, oft unzuverlässig beobachteter Nutz-Angaben in den Vorworten zu den meisten Mitteln (nicht Namen geheilter Krankheiten, sondern nur einzelner Symptome, die sich bei Behandlung einer Krankheit mit der namentlichen Arznei theils minderten, theils vergingen — *ab usu*) hie und da mifsverstanden und für, die Wahl des Mittels bei Heilungen

Grämlichkeit; Aengstlichkeit; Besorglichkeit; (Schreckhaftigkeit); Arbeitsunlust; Unbesinnlichkeit; Schweres Denken; Schwindel; Kopfschmerz, wie Raufen der Haare, mit Uebelkeit; Stirndruck und Blutdrang nach Augen und Nase, mit Nasenbluten; Jücken an der Stirn; Schwere des Gesichts (*Hg*.); Knollige Auftreibungen im Gesichte (*Hg*.); Kältegefühl in den Augen, beim Gehen in der Luft; Abendliches Drücken, wie von einem Sandkorne im Augenwinkel; Zuschwären und Thränen der Augen; Sumsen vor dem Ohre; Röthe der Nase; Reifsend stechender Schmerz im Backenknochen; Trockenheit im Munde; Aufstofsen; Langjährige Neigung zum Aufstofsen; Säuerliches Aufstofsen; Unordentlicher, bald starker, bald mangelnder Appetit; Oeftere Uebelkeiten; Schmerzen in der Herzgrube und den Hypochondern beim Bücken; Früh-Leibschneiden; Unthätigkeit des Mastdarmes; Afterjücken; Nachtharnen; Abgang von Vorsteherdrüsensaft bei schwierigem Stuhle; Uebertriebener Geschlechtstrieb; Allzugeringe Regel; Schmerzen beim Monatlichen; Weifsflufs; Vieljährige Aufgelegtheit zu öfterem Schnupfen; Schnupfen und Husten; Scharren in der Kehle; Hals- und Brustcatarrh; Schweräthmigkeit; Engbrüstigkeit; Husten; Jücken in den Brüsten; Schmerz am Schildknorpel beim Anfassen; Herzpochen; Herzstöfse; Kreuzschmerz in der Ruhe; Lähmige Schwere im Arme; Schmerz der Arme beim Hängenlassen oder Ausgestreckt-liegen derselben im Bette; Stiche im Handgelenke bei der Arbeit; Aufspringen, Schrunden der Hände; Nagelgeschwür (Panaritium); Nächtliche Eingeschlafenheit, Starrheit und Taubheit der Beine; Ermüdungsschmerz in den Unterfufsgelenken beim Sitzen; Kalte Füfse; Brenn-Empfindung unter den Zehen; Zucken und Zittern in den Gliedern; Oefteres Dehnen und Strecken der Glieder im Sitzen; Widriger Mangel an Lebenswärme; Nachtheile von Aergernifs; Spätes Einschlafen; Allzuleiser Schlaf; Traumvoller

---

bestimmende Zustände (Indikate) ausgegeben, was sie durchaus nicht seyn können, noch dürfen; wir überlassen solche Täuschungen, nach wie vor, unsern allöopathischen Stiefbrüdern. Vielmehr sollen sie nur dazu dienen, zuweilen eine kleine Bestätigung der richtigen Wahl des aus den reinen, eigenthümlichen Arznei-Wirkungen, nach Aehnlichkeit der eruirten Krankheits-Zeichen des Falles (Indikation) schon gefundenen, homöopathischen Heilmittels (Indikats) abzugeben.

Schlaf; Unbesinnlicher, unerquicklicher Schlaf; Abend-Frösteln; Wechselfieber mit Eintritt des Frostes gleich nach der warmen Mittags-Suppe. (*Bte.*)

Nach *Bute* soll Zaunrebe sich als Antidot allzu starker Fieber-Wirkungen der Alaunerde erweisen. Andre geben Chamille und Ipekakuanha als Antidote an.

Die Namens-Verkürzungen der Mit-Beobachter sind: *Hb.* = *Dr. Hartlaub sen.; Ng.* *); *S.* = *Dr. Schréter; Tr.* = *Dr. Trinks; Bte.* = *Dr. H. G. Bute* in Philadelphia.

---

*) Blofs mit diesen zwei Buchstaben (eine wahre Anonymität!) bezeichnen die Herren *Dr. Hartlaub* und *Dr. Trinks* einen Mann, der die gröfste Zahl Arznei-Prüfungs-Symptome für ihre A n n a l e n lieferte, welche oft in sehr nachlässigen, weitschweifigen und unbestimmten Ausdrücken erscheinen. Ich konnte blofs das Brauchbare davon ausziehen und doch nur in der Voraussetzung, dafs er bei diesen Beobachtungen als ein redlicher, bedachtsamer Mann verfahren sey. Doch bleibt es kaum zu entschuldigen, dem homöopathischen Publikum zuzumuthen, dafs es in diesem wichtigsten, bedenklichsten und grofse Besonnenheit, Schärfe der Sinne, feine Beobachtungs-Gabe und strenge Kritik seiner eignen Empfindungen und Wahrnehmungen, so wie richtige Wahl des Ausdrucks erheischenden Geschäfte (der unentbehrlichsten Stütze unsrer Heilkunst) einem blofs mit den zwei Buchstaben *N — g* bezeichneten Unbekannten unbedingten Glauben schenken soll.

Alumina.

Niedergeschlagen und freudlos; er wünscht nur, allein seyn zu können, Vormittags. (d. 8. T.) (*Ng.*)
(Er ist ausgelassen vergnügt.)
Grofse Abwechselung von Launen des Gemüths.
Niedergeschlagen über seine Krankheit.
5 Er glaubt, nicht mehr gesund werden zu können. (*S.*)
Die Phantasie malt sich lauter unangenehme, traurige Bilder vor. (d. 1. T.) (*Tr.*)
Es kommen ihr immer traurige Gedanken in den Kopf, die sie zum Weinen nöthigen, mit Unruhe und Bangigkeit, als wenn ihr Böses geschehen sollte; was sie nur ansieht, erfüllt sie mit Traurigkeit. (d. 11. T.) (*Ng.*)
Unwillkührliches Aechzen und Stöhnen, wie in grofsen Schmerzen, ohne dafs er es selbst weifs. (*Bte.*)
Früh, beim Erwachen, wie von Kummer niedergedrückt, ohne helles Bewufstseyn.
10 Sie nimmt alles von der schlimmsten Seite, und weint und heult Stunden lang. (d. 2. T.)
Der Knabe geräth wider Willen in stetes Weinen, ½ Stunde lang.
Bangigkeit mit vieler Unruhe, den ganzen Tag. (d. 2. T.) (*Ng.*)
Ernste, ängstliche Gemüthsstimmung.
Aengstliches, in sich gekehrtes, verdriefsliches Gemüth. (*Tr.*)
15 Beängstigung mit wüster Kopf-Eingenommenheit und Drücken in der Stirne. (n. 12 St.) (*Hb.*)
Aengstlichkeit mit äufserer Hitze und Unruhe, als habe sie Böses begangen.
Angst und Bangigkeit, als habe er ein Verbrechen verübt. (d. 5. T.) (*Ng.*)
Unruhe, Abends, als wenn ihm Böses bevorstände.
Aengstlichkeit mit Herzklopfen und Pulsiren an einzelnen Stellen der Brust und des Unterleibes. (d. 4. T.) (*Tr.*)

Alumina.

20 Früh, Angst, als sollte er in etlichen Stunden einen Fallsuchtanfall bekommen.
Besorgniſs, daſs ihm die Gedanken, der Verstand vergehen könne.
Sie kann kein Blut sehen, kein Messer liegen sehen, ohne daſs sich ihr dabei gräſsliche Gedanken in die Seele drängen, als sollte sie z. B. einen Selbstmord begehen; obgleich sie den gröſsten Abscheu vor demselben hat.
Aufgereizt, übernommen, und doch unzufrieden, daſs man noch nicht genug gethan habe.
Sehr schreckhaft und fährt zusammen, wenn das Geringste fällt.
25 Oft des Tags, wechselnde Gemüths-Stimmung, bald Zuversicht, bald Zaghaftigkeit.
Unzufrieden mit Allem, und wie desperat.
Miſsmuthig und **verdrieſslich**; sie brummt in einem fort. (*S.*)
Unaufgelegt, es freut ihn Nichts. (*Ng.*)
Verdrieſslich und von übler Laune, die sie selbst fühlt, Nachmittags 1 Uhr. (d. 1. T.) (*Ng.*)
30 Aergerliche Gemüthsstimmung. (d. 1. T.) (*Tr.*)
Aergerlich und weinerlich, mit heiſsen Ohrläppchen. (n. 2 T.)
Höchst ärgerlich und eigensinnig.
Will das nicht, was Andere wollen.
Sie ist höchst ärgerlich, und Alles ist ihr zuwider; sie will nur zanken und poltern, Nachmittags. (d. 5. T.) (*Ng.*)
35 Er lacht verächtlich über Alles.
Unaufgelegtheit zu jeder Beschäftigung und Langeweile, Vormittags.
Unlust zu jeder Beschäftigung. (d. 1. T.) (*Tr.*)
Gleichgültigkeit, Zerstreutheit und Verdrieſslichkeit. (*Tr.*)
Groſse Zerstreutheit und Unentschlossenheit. (d. 2. T.) (*Tr.*)
40 Mangel an Aufmerksamkeit beim Lesen, die Gedanken bleiben auf keinen Gegenstand fest gerichtet. (d. 1. T.) (*Tr.*)
Die Gedanken beschäftigen sich mit vielerlei Gegenständen, ohne daſs einer davon zur deutlichen Kenntniſs zurückbleibt. (d. 4. T.) (*Tr.*)
Er verspricht sich stets und wählt andere Worte, als er will.
Unbesinnlichkeit und groſse Gedächtniſsschwäche.
Auffallende Vergeſslichkeit. (*Bte.*)
45 Anhaltende groſse Gedächtniſsschwäche.

Gedächtnifs-Mangel, viele Wochen lang. (*Bte.*)
Grofse Vergefslichkeit. (*Tr.*)
Unvermögen, zusammenhängend zu denken.
Stumpfheit des Geistes.
50 Unfähigkeit und Unlust zu Geistes-Arbeiten. (*Bte.*)
Unausstehliche Langeweile, eine Stunde deuchtet ihm
   wie ein halber Tag (*Bte.*)
Es ist alles so leicht an ihm, Verstandes- und Körper-
   Kräfte scheinen aufgereizt zu seyn. (d. 1. T.) (*Ng.*)
Gröfsere Lebhaftigkeit des Geistes, abwechselnd mit Geistes-
   abwesenheiten, wobei Gedanken, Gesicht und Gehör nur
   undeutlich und fast verschwunden sind.
Eingenommenheit des Kopfes, mit Furcht, als würde er das
   Bewufstseyn verlieren.
55 Eine solche Eingenommenheit des Kopfes, als wenn sein
   Bewufstseyn aufser seinem Körper wäre; wenn er etwas
   spricht, ist es ihm, als habe es ein Anderer gesagt, und
   wenn er etwas sieht, als wenn es ein Anderer sähe, oder,
   als wenn er sich in einen Andern versetzen könnte, und
   es dann erst sähe.
Früh ist der Kopf eingenommen und dummlicht, was nach
   dem Aufstehen vergeht. (d. 3. T.) (*Ng.*)
Früh ist ihm der Kopf trübe und heifs.
Eingenommenheit des Kopfes mit Gesichtshitze. (*Tr.*)
Von Zeit zu Zeit Kopfschwäche.
60 Grofse Betäubung, mit Furcht, vorwärts zu fallen.
Arger Schwindel beim Gehen und Sitzen, als sollte er über
   den Haufen fallen, oft mehre Tage, mit Strammen im
   Genicke nach dem Kopfe zu.
Schwindel zum Umfallen, das ganze Zimmer drehte
   sich mit ihr; sie mufs sich gleich niedersetzen, Nach-
   mittags 4 Uhr. (d. 3. T.) (*S.*)
Schwindel, es dreht sich Alles mit ihm im Krei-
   se herum; mit Uebelkeit.
Es dreht sich mit ihm Alles vor den Augen herum.
65 Schwindel, früh, als wenn sie sich drehen sollte, mit ohnmachtartiger Uebelkeit; nach Frühstück von Semmel hörte
   die Uebelkeit auf, aber Säure im Munde. (d. 11. T.) (*S.*)
Früh-Schwindel.
Schwanken beim Gehen, wie in Trunkenheit. (*Bte.*)
Schnell vorübergehender Schwindel, des Morgens. (*S.*)

Der Schwindel wird beim Bücken vermehrt. (S.)
70 Schwindel zum Umfallen während des Gehens; sie mufste sich an der Mauer halten. (d. 24. T.) (S.)
Den ganzen Tag taumlich zum Umfallen; und den Taumel zu mäfsigen, mufs sie sich die Augen wischen. (d. 11. T.) (S.)
Durch einige Tage hindurch ein fast stets fortdauernder Taumel, wie ein leichter Bierrausch. (d. 31. T.) (S.)
Der Kopf ist immer taumlich, so wie sie die Augen aufmacht. (d. 16. T.) (S.)
Kopf, wie benebelt und berauscht, mit Gefühl, als sollte sie sich drehen, 9 Tage lang; diefs wechselte mit einem Schmerz in den Nieren ab, so dafs, wie der Schmerz dort heftiger war, die Benebelung nachliefs, und umgekehrt. (n. 30 T.) (S.)
75 Selbst das schwächste geistige Getränk berauscht ihn.
Kopfschmerzen, welche durch Gehen im Freien zunehmen.
Schmerz im Kopfe und Genicke, der beim zu Bette Gehen beginnt und erst früh, beim Aufstehen, nachläfst.
Kopfschmerz zum Niederlegen, mit trockner Hitze und Husten im Schlafe, den ganzen Nachmittag.
Halbseitiger Kopfschmerz auf der linken Seite. (n. 18 St.) (*Hb.*)
80 Kurz anhaltender dumpfer Schmerz im Hinterhaupte. (n. ½ St.) (*Tr.*)
Kopfschmerz im Hinterkopfe, wie gequetscht, der im Niederliegen vergeht.
Früh ist der Kopf schwer und heifs.
Grofse Schwere des Kopfes, bei Gesichtsblässe und Mattigkeit.
Schwere des Kopfes, mit Gefühl, als sollte er vorwärts fallen, beim Gerade-Sitzen, aber beim Bücken noch ärger, Nachmittags 1 Uhr. (d. 5. T.) (*Ng.*)
85 Schwere des Kopfes mit Eingenommenheit in der Stirne und Empfindlichkeit des Scheitels bei Berührung, Nachmittags 4 Uhr. (d. 2. T.) (*Ng.*)
Scharf drückender Kopfschmerz über den Augen.
Herausdrücken an der Stirne nach dem Mittags-Essen. (d. 5. T.) (*Ng.*)
Hineindrückender Schmerz in der Stirne. (*Ng.*)
Hineindrücken in die rechte Schläfe, nach dem Mittagessen. (*Ng.*)
90 Ein schraubender Druck am Kopfe.

Zusammendrückender Kopfschmerz über den Augen, von beiden Schläfen her, Abends, und die Nacht Hitze im Bette und darauf Schweifs. (n. 2 St.)

Zusammenpressender (zusammenkneipender) Kopfschmerz in der Stirne über den Augen, wie von den Schläfen aus. (n 3, 12 St.)

Von beiden Seiten zusammenpressender und reifsender Kopfschmerz, Abends (n. 2½ St.) mit Schüttelfrost viele Abende nach einander.

Gefühl, als wenn die rechte Kopfseite zu der andern gedrängt oder geschraubt würde, und zugleich auf dem Scheitel ein schweres Gewicht läge, Vormittags, 8½ Uhr. (d. 2. T.) (*Ng.*)

95 Schmerz, wie zusammengeschraubt im Kopfe, mit Stechen in der Stirne und so heftiger Schwere auf dem Oberkopfe, dafs der Kopf beim Bücken hinabzufallen droht, im Stehen, Nachmittags 2 Uhr. (d. 2. T.) (*Ng.*)

Gefühl von Zusammenziehen um die Stirne mit Wehthun. (n. ¼ St.) (*Ng.*)

Dumpfer, pressender Kopfschmerz, beim Gehen vermehrt. (d. 1. T.) (*Tr.*)

Brennend drückender Schmerz mit Wärme im Vorderkopfe, nach dem Mittagessen, im Stehen und Sitzen; in freier Luft erleichtert und im Zimmer nicht wiederkehrend. (*Ng.*)

Zerschlagenheits-Kopfschmerz, mit etwas Backenröthe. (*Bte.*)

100 Eigenthümlich bösartiger Kopfschmerz, als wäre das Gehirn zertrümmert, wie im Faulfieber. (*Bte.*)

Betäubendes Spannen an einer kleinen Stelle der rechten Schläfe, das beim Daraufdrücken vergeht, beim Nachlassen aber gleich wieder kommt, Vormittags. (d. 2. T.) (*Ng.*)

Ziehendes und klopfendes Spannen im rechten Hinterhaupte, Vormittags. (d. 1. T.) (*Ng.*)

Kopfweh, ein schmerzhafter Zug in der rechten Kopfseite.

Bohrend ziehender Schmerz in der linken Schläfe-Gegend, Abends. (d. 3. T.) (*Tr.*)

105 Reifsender Kopfschmerz in der Stirne, der im Freien sich bessert, Abends. (d. 3. T.) (*Ng.*)

Reifsen im ganzen Kopfe, Vormittags. (d. 1. T.) (*Ng.*)

Reifsen in der rechten Schläfe (nach Reiben brennt die Stelle). (n. ½, 2 St.) (*Ng.*)

Alumina.   41

Reifsen und Stechen in der rechten Kopfseite, Vormittags,
und im linken Stirnhügel, Abends. (d. 1. T.) (*Ng.*)
Reifsen in der Stirne Vormittags, das Nachmittags zu ei-
nem Stechen wird. (d. 2. T.) (*Ng.*)
110 Reifsen an der linken Schläfe hinauf, mit nachfolgendem
Stechen in der rechten. (n. 2 St.) (*Ng.*)
Kopfweh, wie Reifsen und Ohren-Stechen, durch Aufdrü-
cken mit der Hand etwas vermindert, 4 Tage lang, ge-
gen Abend. (n. 6 T.) (*S.*)
Kopfschmerz, starke Stiche im Gehirne, mit
Brecherlichkeit.
Messerstiche, die von Zeit zu Zeit durch den Kopf fahren.
Stiche, die bei jedem Tritte durch den Kopf fahren.
115 Ein Stich im Kopfe, wie um das Gehirn herum.
Spitze Stiche in die rechte Kopfseite, während des Bückens
beim Arbeiten. (d. 28. T.) (*Ng.*)
Ein Stich in der rechten Schläfe, wie mit einem grofsen
groben Instrumente, der kurz dauernden Wundschmerz
hinterliefs. (n. 13 T.) (*S.*)
Stiche in die Schläfe, beim Singen, die nachliefsen, sobald
sie mit Singen aufhörte. (n. 33 T.) (*S.*)
Stechen an einzelnen Stellen des Kopfes. (*Tr. Ng.*)
120 Stiche im Kopfe, nach dem Scheitel zu. (d. 2. u. 3. T.)
(*Hb.*)
Stechen in der Stirne mit Dummlichkeit und Schwere im
Kopfe, Nachmittags. (d. 3. T.) (*Ng.*)
Stiche in der Stirn beim Schlafengehen. (d. 10. T.) (*S.*)
Stiche im Vorder- und Hinterkopfe, nach dem Essen, ärger
gegen Abend. (n. 37 T.) (*S.*)
Herauswärts gehendes Stechen im Kopfe, Nachmittags. (d.
8. T.) (*Ng.*)
125 Schmerzhaftes Hinein-Bohren in die rechte Schläfe, Abends.
(d. 5. T.) (*Ng.*)
Anhaltendes Bohren und Reifsen in beiden Schläfen, Vor-
mittags. (d. 4. T.) (*Ng.*)
Pochender Kopfschmerz im Scheitel, über der rechten Schläfe-
Gegend, früh beim Erwachen.
Klopfen und Stechen in der Stirn und rechten Kopfseite,
Nachmittags. (d. 2. T.) (*Ng.*)
Klopfen und Drücken in der rechten Schläfe, wie starker
Pulsschlag, mit Drücken auf dem Scheitel, wie von einem
schweren Gewichte, Nachmittags. (d. 2. T.) (*Ng.*)

130 Pulsirender Kopfschmerz beim Treppensteigen, nach dem Mittagessen. (d. 2. T.) (*Tr.*)

Schlagen und Toben auf dem Scheitel, Vormittags. (d. 2. T.) (*Ng.*)

Schlagen und Reifsen, oben in der rechten Kopfseite, Nachmittags 1 Uhr. (*Ng.*)

Taktweises Schlagen im ganzen Kopfe, Nachmittags im Gehen und den folgenden Morgen im Bette. (n. 3 T.) (*Ng.*)

Beim Bücken, Wallen im Kopfe, nach dem Takte des Pulses, das beim Aufrichten etwas erleichtert wird, nach dem Mittagessen. (*Ng.*)

135 **Der Kopfschmerz läfst nach, wenn man den Kopf im Bette ganz ruhig hinlegt.** (*Bte.*)

Nach dem Mittagessen, Hitze im Kopfe, mit Gefühl beim Bücken, als wenn das ganze Gehirn vorfallen wollte, was durch Aufrichten vergeht. (d. 1. T.) (*Ng.*)

Gefühl innerer Wärme in der Stirn, ohne äufserlich fühlbare, mit Dummlichkeit, $\frac{1}{2}$ Stunde lang. (*Ng.*)

Es steigt ihr vom Magen aus Hitze in den Kopf, Vormittags. (*Ng.*)

Kopfschmerz, wie Kriechen eines Wurmes unter der Hirnschale, auch, wie Schneiden und Fressen.

140 Gefühl, als kröche etwas (zwischen Haut und Fleisch) von beiden Schläfen nach der Stirne zu, wo es herausdrückt, als wolle es da durchdringen. (*Bte.*)

Aeufserlich über den Kopf verbreitet sich ein Gefühl, als ob die Haut einschliefse. (d. 3. T.) (*Hb.*)

Drücken äufserlich am Hinterkopfe und der Stirne, wie von einem engen Hute.

Am obern Theile der Stirne ein kleiner, bei Berührung schmerzhafter Fleck, früh. (d. 10. 11. T.) (*Tr.*)

Aeufserliches Reifsen in der rechten Schläfe, mit nachfolgendem, anhaltenden Bohren und Schlagen innerlich. (d. 2. T.) (*Ng.*)

145 Aeufserliches Stechen, wie mit einem Pfriemen, an einer kleinen Stelle der linken Kopfseite, nahe am Scheitel. (*S.*)

Aeufserliches Zwicken und Greifen auf dem Kopfe, mit Frieren gegen das Hinterhaupt zu, ärger beim Bücken, Abends. (*S.*)

Schmerz an der linken Scheitelgegend, als wenn sie Jemand bei einem Büschel Haare in die Höhe zöge. (d. 1. T.)

Alumina.

Die angerührten Kopfhaare schmerzen, als wäre die Stelle wund.
Ausgehen der Kopfhaare. (n. 8 T.) (*S.*)
150 Dürre der Kopfhaare.
Jücken, (Kriebeln und Laufen) hier und da am Kopfe. (*Ng.*)
Unausstehliches Jücken am Kopfe; er mufs sich blutig kratzen, und nach dem Kratzen schmerzt die Haut. (*Hb.*)
Der Haarkopf jückt und ist voll weifser Schuppen. (*Hb.*)
Trockenheit und Dürre der Kopfhaare.
155 Ein Häufchen Blüthen am Haarkopfe hinter dem rechten Ohre, spannenden Schmerzes. (*Ng.*)
Ausschlagsknötchen an der Stirne und am Halse.
Zitter-Gefühl der Augenbrauen. (*Bte.*)
Drücken in den Augen, sie konnte sie nicht aufschlagen.
Drücken in den Augen und Empfindlichkeit derselben gegen das Licht. (*Hb.*)
160 Drücken im rechten Auge, Abends, beim Schreiben oder Lesen. (*Tr.*)
Drücken im linken Auge, als wenn etwas hineingefallen wäre, gleich unter dem obern Augenlide, den ganzen Tag über. (d. 5. T.) (*S.*)
Pressen am linken Augapfel. (n. ½ St.) (*Tr.*)
Abwechselndes Pressen in den Augenlidern. (d. 1. T.) (*Tr.*)
Spannen um das linke Auge herum. (d. 2. T.) (*Ng.*)
165 Reifsen im rechten obern Augenlide, beim Niedersehen; beim Aufblicken, Gefühl, als wäre das obere Lid länger und hinge herab; darauf Stechen in der rechten Kopfseite, früh. (d. 2. T.) (*Ng.*)
Reifsen im obern Augenhöhlrande.
Ein brennend stichlichtes Beifsen, wie von einer Schärfe in dem einen Augenwinkel.
Stechen in den Augenwinkeln. (*Ng.*)
Stiche im untern Augenlide. (*Hb.*)
170 Oft heftiges Jücken in den Augen.
Jücken in den Augenwinkeln und an den Lidern. (*Ng.*)
Schründen, innerlich in den Augen, Abends, dann fielen die Augenlider unaufhaltsam zu.
Schründen und Trockenheits-Gefühl im innern Augenwinkel. (*Hb.*)
Beifsen im linken Auge, wie von Seife, Abends.

175 Reifsend beifsender Schmerz im Auge.
Beifsend brennender Schmerz in den Augen, früh. (d. 2. T.) (*Tr.*)
Brennen der Augen, früh beim Erwachen. (*Ng.*)
Brennen in den Augen, besonders wenn er in die Höhe sieht.
Brennen und Drücken in den Augen.
180 Brennen und Drücken in den Augen und in der Nase, als sollte sie Schnupfen bekommen. (*S.*)
Brennen in den Augenwinkeln. (d. 2. 3. T.) (*Tr.*)
Brennen und vermehrte Schleim-Absonderung in den Augen, Nachts, und zuweilen früh, mit Jücken. (*Tr.*)
Alle Abend, Brennen und Trockenheit der Augenlider, mit Schmerz im innern linken Augenwinkel und morgentlicher Aussonderung von getrockneter Augenbutter, über 1 Woche lang. (*Hb.*)
Röthe der Augen, mit Schründen in den Winkeln und Blödigkeit; Abends sieht er einen Schein um das Licht beim Lesen; er mufs sie oft wischen und des Nachts schwären sie zu, lange Zeit hindurch. (*Hb.*)
185 Röthe des rechten Auges mit Wundheitsgefühl und Thränen desselben. (d. 3. u. 4. T.) (*Hb.*)
Entzündung der Bindehaut des rechten Auges, ohne bedeutende Schmerzen, Abends. (d. 1. T.) (*Tr.*)
Am linken untern Augenlide, ein Blüthchen stechenden Schmerzes.
Oefterer Ansatz zu einem Gerstenkorne am oberen Augenlide. (*Hb.*)
Die Augenwimpern gehen sehr aus.
190 Schwäche der Augenlider, sie wollen ihm immer zufallen, ohne Schläfrigkeit, Nachmittags. (*Ng.*)
Er kann das linke Auge nicht gut aufmachen, weil es ihm scheint, als hänge das obere Augenlid weit herunter, weshalb er öfters wischt, um besser zu sehen. (d. 5. T.) (*Ng.*)
Das obere Augenlid ist wie gelähmt, hängt herab und bedeckt das Auge nur zur Hälfte. (d. 29. T.)
Wenn er die Augen im Bette leicht geschlossen hat, zieht es sie ihm oft krampfhaft, mit Schmerz, in einem Rucke zusammen, und will er Nachts die Augen, auch im Finstern, öffnen, so schmerzen sie ungeheuer drückend, wie vom plötzlichen hellsten Sonnenlichte, und es zieht sie ihm wieder zusammen; dabei Nachts wenig Schlaf und am Tage öfters Fippern im rechten obern Augenlide. (*Hb.*)

Zittern des linken Auges, als wollte es ihr herausspringen, ärger gegen Abend und beim Heruntersehen, besser beim Schliefsen des Auges, oder Heraufsehen, oder wenn sie es mit der Hand hält; zugleich Empfindlichkeit des Auges gegen das Licht, dafs sie es öfters schliefsen mufste, 3 Tage lang. (n. 47 T.) (S.)

195 Thränen der Augen in freier Luft.

Häufiges Thränen der Augen, ohne Schmerzen. (S. Ng.)

Thränen der Augen, früh, nach dem Erwachen. (*Hb. Ng.*)

Wässern und Brennen der Augen, mit Gefühl, als wenn das Gesicht geschwollen wäre. (d. 1. T.) (*Ng.*)

Aus dem rechten Auge sondert sich immer eine schleimige Feuchtigkeit ab (Augenbutter).

200 Die Augen sondern die Nacht über viel Schleim ab, mehre Tage hinter einander. (S.)

Früh, beim Erwachen, viel trockne Augenbutter.

Die Augen sind früh beim Erwachen verklebt und brennen beim Eröffnen, mit Lichtscheu. (*Ng. Hb.*)

Nächtliches Zuschwären der Augen, mehre Wochen lang, mit entzündeter Bindehaut und Schleim-Absonderung am Tage; bei Lichte, vorzüglich Abends, ist es ihm dabei immer wie Flor vor den Augen, was zum Wischen nöthigt, dadurch aber nicht vergeht, und er sieht einen Schein um das Licht. (n. 10 T.) (*Hb.*)

Die früh verklebten Augen beifsen und sind trübe, was nach dem Waschen vergeht. (d. 2. T.) (*Ng.*)

205 Trübsichtigkeit, wie durch Nebel.

Trübsichtigkeit, zuweilen im Freien und im Zimmer vergehend. (*Tr. Ng.*)

Trübsichtigkeit, wie durch Nebel, Abends. (d 1. 30. T.) (*Ng. Tr.*)

Trübsichtigkeit, die zu stetem Wischen nöthigt, wodurch sie gebessert wird, mit Gefühl in den Augen, als wenn sie in den Winkeln zusammenkleben wollten. (d. 11. T.) (*Ng. Tr.*)

Das rechte Auge trübsichtig, als wenn eine Feder oder ein Haar davor wäre, das sie wegnehmen zu müssen glaubt. (d. 6. u. 7. T.) (S.)

210 Sie kann Abends weder lesen, noch nähen, vor Blödig-

keit und Trockenheit der Augen; auch am Tage ist ihr Gesicht blöde (da sie sonst sehr scharf sah).

Nach langem Sehen, Schwäche der Augen. (d. 4. T.) (*Ng.*)

Schielen beider Augen. (*Tr.*)

Flippern und Nebel vor den Augen. (*Tr.*)

Kurzes Flimmern und wie Flecken vor den Augen, eine Art Schwindel.

215 Nach dem Ausschnauben flimmern weifse Sternchen vor den Augen. (d. 4. T.) (*Ng.*)

Es ist ihm hell vor den Augen, wenn er sie schliefst.

Was sie ansieht, kommt ihr gelb vor. (d. 34. 35. T.) (*Ng.*)

Spannen in den Ohren. (d. 2. 3. T.) (*Tr.*)

Reifsen in, hinter und unter den Ohren. (*Ng.*)

220 Stechen in den Ohren, besonders Abends. (n. 30 T.) (*Hb.*)

Ohren-Stechen im linken Ohre. (d. 7. T.) (*S.*)

Stiche von innen nach aufsen durch das Ohr. (n. 4 St.) (*Tr.*)

Hineinstechen in die Ohren. (*Ng.*)

Nachts kurzes Stechen tief im rechten Ohre. (n. 4 St.) (*Ng.*)

225 Oefteres Stechen wie mit einem Messer in das Ohrgrübchen. (*Ng.*)

Bohren im Ohre früh, und Nachmittags im Ohrgrübchen, das auch beim Daraufdrücken schmerzhaft ist. (d. 4. T.) (*Ng.*)

Pulsiren im Ohre.

Arges Jücken in beiden Ohren, was sich durch Reiben mit dem Finger vermehrt. (n. 50 St.)

Jücken und Kriebeln im innern Gehörgange. (*Ng. Tr.*)

230 Am rechten Ohre, ein durchsichtiges Wasserbläschen ohne Schmerz. (*Bte.*)

Jücken vor und hinter den Ohren und an den Ohrläppchen. (*Ng.*)

Jückendes Brennen im vordern Rande des rechten Ohres. (d. 1. T.) (*Ng.*)

Viele Abende ein heifses, rothes Ohr.

Eiter-Ausflufs aus dem rechten Ohre. (n. 11 T.) (*Hb.*)

235 Es deuchtet ihr, als läge Etwas aufsen vor dem Ohre.

Wenn sie schnaubt, tritt es vor das Ohr, und wenn sie schlingt, geht dasselbe wieder auf.

Ohrensausen, Abends.

Ohrensausen, früh; dabei der Stuhl fester, als sonst. (*S.*)

Alumina.

Sausen vor den Ohren, wie von Glocken, früh nach dem Aufstehn aus dem Bette.
240 Zischen im Ohre.
Starkes Pfeifen im Ohre.
Beim Schlingen knickert's im Ohre.
Vorzüglich beim Kauen, Knistern des Trommelfelles.
Es dünkt ihm eine Stunde lang im rechten Ohre, als habe er eine ganz andere Stimme. (d. 4. T.) (*Ng.*)
245 Absetzender Brennschmerz im rechten Nasenflügel, Abends. (d. 1. T.) (*Tr.*)
Reifsen in und an der rechten Nasenhöhle, das beim darauf Drücken nur auf kurze Zeit vergeht. (d. 2. T.) (*Ng.*)
Jücken auf dem Rücken, an der Seite und um die Oeffnung der Nase. (*Ng.*)
Arges Jücken des einen Nasenflügels, 1 Stunde lang.
Geschwürige Nasenlöcher.
250 Wundheit mit Schorfen im rechten Nasenloche; mit Auswurf vielen dicken, gelblichen Schleims aus der Nase (die ersten 4 Wochen). (*Ng.*)
Auf der rechten Seite der Nase zwei Ausschlagsblüthchen mit brennend stechendem Schmerze.
Ein Blutschwär an der Nase.
Nasenbluten. (*Ng.*)
Er schnaubt lauter Blut aus.
255 Die Scheidewand der Nase geschwollen, roth und schmerzhaft, bei Berührung; Abends sind die Schmerzen vermehrt, mit Stechen in der Stirne. (d. 1. T.) (*S.*)
Geschwulst und Härte des linken Nasenflügels, mit Schmerzhaftigkeit bei Berührung. (d. 8. T.) (*S.*)
Saurer Geruch in der Nase, früh. (d. 3. T.) (*Ng.*)
Uebertrieben scharfer Geruch.
Schwäche des Geruchssinnes.
260 Finsteres, mifsmuthiges Aussehen. (*Ng.*)
Schnell abwechselnde Blässe und Röthe des Gesichtes.
Reifsen in den Gesichtsseiten, besonders in der rechten, im Jochbeine, wo es durch Reiben vergeht, oder mit Reifsen in den Zähnen dieser Seite. (*Ng*)
Die Backen sind kupferroth, wie bei Branntweinsäufern. (*Bte.*)
Hitze und Spannen in der linken Gesichtshälfte, Abends. (d. 1. T.) (*Tr.*)

265 Spannen und Ziehen in den Kinnladen und Wangen, mit vermehrter Speichel-Absonderung. (d. 2. T.) (*Tr.*)
Ziehen und Reifsen im linken Backen und Zahnfleische, Nachmittags. (n 30 T.) (*S*)
Kriebeln in der rechten Gesichtsseite, wie von Ameisen, mit Stechen im Ohrgrübchen und Reifsen im rechten Knie. (*Ng.*)
Die Gesichtshaut ist, selbst um die Augen herum, gespannt, als wenn Eiweifs darauf trocknete, nach dem Mittagessen (beim Gehen im Freien). (d. 5. T.) (*Ng.*)
Das Gesicht scheint ihm wie gröfser oder geschwollen, und die Augen kleiner, so dafs es im Sehen hindert, nach dem Mittagessen. (d. 1. T.) (*Ng.*)
270 Gesichts-Blässe.
Täglich fliegende Hitze im Gesichte.
Ein schmerzlicher rother Fleck auf der rechten Backe.
Gesichtshaut rauh, besonders an der Stirne.
Gefühl um das Kinn, wie von anliegendem Spinngewebe.
275 Starkes Jücken im Gesichte.
Jücken an Stirn, Wangen, um die Augen und am Kinne. (*Ng.*)
Jücken an der Wange, mit Brennen nach Kratzen. (*Ng.*)
Jückendes Laufen, wie von einem Insekte, an der rechten Unterkiefer-Seite. (*Ng.*)
Jücken, mit heftigem Reiz zum Kratzen, im Gesichte und unter dem Kinne, worauf kleine griesartige Blüthchen entstehen. (d. 4. T.) (*Ng.*)
280 (Jückende) Bläschen an der Stirn, der rechten Nasenseite und dem linken Mundwinkel (die durch darauf Drücken in einander fliefsen). (d. 6. bis 9. T.) (*Ng.*)
Auf dem rechten Backen eine Ausschlagsblüthe, welche bei Berührung wund schmerzt.
Kleine rothe Blüthchen auf der rechten Wange, die rauh anzufühlen und schmerzlos sind. (d. 12. T.) (*S.*)
Das Rothe der Lippen ist bläulicht (bei und nach dem Fieber). (*Bte.*)
Kleine Blüthen am Kinne, die den andern Morgen vergehen. (n. 8 u. 13 T.) (*Ng.*)
285 Ausschlagsknötchen an der linken Wange und an der Stirn. (d. 10. T.) (*Ng.*)
Ein Blutschwär nach dem andern am linken Backen.
Jücken einer schon trocknen Kruste eines ungeheilten kleinen Blutschwäres an der Stirne, das durch Kratzen vergeht. (*Ng.*)

Alumina. 49

Festes Aneinander-Schliefsen beider Kinnladen. (d. 1sten St.) (*Tr.*)
Spannschmerz in den Kiefergelenken beim Kauen oder Oeffnen des Mundes.
290 Die Kinnlade ist so verschwollen, dafs er ohne Schmerz den Mund nicht öffnen kann; es sticht dann bis zum Backenknochen und nach der Schläfe hinauf.
Beide Lippen scheinen ihm gröfser und geschwollen zu seyn. (*Ng.*)
Geschwulst der Unterlippe.
Lippengeschwulst und Bläschen daran.
Kitzeln am linken Mundwinkel und dem rechten Jochbeine, das durch Kratzen vergeht. (*Ng.*)
295 An der innern Fläche der Lippe ein helles, erbsengrofses Bläschen. (d. 2. T.) (*Tr.*)
Krustiger Ausschlag an der Unterlippe.
Die Lippen schälen sich ab. (d. 4. T.) (*Ng.*)
Aufgesprungene (trockene) Lippen. (*Ng. Tr. S.*)
Bedeutende Verkürzung des Unterkiefers; die Oberzähne ragen weit über die unteren hervor, drei Tage lang. (*Bte.*)
300 Ziehender Wundheitsschmerz im Zahnfleische.
Zahnfleisch-Geschwülste.
Bluten des Zahnfleisches. (d. 4. T.) (*Hb.*)
Geschwürigkeit aller Zahnwurzeln. (*Bte.*)
Am Zahnfleische der linken unteren Reihe entsteht ein Geschwür, das sogleich aufgeht und salzig schmeckendes Blut ergiefst. (d. 4. T.) (*Ng.*)
305 Ziehschmerz von einem Zahne bis in's Ohr, in die Seite des Kopfes.
Das Zahnweh erstreckt sich bis zum Kehlkopfe herunter, mit Aufgeregtheit der Nerven, wie oft nach Verkältung oder nach Chamillen-Gebrauch. (*Bte.*)
Ziehschmerz in den Zahnreihen der rechten Seite, Abends, nach dem Niederlegen vergehend. (*Ng.*)
Zuckender Schmerz in einem vordern Backzahne der linken oberen Reihe. (d. 1. T.) (*Ng.*)
Zuckender und reifsender Zahnschmerz weckt sie nach Mitternacht und vergeht nach dem Aufstehen. (d. 5. T.) (*Ng.*)
310 Ziehend reifsender Schmerz in den vordern Unter-Zähnen, bis in's Jochbein und die Schläfe dringend.
Reifsen in den Backzähnen zu verschiedenen Tageszeiten, zuweilen bis zur Schläfe hinauf. (*Ng.*)

II. 4

Nagen in einem vordern Backzahne der unteren Reihe, mit Reifsen hinter dem Ohre und Gefühl, als wollte es dasselbe herausreifsen, am ärgsten Abends 9 Uhr, dann langsam abnehmend, beim Aufsitzen im Bette etwas erleichtert, und nach Mitternacht blofses Nagen im Zahne. Der Schmerz ist unter allen Umständen unverändert, am Tage blofs muckend. (*Ng.*)

Abends Bohren (Reifsen, Wühlen) in den Zähnen. (n. 1 St.)

Bohren in einzelnen, hohlen Zähnen.

315 Schneidender Zahnschmerz in freier Luft und beim Liegen, Abends im Bette. (n. 2. 3 St.)

Kitzeln in den Zähnen und an den Wurzeln derselben, gleich nach dem Mittag-Essen. (d. 4. 5. T.) (*Ng.*)

Kälte-Gefühl an den Zähnen mit grofser Empfindlichkeit derselben. (*Ng.*)

Die hohlen Zähne schmerzen sehr, wenn etwas Speise hineinkommt.

Drückender Schmerz in einem Schneidezahne, bei und aufser dem Kauen.

320 Die Zähne schmerzen beim Kauen sehr, sie getraut sich nicht, sie zusammenzubeifsen. (n. 2 T.)

Der ärgste Zahnschmerz ist bei dem mindesten Kauen; die Wurzeln der Zähne schmerzen dann, wie geschwürig.

Beim Aufbeifsen schmerzt ein Zahnstummel, als würde er gewaltsam in seine Höhle gestofsen.

Beim Zusammenbeifsen, Zahnschmerz, wie von Lockerheit der Zähne.

Zerschlagenheits-Schmerz in einem Backzahne der rechten oberen Reihe, durch darauf Drücken, wobei der Zahn locker erscheint, gebessert. (d. 11. T.) (*Ng.*)

325 Ein oberer Backzahn ist bei Berührung schmerzhaft.

Zwei faule Backzähne (unten und oben) greifen beim Oeffnen des Mundes hindernd in einander. (*Bte.*)

Gefühl, als wären die Zähne zu lang. (d. 1. T.) (*Tr.*)

Dicker, übelriechender Schleim an den Zähnen. (d. 5. T.) (*Ng.*)

Anhaltendes Gefühl im innern Munde, als sey er verbrannt gewesen (nach dem Mittagessen). (n. 48 St.) (*Ng.*)

330 Kriebeln an den innern Wangenflächen. (n. 3 St.) (*Tr.*)

Schmerzhaftigkeit des innern Mundes, des Gaumens, der

Alumina. 51

Zunge, des Zahnfleisches, wie Wundheit, er konnte davor kaum essen.
Viel Geschwürchen im innern Munde.
Beim Erwachen ist der Mund ausgetrocknet und die Zunge klebt am Gaumen.
Wässerig im Munde. (*Bte.*)

335 Morgens, viel Ausspucken von Speichel und Schleim. (*Bte.*)
Es kömmt dicker Schleim aus den Choanen in den Mund.
Dumpfer, fauler Mundgeruch.
(Flüchtiges, stechendes) Kriebeln in der Zunge. (d. 1sten St.) (*Tr.*)
Jücken in der Zungenspitze, dafs er sie zerkratzen möchte. (n. 5, 7 T.) (*Ng.*)

340 Rauhheits-Gefühl auf der Zunge. (n. ¾ St.) (*Ng.*)
Weifs belegte Zunge, mit reinem Geschmacke. (*S.*)
Gelblichweifs belegte Zunge mit bitterm Geschmacke. (*S.*)
Drückender Schmerz in der linken Mandel, bei und aufser dem Schlingen. (d. 1. T.) (*Tr.*)
Früh, stumpfes Stechen in der rechten Mandel. (d. 4. T.) (*Tr.*)

345 Angeschwollene Mandeln. (d. 6. T.) (*Tr.*)
In beiden Halsseiten, Gefühl, wie von äufserer Geschwulst, mit Stichschmerz.
Halsweh beim Schlingen. (*S.*)
Halsweh, ein Drücken im Halse, aufser dem Schlingen, bei innerlich heifsen Händen. (n. 2 St.)
Druckschmerz im Halse, wie von einem Knollen darin, mit Wundheitsgefühl, rauher Sprache und Trockenheit des Halses.

350 Drückend pressender Halsschmerz beim (leeren) Schlingen, Abends, mehre Tage nach einander (durch Geschwulst im Halse erzeugt). (d. 4. T.) (*Tr.*)
Heftig drückender Schmerz, als ob eine Stelle der Speiseröhre verengert oder zusammengedrückt wäre, in der Mitte der Brust, vorzüglich beim Schlingen, doch auch aufser demselben mit abwechselnder Brustbeengung und Herzklopfen, vorzüglich nach Tische. (d. 8. 9. T.) (*Tr.*)
Krampfhaft drückender Schmerz in der Mitte der Brust beim Niederschlingen der Speisen und Getränke. (*Tr.*)
Klemmendes Gefühl im Schlingen jeden Bissens vom Schlunde bis in den Magen.

4 *

Verengerung des Schlundes, wie Mangel an Thätigkeit desselben, früh, beim Erwachen.
355 Nachts verhindertes Schlingen, wie von krampfhafter Verengerung des Halses. (d. 1. T.) (*Tr.*)
Zusammenschnürender (pressender) Schmerz im Rachen und innern Halse (im Schlundkopfe), mit vielem Schleim im Munde (Abends). (d. 1. 2. T.) (*Tr.*)
Drückend spannender Schmerz in der innern, rechten Halsseite, bis zum Ohre. (d. 1. T.) (*Tr.*)
Ziehend spannender Schmerz in der rechten Halsseite, vorzüglich beim Bewegen der Zunge. (d. 9. T.) (*Tr.*)
Nachts, krampfhaft ziehender Schmerz in der Seite des Halses und dem Ohre, den Schlaf störend, und durch Niederschlingen sehr vermehrt. (d. 9. T.) (*Tr.*)
360 Flüchtige im Halse hin und her fahrende Stiche, und zuweilen, beim Schlingen, ein Gefühl, als ob etwas Spitzes darin stäke (Abends). (d. 2 4 T.) (*Tr.*)
Stechen im Halse beim (leeren) Schlingen. (*Hb. Ng.*)
Abends (und Nachts) Rauhigkeit, die zum Rachsen nöthigt, und Schleim-Ansammlung im Halse, mehre Tage nach einander. (*Tr. Ng.*)
Gefühl von Scharren im Schlunde, wie von verschlucktem Pfeffer. (n. 3 St.) (*Tr.*)
Stetes, greifendes Kratzen im Halse, lang anhaltend. (d. 5. T.) (*Ng.*)
365 Kratzen oben im Halse.
Nach Aufstofsen, Kratzen im Halse, das zum Rachsen nöthigt. (d. 2. T.) (*Ng.*)
(Brennender) Wundschmerz im Halse, (bei und) aufser dem Schlingen, Abends, mehre Tage nach einander. (d. 4 T.) (*Tr.*)
Brennen im Halse, Abends. (d. 3. T.) (*Tr.*)
Brennen im Halse, wie Sood, und Rauhheit. (d. 5. T.) (*Ng.*)
370 Entzündung des Rachens, die an der Mundhöhle durch eine livide Farbe stark begrenzt wird, mehre Tage. (n. 2 T.) (*Tr.*)
Entzündungs-Röthe im hinteren Theile des Halses. (d. 9. T.) (*Tr.*)
Grofse Trockenheit im Halse, Munde und an den Lippen, als wären die Theile von Hitze ausgedörrt, mit quälendem Durste.

Trockenheit im Halse und Munde (bald nach dem Einneh—
 men). (*Tr.*)
Abends, Trockenheit im Halse, die zu öfterem Rachsen
 nöthigt. (d. 3. T.) (*Tr.*)
375 Trocken und kratzig im Halse. (d. 1. T.) (*Ng.*)
Abends und Nachts sind die Halsbeschwerden am heftigsten;
 Vormittags am geringsten, und warmes Essen und Trin—
 ken erleichtert sie. (*Tr.*)
Vermehrte Speichel-Absonderung im Munde, mit zusammen—
 ziehender Empfindung darin, oder mit anhaltendem Krie—
 beln in den Wangenflächen (n. ¼ St.) (*Tr.*)
Abends im Bette sammelt sich viel Speichel im Munde.
 (d. 3. T.) (*Tr.*)
Häufiger Zufluß wässerigen Speichels im Munde, den er
 auszuspucken genöthigt ist, den ganzen Tag hindurch,
 am meisten Nachmittags, Nachts gar nicht. (n. 10 Min.
 und 2 T.) (*Ng.*)
380 Die Speichel-Absonderung wird zum völligen Speichelflusse.
 (*Tr.*)
Vermehrte Schleim- (und Speichel-) Absonderung. (d. 1. 2.
 T.) (*Tr. Ng.*)
Ansammlung vielen Schleimes im Munde, der, ausgespuckt,
 sich immer wieder erzeugt, bei Trockenheit im Halse.
 (d. 1. T.) (*Tr.*)
Vorzüglich Abends und früh beim Erwachen, Ansammlung
 dicken, zähen Schleimes im Halse, der die Halsschmer—
 zen vermehrt, öfters zum Rachsen nöthigt, und nur mit
 Mühe in kleinen Klümpchen ausgeworfen werden kann.
 (d. 1sten Tage.) (*Tr.*)
Dicker, zäher Schleim kömmt aus den hintern Nasen-Oeff—
 nungen (Choanen) in den Rachen.
385 Nach Rachsen von Schleim, den sie nur mit Mühe her—
 ausbringen kann, wird der Hals sehr empfindlich. (*Ng.*)
Er kann den Schleim im Halse nicht ausräuspern, weil er
 zu tief sitzt. (*Ng.*)
Ein Stück Schleim kommt ihm in den Hals, der ihm den Athem
 versetzt, bis er ihn hinunter schluckt. (n. 10 Min.) (*Ng.*)
Ausräuspern von (gesalzenem) Schleim, nach dem Mittag—
 essen. (d. 2. T.) (*Ng.*)
Stetes Zusammenlaufen (süßlichen oder säuerlichen) Wassers
 im Munde. (d. 5. 8. T.) (*Ng.*)

390 Trockenheit im Munde, obgleich es nicht an Speichel fehlt, wodurch öfteres schmerzhaftes Schlingen bewirkt wird. (*Tr.*)

Blutgeschmack im Munde, $\frac{1}{2}$ Stunde lang. (d. 7. T.) (*Ng.*)

Süfser Geschmack im Halse, mit Schwindel, dann Schleim-Auswurf, mit Blut gemischt, früh. (d. 28. T.) (*Ng.*)

Zusammenziehender, herber Geschmack auf der Zunge, wie von Schlehen. (d. 1. 8. T.) (*Ng. Tr.*)

Bittrer Geschmack, Abends, nach Genufs von Aepfeln.

395 Bitter im Munde (bald nach dem Einnehmen). (*Ng.*)

Bitter und schleimig im Munde, früh beim Aufstehen. (d. 5. T.) (*Ng.*)

Bitterlich fader Geschmack im Munde. (*Hb.*)

Alles schmeckt lätschig. (*Bte.*)

Früh, lätschiger, metallischer Geschmack im Munde. (d. 4. u. 5. T.) (*Tr.*)

400 Säuerlicher Geschmack kommt ihm auf einmal, ohne Aufstofsen, in den Hals, Vormittags. (d. 4. T.) (*Ng.*)

Eine saure Flüssigkeit steigt ihm in den Mund.

Säuerlich im Halse, dann bittres Aufschwulken, bald nach genossener Milchsuppe, Abends. (d. 4. T.) (*Ng.*)

Säuerlich salziger Geschmack. (d. 1. T.) (*Tr.*)

Ranzig im Halse und rauh, was zum Rachsen nöthigt. (d. 4. T.) (*Ng.*)

405 Alles Essen, besonders Abends, kommt ihr wie ohne Geschmack und ungesalzen vor; Brod schmeckt wie Schwamm. (d. 1. u. 2. T.) (*Ng.*)

Besonders Fleisch scheint keinen Geschmack zu haben.

Das Bier schmeckt ihr bitter und ekel, dafs es sie zum Brechen hebt. (d. 12. T.) (*Ng.*)

Kein Verlangen zu essen, kein Appetit, kein Hunger; die Speisen haben zwar keinen übeln Geschmack, vielmehr gar keinen; es schmeckt Alles wie Stroh oder Sägespäne.

Sie hat keinen Widerwillen gegen Speisen, aber durchaus kein Verlangen zu essen, und sieht sie Speise, so ist sie schon satt, und könnte den ganzen Tag gehen, ohne zu essen, viele Tage lang.

410 Wenig Hunger und kein Appetit, viele Tage lang (auch wenn er Mittags nüchtern bleibt). (d. 1. 15. T.) (*Ng.*)

Verminderter Appetit mit Vollheit im Unterleibe. (*Tr.*)

Alumina.

Er hat keinen Appetit und ifst mit Widerwillen. (S.)
Abneigung gegen Fleisch.
Ekel vor Fleisch, wie zum Brechen, 3 Tage lang. (n. 6 T.) (Ng.)
415 Widerwille gegen das (gewohnte) Tabakrauchen.
Widriges Hunger-Gefübl und Leere im Magen, und doch wenig Appetit.
Sie hat Hunger, und doch schmeckt ihr kein Essen. (Ng.)
Fast steter Hunger; er könnte immer essen.
Sehr starker Hunger. (Hb.)
420 Heifshunger; er zittert auf das Essen und kann es kaum erwarten. (S.)
Starker Appetit auf Gemüse, Obst und weiche Speise.
Tabakrauchen macht Beschwerden.
Tabakrauchen schmeckt nicht und berauscht ihn, 4 Tage lang. (Ng.)
Nach Genufs von Erdäpfeln, Wehthun im Magen, übel, brecherlich und dann Bauchschmerzen. (Ng.)
425 Nach dem Essen, Mittags und Abends, Schlucksen.
Wie sie etwas gegessen hat, drückt es sie im Magen, wobei jedoch das Essen recht gut schmeckt. (S.)
Bald nach dem Essen, scharf drückender Schmerz in der linken Unterbauch-Seite.
Nach jedem Essen, Mittags und Abends, Kneipen im Bauche. (n. 29 T.) (Ng.)
Nach dem Essen, Abends, starke Uebelkeit und Zittrigkeit.
430 Nach dem Abendessen Uebelkeit, Ekel und Mattigkeit, mehre Abende.
Nach dem Mittagessen, Ziehen im Magen, was ihr ein dehnendes Gefübl im ganzen Körper verursachte, wovon sie so müde wurde, dafs sie sich legen mufste.
Viel Durst, den ganzen Tag, auch beim Mittagessen. (Ng.)
Schlucksen nach dem Mittagessen und, nach Aufstofsen, auf die Frühsuppe. (d. 1. 2. T.) (Ng.)
Soodbrennen nach dem Abendessen.
435 Soodbrennen nach Wassertrinken.
Soodbrennen mit starkem Ausflusse von Wasser aus dem Munde. (Hb.)
Würmerbeseigen. (S.)
Oefteres leeres Aufstofsen. (n. 2 St.)
Leeres Aufstofsen, nach dem Abendessen. (d. 2. T.) (Ng.)

440 Aufstofsen, mit Druckschmerz auf der Brust während des Essens. (n. ¾ St) (*Ng.*)

Häufiges Aufstofsen mit Geschmack der genossenen Milchsuppe, vom Abendessen bis zum Niederlegen. (*Ng.*)

Bittres Aufstofsen nach Genufs von Erdäpfeln, dafs es ihn vor Ekel schüttelte, Abends. (d. 5. T.) (*Ng.*)

Ranziges Aufstofsen, das lange Brennen im Halse zurückläfst. (d. 1. T.) (*Tr.*)

Ranziges Aufstofsen, vorzüglich nach dem Mittagessen. (d. 10 — 13. T.) (*Tr.*)

445 Ranziges Aufstofsen nach der Frühsuppe. (*Ng.*)

Scharfes, ätzendes Aufstofsen.

Saures Aufstofsen, Abends im Bette.

Saures Aufstofsen, mit Brennen im Halse, wie Sood. (d. 1. T.) (*Ng.*)

Vormittags steigt ihm Säure bis in den Mund herauf, die lange anhält, mit Gefühl von Hitze im Munde.

450 Aufschwulken sauren Schleims, dann Brennen im Halse, wie Sood, öfters, besonders nach der Frühsuppe.

Süfsliches Aufsteigen aus dem Magen, bei süfslichem Geschmacke des ausgerachsten Schleimes, lang anhaltend, früh. (d. 3. T.) (*Ng.*)

Ekelig und weichlich im Schlunde. (d. 1. T.)

Weichlichkeit im Magen, mit ohnmachtartiger Uebelkeit und Schwindel, bei dem sich ihr das Zimmer herumdreht, und nachbleibender Düsterkeit im Kopfe. (d. 10. T.) (*S.*)

Oeftere Uebelkeit (besonders bei den Frost-Anfällen). (*Bte.*)

455 Uebelkeit mit Aufstofsen von Luft. (*S.*)

Uebelkeit und Frösteln den ganzen Tag. (*S.*)

Anfall von Uebelkeit mit Kopfschmerz, Gesichtsblässe, Appetitmangel, mehrmaliger Leibesöffnung, Ekel, nachfolgende Brechübelkeit und Kälte-Ueberlaufen; nach einem Spaziergange; er mufs sich legen. (d. 11. T.) (*Hb.*)

Früh, ohnmachtartige Uebelkeit; nach dem Frühstück, besser. (d. 9. T.) (*S.*)

Früh beim Erwachen, Uebelkeit, Weichlichkeit im Magen und Mattigkeit, mit Stechen über den Augen, und Nierenschmerzen, bei Bewegung. (d. 9. T.) (*S.*)

460 Beim Stehen wird es ihr brecherlich übel.

Uebelkeit bis zur Ohnmacht, die ihr den Athem benimmt, Nachts.

Alumina.

Uebelkeit, schon früh um 4 Uhr.
Oeftere Uebelkeit, als sollte er sich erbrechen, und doch leidliche Efslust.
Reiz zum Erbrechen, des Morgens. (*S.*)
465 Früh, Würgen im Schlunde, wie zum Erbrechen.
Reiz zum Erbrechen, nach Aufstofsen von Luft, mit Frösteln des Körpers, das von den Füfsen in den Leib kommt. (*S.*)
Uebelkeit mit Reiz zum Erbrechen und Würgen im Halse, so dafs sie den Finger in den Hals stecken mufste, worauf sie Schleim und Wasser ausbrach; das 2 Stunden vorher genossene Frühstück aber bei sich behielt. (d. 14. T.) (*S.*)
Heftiges Magenweh, mit äufserer Empfindlichkeit des Magens beim Daraufdrücken, Abends. (d. 6. T.) (*Ng.*)
Drücken im Magen, bis zum Halse herauf, nach Genufs von Erdäpfeln, durch Aufstofsen erleichtert, früh. (d. 8. T.) (*Ng.*)
470 Drücken im Magen, wie von einem Steine, nach genossener Milchsuppe, durch Aufstofsen erleichtert, Abends. (d. 4. T.) (*Ng.*)
Drücken im Magen, gegen Mittag oder Abends. (*Hb. Ng*)
Arges Drücken in der Herzgrube, und von da grofse Beklommenheit auf der Brust; sie mufste alle Augenblicke stehen bleiben, und konnte nicht weiter fort. (*S.*)
Magenweh, wie Vollheit oder Aufblähung, mit äufserer Schmerzhaftigkeit beim Drucke, leerem Aufstofsen und Gähren, oder lautem Knurren und Herumrollen im Unterleibe; als wenn Etwas darin arbeitete, nach dem Mittagessen. (d. 1. 5. T.) (*Ng.*)
Zusammendrehen und Zusammenschnüren in der Magen-Gegend, bis in die Brust und den Hals, mit erschwertem Athmen. (*Hb. Ng.*)
475 Drücken und Zusammenschnüren in der Magengegend. (d. 31. T.) (*Hb.*)
Drückend zusammenziehende Empfindung in der Herzgrube, bis in die Brust und zwischen die Schulterblätter. (d. 13. T.) (*Hb.*)
Gefühl, wie Schneiden in der Magengegend, die auch beim Daraufdrücken empfindlich ist, Nachmittags. (d. 2. T.) (*Ng.*)
Stiche in der Herzgrube und die Brust herauf.
Nach dem Mittagessen, bis Abends, Stechen im Magen und

in der Brust durch die Schulter heraus, mit kurzem Athem
und grofser Bangigkeit, mehre Tage. (n. 12 T.) (*Ng.*)
480 Einige Zeit nach dem Essen, Nagen in der Magengegend. (d. 2. 3. T.) (*Tr.*)
Kneipendes Gefühl im Magen, Nachmittags. (d. 1. T.) (*Ng.*)
Ziehschmerz im Magen.
Ziehschmerz von der Herzgrube bis in den Schlund, mit
schwerem Athmen.
Pressender Wundheitsschmerz über dem Magen und im Oberbauche, querüber, Nachmittags.
485 Unterköthiger Wundheitsschmerz in der Herzgrube, früh,
beim Wenden im Bette.
Reifsender Wundheitsschmerz von der Herzgrube in den
Unterleib, als wenn Alles herausgerissen würde.
Drückendes Kriebeln in der Herzgrube, wie von einem
Wurme. (n. 2 St.) (*Ng.*)
Kälte-Gefühl im Magen, als wenn sie kaltes Wasser ge-
trunken hätte, Abends, auch Vormittags nach Aufstofsen
und während steten sauren Aufstofsens, das Nachmittags
vergeht. (d. 2. 5. T.) (*Ng.*)
Beim Bücken ist die Leber stets empfindlich und schmerzhaft.
490 Risse in der Leber.
Reifsen von der rechten Unterribben-Gegend in die Hüfte,
Vormittags. (d. 1. T.) (*Ng.*)
Beim Aufrichten nach dem Bücken, heftige Stiche in der
rechten Bauchseite, wie in der Leber, mit Athemver-
setzung. (d. 11. T.)
Stiche in die rechte Unterribben-Gegend, im Stehen, im
Sitzen vergehend. (*Ng.*)
Abends anhaltender Stichschmerz unter den linken letzten
Ribben bis in die Herzgrube. (d. 5. T.)
495 Stumpfes Stechen, abwechselnd unter den linken kurzen
Ribben und in der rechten Unterleibsseite. (d. 4. T.) (*Tr.*)
Stechen in beiden Ribben-Gegenden. (*Ng.*)
Gefühl, als wenn beide Unterribben-Gegenden mit Gewalt
gegen einander gedrängt oder geschraubt würden, Vor-
mittags. (d. 1. T.) (*Ng.*)
Langanhaltendes Brennen und Stechen in der rechten Un-
terribben-Gegend, als wenn ein Band tief einschnitte,
Nachmittags. (d. 1. T.) (*Ng.*)
Oft ein augenblicklicher ziehender Schmerz unter den rech-
ten Ribben, beim Sitzen und Gehen.

Alumina.

500 Drücken von beiden Seiten des Oberbauches gegen einander, mit Schmerzhaftigkeit der Stelle beim äufsern Drucke. (n. 2 St.) (*Ng.*)
Anhaltendes Drücken und Brennen im Unterleibe.
Drücken und Stechen im Unterleibe, nach dem Essen. (d. 5. T.) (*Hb.*)
Hineindrücken in der Nabelgegend mit Stechen, Nachmittags, im Stehen. (*Ng.*)
Drücken und Schwere im Unterleibe.

505 Der Bauch scheint ihm schwer hinunter zu hängen, 2 Stunden lang, Nachmittags, im Gehen. (*Ng.*)
Früh nüchtern, krampfhaftes Wehthun von der Urinblase bis zur Brust, das sich nach dem Frühstücke verliert. (*S.*)
Heftiges Kneipen im Bauche nach jeder Erkältung, oder sobald sie in die Kälte kommt. (*Ng.*)
Kneipen und Winden im Unterleibe. (n. 1 St.)
Abends, Kneipen um den Nabel herum. (d. 1. T.) (*Tr.*)

510 Beim gewöhnlichen Frühstücke Kneipen unterhalb des Nabels, mit Vollheit und Auftreibung des Unterleibes. (d. 1. T.) (*Tr.*)
Plötzliches Kneipen hie und da im Bauche, das dann in das Kreuz geht, wo es lange schmerzhaft nagt, Nachmittags. (d. 16. T.) (*Ng.*)
Kneipen im Bauche, mit Hitze im Magen. (n. 1 St.) (*Ng.*)
Abends im Bette, Leibkneipen, das sich nach Zusammenlaufen von Speichel im Munde endigt. (d. 2. u. 3. T.) (*Tr.*)
Beim Erwachen, Leibkneipen und Zwängen zum Stuhle; kaum konnte sie den Abtritt erreichen, wo sie sich ohnmächtig hinlehnte; es erfolgte keine Oeffnung, aber nach dem vergeblichen Zwängen hörten endlich die Leibschmerzen auf. (d. 12. T.) (*S.*)

515 Nachmittags und Nachts, kneipender und stechend reifsender Schmerz in der linken Bauchseite bis zum Hypochonder und dem Brustbeine herauf. (d. 7. T.)
Gegen Abend, kolikartiges Kneipen und Reifsen im Leibe, mit Frösteln im Körper; durch Auflegen warmer Tücher gebessert. (*S.*)
Blähungs-Kolik.
Nach Tische, heftige Kolikanfälle, den Nachmittag hindurch, durch kurzen Schlaf gebessert, doch bald, wie es scheint, in der Bewegung wiederkehrend, mit ungeheurem Stuhl-

zwange, wobei öfters Koth abgeht, bis Abends, so dafs
ihn der After wund stechend schmerzt, und er sich ohne
Schmerzen nicht setzen kann; den folgenden Tag öfterer,
auch unwillkürlicher Abgang flüssigen Schleimes durch
den After. (n. 14 T.) (*Hb.*)

Früh nach dem Aufstehen, reifsende Empfindung im Unterleibe.

520 Bei körperlicher Anstrengung, Schmerz in beiden Seiten
des Unterleibes, als sollte Etwas darin zerreifsen, der
sich nach den Oberschenkeln herab erstreckt.

Oefteres Schneiden im Bauche, ohne Aufblähung und ohne
Stuhl. (d. 2. T.) (*Ng.*)

Beim Krummsitzen, scharfes Schneiden quer über den Unterleib. (n. 5 St.) (*Tr.*)

Heftiges Schneiden und Gluckern im ganzen Bauche, von
wo der Schmerz als heftiges Zusammendrehen in den Magen geht; dem heftig drückender Schmerz in der Brust
mit Athemversetzung folgt; von Nachmittags 4, bis Abends
11 Uhr. (*Ng.*)

Ziehschmerz im Unterleibe.

525 Herumziehendes Stechen im Bauche und den Hypochondern, als ob es heraus wollte. (d. 7. T.) (*Hb.*)

Herumwühlen um den Nabel, wie nach Erkältung, Nachmittags. (d. 2. T.) (*Ng.*)

Umsuchen und schmerzloses Graben im Unterbauche. (n. ½
St.) (*Ng.*)

Weh im Leibe, wie nach einer starken Stuhl-Ausleerung,
nach der noch ein Drang zurückbleibt. (n. 10 T.) (*S.*)

Weh im Oberbauche, wie Anregung zum Durchfalle, dann
weicher Stuhl ohne Nachlafs des Leibwehes. (d. 11. T.) (*S.*)

530 Nach Laxiren auf vorgängiges Leibschneiden blieb ein
heftiges Weh im Unterleibe zurück, namentlich auf der
Stelle, wo sie als Mädchen einst ein inneres Geschwür
hatte, das damals aufging; der Schmerz war, wie nach
einem heftigen Schlage, sie mufste sich darauf streichen
und mit gekrümmtem Leibe die Hand darauf halten, was
ihr den Schmerz, der den ganzen Tag im Sitzen und
Stehen gleichmäfsig fortdauerte, etwas erleichterte. (d. 17.
T.) (*S.*)

Heftige Leibschmerzen in der linken Bauchseite, als ob sich
ein Geschwür bilden sollte, mit Brechübelkeit. (d. 34. T.) (*S.*)

Alumina.

Die Bauchschmerzen lassen sich durch Wärme mindern. (*Ng.*)
Kälte-Gefühl im Bauche, Nachmittags. (*Ng.*)
Plötzliches Brennen im Bauche, Nachmittags. (*Ng.*)
535 Schmerzen in der Nieren-Gegend.
Schmerz in der Gegend der beiden Nieren, über dem Kreuze, wie zerschlagen, oder nach Fahren auf holprichten Wegen, beim Bücken und Umwenden ärger, gleichsam hineinhockend, dafs sie laut schreit, durch einige Tage fast fortwährend. (d. 4. T.) (*S.*)
Schmerz in den Lenden, besonders beim Gehen und Bücken. (d. 10. T.) (*S.*)
Früh, Schmerz in den Nieren, Nachmittags besser. (*S.*)
(Kneipen und) Stechen in den Weichen und der Leistengegend (beim Treppensteigen). (*Ng.*)
540 Starkes Schneiden und Brennen im Schoofse, den ganzen Vormittag, bis Abends. (*S.*)
Pulsirender Schmerz in der linken Unterbauch-Seite, beim Bauchringe, im Sitzen. (d. 4. T.)
Drängen in beiden Schöfsen gegen die Geschlechtstheile, Abends. (d. 3. T.) (*Ng.*)
Stechend drängender Schmerz in der Gegend des Bauchringes, als wolle sich ein Bruch herausdrängen, mit Spannen bis in die Bauchseite; dabei an der schmerzhaften Stelle ein Knoten fühlbar, wie ein eingeklemmter Bruch.
Der Leistenbruch tritt mit Gewalt heraus. (n. $\frac{1}{2}$ St.)
545 Der Bruch kam in den ersten Tagen gar nicht heraus, dann täglich bis zum 12ten Tage; den 30sten Tag wollte er sich einklemmen, kam dann bis zum 50sten Tage täglich, aber immer weniger, und endlich mehre Monate gar nicht mehr heraus. (*S.*)
Der Bruch tritt gegen Abend stark heraus, schnürt sich in der Leistengegend ein und wollte unter den heftigsten Schmerzen, die sie zum Zusammenkrümmen nöthigten und sie nicht gehen liefsen, nicht hinein, bis diefs endlich nach $\frac{1}{2}$ Stunde bei ruhigem Sitzen von selbst erfolgte. (d. 30. T.) (*S.*)
In den Bauchmuskeln, über dem linken Schoofse, ein viertelstündiger Ziehschmerz, wenn sie tanzt oder scharf geht.
Erschreckendes Zucken an der linken Seite des Bauches (d. 2. T.) (*Ng.*)
Vom hoch Langen, Spannen der Bauchmuskeln,

550 Blähungsgefühl, mit Empfindung, als wenn der Unterleib immer voller würde, nach dem Abendessen. (d. 5. T.) (*Ng.*)

Vollheit des Unterleibes, mit Wallungen nach der Brust, nach dem Essen, mehre Tage lang. (n. 3 T.) (*Tr.*)

Grofse Aufbähung des Unterleibes, mit leerem Aufstofsen und zweimaligem Abführen, ohne Erleichterung. (d. 18. T.) (*Ng.*)

Nach dem Essen sehr aufgebläht mit starkem, vergeblichen Stuhldrange, dem später Abgang von 2 harten Knollen Koth folgte; sie ging darauf spazieren, wobei trotz des häufigen Windeabgangs die Spannung des Bauches fortdauerte; erst, als nach dem Spaziergange reichliche Stuhl-Entleerung folgte, wurde es gut. (d. 9. T.) (*S.*)

Nachts schmerzhafte Aufblähung des Unterbauches, die sie nicht schlafen läfst, bei Stuhlverhaltung. (d. 11. T.) (*Ng.*)

555 Der Unterleib ist angespannt und ganz hart, ohne schmerzhafte Empfindung. (*Hb.*)

Es geht ihm knurrend im Unterleibe herum, wie eine ängstliche Unruhe, ohne dafs Blähungen abgehen; der kleine Stuhlgang erleichtert nicht. (n. 1 St.)

Aufblähung und Kollern im Unterleibe, ohne dafs Blähungen abgehen. (d. 1. T.) (*Ng.*)

Lautes Knurren und Schreien im Bauche, ohne Schmerz.

Viel knurrende Blähungen im Unterleibe; doch gehen die Winde frei ab, mit einem Gefühle von Schwäche des After-Schliefsmuskels. (*Bte.*)

560 Viel hörbares Knurren und Umgehen im Bauche. (*Ng.*)

Lautes Knurren im Unterleibe, auch nach dem Essen. (*Tr.*)

Poltern und Kollern im Leibe, nachher Aufstofsen. (*S.*)

Oefteres Drängen zu Blähungs-Abgang. (*Ng.*)

Blähungs-Abgang, mit Erleichterung der Vollheit des Magens, Abends. (d. 5. T.) (*Ng.*)

565 Lauter Abgang der Winde.

Viele stinkende (stillabgehende) Blähungen, Nachts und nach dem Mittagessen. (d. 1. 7. T.) (*Ng.*)

Drängen zum Stuhle, ohne Abgang. (d. 3. T.)

Vergebliches Drängen zum Stuhle. (d. 1. T.) (*Ng.*)

Stuhlverhaltung. (d. 8. 11. T.) (*Ng.*)

570 Die ersten Tage keine Stuhlentleerung. (*S.*)

Stuhlöffnung nur alle 2 Tage und fest, zuweilen mit Blut gemischt. (*S.*)

Alumina.

Nach einem lästigen Drücken im Unterbauche, langes Noththun, der Stuhl erfolgt langsam und nur durch Anstrengung der Bauchmuskeln, die ganzen Därme scheinen unthätig zu seyn aus Mangel der peristaltischen Bewegung. Stuhl nicht hart. (n. 2 T.)

Der Mastdarm ist unthätig, als mangele ihm die Kraft, den Koth auszudrücken, und die peristaltische Bewegung; der Stuhl ist weich und dünn geformt, und kann nicht anders, als durch grofse Anstrengung der Bauchmuskeln ausgeleeret werden. (n. 16 St.)

Der Mastdarm ist wie gelähmt. (d. 2. T.)

575 Schwer abgehender, harter Stuhl, mit Schmerz im After. (*Hb.*)

Beim Pressen zum Stuhlgange, der sehr schwierig erfolgt, entgeht ihm der Harn unwillkürlich. (d. 2. T.)

Drücken und Pressen beim Stuhle, der sehr fest, knotig und wenig ist; nach vorherigem Drängen dazu. (d 2. T.) (*Ng.*)

Fester, harter, geringer Stuhl, mit Pressen und Schmerzen im After, und schwierigem Abgange. (d. ersten Tage.) (*Ng.*)

Es geht sehr wenig harter Koth ab, mit Drängen und Schrammen im Mastdarme.

580 Allzugeringer Stuhl. (*Hb.*)

In weifslichen Schleim gehüllter (fester) Stuhl, nach Drücken in der Magengegend, das nach dem Stuhle sogleich aufhört. (n. 30 T.) (*Hb.*)

Hellfarbiger Stuhl.

Stuhl, dessen erster Theil flüssig ist und mit Gewalt von ihr spritzt, der letzte aber verbrannt. (d. 5. T.) (*Ng.*)

Der Stuhl, der sonst immer des Abends erfolgte, kommt schon des Morgens. (*S.*)

585 Täglich 3, 4 Mal gewöhnlicher Stuhl, ohne Beschwerde, einige Zeit hindurch. (*Hb.*)

Weicher (fast flüssiger) Stuhl, mit Brennen im After; auch Abends, nach vorgängigem Drange, der Nachts wiederkehrt. (d. 2. 5. T.) (*Ng.*)

Anfälle von kleinen Durchfallstühlen mit Leibweh, von 2, 3 Tagen Dauer.

Durchfall nach vorgängigem Leibweh. (*S.*)

Durchfall, nach 6tägiger Stuhlverhaltung, auch 6 Mal den

Tag über, mit vorgängigem Leibweh, das mitunter auch nach dem Stuhle noch fortdauert. (*S.*)

590 Flüssiger Stuhlgang mit Bauchschmerz vorher oder Leibschneiden dabei. (d. 3. 5. T.) (*Ng.*)

Abends, 2 Mal durchfälliger Stuhl, der am Ende bröcklich ist. (d. 2. T.) (*Ng.*)

Laxiren mit Zwang im Mastdarme. (*S.*)

Stuhl- und Harnzwang, die beide nach gehabter Oeffnung vergehen. (*S.*)

Vor dem Stuhlgange, unangenehmes Drücken in der Magengegend. (d. 9. T.) (*Hb.*)

595 Vor dem Stuhlgange, der bald fest, bald weich, stets aber sehr wenig ist, Grimmen im Leibe. (*S.*)

Viel Noththun, ehe etwas Stuhl abgeht.

Nach Verrichtung des Stuhls, viel vergebliches Noththun im Oberbauche und in den Bauch-Seiten, ohne Drängen zum Stuhle im Mastdarme oder After (ohne Stuhlzwang).

Bei der Stuhlentleerung war ihm, als sey der Mastdarm ausgetrocknet und zusammengezogen, doch war der Stuhl selbst regelmäfsig. (*S.*)

Abends, während des Stuhles, Schüttelfrost über den ganzen Körper. (d. 5. T.) (*Ng.*)

600 Nach dem Stuhlgange, Klopfen im Kreuze.

Nach dem Stuhlgange, während der Verdauungs-Zeit bekommt er eine kratzige Empfindung im Magen und im Munde.

Nach dem schwierigen Abgange des Stuhls, Nadelstechen im After.

Nach dem, unter Empfindung von Verengerung des Mastdarms und Zusammenziehung des Afters schwierig erfolgten Stuhle, schründender Schmerz des Afters.

Nach schwierigem Abgange harten, lorberartigen Stuhles unter schneidendem Schmerze im After, als wäre derselbe zu enge, Blutabgang in einem Strahle, mit nachgängigen beifsenden Wundheitsschmerzen im After und den Mastdarm hinauf. (n. 17 T.)

605 Tröpfelnder Blutabgang beim Stuhle.

Bei festem Stuhle, Blutabgang. (d. 9. u. 80. T.) (*Hb.*)

Abgang von Blut-Schleim aufser und während dem Stuhlgange.

Beim Gehen verlor sie dunkelfarbiges Blut aus dem After.

Austritt eines Blutader-Knotens aus dem Mastdarme, der sich durch Gehen vergröfsert, durch Nachtruhe aber vermindert.
610 Afterader-Knoten vergröfsern sich Abends immer mehr, schmerzen brennend und feuchten.
Feuchten der Afterknoten, und Stiche darin.
Arges Jücken in der Falte zwischen den Hinterbacken, und am After, das durch Reiben sich erhöht.
Jücken am After, das nach Kratzen ärger wird. (d. 1. 2. T.) (*Ng.*)
Jücken am After, längere Zeit hindurch. (n. 30 T.) (*Hb.*)
615 Jückendes Brennen am After.
Jücken mit Brennen und Stechen am Mastdarme. (*S.*)
Jücken am After, mit Gefühl, als wenn es pulsiren wollte. (*S.*)
Kriebeln im Mastdarme, wie von Würmern. (*S.*)
Pressen im After. (d. 3. T.) (*Tr.*)
620 Schmerzhaftes Drücken im Mittelfleische, das aber schnell vergeht. (*S.*)
Augenblicklicher Druck im Mittelfleische beim Ausschnauben der Nase. (*S.*)
Bei Berührung ein Schmerz am Mittelfleische, wie gequetscht. (*S.*)
Stiche im Mittelfleische. (*S.*)
[Wundheitsschmerz im Mittelfleische, beim Tripper. (n. 4 Wochen.) (*Hb.*)]
625 Empfindung, als wäre der Theil zwischen Hodensack und After entzündet. (*S.*)
Schweifs des Mittelfleisches, mit unerträglichem Jücken, das sich nach dem Reiben vermehrt und schmerzt. (*Hb.*)
Pressen und Ziehen in der Blasengegend, vorzüglich am Blasenhalse. (d. 4. u. 5. T.) (*Tr.*)
Beim Gehen im Freien, reifsende, zuckende Stiche in der Harnröhre, nach dem Unterbauche herauf.
Jückendes Brennen in der Harnröhre.
630 In der Harnröhre und zwischen dem Hodensacke ein angenehmes, wohllüstiges Jücken. (*S.*)
(Trockenheits-Gefühl vorn in der Harnröhre, als wenn die Haut dort ohne Gefühl wäre, besonders des Morgens.) (*S.*)
Hitz-Empfindung in der Harnröhre, die durch ruhiges Liegen vergeht. (*S.*)
Schwäche-Gefühl in der Harnblase und den Geschlechtstheilen, Abends, mit Furcht, er werde in's Bett pissen. (*Bte.*)
Starkes Drängen zum Harnen. (*S. Ng.*)

635 Drängen und Pressen zum Harnen, ohne vermehrten Abgang desselben (bald nach dem Einnehmen). (*Tr.*)

Früh, beim Erwachen, Drängen zum Harnen, mit schwierigem und zögernden Abgange des Harns in dünnem Strahle aus der weiblichen Harnröhre. (d. 7. T.)

Er mufs Nachts öfters zum Harnen aufstehen. (d. 1. 4. T.) (*Ng.*)

Viel und wasserfarbiger Harn.

Vermehrte Harnabsonderung, mehre Tage. (*Tr. Ng.*)

640 Oefteres Lassen (reichlichen) bleichen Harnes (nach Brennen in der Harnröhre). (*Ng.*)

Vermehrter, blasser (heifser) Urin, mit Brennen. (*Tr. Ng.*)

Ausleerung vielen strohgelben, hellen Harnes. (d. 4. 5. T.) (*Tr. Ng.*)

Seltenes, aber reichliches Harnen. (d. 6. T.) (*Ng.*)

Oefteres Harnen mit geringem Abgange, Abends. (d. 1. T.) (*Ng.*)

645 Verminderter Harn (früh, mit Schneiden vorn in der Harnröhre). (d. 4. 5. 6. T.) (*Ng.*)

Einen ganzen Tag über kein Harn und kein Stuhlabgang. (*Ng.*)

Vormittags kein Urin, aber Nachmittags öfteres Lassen vermehrten, röthlichen Harnes, der über Nacht trübe wird und einen Bodensatz macht. (d. 1. T.) (*Ng.*)

Sie läfst sehr wenig Harn, und dieser setzt einen rothen Sand ab.

Der hochgelbe Urin setzt bald eine grofse, lockere Wolke ab. (d. 1. 5. T.) (*Ng.*)

650 Der Urin macht beim Stehen einen dicken, weifsen Bodensatz. (*Hb.*)

Bleicher Urin mit trübem Bodensatze. (*Ng.*)

Weifser, trüber Urin, als wenn Kreide hineingerührt wäre. (*S.*)

(Gedrehter Harnstrahl.) (*S.*)

(Eine Art Erschrecken, wenn er den Harn lassen will.) (*S.*)

655 Beim Uriniren, Brennen, wie Feuer, Abends viel ärger. (d. 1. T.) (*S. Ng.*)

(Nach längerem Sitzen spürt er gar keine Unbequemlichkeit beim Uriniren, so wie er sich aber Bewegung macht, hat er Brennen.) (*S.*)

(Schneiden vorn in der Harnröhre beim Harnen und noch eine Weile nachher, als liefe der Urin über eine entzündete Stelle. (n. 18 T.) (*Hb.*)

Alumina.

Nach dem Urinlassen wurde ihm die Harnröhre heifs, dann brennt es ihm darin, und er bekommt Harn- und Stuhlzwang. (*S.*)

(Nach dem Harnen, langes Nachbrennen, das ihn sehr mifsmuthig und hoffnungslos macht.) (*S.*)

660 (Unwillkürlicher Harnabgang, wohl an 20 mal den Tag, wobei immer sehr wenig abgeht, beim Tripper.) (n. 4 W.) (*Hb.*)

Drücken in den Geschlechtstheilen.

Kitzel an den Geschlechtstheilen und Oberschenkeln.

Ameisenkriechen auf der Eichel. (*S.*)

Jücken an der Eichel. (d. 4. T.) (*Tr.*)

665 Ziehen von der Eichel durch die Harnröhre. (n. 5 T.) (*Tr.*)

(Wenn er die Ruthe streicht, bekommt er darin einen ziehend klemmenden Schmerz, der sich bis gegen die Eichel hin erstreckt; bei schwachem Appetite.) (*S.*)

Gefühl, als würde die Eichel zusammengedrückt, 2 Minuten lang. (*S.*)

(Tripper, über 6 Wochen lang (n. 14 T.); dabei starke schmerzhafte Anschwellung der rechten Leistendrüsen, Harnschneiden und Schmerz im Mittelfleische, vorzüglich heftig zu Ende der 2ten Woche; der Schmerz im Mittelfleische ist besonders arg im Stehen, Aufstehen und Niedersetzen.) (*Hb.*)

Absonderung vieler Schmiere hinter der Eichel.

670 Wundheit an der innern Fläche der Vorhaut.

Zusammenziehender Schmerz im rechten Samenstrange, wobei derselbe Hode heraufgezogen wird und ebenfalls empfindlich schmerzt. (d. 2. T.) (*Tr.*)

Der linke Hode hart, und bei Berührung ein unbeschreibliches Wehgefühl darin. (*S.*)

Jücken am Hodensacke, das durch Kratzen vergeht. (d. 2. T.) (*Ng.*)

Scheint anfänglich den Geschlechtstrieb zu mindern und die Erektionen zu mehren, während in der Nachwirkung die Neigung zum Beischlaf erhöht wird, die Erektionen aber fehlen.

675 Mangel des Geschlechtstriebes. (sogleich, mehre Tage.)

Gleichgültig gegen geschlechtliche Verrichtungen. (*S.*)

Die ersten Wochen erhöhter Geschlechtstrieb, die folgenden verminderter, ruhiger.

Viele Erektionen, Abends und Nachts im Liegen, und Nachmittags beim Sitzen. (d. 1. 3. T.) (*Tr.*)

(In der Nacht, Priapismus.) (*S.*)

680 (Nachts, beim Wachen, fast immerfort schmerzhafte Erektionen, die nicht vollkommen sind, aber eine Empfindung verursachen, als sey das Glied unterschworen, mit kurzen, feinen, durchdringenden Stichen im ganzen Gliede, wie zuckend.) (n. 4 W.) (*Hb.*)

Oeftere starke Erektionen und Pollutionen. (n. 3 u. 33 T.) (*Hb. Tr.*)

Zwei Nächte nach einander Pollutionen. (n. 15 T.)

Die vier ersten Nächte nach einander Pollutionen, mit wohllüstigen Träumen.

Fast eine Nacht um die andere Pollution mit wohllüstigen Träumen.

685 Pollution im Mittagsschlafe.

Nach einer Pollution werden alle bisherigen Beschwerden erneuert und sehr erhöht. (d. 2. T.)

Zu Anfange des Beischlafes, wie auch bei Erektionen, heftiger Druck im Mittelfleische. (*S.*)

Beim Beischlafe, Druck im Mittelfleische. (*S.*)

(Der Samen geht beim Beischlafe dick und klumpig ab, und wie Gallerte.) (*S.*)

690 Auf der linken Seite der Scham, bis in die Brust, ruckweises Stechen.

In der Mutterscheide linker Seits ein pickender Schmerz, wie von einer Uhr, dabei ein Klopfen, wie bei Eiter-Ansammlung in einem Geschwüre, 2 Tage hindurch, unter allen Umständen unverändert; zu fühlen und zu sehen war jedoch Nichts. (d. 36. T.) (*S.*)

Regel sehr gering und nur 3 Tage. (*Ng.*)

Monatliches in verringerter Menge und sehr blafs. (n. 3 T.)

Regel (um 3, 11 Tage) zu früh, dabei zu kurz und in zu geringer Menge. (*Ng.*)

695 Schon seit 10 Tagen hätte sollen die Reinigung eintreten, ohne dafs sie erfolgte; nur 1 Tag lang (n. 52 T.) ging während eines Spaziergangs unter Drang zum Uriniren, etwas dunkelgefärbtes Fleischwasser ab, dann nichts mehr; erst im 3ten Monate erschien sie (bei einer 48jährigen Frau).

Die allmählig ausgebliebene Regel kommt wieder. (n. 17 T.)

Alumina.

Monatliches (n. 9 T.) in verringerter Menge, aber **4** Wochen darauf (n. 37 T.) in grofser Menge.

Die Reinigung erschien 5 Tage früher, den 2ten Tag recht stark, dauerte, wie sonst, 8 Tage; vorher Leibweh; den 6ten Tag Laxiren. (*S.*)

Vor Eintritt der Regel unruhiger Schlaf, viele Träume, und wenn sie daraus erwacht, hat sie Blutwallung, Gesichtshitze, Kopfweh und Herzklopfen.

700 Sechs Tage vor Eintritt der Regel starker Schleimflufs aus der Scheide, mit Zittrigkeit und Mattigkeit und Gefühl, als sollte Alles aus dem Leibe fallen.

Einige Tage vor Eintritt der Regel, Leibschneiden beim Stuhlgange, wie zum Durchfalle, auch Kneipen, Winden und Pressen, wie Wehen.

Bei der Regel, Leibkneipen und gröfsere Mattigkeit, als gewöhnlich.

Bei der Regel, Aufgetriebenheit des Unterleibes und zuviel Blutabgang.

Zu der am 6ten Tage ohne alle Beschwerde erschienenen Reinigung gesellt sich am 2ten Tage ein Fliefsschnupfen, mit Schmerz in der Nase, dem Kopfe und der Stirn, der sich beim Ausschnauben vermehrt; in den letzten Tagen kommt noch Durchfall mit Leibweh dazu. (n. 2 T.) (*S.*)

705 Während des Monatlichen mufste sie bei Tag und Nacht öfters Urin lassen, wovon die Geschlechtstheile angefressen wurden. (d. 6. T.) (*S.*)

Starkes Kopfweh vor der, **4** Tage zu früh eintretenden Reinigung, welches aufhörte, als dieselbe erschien, sich aber, nachdem dieselbe einen Tag geflossen, wieder einstellte, und über den ganzen Verlauf der Regel, die diefsmal schwächer als gewöhnlich war, 5 Tage hindurch anhielt. (n. 22. T.) (*S.*)

Das Monatliche hinterläfst nach seinem Verlaufe bedeutende Erschlaffung des Körpers und Geistes; sie wird von wenig Arbeit und mäfsigem Spazierengehen sehr angegriffen und ist muthlos.

Weifsflufs. (*Ng.*)

Der (gegenwärtige) Weifsflufs hört auf. (*Hb.*)

710 Weifsflufs nach der Reinigung, ohne Schmerzen, 3 Tage lang. (n. 27 T.) (*S.*)

Oefterer, scharfer Weifsflufs.

Scharfer Weifsflufs, mit Brennen an den Geschlechtstheilen, noch mehr aber am Mastdarm; sie war an diesen Theilen wie entzündet und angefressen, dafs es sie am Gehen hinderte, durch Waschen mit kaltem Wasser wurde es leichter; der Weifsflufs war häufig und rann ihr beinahe über die Füfse; zugleich zeigte sich Blut, wie Fleischwasser, 3 Tage nach gehabter Reinigung, 2 Tage lang. (d. 22. T.) (*S.*)

Weifsflufs, wie Fleischwasser, Nachmittags beim Gehen im Freien (und im Sitzen), und auch Nachts. (*Ng.*)

Starker Weifsflufs durchsichtigen Schleimes, doch blofs am Tage, ohne Empfindung und ohne Leibweh.

715 Weifsflufs, ganz hell und klar, wie Wasser und wie durchsichtiger Schleim; das Hemde wurde davon steif. (n. 8 T.) (*S.*)

Gelbschleimiger Scheideflufs. (n. einigen T.)

Jücken in der Scham während des Weifsflusses. (*Ng.*)

* * *

Oefteres Niesen (und Schlucksen) ohne Schnupfen. (d. 1. 2. 7. T.) (*Ng.*)

Verstopft in der Nase. (d. 1. T.)

720 Verstopfung des linken Nasenloches. (d. 10. T.) (*Tr.*)

Unwohlseyn, wie von Schnupfen, der sich nicht ausbilden kann.

In der Nase ein Gefühl, als wenn Schnupfen erscheinen sollte, Abends, mehre Tage. (d. 4. T.) (*Tr.*)

Schnupfen mit Niesen und Verstopfung der Nase, den ganzen Tag. (d. 3. T.) (*Ng.*)

Stockschnupfen. (d. 9. T.) (*Ng.*)

725 Heftiger Stockschnupfen, vorzüglich die Nacht, mit grofser Mund-Trockenheit.

Plötzlich starker Fliefsschnupfen aus dem linken Nasenloche, während das rechte ganz verstopft ist.

Erst Fliefsschnupfen, dann arger Stockschnupfen, so dafs er durch beide Nasenlöcher keine Luft hat.

Aussonderung vielen dicken und zähen Schleimes aus der Nase. (*Hb.*)

Aus dem rechten Nasenloche läuft Wasser, ohne Schnupfen. (*Ng.*)

730 Fliefsschnupfen (mit unreiner Stimme) Nachmittags und früh. (d. 4. 6. T.) (*Ng.*)

Fliefsschnupfen mit häufigem Niesen und Thränen der Augen. (*S.*)

Schnarchen im Mittagsschlafe. (d. 6. T.) (*Ng.*)

Rasseln und Pfeifen in der Nase, mit unreiner Stimme, Nachmittags. (d. 3. T.) (*Ng.*)

Rasseln in der Brust, von Schleim. (d. 5. T.) (*Ng.*)

735 Piepen in der Luftröhre und Dämpfen auf der Brust, beim Athmen.

Beständig festsitzender Schleim in der Luftröhre, der zum Räuspern nöthigt, wobei aber wenig losgeht. (*Hb.*)

Früh, gleich nach Erwachen, ist die Kehle rauh, die Brust belegt; er kann nichts ausräuspern und mufs viel niesen. (n. 12 St.)

Trockenheits-Gefühl in beiden Brustseiten. (d. 15. T.)

Früh, Heiserkeit. (d. 16. T.)

740 Oefters, ganz plötzlich, völlig heiser, dafs ihr die Stimme versagte, und wogegen kein Räuspern etwas fruchtete, meist Nachmittags und Abends.

Heiser und ranzig im Halse, den ganzen Nachmittag. (n. 5 T.) (*Ng.*)

Kratzig und rauh im Halse, was zum Husten reizt (Abends). (d. 4. T.) (*Ng. Tr.*)

Starker Kitzel im Halse erregt öfters Husten. (d. 4. T.) (*Tr.*)

Reiz zum Husten im Kehlkopfe. (*S.*)

745 Reiz zum Husten, mit öfterem Ausspucken von Speichel. (*Tr.*)

Husten mit Krallen im Halse. (*Ng.*)

Husten, wobei die Brust wund schmerzt, Vormittags. (d. 3. T.) (*Ng.*)

Husten, wobei es pressend im Hinterkopfe schmerzt.

Oefteres (kleines, trocknes) Hüsteln, Vormittags und Abends. (*Ng. Tr.*)

750 Kurze Hustenanstöfse, bei denen es in der rechten Schläfe und dem Scheitel reifsend stechend schmerzt.

Heftiger, trockner, kurzer, anhaltender Husten, mit Niesen, wobei es im Genick bis zur rechten Achsel stechend reifsend und kneipend schmerzt.

Trockner Husten, Nachts, mit Trockenheit im Halse. (n. 24 St.) (*Ng.*)

Trockner Husten, plötzlich früh kommend und schnell vergehend, oder beim Gehen im Freien und dann auch im Zimmer fortdauernd. (d. 1. 6. T.) (*Ng.*)

Anhaltender, trockner Kotzhusten mit Athemversetzung, und Stichschmerz von der linken Bauchseite bis zum Hypochonder herauf und in die Herzgrube.

755 Starker trockner Husten am Tage, jeder Husten-Anfall dauert lange; erst nach 2 Tagen wird er seltner und lösend.

Heftiger trockner Husten, früh nach dem Aufstehen, dem später etwas Auswurf folgt. (d. 4. 6. T.) (*Ng.*)

Husten mit vielem Auswurfe, vorzüglich früh.

(Der Husten mit Auswurf des Morgens hörte auf, Heilwirkung.) (d. 5 T.) (*S.*)

(Husten mit Auswurf, wobei der Hals rauh und heiser ist, mit Fliefsschnupfen.) (*S.*)

760 Husten mit leichtem Schleimrachsen; Heilwirkung. (*S.*)

Plötzlicher starker, doch kurzer Husten, wobei er mit Anstrengung ein Stück Schleim auswirft, mit Blut vermischt, Nachmittags. (d. 5. T.) (*Ng.*)

Schweres Athmen, Vormittags. (*S.*)

Die Brust ist ihm beklommen.

Beengung der Brust. (d. 1. T.) (*Tr.*)

765 Gefühl in der Kehle, als werde sie verengt und die Luft benommen, wie bei heftigem Halsweh, nach Erkältung, oder bei Hals-Entzündung, doch stets nur einige Minuten dauernd. (d. ersten 7 Tage.) (*Hb.*)

Brust-Beengung.

Beklemmung, Wallungen und Pulsiren in der Brust. (n. 2 St.) (*Tr.*)

Die Brust ist wie zusammengezogen, mit Bangigkeit. (d. 11. T.) (*Ng.*)

Wie zusammengeschnürt um die Brust, beim Gebücktsitzen, beim Aufrichten vergehend, Nachmittags. (d. 1. T.) (*Ng.*)

770 Im Bücken bei einer Arbeit schnürte es ihr die Brust zusammen, dafs sie kaum athmen konnte, als wenn sie von einem Schnürleib beengt würde; beim Gehen im Freien verging es. (d. 9. T.) (*S.*)

Bei starker Anstrengung, Heben, Tragen u. s. w., Schmerz in der Brust, zur linken Seite des Brustbeins, mit Schmerzhaftigkeit der Stelle beim Anfühlen. (n. 10 T.) (*Hb.*)

Weh-Gefühl im Innern der Brust, bei Bewegung oder Wendung des Körpers. (*S.*)
Schmerzhaftes Gefühl, als wenn sich die Brust erweiterte. (d. 1. u. 9. T.) (*Hb.*)
Schwere auf der Brust, mit kurzem Athem, ohne Husten, nur Nachmittags. (d. 18. T.) (*Ng.*)
775 Drückender Brustschmerz und Beengung der Brust.
Drücken auf der Brust. (*S.*)
Drücken auf der Brust beim Gebücktsitzen im Schreiben.
Trocknes Drücken vorn unter dem Brustbeine. (*S.*)
Druck auf dem Brustbeine, der beim Gehen gegen Abend ärger ist. (*S.*)
780 Wie ein harter Druck, oben auf beiden Seiten der Brust, bei starker Bewegung, weniger im Sitzen, im Liegen gar nicht; durch Befühlen wird Nichts geändert.
Drücken hier und da in der Brust. (*Ng.*)
Drücken in der Brust, dem leeres Aufstoſsen ohne Erleichterung folgt, zuweilen bis zum Rücken durch und ärger beim Gehen, Vormittags. (d. 1. 20. T.) (*Ng.*)
Drücken auf der Brust mit kurzem Athem und Reiz zum Husten, das öfters aussetzt und wiederkommt. (*Ng.*)
Bei (einem schon vorhandenen) Husten und nach demselben, Drücken auf der Brust, wobei ihm auf einmal den rechten Vorderarm ein lähmiger Schmerz durchzieht, so daſs dieser matt und kraftlos wird. (n. $\frac{1}{2}$ St.) (*Ng.*)
785 Drückender Schmerz in der Mitte der Brust mit abwechselnder Beengung derselben, und starkem Herzklopfen, vorzüglich nach Tische. (d. 8. 9. T.) (*Tr.*)
Nachts, heftiger drückender Brustschmerz, welcher den (übrigens ruhigen) Schlaf stört, und durch Athmen nicht, wohl aber durch Vorbeugen des Kopfes vermehrt wird; mehre Tage. (n. 5 T.) (*Tr.*)
Nachts, beim Liegen auf dem Rücken, Drücken auf der Brust, mit kurzem Athem; beim Liegen auf der Seite vergehend. (d. 2. T.) (*Ng.*)
Unangenehmes, zusammenziehendes Gefühl unter der rechten Brust, auf einer kleinen Stelle. (n. 2 St.) (*Ng.*)
Kneipender Schmerz im obern Theile der Brust, Abends beim Sitzen. (d. 1. T.) (*Tr.*)
790 Brustschmerz, wie zerschnitten, oder wund, nach dem Mittagessen, bis Abends 10 Uhr; nach dem Niederlegen

besser, am folgenden Morgen aber (beim Frühhusten, mit Ermattungsgefühl in der Brust) sogleich wiederkommend, mit leerem Aufstofsen und kurzem Athem. (d. 7. T.) (*Ng.*)

Bei starkem Gehen, wie zerschnitten in der Brust, mit Drücken; im Sitzen erleichtert, 14 Tage lang. (n. 20 T.) (*Ng.*)

Unten am Brustbeine, Schmerz, wie Schründen, der auch bis in den Magen geht, darauf Heiserkeit.

Wundheits-Schmerz in der Brust und in der Herzgrube, mit anstrengendem Husten, Thränen der Augen und schwer sich lösendem Auswurfe. (*S.*)

Stiche in der Brust, hier und da, zuweilen durch Einathmen verschlimmert, zuweilen brennend. (*Ng.*)

795 Reifsender Stich, wie ein Blitz von der rechten Lende bis an die linke Brust, durch die Herzgrube, beim Einathmen.

Beim Bücken, ein Stich aus der linken Bauchseite in die Mitte der Brust hervor, bei jedem Athemholen; dann auch beim gerade Stehen.

Stechen oben, in beiden Seiten der Brust, bei starker Bewegung; beim Sitzen und Gehen sticht's nicht, sondern drückt's blofs mit Athemversetzung.

Stechen unter dem Brustblatte, beim Reden vermehrt, zugleich eine Zusammengeprefstheit der Brust, als stäke sie in einem engen Schnürleibe. (d. 35. T.) (*S.*)

Scharfes Stechen im obern Theile der Brust. (d. 3. T.) (*Tr.*)

800 Bohrender Schmerz, bald in der Mitte, bald in den Seiten der Brust, durch Einathmen verschlimmert, zuweilen Abends und dann durch Aufrichten und Gehen gebessert. (*Ng.*)

Frost im Innern des Brustbeines.

Anhaltende Wärme in der Mitte der Brust. (n. 5 M.) (*Ng.*)

Hitze vorn in der Brust; sie fühlt die Hitze beim Athmen.

Brennen in der ganzen rechten Brustseite, mit Stechen und Zwängen in einer rechten falschen Ribbe, Nachmittags. (d. 1. T.) (*Ng.*)

805 Tägliches Herzklopfen, früh, beim Erwachen.

Oefteres Herzklopfen; einige unordentliche Schläge, kleine und grofse durch einander.

Feines Stechen in der linken weiblichen Brust, früh 9 Uhr. (d. 2. T.) (*Ng.*)

Alumina.

Aeufserliches Drücken am untern Theile der Brust (durch Reiben etwas vermindert). (*Ng.*)

Jücken auf dem Brustbeine, das durch Kratzen vergeht. (d. 15. T.) (*Hb.*)

810 Laufen, wie von Insekten, am linken Schlüsselbeine (und über der rechten Brust mit jückendem Beifsen); nach Kratzen brennt die Stelle, und es kommen brennende Bläschen zum Vorschein. (d. 16. T.) (*Ng.*)

Blatter an der rechten Brust und am Halse, mit Brennschmerz; dabei Glühen des Gesichtes und Frösteln im übrigen Körper, der Schlaf aber gut und ohne Träume. (*S.*)

Jücken am Steifsbeine.

In der Spitze des Steifsbeines schmerzhaftes Zucken, Vormittags. (d. 2. T.) (*Ng.*)

Zusammenschraubendes Gefühl im rechten Schaufelbeine. (d. 1. T.) (*Ng.*)

815 Nagender Schmerz im Steifsbeine, im Gehen unverändert, durch Ausstrecken aber erleichtert. (d. 1. T., Abends.) (*Ng.*)

Heftiger Kreuzschmerz, wie Nagen, der sich bis zwischen die Schultern hinauf zieht, wo er so heftig wird, dafs sie weinen möchte (durch Chamille erleichtert). (d. 32. T.) (*Ng.*)

Reifsend stechender Schmerz im Kreuze, Abends vor dem Einschlafen, im Bette.

Ruckweises Reifsen im Kreuze, vorzüglich beim Bewegen.

Kreuzschmerz beim Gehen.

820 Heftiger Zerschlagenheitsschmerz im Kreuze, und (früh) im Steifsbeine, beim Befühlen. (d. 4. 7. T.) (*Ng.*)

Kreuz- und Rückenschmerzen, wie zerschlagen.

Ausschlagsblüthen auf dem Rücken.

Brennendes Jücken, wie Flohbifs, in der linken Lendengegend, dafs er zusammenfährt; es dauerte lange und verging erst nach langem Kratzen. (*Ng.*)

Jücken an und zwischen den Schulterblättern. (*Ng.*)

825 Jückendes Laufen (und Stechen) im ganzen Rücken und am Kreuzbeine, mit dröhnendem Schmerze darnach. (*Ng.*)

Starkes Pressen im Rücken, vor Austritt eines Blutader-Knotens aus dem Mastdarme.

Reifsender Schmerz im linken Schulterblatte. (n. 84 T.)

Heftiger Schmerz längs des ganzen Rückens, Stiche und Zucken, dafs sie sich nicht bücken und Nichts mit der

Hand aufnehmen kann; beim Einathmen vermehrt. (d. 3. T.) (*Hb.*)

Feine Stiche vom Rücken nach der Ribbengegend. (n. 2 St.) (*Ng.*)

830 Von Zeit zu Zeit, ein starker Stich mitten im Rücken.

Rückenschmerz, als wenn ein heifses Eisen durch die untersten Wirbel gestofsen würde.

Brennen am obern Ende des linken Schulterblattes, durch Reiben etwas gemindert. (*Ng.*)

Zwei Tage nach einander Stechen und Schneiden in den Schulterblättern, mit Frost darin.

Nagen und Stechen in den Schulterblättern. (d 2. T.) (*Ng.*)

835 Stechen zwischen den Schulterblättern.

Stechen zwischen (und an) den Schulterblättern, mit Athemversetzung. (d. 1. 2. T.) (*Ng.*)

Steifigkeits-Schmerz zwischen den Schulterblättern, später in die Ribben- und Nieren-Gegend ziehend. (*Bte.*)

Schmerzhaftes Spannen zwischen den Schulterblättern, Vormittags. (d. 2. T.) (*Ng.*)

Schmerzhaftes Ziehen in den Nackenmuskeln, durch Reiben und Bewegen des Kopfes nicht verändert, Vormittags. (d. 1. T.) (*Ng.*)

840 Heftiges Spannen im Genicke, 1 Stunde lang, Nachmittags. (d. 1. T.) (*Ng.*)

Früh, Steifigkeit des Halses und des obern Theiles des Rückens mit ziehenden Schmerzen, durch Bewegung vergehend. (d. 4. T.) (*Tr.*)

Stechen im Genicke.

Stechen im Genicke und an der rechten Nackenseite, wo es nur durch langes Reiben vergeht. (*Ng.*)

Der Nacken schmerzt bei Bewegung des Kopfes.

845 Jücken im Nacken und am Halse. (n. 18 T.) (*S. Ng.*)

Starkes Jücken am Halse und auf der Brust, als wenn sie Flöhe bissen. (n. 10 T.) (*S.*)

Starkes Jücken am Halse, Nacken und auf der Brust, ohne sichtbaren Ausschlag; blofs beim Anfühlen spürt man hin und her unter der Haut ein härtliches Knötchen. (d. 14. T.) (*S.*)

Bläschen an der rechten Seite des Halses. (d. 8. T.) (*Ng.*)

Stechen in den rechten, und ziehendes Drücken in den linken Halsdrüsen. (n. ½, 1 St.) (*Tr.*)

Alumina.

850 Stiche im Halse, äufserlich an der linken Seite, durch Daraufdrücken gebessert; dabei Reifsen im Kopfe und Stechen in den Ohren. (n. 12 T.) (*S.*)

Drücken und Ziehen in den linken Halsdrüsen.

Geschwulst der linken Halsdrüsen.

Steifheit der Halsmuskeln, dafs sie den Kopf nicht links wenden kann.

Im Achselgelenke, Verrenkungsschmerz, besonders beim Aufheben des Armes.

855 Oefters aussetzendes Reifsen in beiden Achselgruben, Nachmittags. (d. 4. T.) (*Ng.*)

Plötzlicher Ruck oder Erschütterung in der rechten Schulter. (n. 2 St.) (*Ng.*)

Ausschlag quer über die Schultern, von kleinen rothen Hautknötchen, mit einem spitzen Bläschen in der Mitte, die nur Abends etwas Brennen verursachen. (n. 6 u. 14 T.) (*Tr.*)

Stechen in den Achseln, den Achselgruben und in den Armen, auch Nachts. (*Ng.*)

In den Armen und allen Theilen derselben, in den Achseln, Achselgruben, Oberarmen, Ellbogen, Vorderarmen u. s. w. Reifsen, zu den verschiedensten Zeiten. (*Ng.*)

860 Reifsen in den Armen, vom Oberarme bis in die Finger, und von den Fingern und Handgelenken, bis in die Achsel. (*Ng.*)

Lähmiger Zerschlagenheitsschmerz, in den Armen, zuweilen über's Kreuz, aus dem rechten Ober- in den linken Vorderarm, und umgekehrt. (*Ng.*)

Grofse Mattigkeit in den Armen, welche kaum in die Höhe gehoben werden können. (d. 3 T.) (*Tr.*)

Mattigkeit der Arme.

Grofse Ermüdung des einen Arms.

865 Beklemmung im Arme, wie von Frost.

Von Zeit zu Zeit im rechten Arme, selbst äufserlich fühlbare, Hitze.

Brennen (mit Spannen) an den Armen (Oberarmen) und den Fingern, und im linken Ellbogen, wie von einem glühenden Eisen. (*Ng.*)

Geschwulst (weiche, rothe) am Arme, und heftige Stiche darin.

Jücken an allen Theilen der Arme, das durch Kratzen vergeht. (*Ng.*)

870 Im linken Oberarme, Schmerz, wie verrenkt.
Ziehender Schmerz im linken Oberarmknochen. (d. 2. T.) (*Tr.*)
Reifsender Schmerz hinten am Oberarme, bis in das Schulterblatt, beim Niesen und Husten.
Stiche in den Muskeln des linken Oberarms. (n. einigen St.)
(Stechendes) Reifsen im Oberarme und im Ellbogen, wie im Knochen, Vormittags. (*Ng.*)
875 Im Ellbogen und Handgelenke, stechender Schmerz, wie von Verrenkung.
Fast steter bohrender Schmerz in der Ellbogen-Spitze.
Schmerz über der Ellbogenspitze, vorzüglich beim Aufstützen, wie von einem scharfen Drucke am Oberarme.
Im Unterarme, empfindlicher Ziehschmerz, in der Ruhe.
Ziehend reifsender Schmerz im Unterarme, früh, beim Erwachen, bis in die Hand.
880 Schmerzhaftes Reifsen im Unterarme, wie auf dem Knochen, eine Minute lang, dreimal.
Reifsen in den Vorderarmen, bis in das Handgelenk und die Finger. (*Ng.*)
Anhaltendes (sichtbares) Zucken oder Fippern am rechten Vorderarme und am hintern Daumengelenke der linken Hand. (*Ng.*)
Aufserordentliche Schwere in den Vorderarmen und Händen, wobei ihr die Arme kürzer vorkommen. (*Ng.*)
Täglich schläft ihm der linke Unterarm ein; es brickelt darin von der Hand bis zum Ellbogen.
885 Beim Erwachen ist die rechte Hand eingeschlafen.
Das linke Handgelenk ist empfindlich, dafs er ohne die gröfsten Schmerzen Nichts mit dieser Hand heben kann. (*Hb.*)
Aufgelaufne Adern an den Händen, Nachmittags und Abends. (*Ng.*)
Jücken auf den Händen, den Handrücken und zwischen den Fingern, das durch Kratzen vergeht. (*Ng.*)
Nach heftigem Jücken an den Händen, schält sich den 3ten Tag die Haut kleienartig ab, und zugleich entsteht ein kleiner rother Fleck hinter dem linken Daumen und Zeigefinger, der heftig brennt, jedoch nur 1 Tag dauert. (*Ng.*)
890 Stete, lästige Kälte der Hände.
Rauhe, aufgesprungene, leicht blutende Hände. (*Hb.*)

Alumina. 79

Im rechten Zeigefinger, Gefühl, als wenn er verrenkt
wäre. (*S.*)
Die Mittelfinger schmerzen beim Bewegen.
Ziehschmerz im Daumen und Zeigefinger.
895 Reifsen in und zwischen den Fingern. (*Ng.*)
Der linke Daumen schlief ihm Nachmittags zweimal ein, und
dann kriebelte es eine Zeit lang darin. (*Ng.*)
Kriebeln in den Fingern der rechten Haud, mit brennendem
Stechen, wie von Ameisen, Abends. (d. 6. T.) (*Ng.*)
Nagen unter den Nägeln der Finger, mit Krie-
beln den Arm hinauf, bis an das Schlüsselbein. (*Ng.*)
Geschwulst der Finger.
900 Jücken an und zwischen den Fingern, das durch Kratzen
vergeht. (*Ng.*)
Jücken auf den rechten Fingern, das durch Kratzen und
Reiben sich mehrt.
Jücken um die hintersten Finger-Gelenke, das sich durch
Reiben vermehrt, worauf ein unleidlicher Schmerz in den
Knochen der Finger entsteht.
Kriebelnd brennendes Jücken zwischen dem Zeige- und
Mittelfinger der linken Hand. (*Ng.*)
Neigung zum Schwären in den Fingerspitzen; es entsteht
daselbst eine weifse, unterköthige Stelle, unter stechenden
Schmerzen, die aber, ohne aufzubrechen, auch wieder
vergeht. (*Hb.*)
905 Eine Narbe am Finger, die vor 9 Jahren durch einen
Schnitt bei einer Sektion entstand, fängt an zu jücken.
(d. 9—12. T.) (*Tr.*)
Aeufserste Sprödigkeit der Finger-Nägel; sie brechen, in-
dem man sie schneiden will. (*Bte.*)
Das rechte Hüftgelenk schmerzt ihn.
Reifsender Schmerz über beiden Hüften und am oberen
Beckenrande.
Reifsen in dem Hüftbeine. (*Ng.*)
910 Stechen in der rechten Becken-Gegend. (*Ng.*)
Stechen in der linken Hüfte, das sich bis in's Kreuz und
die Weiche zertheilt, und beim Einathmen sich wieder-
holt. (*Ng.*)
Schneiden, wie mit einem Messer, quer über den rechten
Hinterbacken, Vormittags. (d. 2. T.) (*Ng.*)
Beim Sitzen schlafen ihm die Hinterbacken ein.

Zerschlagenheitsschmerz in der linken Hüfte, der beim Daraufdrücken ärger wird, früh. (d. 4. T.) (*Ng.*)

915 Reifsen und Stechen im Hüft-Gelenke und dicht über dem Knie, in Anfällen. (*Bte.*)

Blutschwär an der rechten Hüfte, der in Eiterung übergeht. (*Ng.*)

Schmerz in den Beinen und Lenden, bei Bewegung.

Nach Spazieren, Schmerz in den Beinen und Lenden, wovor sie die Nacht nicht schlafen kann.

Ziehen in den Beinen.

920 Reifsen in den Beinen, den Ober- und Unterschenkeln, beim Sitzen und Liegen, besonders Nachts. (*Ng.*)

In den Beinen, (dem Ober- und Unterschenkel) lang anhaltendes Strammen, abwärts, fast wie Klamm; nur etliche Minuten lang, aber oft wiederkehrend.

Nagender Schmerz in den Beinen. (*Bte.*)

Mehre Abende um 7 Uhr, Unruhe in den Beinen, $\frac{1}{2}$ Stunde lang, ehe sie schlafen ging.

Schwere der Beine, dafs sie sie kaum heben kann.

925 Grofse Schwere in den Untergliedern, dafs er sie kaum fortziehen kann; im Gehen torkelt er und mufs sich niedersetzen; Abends. (d. 5. T.) (*Ng.*)

Grofse Mattigkeit der Beine, im Sitzen. (*Ng.*)

Brennendes und beifsendes Jücken, das durch Kratzen vergeht, an den Oberschenkeln. (*Ng.*)

Jücken (und feiner Ausschlag) an der Inseite des rechten Oberschenkels. (*Ng.*)

Schmerz in der linken Kniekehle; der Knabe kann nicht gut auftreten.

930 Nachts, heftige Schmerzen in der Kniekehle, bis zur Ferse.

Gefühl von Hineindrücken in die linke Kniebeuge, beim Gehen, nach Aufstehn vom Sitze. (*Ng.*)

Ziehender Schmerz in den Kniekehlen, beim Aufsteigen, nicht beim Absteigen der Treppe.

Beim Treppensteigen ziehender Schmerz in beiden Knieen, nicht aber beim blofsen Krümmen derselben, auch beim Befühlen nicht.

Schmerz in der Kniescheibe, doch blofs beim Aufdrücken mit der Hand und beim Biegen des Knie-Gelenks.

35 Zuckendes, scharfes Eindrücken an der Kniescheibe.

Reifsen in den Knieen und Kniescheiben. (*Ng.*)

Alumina.

Abends vor dem Einschlafen, stechend reifsender Schmerz im Knie.

Dumpfes Reifsen an der Inseite des linken Kniees, Abends. (d. 19 T.)

Heftiges Reifsen von den Knieen hinunter zu den Zehen hinaus, mit Gefühl von Geschwulst der Kniee; Nachmittags bis Abends (durch Gehen erleichtert). (d. 21. T.) (*Ng.*)

940 Stechen im linken Knie, nur im Sitzen, das beim Gehen im Freien vergeht. (*Ng.*)

Stechen und Reifsen im rechten Knie, Abends. (d. 1. T.) (*Ng.*)

Schmerzhaftes Bohren im rechten Knie. (n. 2 St.) (*Ng.*)

Knacken des rechten Kniees beim Gehen.

Zittern in den Knieen.

945 Die Kniee scheinen ihr während der Schmerzen gröfser zu seyn. (*Ng.*)

Mattigkeit der Unterschenkel, vorzüglich in der Mitte der Schienbeine, wie zerschlagen; im Stehen und Gehen, wo es am ärgsten ist, möchte sie zusammensinken (im Sitzen und Liegen vermindert), besonders Abends. (*Ng.*)

Zerschlagenheitsschmerz am rechten Schienbeine, vorzüglich bei Bewegung.

Abends im Bette, Stechen im rechten Schienbeine. (*Ng.*)

Stechend klammartiger Schmerz im rechten Unterschenkel, mit Taubheits-Gefühl, während des Mittagsschlafes im Sitzen, und auch nach dem Erwachen.

950 Reifsen in den Unterschenkeln zu verschiedenen Zeiten. (*Ng.*)

Reifsendes Ziehen im Unterschenkel, vom äufseren Fufsknöchel heran.

Abends, Reifsen in den Achillsennen. (d. 5. T.) (*Ng.*)

Empfindlicher Ziehschmerz in der Achillsenne, in der Ruhe; im Gehen nicht.

Unschmerzhaftes Ziehen in beiden Waden hinunter. (n. 2 St.) (*Ng.*)

955 Reifsen in den Waden.

Beim Gehen scheinen die Wadenmuskeln zu kurz, sie spannen. (n. 20 St.)

Spannschmerz an der Inseite der Waden, beim Gehen.

Spannen (und Brennen) an der äufsern Fläche der rechten Wade, Abends. (d. 2 T.) (*Ng.*)

Die (schon vorhandene) Spannung an den Waden (Fufssohlen und Zehen, bei Krampf und Lähmung der Beine), wird sehr vermehrt und nimmt das Knie mit ein, so dafs er sich nicht aufrecht erhalten kann, dann ein brennender, stechender, zuweilen auch schneidender Schmerz in den Waden und Fufssohlen. (d. ersten Tage.) (*Hb.*)

960 Oefterer Wadenklamm.

Wenn sie den einen Fufs über den andern legt, oder auf die Zehen tritt, bekommt sie jedes Mal gleich schmerzhaften Wadenklamm.

Klammschmerz in den Waden, als wenn die Flechsen zu kurz wären, nach dem Aufstehen vom Sitze; im Herumgehen vergehend; vorher wurden ihm die Füfse plötzlich so matt, dafs er sich fürchtete, aufzustehen; Nachmittags. (d. 2. T.) (*Ng.*)

Unschmerzhaftes Schlagen oder Klopfen in der linken Wade, wie Puls, früh. (d. 4. T.) (*Ng.*)

Heftiges Kriebeln in beiden Waden, wie von Ameisen, nach dem Abendessen. (d. 5. T.) (*Ng.*)

965 Jücken an den Waden. (*Ng.*)

Gefühl in der linken Ferse, als wenn sie von beiden Seiten fest zusammengedrückt würde. (d. 2. T.) (*Ng.*)

Reifsen in den Füfsen und Fufsknöcheln, zu verschiedenen Zeiten. (*Ng.*)

Schwere in den Füfsen, mit Reifsen. (*S.*)

Schwere der Füfse, mit grofser Mattigkeit in den Beinen. (d. 3. T.) (*Ng.*)

970 Einschlafen des rechten Fufses, mit Kriebeln darin. (*Ng.*)

Schmerzhaftes Ziehen unterhalb der Fufsknöchel. (d. 10. T.) (*Hb.*)

Schmerz in den Knochen des Fufsrückens, beim Anfühlen, mit Jücken daselbst. (d. 1. T.) (*Hb.*)

Beim Versuche, aufzutreten, starkes Stechen im Knöchel des rechten Fufses, und heftiges Schneiden von der linken grofsen Zehe bis in die Ferse, so dafs er nicht im Stande ist, aufzutreten. (d. 2. T.) (*Hb.*)

Taubheit der Ferse beim Auftreten.

975 Stechen (Kitzeln) und Prickeln in den Fufssohlen. (*Hb. Ng.*)

Jücken in der Fufssohle.

Kitzelndes Jücken in der Fufssohle. (*Bte.*)

Brennendes Stechen in der rechten Fufssohle, Abends und früh, nach Reiben vergehend. (*Ng.*)

Alumina.

Spannen in der Fufssohle, Vormittags. (d. 2. T.) (*Ng.*)
980 Schmerzhafte Empfindlichkeit der rechten Fufssohle.
Schmerz in der Fufssohle, beim Auftreten, als wäre sie zu weich und geschwollen.
Die harte Haut der Fufssohle ist bei Berührung sehr empfindlich und verursacht auch für sich heftigen Druckschmerz.
Die alten Hautschwielen an den Füfsen werden sehr empfindlich. (*Hb.*)
Schründendes Stechen in den Hühneraugen.
985 Ein Geschwür in der Fufssohle, das schon fast ganz geheilt ist, sticht beim Darauftreten, im Zimmer, nach Gehen im Freien. (*Ng.*)
Stechender Schmerz im Ballen der grofsen Zehe. (*Hb.*)
Brennendes Stechen in der linken grofsen Zehe, nahe am Nagel, Nachts. (*Hb.*)
Schneiden in der rechten grofsen Zehe, als wenn er auf Messern ginge, früh, beim Gehen. (d. 4. T.) (*Ng.*)
Kriebeln in der grofsen Zehe, als wenn sie erfroren gewesen wäre. (d. 2. T.) (*Ng.*)
990 Jücken an den Zehen, nach Aufenthalt in kalter Luft. (*Hb.*)
Jücken an den Zehen und Füfsen, beim Warmwerden im Gehen, was nach dem Gehen sogleich wieder aufhört. (n. 30 T.) (*Hb.*)
Jücken, mit glänzender Röthe, in den grofsen Zehen, mit Schmerz derselben bei äufserm Drucke. (n. 4 T.) (*Hb.*)
Jücken auf den Zehen, mit Röthe, als wären sie erfroren gewesen, nach Kratzen ärger, Abends. (d. 3. 4. 16. T.) (*Ng.*)
Flechten zwischen den Zehen.
995 Hühneraugen sehr schmerzhaft. (*Bte.*)
Ziehen in den Gliedern.
Brennartiges Spanngefühl in den Fufs- und Hand-Rücken, wie von Geschwulst.
Immerwährendes Brennen und Stechen im After, bei Steifheit im Rücken, dafs sie sich nicht wohl bewegen kann.
(Dumpfdrückende Knochenschmerzen, vorzüglich der Beine, der Brust und des Rückens.)
1000 Reifsen im linken Schulterblatte, in den Armen, den Händen und Beinen, vorzüglich Abends. (d. 3. T.)
Blitzschnelles Herumschiefsen in der rechten Schulter, dem Kreuze und Bauche; dann wie zerschlagen. (d. 2. T.) (*Ng.*)

Zerschlagenheits-Schmerz in den Lenden, über den Hüften und in den Wadenmuskeln, beim Gehen.

Zerschlagenheits-Schmerz des Rückens und aller Glieder, wie im Wechselfieber. (*Bte.*)

Beim Eintritt in's Zimmer, nach Gehen im Freien, entsteht Bänglichkeit und Uebelkeit, während des Sprechens.

1005 Nach Gehen im Freien, Uebermunterkeit und stierer Blick; dann, bei jeder Bewegung kalter Schauer und Schweifs, mit Frost am Kopfe; bei Schlafengehen, Kopf, Hände und Füfse heifs.

Bei körperlicher Anstrengung, Hitz-Ueberlaufen über den ganzen Körper, darauf Schütteln und Frostschauder, bei Brennen im Unterleibe.

Während körperlicher Beschäftigung, ein klammartiges Gefühl, wie Taubheit im ganzen linken Beine herauf, so auch im linken Arme, mit taumlicher Kopfbetäubung in absetzenden Anfällen. (d. 14. T.)

Alle Muskeln wie gelähmt. (*Bte.*)

Früh, lähmige Schwäche in allen Gliedern, mit Kopfbetäubung, in Anfällen von einigen Minuten. (d. 10. T.)

1010 Starrheit in Händen und Füfsen, als wenn sie eingeschlafen wären, früh, beim Erwachen; nach Aufstehen und etwas Gehen verlor es sich.

Eingeschlafenheit des vierten und fünften Fingers, des rechten Kniees und zuletzt der Ferse, nach Sitzen.

Langsamer, schwankender Gang, wie nach einer schweren Krankheit. (*Bte.*)

Anfall, gegen Abend: es wird ihr übel und drehend, bei stetem Herzklopfen und arger Aengstlichkeit, was die ganze Nacht bis nächsten Vormittag dauerte.

Beim Eintritt in das Zimmer nach Gehen im Freien, entsteht Bänglichkeit und Uebelkeit während des Sprechens.

1015 Anfall, Abends: heftige Kreuzschmerzen und Schwindel, darauf Drang zum Stuhle, wobei reines Blut abging; im Kreuze war es wie lähmig; sie hatte keinen Halt darin beim Gerade-Sitzen.

Anfall: Andrang des Blutes nach dem Kopfe, Schwarzwerden vor den Augen, Schwindel, Klingen vor den Ohren und Schläfrigkeit.

Anfall: erst safs er still, ohne zu antworten, dann ängstliches Stöhnen 5 Minuten lang, dann 10 Minuten arger

Alumina.

Lachkrampf, dann wiederum Weinen; dann abwechselnd
Lachen und Weinen.
Abends im Bette, Neigung zu Lachkrampf. (d. 5. T.)
Zittrige Aufgeregtheit des ganzen Nerven-Systems. (*Bte.*)
1020 Erschütterndes Pulsiren durch den ganzen Körper. (*Bte.*)
Zusammenziehendes Gefühl im rechten Zeigefinger und im
Fufse, als wenn die Flechsen zu kurz wären; rührt er
mit dem Finger an Etwas, so ist es ihm, als würde er
elektrisirt. (*S.*)
Bei der Nachmittagsruhe, wenn er sitzend einschlafen will,
ein Ruck durch Kopf und Glieder, wie ein elektrischer
Schlag, mit Betäubung.
Es ruckt ihm den Arm und auch den Kopf mehrmals rückwärts, mit Bangigkeit.
Abends, Zucken in beiden Beinen zugleich, besonders in
den Unterschenkeln und Füfsen, darauf Neigung der Arme,
sich zu drehen und aufwärts zu strecken.
1025 Unwillkürliche Zuckungen hier und da, und Bewegungen
eines Fufses, der Finger u. s. w.
Unwillkürliche Bewegungen des Kopfes und anderer Glieder.
Zucken in allen Gliedern.
Qual in den Gliedern, als wären die Knochen eingeengt,
bei Druck in den Gelenken.
Unruhe, mufste die Füfse immer bewegen und herumgehen.
1030 Unruhe im Sitzen und Liegen; sie mufs die Hände und
Füfse bald dahin, bald dorthin legen.
Die meisten Beschwerden scheinen im Sitzen zu entstehen
und beim Gehen sich zu mindern. (*Ng.*)
Gleich nach dem Mittag-Essen erhöhen sich alle Symp-
tome. (*Bte.*)
Die meisten Beschwerden entstehen bald nach dem Mittag-
Essen und Abends. (*Ng.*)
Viele Beschwerden kommen nach dem Mittagessen und hal-
ten bis Abends an, während sie Vormittags und Nachts
verschwunden sind. (*Ng.*)
1035 Vorzüglich Erdäpfel scheinen die Zufälle zu verschlim-
mern, oder wieder zu erregen. (*Ng.*)
Nach dem Essen befindet er sich am wohlsten. (*S.*)
Einen Tag um den andern befindet er sich etwas besser. (*S.*)
Ueber den Tag geht es ziemlich gut; des Morgens und
Abends sind die meisten Beschwerden. (*S.*)

In freier Luft und Abends scheint das Befinden besser zu seyn. (*Ng*.)

1040 Leichte Verkältlichkeit, selbst im Zimmer, sie wird heiser, was sich durch Gehen im Freien mindert.

Schweifs, bei jeder Bewegung, und später schaudernde Kälte-Empfindung, wie von Verkältung.

Gefühl in den Gliedern, als habe er sich verkältet; dabei am Tage öfters Frost und des Abends Hitze im Gesichte.

Unausstehliches Jücken am ganzen Körper, besonders wenn er warm wird und im Bette; er mufs sich blutig kratzen und nach dem Kratzen schmerzt die Haut. (*Hb*.)

Jücken am ganzen Körper, besonders im Gesichte. (d. 7. T.)

1045 Jücken hie und da an kleinen Stellen des Körpers, meist Abends und durch Kratzen nicht vergehend. (*Ng*.)

Heftiges Jücken am ganzen Körper, als sollte ein Ausschlag ausbrechen. (n. 5 T.) (*Hb*.)

Starkes Jücken und Fressen auf der Haut des ganzen Körpers, durch Kratzen nur wenig gemindert.

Stechendes Jücken auf dem Rücken und der Bauch-Seite. (d. 2. T.)

Stechen, bald hier, bald da, am ganzen Körper, besonders Abends. (*Ng*.)

1050 Die Schwinden (kleine, weifse, gruppirte, jückende Blüthen) mehren sich. (*Hb*.)

Jücken der Schwinden, besonders gegen Abend. (*Hb*.)

Sehr jückender Friesel-Ausschlag an Armen und Beinen, ohne Röthe, mit wässerigem Bluten nach Kratzen. (*Bte*.)

Beifsen in den Flechten. (*Hb*.)

Kleine Verletzungen der Haut schründeten und entzündeten sich.

1055 Grofse Abspannung des Körpers, besonders nach Gehen im Freien, mit Gähnen, Dehnen und Recken, Schläfrigkeit und Neigung zum Liegen, wodurch aber die Mattigkeit vermehrt wird. (d. 1—3. T.) (*Tr*.)

Abspannung durch den ganzen Körper, mit Abgestumpftheit des Denkvermögens, fliegender Gesichtshitze und Aengstlichkeit. (d. 4. T.)

Etwas Sprechen und ein kleiner Fufsgang greift ihn schon an.

Vorzüglich vom Sprechen sehr ermüdet.

Ungemein matt und müde; er mufs sich durchaus setzen.

1060 Zittrige Mattigkeit.

Alumina.

Vormittags Mattigkeit und starkes Frösteln; Nachmittags schüttelte sie Kälte im Rücken. (*S.*)
Sehr matt am ganzen Körper, mit Frostigkeit und Kopfweh. (d. 33. T.) (*Ng.*)
Matt, düselig im Kopfe, oft fieberhafter Puls und Unaufgelegtheit zum Arbeiten, mehre Tage lang; auch wenig Appetit; nach Tische schläfrig, schwer im Leibe, öftere Neigung zum Aufstofsen, was aber gar nicht oder nur unvollkommen erfolgt. (n. 4 W.) (*Hb.*)
Abgeschlagen, matt, dafs sie kaum die Füfse heben kann, dabei schläfrig und faul. (d. 22. T.) (*S.*)
1065 Unüberwindliche Neigung zum Niederlegen. (n. 3 St.)
Müde und schläfrig.
Viel Gähnen mit Schläfrigkeit (die nur im Freien vergeht). (*Ng.*)
Stetes Gähnen, auch vor dem Mittagessen, ohne Schläfrigkeit. (*Tr. Ng.*)
Tages-Schläfrigkeit.
1070 Bei grofser Mattigkeit, überfällt sie Vormittags ein unwiderstehlicher Schlaf; sie legt sich und schläft fest 1 Stunde lang, worauf die Mattigkeit verschwunden ist und sie sich sehr wohl befindet. (*Ng.*)
Grofse Abendschläfrigkeit, selbst im Stehen.
Grofse Abendschläfrigkeit, schon um 6 Uhr. (*Ng.*)
Sie schläft des Abends zeitig ein. (*S.*)
Sie ist früh beim Aufstehen nicht ausgeschlafen und noch matt, mit Gähnen.
1075 Früh, nach unruhigem Schlafe, noch müde und er will nicht aufstehen. (*Hb.*)
Des Morgens möchte er immer sehr lange schlafen. (*S.*)
Er mufs Morgens immer länger, als sonst schlafen, und kann sich nicht ermuntern; dafür schläft er aber des Abends nicht gleich ein. (*S.*)
Abends spätes Einschlafen, wegen häufiger Bilder der Phantasie. (d. 2. T.) (*Tr.*)
Kann Abends vor 1 Stunde nicht einschlafen, schläft aber dann gut. (*Ng.*)
1080 Er kann vor Mitternacht nicht einschlafen, gleichsam von einer Schwere in den Armen gehindert.
Kann vor Mitternacht nicht einschlafen und wirft sich von einer Seite zur andern. (d. 2. T.) (*Ng.*)

Nachts Unruhe in allen Gliedern, wovor er nicht einschlafen kann.

Sie kann Nachts nirgends Ruhe finden; sie wirft sich herum und es thut ihr Alles weh, mehre Nächte. (n. 15 T.) (*Ng*)

Unruhiger Schlaf: er wirft sich im Bette herum; es ist ihm heifs und ängstlich; dabei Zucken der Glieder und Zusammenfahren vor dem Einschlafen. (*S.*)

1085 Die ersten Nächte sehr unruhiger Schlaf. (*S.*)

Unruhiger Schlaf; sie drehte sich oft um, es war ihr heifs, sie lag meist aufgedeckt, der Schlaf nur wie Schlummer, ohne Erquickung, mit vielen Träumen und öfterem Erwachen. (d. 7. T.) (*S.*)

Unruhiger Schlaf mit Zahnweh. (*Bte.*)

Oefteres Erwachen, Nachts, 8 Tage lang. (d. 12. T.) (*Ng.*)

Erwachen vor Mitternacht wegen trocknen Hustens, erst mit Frost, und später mit trockner Hitze. (*Ng*)

1090 Nach Mitternacht unruhiger Schlaf, er erwacht oft und wirft sich im Bette herum. (*Hb.*)

Nachts, im Bette, Klopfen an den Zahnwurzeln wie Pulsschlag. (*Bte.*)

Nachts 12 Uhr, Erwachen wegen heftigen Kneipens und Polterns im Bauche, das gegen Morgen wieder vergeht. (n. 12 T.) (*Ng.*)

Nachts im Bette, Kopfweh.

Abends im Bette, Greifen in der Herzgrube.

1095 Nachts heftige Schmerzen in der Kniekehle, bis zur Ferse.

Er erwacht Nachts über Krampf und Beklemmung der Brust (nach angestrengtem Gehen Tags vorher).

Früh um 4 Uhr, Erwachen vor Frost am ganzen Körper, mit heftigem Zusammenziehen im Magen, stetem leeren Aufrülpsen, das Erleichterung verschafft; dann viermal flüssiger Stuhlgang bei beständigem Froste und mit Brennen im After nach demselben; der Frost dauerte bis Abends. (d. 32. T.) (*Ng.*)

Nachts, beim Erwachen, Aengstlichkeit, Beklommenheit und starker Schweifs.

Wird gegen Morgen 4, 5 Uhr aufgeweckt von Angst am Herzen, als wollte Schweifs kommen, der doch nicht eintritt; beim Aufstehen vergeht die Angst sogleich.

1100 Erwachen gegen Morgen, mit todesängstlichen Gedanken über vermeintliche Schmerzen im Schlafe.

Erwachen, früh, mit Niedergedrücktheit wie von Kummer, ohne helles Bewufstseyn.

Erwachen, früh, mit Uebelkeit und Weichlichkeit im Magen, und Abgeschlagenheit, als wenn sie der Schlaf gar nicht erquickt hätte; dabei schneller, fieberhafter Puls mit innerlicher Hitze. (d. 3. T.) (S.)

Früh, im Bette, beim Erwachen, ziehend beifsende Empfindung in der Harnröhre.

Auffahren nach Mitternacht aus einem ängstlichen Traume (dafs ihn ein Pferd verfolge und beifsen wolle). (d. 10. T.) (Ng.)

1105 Heftiges Aufschrecken im Schlafe, vor Mitternacht, und gänzliches Erwachen. (d. 7. T.) (Ng.)

Im Schlafe sprach sie laut, lachte und weinte.

Viel Reden im Schlafe, als träume er ängstlich.

Vor Mitternacht im Schlafe grofse Unruhe, mit heftigem Weinen und trostlosem Jammer, ohne gehöriges Bewufstseyn, etliche Minuten lang.

Sie ächzt und stöhnt des Nachts, als wenn sie weinte, was ihr selbst unbewufst ist, bald nach dem Einschlafen. (d. 7. T.)

1110 Er steht in der Nacht bewufstlos und mit fest verschlossenen Augen aus dem Bette auf und geht ängstlich aus einer Stube in die andere, während er sich die Augen reibt; wieder zu Bette gebracht, schlief der Knabe gleich ein.

Der Schlaf ist allzu tief, sie mufs geweckt werden.

Fester (traumvoller) Schlaf, mit Erektionen. (Tr.)

Der Schlaf ist tief, gegen Morgen, mit kopfanstrengenden Träumen. (n. 10 St.)

Guter Schlaf, mit vielen (angenehmen) Träumen. (S)

1115 Angenehme Träume, von empfangenem Gelde und dergleichen. (Ng.)

Verwirrte Träume. (S.)

Schamvoller Traum. (Ng.)

Viele Träume, aber alle verdriefslicher Art. (S.)

Träume von Zank und Aergernifs. (Ng.)

1120 Träume von niederfallenden Sternen, von Feuersbrunst, von Heirathen. (Ng.)

Träume von Dieben, mit ängstlichem Erwachen.
Träume von begangenem Diebstahle, oder dafs sie unter
 Räuber gerathen sey. (*Ng*)
Traum von Tod und Begräbnifs. (*Ng.*)
Quälende Träume, die nach Erwachen Todes-Furcht hinterlassen.
1125 Beängstigende Träume, mit unruhigem Schlafe.
Aengstliche Träume gegen Morgen, bei sonst gutem Schlafe.
 (n. 12 T.) (*S.*)
Fürchterlich ängstliche Träume und Alpdrücken.
Aengstliche Träume: z. B. der Abdecker steckt ihm mit
 Gewalt Hundefleisch in den Mund. (*S.*)
Im Traume soll er von einer Höhe herab, und glaubt fallen zu müssen.
1130 Traum, dafs sie sich auf einer im Flusse sinkenden
 Fähre befinde, mit ängstlichem Erwachen. (*Ng.*)
Traum, er gehe in einem Flusse herum, in dem er Schlangen und andere Thiere sieht, vor denen er sich fürchtet.
 (*Ng.*)
Er träumt von Gespenstern und lärmt in der Nacht, dafs er
 darüber erwacht. (*S*)
Die ganze Nacht, Frost und unruhiger Schlaf. (d. 33. T.) (*Ng.*)
Frostschauder am warmen Ofen. (d. 15. T.)
1135 Abends, von 7 bis 8 Uhr, Frost, wo sie sich vor Kälte
 legen mufs, aber auch im Bette sich lange nicht erwärmen kann. (d. 5. T.) (*Ng.*)
Sehr empfindlich gegen kalte Luft, besonders an den Füfsen. (*Bte.*)
Innerer Frost und Schauder, mit Verlangen nach
 dem warmen Ofen und Dehnen und Renken der Glieder,
 nach warmen Getränke ärger.
Frostig in freier Luft.
Frostig am ganzen Körper; die Füfse sind wie Eis, den
 ganzen Tag, mit Hitze im Kopfe, auch im Zimmer.
 (d. 1. T.) (*Ng.*)
1140 Bei innerem Froste, äufsere Wärme, besonders an den
 Backen, mit dunkler Röthe derselben, wie bei Branntwein-Säufern. (*Bte.*)
Bei innerem Froste, heifse Backen und kalte Hände. (*Bte.*) *)

---

*) Gegen die Fieber von *Alumina* ist die Zaunrebe ein Gegenmittel. (*Bte*)

Ueberlaufende Kälte, ohne Durst und ohne nachfolgende Hitze oder Schweifs, von 4—6 Uhr Nachmittags, mit klopfenden Schmerzen in der Stirn und dem Hinterhaupte, die sich durch Daraufdrücken mit der Hand mildern. (d. 9. T.) (*S.*)

Frostigkeit, stetes Aufrülpsen, Bitterkeit im Munde, häufiger Speichelzuflufs, grofse Hinfälligkeit und Kopfweh zum Zerspringen, besonders oben auf dem Scheitel, mit Schwindel (durch eine Gabe *Ipecac.* erleichtert). (d. 84. T.) (*Ng.*)

Oft auf einander folgende Schauder, Abends. (d. 2. T.) (*Hb.*)

1145 Einen Tag um den andern Fieberschauder am ganzen Körper, gegen Abend, ohne Durst, mit Appetitmangel, Schlaflosigkeit und unruhigem Umherwerfen im Bette. (*S.*)

Abends, fieberhafte Bewegungen: Schauder und Frost, den die kleinste Bewegung vermehrt, und nur manchmal flüchtige Gesichtshitze. (d. 1. T.) (*Tr.*)

Abend-Fieber; heftiger Frost, um 5 Uhr, besonders am Rücken und an den Füfsen, dafs sie sich am warmen Ofen nicht erwärmen konnte; nach $\frac{1}{2}$ Stunde Schweifs, ohne Durst. (d. 6. 7. T.) (*Ng.*)

Abend-Fieber: Kälte und Wärme öfters mit einander wechselnd, bei heifsem Gesichte, und Frost und Schauder am übrigen Körper.

Innere Frostigkeit, mit heifsen Händen und heifsen Ohrläppchen. (n. 2 St.)

1150 Nach $\frac{1}{2}$ stündigem Frösteln, Hitze des Körpers und Schweifs im Gesichte. (*Tr.*)

Angenehme, kurze Wärme in der rechten Gesichtsseite, Nachmittags. (d. 5. T.) (*Ng.*)

Plötzliche Gesichtshitze, mit Röthe, doch nur kurzdauernd. (d. 5. T.) (*Ng.*)

Gefühl, wie nach starker Erhitzung im Körper, beim Sitzen. (d. ersten Tage.) (*Tr.*)

Abends, zweistündige Hitze im ganzen Körper, die vom Kopfe auszugehen scheint. (d. 5 T.) (*Ng.*)

1155 Fieberhafte Mattigkeit mit innerer Hitze.

Gegen Abend Hitze im ganzen Körper, vorzüglich in den Füfsen, dann Schüttelfrost, dafs sie sich in's Bett legen mufste, wo sie bald einschlief; dabei weder in der Hitze, noch im Froste Durst, oder sonstige Beschwerden. (d. 11. T.) (*S.*)

Vormitternacht Hitze, die ihn nicht einschlafen läfst. (Ng.)
Aengstliche Nachthitze und Schweifs.
Jählinge Hitze mit Schweifs und ängstlichem Herzklopfen.
1160 Früh, wenn sie länger als 6 Uhr im Bett bleibt, fängt sie an zu schwitzen, einige Morgen. (n. 9 T.) (*S*)
Wallungen im Blute, mit vermehrtem Pulsschlage, und Zittern der Hände beim Schreiben; auch, nach dem Essen, mit Hitze des ganzen Körpers und Gesichtsschweifs. (d. 1. T.) (*Tr.*)

Ammonium carbonicum, Ammonium-Salz, flüchtiges Laugensalz.

(Das aus wohl zusammengeriebenen, gleichen Theilen Salmiaks und krystallinischen Natrums bei mäfsiger Hitze sublimirte Salz.) *)

Hievon wird ein Gran so, wie ich im ersten Theile in der Anleitung zur Bereitung der antipsorischen Arzneien gelehrt habe, durch stündiges Reiben mit 100 Granen Milchzucker zur hundertfachen, potenzirten, ersten Pulver-Verdünnung $(\overline{100})$ bereitet, dann ein Gran von diesem Pulver wieder mit 100 Granen frischem Milchzucker, durch gleiches Reiben zu $\overline{10000}$, und von diesem ein Gran zuletzt mit abermal 100 Granen Milchzucker gerieben zur millionfachen, potenzirten Pulver-Verdünnung $(\overline{I})$ gebracht, wovon ein Gran in 100 Tropfen gewässertem Weingeiste (wie ich ebendaselbst zeige) aufgelöst und zweimal geschüttelt eine Flüssigkeit $(\overline{100\,I})$ bildet, die dann durch fernere 27 Gläser, mit jedesmal 100 Tropfen gutem Weingeiste bis zu Decillion-Verdünnung $(\overline{X})$ mit zwei Arm-Schlägen potenzirt wird. Mit dieser werden 1, 2, 3 feinste Streukügelchen zur Gabe befeuchtet, welche bei passend homöopathischer Wahl zuweilen über 36 Tage Gutes wirkt.

---

*) Statt dieses Salz aus chemischen Fabriken zu holen, wie in neuern Zeiten unsere Apotheken thun, und dann erst wieder, um es vom zu befürchtenden Blei-Gehalte zu befreien (m. s. *Pharm. boruss.* S. 134.), es abermals sublimiren sollen — (welcher Umweg!); braucht man zu unserm Behufe nur zwei Loth obigen Gemisches in eine etwas hohe, oben locker verstopfte Arzneiflasche zu thun, dieselbe in den, ein Paar Queer-Finger hoch in eine eiserne Pfanne geschütteten Sand nur so tief einzudrücken, als das Gemisch darin reicht, und mit dann untergelegtem Feuer das Ammonium in den obern Theil der Flasche zu sublimiren, die dann zerbrochen wird, um den Inhalt zu scheiden.

Diese Arznei dient in ihrer Art sehr wohl zu antipsorischem Heilzwecke in chronischen Krankheiten, vorzüglich in Fällen, wo folgende Symptome hervorragen oder mit zugegen sind.

Furchtsamkeit; Ungehorsam; Unlenksamkeit; Lebens-Ueberdrufs; Abend-Unruhe; Beängstigungen; Aengstlichkeit bei Schwäche; Verminderte Denkkraft; Schwindel beim Sitzen und Lesen; Langwieriger Kopfschmerz; Kopfschmerz, als wollte es zur Stirn heraus; Uebelkeits-Kopfweh; Hämmernder Kopfschmerz; Haar-Ausfallen; Trockner Eiter an den Augenlidern; Brennen und Kälte-Gefühl in den Augen; Flimmerige Gesichts-Trübheit; Vor den Augen schwebende schwarze Punkte und Lichtstreifen; Grauer Staar (n. 35 T.); Kurzsichtigkeit; Schwerhörigkeit mit Eitern und Jücken des Ohres; Sumsen und Klingen vor den Ohren; Jücken der Nase; Eiterblüthen in der Nase; Nasenbluten, früh, beim Waschen; Sommersprossen; Risse von der linken Oberlippe über den Backen, bis zum Ohre; Knacken im Kiefer-Gelenke beim Kauen; Langwierige Lockerheit der Zähne; Halsweh, wie kratzig; Wundheits-Schmerz im Halse; Geschwulst des inneren Mundes; Nach dem Aufstofsen, Nachgeschmack der Speisen und Getränke; Bitterer Geschmack im Munde, besonders nach dem Essen; Kratzen und Brennen den Schlund herauf, nach dem Essen; Kopfschmerzen nach dem Essen; Uebelkeit nach dem Essen; Beim Essen schwindelige Düseligkeit; Unbändige Neigung zum Zucker-Genufs; Durst; Früh-Appetitlosigkeit; Saures Aufstofsen; Soodbrennen; Aufstofsen und Erbrechen; Magenschmerz; Magenkrampf; Zusammenzieh-Schmerz in der Herzgrube, beim Dehnen; Brennschmerz in der Leber; Bohrendes Stechen in der Leber, Abends im Sitzen; Unruhe im Unterleibe; Erschütterungs-Schmerz im Unterbauche, beim Auftreten; Leib-Verstopfung; Schwerer Stuhl-Abgang; Leibweh mit Durchfall; Blut beim Stuhle; Blut-Abgang vom After (fliefsende Hämorrhoiden); After-Jücken; After-Aderknoten; Nächtliches Harnen; Pollutionen; (Mangelnder Geschlechtstrieb); Allzu schwache Regel; Unfruchtbarkeit bei allzu geringer Regel; Monatliches zu kurz und allzu gering; Allzu frühe Regel; Beim Monatlichen, Pressen auf die Genitalien, Schneiden im Unterleibe, Reifsen im Rücken und in den Geburtstheilen, und Nöthigung zum Liegen; Wässeriger Abgang aus der Bährmutter; Weifsflufs; Starker, wund machender, scharfer Weifsflufs; Langwierige Nasen-Trockenheit; Langwieriger Schnupfen; Stock-Schnupfen; Kurzäthmigkeit; Engbrüstigkeit; Husten; Husten mit Heiserkeit, bei Körper-Wärme; Husten von Kitzel im Halse, mit Auswurf; Tag Husten; Nacht Husten; Stechen im Kreuze, beim Husten; Brennen in der Brust heran; Risse von der obern linken Brust-Seite, bis zum Achsel-Gelenke; Stiche in der Fleisch-Brust; Hals-Kropf; Geschwöllene Halsdrüsen, mit jückendem Gesichts- und Körper-Ausschlage; Genick-Schmerz; Verstarren der Arme und Finger, und Absterben derselben, Nachts, früh und beim Zugreifen; Schmerz des vorlängst verstauchten Hand-Gelenkes; Schwellen der Finger, beim Hängen-Lassen der Arme; Einschlafen der Finger; Grofse Mattigkeit in den Beinen; Ziehschmerz in den Unterschenkeln, im Sitzen; Stechen in der Ferse; Fufsschweifs; Fufsgeschwulst; Klamm in der Fufssohle; Verrenkungs-Schmerz im grofsen Zeh-Ballen, Nachts im Bette; Brennen in Händen und Füfsen; Schwäche-Gefühl in den Gliedern, beim Gehen im Freien; Abneigung vor Spazieren-Gehen; Ziehen und Spannen im Kreuze, Rücken und den Gelenken; Knochen-Verkrümmung; Warzen; Brennend stechende und reifsende Schmerzen in den Hühneraugen; Tages-Schläfrigkeit; Schlaflosigkeit, Nachts; Alp-Drücken beim Einschlafen; Fieber-Hitze im Kopfe, bei kalten Füfsen; Abend-Frost; Schweifs.

Dieses Arznei-Mittel läfst sich nach einigen Zwischen-Mitteln mit Vortheil wiederholen. Riechen an Kampher-Auflösung mildert seine allzu starke Wirkung.

Die Namens-Verkürzungen der Mit-Beobachter sind: *Hb.* = Dr. *Hartlaub;* *Ng.**); *Gr.* = Dr. *Grofs;* *Stf.* = Medicinal-Rath Dr. *Stapf;* *Tr.* = Dr. *Trinks.* (*S.* = Dr. *Schréter.*)

---

*) M. s. Anm. unter *Alumina.*

Ammonium carbonicum.

Ernsthafte Stimmung.
Trübe, fast weinerlich gestimmt, gegen Abend. (d. 2. T.) (*Ng.*)
Sehr weinerlich, mit Todes-Gedanken.
Grämlich und kummervoll.
5 Gedanken wegen vergangener Unannehmlichkeiten quälen ihn.
Aengstlich besorgt über ihren Krankheits-Zustand.
Traurig, niedergeschlagen, und Gefühl, als wenn ihm Böses bevorstände, bei Kältegefühl, Vormittags. (*Ng.*)
Alle Nachmittage zwischen 5 und 6 Uhr befällt sie eine Angst, als hätte sie das gröfste Verbrechen begangen, welche aber Abends vergeht.
Viele Nachmittage befällt sie eine Schwäche mit Bangigkeit, dafs sie sich nicht zu lassen weifs, nicht weifs, was sie mit sich anfangen soll; Abends verläfst sie dieser Zustand.
10 Starke Beengung des Herzens; er wufste weder aus noch ein.
Gemüth unruhig, unheimlich. (d. 2 T.) (*S.*)
Sie hat nirgends Ruhe, und es gelingt ihr Nichts. (d. 4. T.) (*Ng.*)
Seufzen. (*S.*)
Zu Nichts aufgelegt. (*S.*)
15 Arbeits-Scheu.
Trübes Wetter verstimmt sie ungemein.
Früh-Verdriefslichkeit.
Ueble, verdriefsliche Laune, zuweilen mit Kopfweh, Vormittags. (*Ng.*)
Sehr unfreundlich, gereizt, ärgerlich; sie antwortet nur mit Widerwillen (am 2ten Tage des Monatlichen). (*Ng.*)
20 Es war ihr Alles nicht recht.
Geräusch war ihr unleidlich.
Das Kind ist höchst eigensinnig. (*Gr.*)

Ammonium carbonicum.

Verträgt keinen Widerspruch.
Sehr ärgerlich und zornig.
25 Aergerlich, zornig, schimpfend, Abends. (d. 6. T.) (*Ng.*)
Abends, nach dem Essen, bessert sich die Laune (mit Aufhören des Kopf- und Magen-Wehes). (*Ng.*)
Sehr schreckhaft.
Ungeheuer exaltirt.
Zuweilen eine ausgelassene Lustigkeit.
30 Er schlägt oft über eine Kleinigkeit ein unbändiges Gelächter auf. (n. 38 T.) (*Ng.*)
Er scheint nicht recht bei sich zu seyn.
Kopf sehr gedankenlos.
Sehr vergefslich, und Kopfschmerz beim Nachdenken. (*Ng.*)
Sehr vergefslich, zerstreut, unbesinnlich. (d. 9. T.)
35 Sehr zerstreut, und kömmt beim Erzählen aus dem Ideengange leicht auf ganz andere Gedanken und Aeufserungen, die er gar nicht sagen wollte. (d. 8. T.)
Aengstliche Zerstreuung, so dafs er beim Sprechen zuletzt nicht weifs, wie er die Rede endigen soll.
Sie kann ihre Ideen nicht gut ordnen.
Er spricht unrichtig, verredet sich immer und verwechselt die Worte beim Erzählen.
Leichtes Verschreiben und Verrechnen. (d. 9. T.)
40 **Wüstheit und Eingenommenheit des Kopfes.** (n. ¼ St.)
Betäubung im Kopfe. (*S.*)
Nach einigem Sitzen (gegen Abend), Taumel, wie von Betrunkenheit.
Beim Herumdrehen des Körpers, gleich drehend und duselig im Kopfe.
Schwindel und Wanken der Füfse, dafs er sich anhalten mufs, um nicht zu fallen, mehre Tage. (n. 3 T.) (*Ng.*)
45 Nachts und früh, Schwindel. (n. 2 T.)
Früh, Schwindel mit Flimmern vor den Augen; sie mufs sich setzen.
Oefterer Schwindel, früh nach dem Aufstehen, der den ganzen Tag dauert und Abends am ärgsten ist; es ist ihm, als gingen die Gegenstände mit ihm im Kreise herum; auch Nachts, beim Bewegen des Kopfes. (*Ng.*)
Gleich von früh an, schwindelig, übel und appetitlos.
Schwindel mit Uebelkeit im Magen, früh; beim Gehen bald vergehend. (d. 4. T.) (*Ng.*)

50 Kopfschmerz, früh im Bette, mit Uebelkeit, welche bis in den Hals steigt, als sollte sie sich erbrechen, was nach 2, 3 Stunden vergeht.

Kopf- und Magen-Weh mit übler Laune, den ganzen Tag. (n. 3 T.) (*Ng.*)

Kopfweh nach dem Mittag-Essen. (d. 5. T.) (*Ng.*)

Kopfschmerz mit Schwere in der Stirne, schon früh, doch Nachmittags ärger. (d. 8. T.) (*Ng.*)

Druck oben auf dem Kopfe, $\frac{1}{2}$ Stunde lang. (n. 6 T.)

55 Nach Erhitzung, Druck über den ganzen Kopf. (n. 10 T.)

Kopfschmerz, bald hie, bald da im Gehirne, ein Drücken, mit Stechen über der einen Augenbraue.

Der Kopf ist ihm sehr schwer.

Schwere und Klopfen in der Stirne, nach dem Mittag-Essen. (*Ng.*)

Schwere in der linken Kopf-Seite, die sich im Bette verschlimmert. (d. 46. T.) (*Ng.*)

60 Die rechte Kopf-Seite dünkt ihr schwerer, und als wolle der Kopf da hinüberfallen. (d. 1. T.) (*Ng.*)

Drückende Vollheits-Empfindung in der Stirne, wie von Kohlendunst.

Ein Vollheits-Drängen im Scheitel und der Stirne, als ob da der Kopf platzen sollte.

Beim Bücken spannt's im Genicke, und vorn will der Kopf platzen, vor Schmerz.

Kopfschmerz, Pucken in der Stirn, als wolle sie zerplatzen.

65 Es tobt im rechten Stirnhügel, als wolle da Alles heraus. (d. 2. T.) (*Ng.*)

Zusammenklammernder Schmerz im Kopfe.

Ein Zieh-Schmerz in der Beinhaut der Stirne weckt sie früh aus dem Schlafe, mehre Morgen; nach dem Aufstehen vergeht er.

Ziehen und Reifsen im ganzen Kopfe, früh nach dem Aufstehen und den ganzen Tag über. (d. 23. T.) (*Ng.*)

Reifsen an den Schläfen, früh und Abends. (*Ng.*)

70 Reifsen hinter dem linken Ohre hinauf, bis auf den Scheitel, mit Gefühl, als ob der Kopf gespalten wäre. (*Ng.*)

Stechendes Kopfweh den ganzen Tag.

Stechen, hie und da im Kopfe, und besonders in der rechten Seite, was in freier Luft vergeht, tief im Gehirne. (d. 4. 42. T.) (*Ng.*)

Ammonium carbonicum.

Stiche in der linken Schläfe, durch Kauen vermehrt.
Stiche in der linken Schläfe, wie mit einem stumpfen Instrumente. (*S.*)
75 Nadelstiche über dem rechten Auge. (*S.*)
Stechen über dem linken Auge, so heftig, dafs es oft die Augen zusammenzieht, nach dem Essen. (d. 4. T.) (*Tr.*)
Bohrendes Stechen hinter dem rechten Stirnhügel, tief im Gehirne, beim Mittag-Essen. (d. 2. T.) (*Ng.*)
Kopfschmerz, wie ein scharfes Pochen oder Hacken; sie durfte sich vor Schmerz nicht bewegen, und mufste still liegen bleiben.
Schmerzhaftes Klopfen und Schlagen in der Schläfe, der linken Kopf-Seite und dem linken Hinterhaupte, zuweilen mit Gähnen. (*Ng.*)
80 Beim Bewegen des Kopfes und beim Daraufdrücken, Geschwürschmerz im ganzen Kopfe, besonders im Hinterhaupte, und namentlich an einer Drüse daselbst, längere Zeit hindurch. (*Ng.*)
Bei Bewegung des Kopfes, Gefühl, als falle das Gehirn hin und her, nach der Seite, auf die er sich bückt, zuweilen mit stechenden Schmerzen; ein Zufall, der ihm auch Nachts keine Ruhe läfst, mehre Wochen hindurch. (*Ng*)
Kopfschmerz, als wenn Wasser oder sonst etwas im Kopfe wäre.
Lockerheits-Gefühl des Gehirns im Kopfe.
Leichtes Verkälten am Kopfe.
85 Jücken am Kopfe, mit grofser Empfindlichkeit der Kopfbedeckungen bei Kratzen. (d. 10. T.) (*Ng.*)
Starkes Jücken auf dem Haar-Kopfe, besonders am Hinterhaupte.
Gefühl, als wollten sich die Haare sträuben, mit Kriebeln am ganzen Kopfe, bei Kälte-Gefühl daselbst; nach dem Eintritte in das Zimmer aus der freien Luft. (*Ng.*)
Die Haare schmerzen bei Berührung.
Die Kopfhaut und die Haare schmerzen empfindlich, wenn er mit der Hand darüber streicht; er schauderte dabei zusammen. (d. 1sten Abend.)
90 Die Augen sind schwach; das Kind blinzelt immerwährend. (*Gr.*)

Beim Erwachen, und wenn er einschlafen will, Druck auf
die Augenlider, dafs er sie nicht öffnen kann, wenn er
auch schon innerlich wach ist.
Drücken in den Augen. (S.)
Drücken und Schneiden in den Augen. (d. 4. T.)
Drücken und feine Stiche in den Augen. (d. 2. T.)
95 Nadel - Stiche und Drücken in den Augen. (S.)
Beifsen in den Augen und Jücken an den Rändern der Lider.
Jücken und Beifsen in den Augen, das durch Reiben ver-
geht (früh). (d. 1. 4. 12. T.) (Ng.)
Brennen der Augen den ganzen Tag, besonders früh beim
Erwachen, mit Lichtscheu, und Abends beim Niederlegen.
(Ng.)
Im rechten obern Augenlide entzündet sich ein Gerstenkorn,
mit Spann - Gefühl. (d. 2. T.)
100 Entzündung des rechten innern Augenwinkels, ohne Schmerz.
(d. 26. T.)
Augen entzündet und trübsichtig.
Das rechte Auge etwas entzündet und trübsichtig. (S.)
Die Augen sind früh zugeschworen.
Die Augen sind früh, nach gutem Schlafe, zugeklebt; sie
kann sie lange nicht aufmachen. (Ng.)
105 Die Augen sind des Morgens verklebt, am Tage thränen
sie. (S.)
Beim Lesen gehen ihm die Augen über (sie thränen).
Wässeriges Auge; Augenweifs voll rother Aederchen, wie
bei einer beginnenden Augen - Entzündung.
Das rechte Auge ist wässerig, und in der Hornhaut sind
die Gefäfse deutlich sichtbar. (S.)
Starkes Wässern der Augen, besonders des rechten, sowohl
im Freien, als im Zimmer. (Ng.)
110 Beim Niesen flimmern ihm weifse Sterne vor den Augen.
(Ng.)
Ein grofser, schwarzer Fleck schwebt vor dem Auge, wenn
sie genäht hat.
In der Ferne, und auch bei angestrengtem Sehen in der
Nähe, kommen ihm die Gegenstände doppelt vor. (Ng.)
Oefteres, schmerzhaftes Stechen im rechten Ohre. (Ng.)
Stechen im linken Ohre. (d. 2. T.)
115 Nachts, Schlagen im linken Ohre, beim Darauffliegen,
das beim Umwenden vergeht. (d. 6. T.) (Ng.)

Ammonium carbonicum. 101

Zucken und Kneipen im innern Ohre.
Zuckendes Spannen um das linke Ohr, wie auch im Backenknochen und in den Schläfen, mit Halsdrüsen-Geschwulst.
Spannen hinter dem rechten Ohre. (*Ng.*)
(Durch Bewegung des Kopfes verschlimmertes) Reifsen unter und hinter den Ohren, zuweilen bis gegen den Scheitel, das Hinterhaupt und Genick, so wie gegen die Schulter hin ziehend (nach dem Mittag-Essen). (*Ng.*)
120 Harte Geschwulst der Ohrdrüsen.
Früh, ein Jücken oberhalb der Ohren, das sich über den ganzen Körper verbreitete. (d. 3. T.)
Kriebeln und Wühlen im linken Ohre, das später in den Unterkiefer geht. (d. 10. T.) (*Ng.*)
Ein Schall in den Ohren, wie von einem entfernten Schusse, in einer Stunde 5, 6 mal.
Sausen vor dem linken Ohre. (*Ng.*)
125 Gehör-Täuschung; er glaubt, es läute. (*Ng.*)
In der Nacht, Sausen im linken Ohre. (d. 2. T.)
Täglich nach Mitternacht, Rauschen im (rechten) Ohre, auf dem er im Bette liegt. (*Ng.*)
S u m s e n   v o r   d e n   O h r e n, als wenn sie taubhörig wären, und, als wenn etwas davor läge. (n. 17 T.)
Verminderung des Gehöres. (*Ng.*)
130 Schmerzhafte Empfindlichkeit des tauben Ohres von einem starken Laute; sie bebte davon am ganzen Körper.
Reifsen in der linken Nasenhöhle, und zugleich im linken Ellenbogen, im Knochen, nach der Hand hin. (*Ng.*)
Ein Fippern auf der linken Nasenseite, das den Nasenflügel heraufzuziehen deuchtete.
Gefühl in der Nasenspitze beim Bücken, als wenn sich das Blut darin anhäufte. (*Ng.*)
Es schmerzt in der Nase, wenn er Luft durch dieselbe einzieht.
135 Geschwulst, Wundheits-Gefühl und Jücken in der rechten Nasenhöhle, und ein Kriebeln darin, wie von stetem Schnupfen; sie läuft aus. (n. 3 T.)
Auf der Nasenspitze, ein Ausschlags-Blüthchen.
Ein Eiter-Blüthchen an der Seite der Nase.
Ein Bläschen vorn, an der Scheidewand der Nase. (*Ng.*)
Ein Blutschwär mit Eiter an der Nasenspitze. (*Ng.*)
140 Es kömmt eine beifsende Flüssigkeit aus der Nase.

Ammonium carbonicum.

Wasser läuft aus der Nase beim Bücken.
Auströpfeln von Eiter aus dem einen Nasenloche, beim Schnauben, früh. (d. 5. T.)
Oefters, Ausschnauben von blutigem Schleime.
Beim Schnauben kommt Blut aus der linken Nasen-Oeffnung. (d. 2. T.) (*Ng.*)
145 Nasenbluten. (d. 8. T.)
Nasenbluten, nach Tische. (d. 2. T.)
Heftiger Gesichtsschmerz auf der rechten Seite.
Schmerzhaftes Spannen und Reifsen in der rechten Gesichts-Seite. (d. 2. T.) (*Ng.*)
Drückender Schmerz im Jochbeine.
150 Ziehschmerz in den Backenknochen.
Zusammenziehen der Haut der Stirne und im Gesichte.
Gefühl wie Dehnen im Gesichte, sie mufs sich die Augen und das Gesicht reiben, wie bei Schläfrigkeit. (*Ng.*)
Hitze im Gesichte, bei Geistes-Anstrengung.
Hitze im Kopfe und Gesichte, mit rothen Wangen. (*Ng.*)
155 Röthe der linken Wange. (*Ng.*)
Gesichts-Blässe, mit Uebelkeit und geistiger und körperlicher Angegriffenheit.
Elendes Aussehn. (*Gr.*)
Bleiches Gesicht, bei Kopf- und Magen-Weh und sehr übler Laune. (d. 4. T.) (*Ng.*)
Bleiches, aufgedunsenes Gesicht, lange Zeit hindurch. (n. 30. T.) (*Ng.*)
160 Früh, beim Erwachen, ein Spannen der Gesichts-Haut (an der Nase und beiden Lippen), als wenn das Gesicht geschwollen wäre.
Harte Geschwulst des Backens, so wie der Ohr- und Hals-Drüsen.
Auf dem Backen, weifse, Linsen grofse, schwindenartige Fleckchen, welche sich fortwährend abblättern.
Blutschwäre auf dem Backen und um das Ohr.
Kleine Blutschwäre und Knoten, aus denen Wasser und Blut kommt, am Backen, dem Mundwinkel und Kinne. (*Ng.*)
165 Ausschlag, wie Blutschwärchen, an der Stirne.
Blüthchen-Ausschlag an der Stirne, und Bläschen.
Blüthchen an der Stirne und Nasenspitze. (*S.*)
Hiseförmiger Ausschlag um das Kinn, ohne Empfindung.

Ammonium carbonicum.

Eiter-Bläschen auf der Stirn, der Schläfe, dem Backen und Kinne. (*Ng.*)
170 Eiter-Pusteln an den Backen, beim Monatlichen. (*Ng.*)
Jücken am Munde; beide Lippen jückten.
Eine Ausschlags-Blüthe an der Unterlippe, brennenden Schmerzes.
Brennende Bläschen im Rothen beider Lippen (*Ng.*)
Blasen am rechten Mundwinkel und der Oberlippe. (*Ng*)
175 Ausschlag am Munde.
Flechtenartiger, schabiger Ausschlag um den Mund.
Schülfrige Haut am Kinne, mit heftigem Jücken, das durch Kratzen nicht vergeht. (*Ng.*)
Die Oberlippe schmerzt, wie aufgesprungen.
Die Unterlippe ist in der Mitte aufgesprungen, mit Brennschmerz, und blutet.
180 Aufgesprungene Lippen und böse Mundwinkel.
Trockene, aufgesprungene, schrundige Lippen, mit Brennen, und Gefühl, als wenn sie voll Bläschen wären. (*Ng.*)
Schmerz und Geschwulst der Drüsen unter dem Kinne, mit Spannen derselben bei Bewegung des Mundes. (*Ng.*)
Unter dem Zahnfleische, am Kiefer, eine Taubenei grofse Geschwulst, die von der blofsen Bewegung des Kinnbackens beim Kauen heftig schmerzte.
Das Zahnfleisch ist so empfindlich, dafs sie sich nicht getraut, mit der Zunge daran zu fühlen. (d. 41. T.) (*Ng*)
185 Stechen am innern, obern Zahnfleische der rechten Seite. (*Ng.*)
Jücken am Zahnfleische, das nach Kratzen blutet. (*Ng.*)
Zahnfleisch zum Bluten geneigt.
Geschwulst-Gefühl und wirkliche Geschwulst und Entzündung des Zahnfleisches. (*Ng.*)
Zahnfleisch-Geschwulst mit dickem Backen.
190 Abscefs am Zahnfleische, mit Eiter-Entleerung.
Schmerz in zwei Backen-Zähnen, als wenn Süfsigkeit in einen hohlen Zahn kommt. (*S.*)
Heftiger Zahnschmerz, mit Hitze in derselben Kopf-Seite. (n. 12 T.)
Heftiger Zahnschmerz, sobald sie Abends in das Bette kommt, die ganze Nacht hindurch, in keiner Lage zu erleichtern. (*Ng.*)
Nachts, Zahnschmerz, und den folgenden Tag ein dicker

Backen; darauf dicke Nase und rothe Flecke im Gesichte und am Halse.

195 Wenn warme Flüssigkeit in den Mund kommt, fährt es höchst schmerzhaft in die Zähne und den Unterkiefer der einen Seite, 5, 10 Minuten lang.

Schmerz fast aller Zähne, besonders beim Kauen; konnte vor Schmerz nicht sprechen, keine Luft in den Mund lassen, wodurch der Schmerz unerträglich ward.

Die Zähne schmerzen beim Zusammenbeifsen.

Ein vorderer, unterer Schneidezahn wird sehr empfindlich beim Daraufbeifsen, am 3ten Tage des Monatlichen. (*Ng.*)

Zahnweh, Tag und Nacht, besonders bei (und nach) dem Essen, durch warme Tücher und darauf Drücken erleichtert, bei der Regel. (*Ng.*)

200 Ziehende Zahnschmerzen, auch beim Monatlichen. (*Ng.*)

Ziehender Zahnschmerz, während der Regel, welcher durch Essen vergeht. (n. 6 St.)

Ziehender Zahnschmerz, wie in den Kinnbacken, bis in das Ohr und die Wange, nur beim Essen und darauf Beifsen. (*Ng.*)

Zucken in einem angefressenen Backenzahne, nach dem Mittagessen, beim Stochern aufhörend. (*Ng*)

Reifsende Schmerzen in der obern Zahnreihe.

205 Ziehendes Reifsen in einem Backenzahne, nach einer Reise in nafskalter Witterung. (n. 23 T.) (*Ng.*)

Reifsend zuckendes Greifen in den Zähnen, bis in die Ohren, auch Nachts in einem hohlen Backenzahne; durch Riechen an Schwefelleber gemildert. (*Ng.*)

Vor Mitternacht, Reifsen in den Zähnen und Kiefern bis in die Ohren; sie mufs sich beständig herumwälzen, und die Zähne sind auch beim darauf Beifsen empfindlich, am 3ten Tage des Monatlichen. (*Ng.*)

Reifsen in den obern linken Backenzähnen, mit häufigem Wasserzusammenlaufen im Munde, und Nagen in der linken Schulter. (d. 10. T.) (*Ng.*)

Reifsender Zahnschmerz in der linken obern Reihe, wie in den Wurzeln, als sollte dort ein Geschwür entstehen. (d. 86. T.) (*Ng.*)

210 Gefühl, als wenn an den Zahn-Wurzeln ein Eiter-Geschwür wäre, das beim Zutritte der Luft oder beim Drucke auf den Zahn, beim Kauen, platzen sollte.

Ammonium carbonicum.

Stechen in einem gesunden Backen-Zahne, im Freien. (*S.*)
Stechender Zahnschmerz, ununterbrochen, acht Tage lang.
Stechender Schmerz in den Backenzähnen, beim Zusammenbeifsen; er konnte nur mit den Schneidezähnen kauen. (sogleich u. d. 2 T.)
Bei Berührung mit der Zunge, ein heftiger Stich in einem obern hohlen Zahne.
215 Wundheitsschmerz in einem hohlen Backenzahne. (n. ½ St.) (*Hb.*)
Pochender und drückender Zahnschmerz. (n. 3 T.)
Abends, Schmerz der Zähne, als wären sie eingeklemmt.
Empfindung in den Zähnen, als wäre keine Kraft zum Beifsen darin. (*S.*)
Die Zähne werden sehr stumpf.
220 Stumpfheit der Backenzähne, und beim Daraufbeifsen deuchten sie scheinbar locker.
Die Zähne sind wie stumpf und wie zu lang. (*S.*)
Zähne oft wie zu lang, wie von Säuren.
Ein früher, oft schmerzhaft gewesener Zahn scheint länger zu seyn, und wird empfindlich. (d. 2. T.) (*Ng.*)
Aus einem Backenzahne geht beim Saugen Blut. (*Ng.*)
225 Die Zahn-Fäulnifs macht schnelle Fortschritte. (*Ng.*)
Die Zähne fallen ihm aus, selbst gesunde.
Brennende Bläschen an der innern Seite der Unterlippe. (*Ng.*)
Am Innern der Unterlippe ein schmerzhaftes, weifses Bläschen.
Der Mund wird innerlich an den Backen voller Blasen, ohne Empfindung. (*Ng.*)
230 Blasen an der Zunge, besonders am Rande derselben.
Bläschen an der Zungenspitze, welches am Sprechen und Essen hindert, mit Brennschmerz.
Eiter-Bläschen auf der Zunge, mit brennend stechendem Schmerze, besonders am Rande und unter der Zunge.
Kleines Geschwür an der Zungenspitze, wund schmerzend bei jeder Bewegung der Zunge. (*S.*)
Geschwürschmerz am Gaumen, bei Berührung mit der Zunge; den folgenden Tag schält er sich ab. (*Ng.*)
235 Die vordere Hälfte der Zunge ist, früh, wie boll. (d. 4. T.) (*Ng.*)
Brennen auf der Zungenspitze, beim Daraufühlen ärger. (*Ng.*)
Röthe und Entzündung im innern Munde und Schlunde;
Alles schmerzt, wie wund und roh.

Gefühl im Munde, als wäre er verschwollen. (*S.*)

Die Mundhöhle scheint ihr so eng, dafs sie sich kaum den Mund aufzumachen und die Zunge zu bewegen getraut, weil sie überall anzustofsen befürchtet. (d. 40. T.) (*Ng.*)

240 Das Sprechen wird ihr oft schwer, wie von Schwäche der Sprachwerkzeuge, und wie von Schmerz, ähnlich den Magenschmerzen. (n. 3 T.)

Halsweh gegen Abend. (*S.*)

Beim Schlingen schmerzt's im Halse, als wäre die rechte Mandel geschwollen.

Geschwulst der Mandeln, mit gehindertem Schlingen, besonders früh und Abends.

Empfindung, als stäke ihr etwas im Halse, wodurch das Schlingen gehindert wird, früh und Abends, mit würgendem Drücken. (*S. Ng.*)

245 Es deuchtet ihr etwas im Halse zu stecken, rechts, das Schlingen hindernd. (n. 6 Min.)

Böser Hals, wie kratzig.

Rauhheit und Kratzen im Halse. (*Ng.*)

Wundheitsschmerz im Halse.

Brennen im Halse, die Speiseröhre hinunter, wie von Weingeist. (*Ng.*)

250 Schlimmes Halsweh, wie Stechen und Ziehen, oder Reifsen, beim Sprechen schmerzhafter. (d. 3. T.)

Drücken im Halse, mit äufserer Geschwulst desselben, auf beiden Seiten.

Abends, Trockenheit im Munde, wogegen kein Trinken hilft; Mund, früh, wie ausgedörrt.

Grofse Trockenheit und Hitze im Munde, Nachts. (n. 12 T.)

Trockenheit im Munde und Halse.

255 Früh, beim Erwachen, Trockenheit im Munde und Halse. (*Ng.*)

Nachmittags und Abends, Trockenheit im Munde und Halse, mit Durst. (*Ng.*)

Die Lippen sind stets trocken und kleben zusammen. (d. 15. T.) (*Ng.*)

Zusammenlaufen salzigen Wassers im Munde. (*Ng.*)

Sie mufs mehre Tage viel Speichel ausspucken.

260 Häufiger Zuflufs wässerigen Speichels im Munde; sie mufs beständig spucken. (*Ng.*)

Uebler Mund-Geruch, den er selbst spürt, lange Zeit. (*Ng.*)

Süfser Geschmack im Munde, mit blutigem Speichel. (d. 5. T.) (*Ng.*)

Blut-Geschmack im Munde, die ganze Versuchs-Zeit hindurch. (*Ng.*)

Früh, übler Geschmack und Geruch im Munde.

265 Früh, bittrer Geschmack im Munde, und den ganzen Tag Uebelkeiten. (n. 10 T.)

Früh, beim Erwachen, bittrer Mund-Geschmack. (d. 2. T.) (*Ng.*)

Verdorbner, säuerlicher Geschmack im Munde.

Nach Milchtrinken, Säure-Geschmack.

Geschmack der Speisen säuerlich und metallartig.

270 Beständiges Aufstofsen.

Oft unterdrücktes Aufstofsen.

Viel leeres Aufstofsen, vorzüglich den 1sten Tag.

Oefteres Luft-Aufstofsen, Abends und nach dem Mittags-Essen. (d. 5. T.) (*Ng.*)

Aufstofsen nach dem Geschmacke der Speisen.

275 Bei und nach dem Abendessen Aufstofsen mit Geschmack des Genossenen. (d. 10. T.) (*Ng.*)

Saures Aufstofsen.

Oefteres Soodbrennen.

Früh (nach der Fieberkälte), Schlucksen. (d. 2. T.) (*Ng.*)

Früh, Uebelkeit und belegte Zunge. (n. 8 T.)

280 Früh, nach dem Aufstehen, Uebelkeit im Magen, bis Nachmittags, bei Frost im ganzen Körper, wo Erbrechen sauren Wassers erfolgt; während des Monatlichen. (n. 55 T.) (*Ng.*)

Im Gehen, Ekel und Uebelkeit im Magen, wie zum Brechen. (d. 4. T.) (*Ng.*)

Beständige Durstlosigkeit, die ganze Versuchs-Zeit hindurch. (*Ng.*)

Anhaltender Durst.

Den ganzen Nachmittag anhaltender Durst. (d. 6. T.) (*Ng.*)

285 Keine Efslust, aber immerwährender Durst.

Sie kann Mittags nicht essen, ohne zu trinken. (n. 10 T.)

Wenig Hunger und Appetit (obgleich ihm das Essen schmeckt). (d. 2 8 T.) (*Ng.*)

Appetitlosigkeit, früh.

Die Milch wird ihr zuwider.

290 Kein Appetit zu (Fleisch und) Gekochtem, nur zu Brod und kalten Speisen, mehre Tage lang (während des Monatlichen). (*Ng.*)
Hunger und Appetit vermehrt. (d. 1. 2. T.) (*Ng.*)
Sehr starker Hunger und Appetit. (n. 18 T.)
Heifshunger. (n. 2 St.)
Mittags vermehrter Hunger, und doch ist sie nach wenigem Essen gleich satt. (d. 4. 6. T.) (*Ng.*)
295 Beim Mittag-Essen, Hitze im Gesichte, auch nach demselben.
Beim Mittag-Essen, Reifsen in der rechten Schläfe.
Bei und nach dem Mittag-Essen übel und abgespannt (während des Monatlichen). (d. 9. T.) (*Ng.*)
Während des Abend-Essens, Ekel davor und Magenweh. (d. 8. T.) (*Ng.*)
Nach dem Abend-Essen, Stiche in der Brust.
300 Nach dem Essen, Uebelkeit im Magen.
Täglich, gleich nach dem Mittag-Essen, Uebelkeit und Brecherlichkeit, wohl eine Stunde lang.
Gleich nach Tische, Unbehaglichkeit, mit Druck im Magen und in der Stirne, einige Stunden lang. (n. 4 St.)
Nach dem Essen, Pressen und Drücken im Magen.
Nach jedem Genufs von Speisen, arges Drücken in der Herzgrube, dann Uebelkeit und Erbrechen alles Genossenen; hinterdrein saurer Geschmack im Munde; — 5 Tage lang. (n. 16 T.)
305 Nach dem Essen wird ihr das Sprechen sehr schwer.
Gefühl, wie von Ueberladung des Magens, bis 3 Stunden nach Tische.
Der Magen wie voll, zitterig (während der Regel). (*Ng.*)
Leere-Gefühl im Magen. (*S.*)
Magen-Weh, mit Neigung zum Wasser-Aufsteigen. (d. 6. T.) (*Ng.*)
310 Schmerzhaftigkeit des Magens, auch beim Darauffühlen. (d. 4. T.) (*Ng.*)
Drücken der Kleider auf den Magen.
Drücken im Magen.
Magen-Drücken nach dem Essen.
Magen-Drücken nach dem Abend-Essen. (n. 12 St.)
315 Drückende Schwere in der Herzgrube.
Magen-Drücken mit Uebelkeit und Empfindlichkeit in der Herzgrube.

Ammonium carbonicum.

Drücken und Zusammenziehen im Magen (und in der Brust), mit Ekel und Uebelkeit. (d. 4. T.) (*Ng.*)
Magen-Drücken schon früh, in Uebelkeit und Brecherlichkeit ausartend.
Kneipen, Rollen und Gluckern im Magen. (*Ng.*)
320 Ein Nagen an der rechten Seite des Magens.
Reifsend bohrender Schmerz in der Magengegend, bis zu den obersten Lendenwirbeln hin.
Kälte-Gefühl in der Magen-Gegend.
Brennen in der Gegend des Magens.
Brennende Hitze erst im Magen, dann auch im Bauche. (bald n. d. Einnehmen.) (*Ng. S.*)
325 Hitze im Magen, die sich von da in die Därme verbreitet, wie vom Trinken starken Weines. (n. ¼ St.)
Druckschmerz unter den rechten Ribben, in der Leber-Gegend.
Wundheitsschmerz in der Leber.
Stiche unterhalb der linken Ribben, Abends. (*Ng.*)
Ein Druck über dem Nabel, wie von einem Knopfe.
330 Früh, 3 Uhr, Erwachen über heftigen Bauchschmerz, 2 Tage vor dem Monatlichen. (d. 41. T.) (*Ng.*)
Drücken im Unterbauche, drei Stunden lang, auch beim Mittag-Essen. (n. 2 St.)
Druckschmerz in der linken Bauch-Seite, früh. (n. 12 St.)
Schmerzhaftes Zusammendrücken an beiden Unterbauch-Seiten, nur im Sitzen, bei Bewegung und durch Ausstrecken erleichtert. (d. 5. T.) (*Ng.*)
Plötzliches schmerzhaftes Zusammenziehen der Gedärme bis in die Magengegend, durch Zusammendrücken des Bauches mit den Händen erleichtert, und nach Niederlegen vergehend. (d. 33. T.) (*Ng.*)
335 Leibweh, aus Zusammenziehen und Kneipen bestehend, erst im Ober- dann im Unterbauche, früh, so heftig, dafs davon Uebelkeit und Wasser-Zusammenlaufen im Munde entstand, bis zur Ohnmacht, mit Frösteln, 12 Stunden vor Ausbruch des Monatlichen. (n. 9 T.)
Beim Mittag-Essen, Grimmen im linken Bauche, das sich später durch Blähungsabgang verliert. (*Ng.*)
Vormittags, heftiges Kneipen, Zusammenziehen und Umrollen im Bauche, das beim Gehen im Freien entsteht und nur durch gewärmte Tücher und Liegen auf dem Bauche

erleichtert wird, Abends wieder erscheinend, und auch den folgenden Morgen in der Kälte, worauf es sich im Zimmer bessert. (d. 17. T.) (*Ng.*)

Zusammenziehender Krampf tief im Unterbauche und beim Bücken, zugleich im Kreuze. (d. 38. T.)

Klemmung und Hemmung im Unterleibe.

340 Schneidender Schmerz im Unterbauche, wobei der Bauch ganz klein ist. (d. 16. T.) (*Ng.*)

Früh (7 Uhr), heftiges Leibschneiden. (n. 48 St.)

Schneiden und Beifsen im Bauche, wie von Würmern, mit Zusammenzieh-Schmerz im Magen und Frost und Schweifs; es läfst erst gegen Morgen einschlafen und kommt früh beim Erwachen wieder. (*Ng.*)

Stiche im Unterleibe, die ihn am Gehen hindern.

Abends, beim Bücken, Stechen in der linken Bauchseite.

345 Beim Stehen, tief im Unter-Bauche, Stiche quer durch.

Brennen, tief innerlich, in der linken Bauchseite. (d. 2. T.) (*Ng.*)

Schwere im Unterleibe.

(Kneipen und) scharfe Stiche in der rechten Weiche, beim Ausstrecken. (d. 20. T.) (*Ng.*)

Im Schoofse und der Schenkel-Beuge, schmerzhaftes Drücken.

350 Gefühl von Vollheit und Aufblähung in der linken Weichen-Gegend. (*Ng.*)

Eine faustgrofse, elastische Geschwulst in der linken Weiche, Abends nach dem Niederlegen, mit Zerschlagenheitsschmerz dieser Stelle, der sie nicht auf dieser Seite liegen läfst, und auch beim Daraufdrücken fühlbar ist; beim Erwachen sind Geschwulst und Schmerz verschwunden. (d. 9. T.) (*Ng.*)

In der linken Weiche tritt ein Bruch heraus. (d. 2 T.)

Aufserordentlich angespannter Unterleib.

Aufblähung des Unterleibes mit Stuhlverhaltung. (*Ng.*)

355 Quaken, Gluckern und Umgehen im Bauche, wie von Blähungen. (*Ng.*)

Gluckern im Bauche, wie bei Krämpfen oder Nüchternheit, nach jedesmaligem Schlingen, mehre Tage. (n. 16 T.) (*Ng.*)

Rumoren und Weh im Bauche. (*S.*)

Blähungs-Anhäufung mit Bauch-Kneipen. (*Ng.*)

Neigung zu schmerzhafter Blähungs-Kolik.

Ammonium carbonicum. **111**

360 Viel Blähungs-Abgang.

Häufiger Blähungs-Abgang, Nachmittags, Abends und Nachts, bei gewöhnlichem Stuhlgange. (d. 4. T.) (*Ng.*)

Hält die ersten Tage den Stuhl zurück, worauf dann weicher Stuhl folgt; bei allen Versuchs-Personen. (*Ng.*)

Hartleibigkeit. (die ersten 4 T.) (*Tr.*)

Verspäteter, harter, fester Stuhl, aus Stücken zusammengesetzt, die sie nur mit Mühe herausbringen kann. (*Ng.*)

365 Harter, schmerzhafter Stuhl, mit Nadelstechen im After. (*Ng.*)

Harter Stuhl, wie mit Blutstreifen umzogen. (n. 22 St.)

Sehr weicher Stuhl, täglich zweimal. (d. 3. u. 4. T.) (*S. Ng.*)

Früh, Laxiren mit Leibweh. (*S.*)

Durchfall von Koth und Schleim, mit Schneiden im Bauche vor und bei demselben. (d. 8. T.) (*Ng.*)

370 Stuhl, stark mit Schleim vermischt.

Ausleerung durch den Stuhl stets mit vielem Zwange verbunden.

Bei gutem Stuhlgange, heftiges Schneiden im Mastdarme.

Beim Stuhlgange, kneipender Bauch-Schmerz, der sich quer über den Unterleib nach Kreuz und Mastdarm hinzieht, durch Zusammenbiegen gemindert wird, und nach dem Stuhle ganz aufhört. (d. 28. T.) (*Tr.*)

Vor und nach dem weichen Stuhle, Leibschneiden.

375 Nach dem Stuhlgange, erst Kratzen am After, dann Brennen.

Nach derbem Stuhlgange, Abgang milchartigen Vorsteher-Drüsen-Saftes.

Bei und nach dem Stuhle, Blutabgang.

Die Mastdarm-Aderknoten treten stark beim Stuhlgange heraus, und schmerzen noch lange hinterdrein, so dafs sie gar nicht gehen kann. (n. 7 T.)

Die Mastdarm-Blutknoten treten auch aufser dem Stuhlgange hervor, ziehen sich aber beim Liegen zurück.

380 Es entstehen After-Aderknoten, schründenden Schmerzes und feuchtend.

Er kann die Nacht vor Brennen am After nicht schlafen, er mufste wegen dieses und starken Stuhldranges aus dem Bette aufstehen.

Ammonium carbonicum.

Jücken am After.

Das Kind wird wund zwischen den Beinen.

Starkes Drängen des Harns auf die Blase, mit Schneiden darin.

385 Steter Harndrang, auch Nachts, mit vermindertem Abgange des Harns (unter Brennen). (*Ng.*)

Sie mufs des Nachts zum Harnen aufstehen.

Nächtliches Harnen mehrmals, zuweilen ziemlich reichlich. (*Ng.*)

Der Knabe läfst die Nacht (gegen Morgen) im Schlafe den Urin unwillkürlich gehen. (d. 1. u. 2. Nacht u. n. 16 T.)

Sehr häufiges Harnen, vorzüglich den ersten Tag.

390 Oefteres, reichliches Harnen, vorzüglich Abends. (*Ng.*)

Vermehrter, trüber Harn. (*Ng.*)

Der Urin ist Mittags sehr bleichgelb und das erste Mal seit dem vorigen Abende. (*Ng.*)

Weifser, sandiger Urin, mehre Tage. (n. 9 T.)

Der Urin ist, nach dem Mittag-Essen, röthlich, wie Wasser, mit Blut gemischt.

395 Es kömmt Blut aus der Harnröhre.

Nach dem Harnen, starkes Ziehen vorn in der Harnröhre (Abends, bei Schlafengehen).

Viel Jücken an den Zeugungstheilen.

Jücken am Hodensacke.

Schweifs des Hodensackes.

400 Oeftere Schlaffheit der Hoden.

Zieh-Schmerz in den Hoden.

Zuweilen Ziehen in den Hoden, das vom Heraufbinden nachliefs.

Vermehrte Schwere der Hoden; er mufste sie in einen Tragbeutel hängen.

Würgender Schmerz in den Hoden und Samensträngen, mit Empfindlichkeit der Hoden beim Berühren; meist durch unveranlafste Erektionen erregt.

405 Anhaltende Erektionen ohne Veranlassung, früh. (d. 13. T.)

Ruthe-Steifheit, ohne Trieb zum Beischlafe. (d. 6 T.)

Längere Zeit schlafender Geschlechtstrieb. (n. 7 T.)

(Gänzlicher Mangel an Geschlechts-Trieb.)

Abneigung gegen das andere Geschlecht.

410 Heftiger Reiz zum Beischlafe, ohne sonderlich wohllüstige Gedanken und fast ohne Erektion. (n. 5 T.)
Heftige wohllüstige Begierde mit Zittern des Körpers, fast ohne Erektion.
Pollutionen, fast alle Nächte.
Pollution, zwei Nage nach dem Beischlafe.
(Nach dem Beischlafe starker Blut-Umlauf und Herzklopfen.)
415 Starkes Jücken an der Scham.
Sie wird wund an der Scham und am After, vorzüglich schmerzhaft beim Harnen.
Geschwulst, Jücken und Brennen der weiblichen Scham. (n. 12 T.)
Beständiges Jücken am Schamberge, das nach Kratzen immer wiederkömmt. (*Ng.*)
Das Monatliche kommt um 3, 5 Tage zu spät, und setzt einmal ganz aus. (*Ng.*)
420 Bringt die Regel 6 Tage zu zeitig hervor.
Die sonst immer regelmäßige Periode tritt einen Tag früher ein. (*Tr.*)
Das Monatliche kommt (nach langem Fahren in kalter Luft) 4 Tage zu früh, und ist sehr stark, namentlich Nachts, so wie beim Sitzen und Fahren; vorher, kneipende Bauchschmerzen mit Appetitlosigkeit. (*Ng.*)
Monatliches den 18ten Tag. (n. 7 T.)
Das Monatliche fliefst davon stärker. (sogleich.)
425 Das Blut des Monatlichen ist schwärzlich, oft in ganzen Stücken, unter krampfhaften Schmerzen im Bauche und hartem Stuhle mit Pressen, abgehend; der Blutflufs sehr stark. (*Ng.*)
Das Blut beim Monatlichen ist sehr wenig gefärbt.
Das Monatsblut ist scharf, dafs es den Schenkel wund macht, was dann brennend schmerzt. (*Ng.*)
Vor der Regel, Bauch- und Kreuzschmerzen. (*Ng.*)
Vor und bei der Regel, Gesichtsblässe. (*Ng.*)
430 Bei der Regel, unüberwindliche Traurigkeit.
Zahnschmerzen während der Regel. (*Ng.*)
Bei der Regel, arge Leibschmerzen, mit Greifen, Drücken und Spannen zwischen den Schulterblättern.
Heftiges Reifsen im Leibe bei der um einen Tag zu früh erscheinenden Regel. (*S.*)
Bei der Regel, starker Kreuzschmerz.

II.   8

435 Während der Monats-Zeit heftiger Schnupfen. (d. 9. T.)
Während der Regel, grofse Abgeschlagenheit des ganzen Körpers, besonders der Oberschenkel, mit Gähnen, Zahnweh, Kreuzschmerz und Frostigkeit. (*Ng*.)
Arger Weifsflufs. (n. 2, 7, 8, 9 T.)
Wässriger, brennender Weifsflufs. (d 13. 14. T.) (*Ng*.)

Oefteres Niesen, früh im Bette.
440 Oefteres gewaltsames Niesen. (d. 5. T.) (*Ng*.)
Verstopfte Nase. (*S*.)
Die Nase ist sehr verstopft, ohne Schnupfen.
Nachts ist die Nase so verstopft, dafs sie immer nur durch den Mund athmen konnte. (n. 4 T.)
Nach gutem Vormitternachts-Schlafe wacht sie um 1 Uhr mit Aengstlichkeit auf, als wollte sie ersticken, weil die Nase gänzlich verstopft war, und sie nur mit Mühe, bei offnem Munde, Athem holen konnte, so dafs die Brust vom beschwerlichen Athmen schmerzte. (n. 12 T.)
445 Schnupfen mit Röcheln in der Nase, bei Verstopfung derselben, und unreiner Stimme. (*Ng*.)
Schnupfen mit Verstopfung des linken Nasenloches. (*Ng*.)
Stockschnupfen, ohne die mindeste Luft durch die Nase, besonders Nachts.
Fliefsschnupfen. (d. 4. T.)
Heftiger Fliefsschnupfen, mit Reifsen im linken Backen. (*Ng*.)
450 Heftigster Fliefsschnupfen mit Husten.
Auströpfeln von Wasser aus der Nase, ohne Schnupfen. (*Ng*.)
Es läuft ihr beständig scharfes, auf der Oberlippe brennendes Wasser aus der Nase, während des Monatlichen. (d. 43. T.) (*Ng*.)
Es zieht ihr die Kehle zu von beiden Seiten des Halses.
Ziehend stechendes Jücken im Kehlkopfe.
455 Heiser und rauh im Halse. (*Ng*.)
Rauher Hals, er kann nur schwierig sprechen, da die Rauhheit sich dadurch vermehrt. (d. 2. T.)
Starke und öftere Heiserkeit.
Heiserkeit, dafs sie kein lautes Wort sprechen kann. (n. 16 T.)
Es liegt ihm auf der Brust, dafs er kaum sprechen kann; dabei Schnupfen, und vorzüglich früh viel Schleim-Auswurf.

Ammonium carbonicum.

460 Rauh auf der Brust; beim laut Rufen ist er heiser.

Katarrh, mit Taubhörigkeit und Brennen in der Gegend des Magens.

Oefteres Räuspern, wegen Schleim-Ansammlung im Halse. (*Ng.*)

Rasseln in der Luftröhre, wie von Schleim, mehre Tage. (*Ng.*)

Er mufs Abends im Bette $\frac{1}{4}$ Stunde lang husten.

465 Nachthusten.

Das Kind hustet alle Morgen um 3, 4 Uhr sehr heftig.

Mitten in der Nacht, heftiger, trockner Husten.

Husten mit Engbrüstigkeit. (d. 6. T.) (*Ng.*)

Husten mit Engbrüstigkeit, Abends im Bette, $\frac{1}{2}$ Stunde lang.

470 Husten mit der gröfsten Heftigkeit aus der tiefsten Brust.

Husten, der die Brust zusammenzieht.

Husten, bei dem die Brust unterm Brustbeine wie roh und wund weh thut.

Durch den Husten wird Schmerz in den Kinnladen erregt, der beim Befühlen nicht zu spüren ist.

Husten, mit Schmerz unten im Brustbeine.

475 Husten, mit Stechen im Brustbeine. (d. 1. T.)

Husten, bei dem es jedes Mal einen Stich in der Herzgrube giebt.

Husten mit Hitze im Kopfe. (*Ng.*)

Kurzes, dämpfiges Hüsteln, von einem Reize im Kehlkopfe, mit schmerzhaftem Gefühl von krampfhafter Engbrüstigkeit. Bald darauf Schnupfen-Reiz in der Nase und wundschmerzendes Kratzen und Scharren im Halse, mit mühsamen Ausräuspern von wenig Schleim. (n. $\frac{1}{2}$ St.) (*Hb.*)

Trockener Husten, besonders Nachts, wie von Federstaub im Halse. (*Ng.*)

480 Husten mit Schleim-Auswurf und Wundheit in der Kehle. (*Ng.*)

Husten, den ganzen Tag, und früh, mit vielem Schleim-Auswurfe.

Früh, im Bette, anhaltender Husten, mit Schleim-Auswurf, Brust und Kopf angreifend.

Husten mit Auswurf von Schleim mit kleinen Blut-Punkten. (n. 8 T.)

Husten mit blutigem Schleim-Auswurfe, Schwere

auf der Brust und kurzem Athem, besonders beim Berg-Aufsteigen. (d. 6. 18. T.) (*Ng.*)
485 Blutiger Auswurf, beim Räuspern.
Nach Rauhheit und Blut-Geschmack im Munde, Husten mit Auswurf hellrothen Blutes, unter Brennen und Schwere auf der Brust, Hitze und Röthe im Gesichte und Zittern am ganzen Leibe. (d. 4. T.) (*Ng.*)
Schwieriges Athemholen; er mußte davon kotzen (kurz husten).
Nachts, sehr schwerer Athem; die Decke darf den Mund nicht berühren, weil er sonst zu ersticken glaubt. (d. 7. T.) (*Ng.*)
Nach jeder Anstrengung, engbrüstig, mit Herzklopfen. (*Ng.*)
490 Eng in der Mitte der Brust, bei und aufser dem Athmen; beim Daraufdrücken thut die Stelle weh, wie nach einem Schlage. (*Ng.*)
Ein achttägiger Anfall von Engbrüstigkeit; er konnte nur mit höchster Mühe einige Treppenstufen steigen, nur mit grofser Anstrengung Athem schöpfen, und zwar nur im Freien; in ein geheiztes Zimmer durfte er gar nicht kommen; er ward da leichenblafs, und konnte dann Nichts thun, als ruhig sitzen. (n. 21 T.)
Kurzer Athem mit Stecken auf der Brust. (*Ng.*)
Kurzer Athem, besonders beim Treppensteigen. (*Ng.*)
Beim Athemholen, oft Stechen in den Händen und Fingern.
495 Beim Ansathmen ist es, als wenn in der Brust etwas hinabzöge, und den Athem nicht ausstofsen liefse. (d. 7. T.) (*Ng.*)
Die Brust ist wie ermattet.
Langwierige Brust-Schwäche und Schnupfen. (n. 4 W.) (*Ng.*)
Schwere auf der Brust, wie von Blut-Ansammlung. (d. 4. 5. 7. T.) (*Ng.*)
Schwere und Engheit auf der Brust beim Gehen im Freien. (*Ng.*)
500 Es liegt ihr zentnerschwer auf der Brust mit Schmerz; sie wünscht nur husten zu können, um sich zu erleichtern. (d. 7. T.) (*Ng*)
Blutdrang nach der Brust (nach Schreiben).
Hitze in der Brust.
Arge Beängstigung auf der Brust.
Im Stehen, Gefühl in der Brust, als wenn die Lunge herabgezogen würde. (d. 6. T.) (*Ng.*)

505 Zerschlagenheits-Schmerz in der Mitte der Brust, früh. (d. 4. T.) (*Ng.*)

Schmerzhafter Druck auf die Brust, besonders beim Liegen im Bette.

Zusammenpressender Druck auf der Brust.

Stechen in der Brust, an der letzten wahren Rippe, beim Athemholen und Singen.

Stiche auf dem Brustbeine, in der rechten Brustseite und unter der linken Brust, wo es beim Befühlen wie zerschlagen schmerzt. (*Ng.*)

510 Beim Bücken, Stiche in der Brust, durch Aufrichten erleichtert. (d. 16. T.) (*Ng.*)

Stiche in der rechten Brust, beim Bücken.

Beim Gehen, Stechen in der rechten Brustseite. (*S.*)

Unter der rechten Brust, an den untersten Rippen, früh, beim Aufrichten im Bette, 20, 30 Stiche nach einander, auch aufser dem Athmen; eben so zu andern Tageszeiten.

Stiche in der linken Brust, einen grofsen Theil der Nacht hindurch, welche das Liegen auf der linken Seite nicht erlauben.

515 Starkes Seitenstechen in der linken Brustseite, das in der Gegend des Herzens anfing, sich nach der Seite herunter und darauf mehr nach dem Rücken zog. (n. 11 T.)

Oft ein Stich am Herzen.

Oefteres Herzklopfen, mit Einziehen des Oberbauches und Schwäche-Gefühl in der Herzgrube.

Hörbares Herzklopfen und geschwinderer Herzschlag; beim Aufdrücken mit der Hand schien ihr das Blut nach dem Halse aufzusteigen, unter beschwertem Athem (in der Ruhe).

Die Brustbein Knorpel knacken beim Zurückbiegen der Brust, mit einem Drucke in der Mitte der Brust.

520 Die rechte ihrer Brüste ist schmerzhaft bei Berührung. (d. 3. T.)

Rothes Friesel auf der Brust.

Ein kleiner rother Blutschwär über der rechten Brust, der nur beim Darauffühlen schmerzhaft ist. (*Ng.*)

Am Steifsbeine, Stechen, wo vorher Jücken war.

Kreuzschmerzen, bei Bewegung und beim Gehen vermehrt.

525 Beim Bücken, Kreuzschmerzen; es ist ihr, als wenn die Muskeln nicht Kraft hätten, den Körper zu halten, der

immer vorwärts fallen will; beim Aufrichten besser. (d.
2. T) (*Ng.*)

Kreuzschmerz, wie zerschlagen (am 2ten Tage des Monatlichen). (*Ng.*)

Beim Ausgehen in's Freie schofs es ihm plötzlich in's Kreuz (Hexen - Schufs), und war am empfindlichsten beim Aufstehen nach langem Sitzen.

Zuckender Schmerz im Kreuze.

Ziehschmerz aus dem Kreuze in die Beine.

530 Im Kreuze und in der Lende, drückend ziehender Schmerz, nur in der Ruhe (im Sitzen, Stehen und Liegen), am Tage; beim Gehen verschwindet er.

Im Kreuze und der Lende, heftig klopfender Schmerz, in der Ruhe, der beim Berühren sich nicht ändert.

Nagender Schmerz im Kreuze und in den Hüften, der von da in den Bauch und wieder zurück geht, in Ruhe und Bewegung. (d. 16. T.) (*Ng.*)

Plötzliche Stiche in der rechten Lende.

Rückenschmerz, bei Bewegung. (*S.*)

535 Ein Ruck im Rücken, Nachts im Schlafe. (d. 7. T.) (*Ng.*)

Drücken im Rücken.

Brennen auf dem Rücken, besonders im Kreuze, einige Mal den Tag über.

Unter Stechen, wie von Flöhen, entsteht ein Bläschen auf dem linken Schulterblatte. (*Ng.*)

Im Nacken, starker Brennschmerz, früh. (d. 10. T.) (*Ng.*)

540 Ziehen vom Nacken den Rücken herunter. (d. 6. T.) (*Ng.*)

Steifer Hals beim Drehen des Kopfs.

Ziehschmerz im Genicke (mit Stechen am Kopfe, über den Schläfen, und gedunsenem Gesichte).

Drücken auf der linken Schulter.

Die Drüsenknoten in der Achselgrube werden schmerzhaft und schwellen an.

545 Im rechten Achselgelenke, ziehender Schmerz. (n. 14 T.)

Zuckendes Reifsen im rechten Achselgelenke, in Ruhe und Bewegung. (d. 37. T.) (*Ng.*)

Reifsen in den Gelenken der Obergliedmafsen.

Reifsen in den Schultern. (*Ng.*)

Ein Paar Risse in der linken Achsel gegen die Brust zu. (*Ng.*)

550 Zerschlagenheits-Schmerz in der linken Schulter, in Ruhe und Bewegung. (*Ng.*)

Zerschlagenheits-Schmerz im linken Achsel- und Ellenbogen-
Gelenke (Abends).
Kleiner Blutschwär auf der linken Achsel. (*Ng.*)
Brennen auf einer kleinen Stelle des Ober-Armes und Unter-
Armes. (d. 11. T.) (*Ng.*)
In den Armen und Händen, Ziehschmerz.
555 Lähmiges Ziehen im linken Arme, aus der Achselgrube,
bis in die Handwurzel.
Lähmigkeit des rechten Armes. (d. 14. T.) (*Hb.*)
Lähmigkeit und Schwere des rechten Armes; sie hat keine
Kraft darin und mufs ihn herunter hängen lassen; dabei
die Hand geschwollen und kalt, $\frac{1}{2}$ Stunde lang. (n. 2 St.)
Der rechte Arm schien zentnerschwer und
kraftlos zu seyn.
Der rechte Arm wird manche Tage ganz schwach und kalt,
dafs er eingeschlafen und abgestorben schien; dann erschien wieder ein Kriebeln darin.
560 In der Nacht (3, 4 Uhr) steckt sie den Arm unwillkürlich aus dem Bette und erwacht über den Schmerz in
demselben, weil er kalt, steif, und im Ellenbogen-Gelenke schwer, wie Blei, ist; sie kann ihn nur mit der
andern Hand in das Bette zurückbringen, weil er zu steif
ist, und bei Bewegung und im Bette reifsend schmerzt
im Achsel-, Ellenbogen- und Hand-Gelenke.
Krampf im rechten Arme, der den Arm hinter-
wärts zog, drei Mal nach einander; darauf Hitze des
Körpers und trübweifser Urin.
Zucken und Fippern im rechten Oberarme. (d. 4. T.) (*Ng.*)
Im Ellenbogen-Gelenke, Knacken, bei Bewegung.
Dröhnender Schmerz im Ellenbogen-Gelenke, beim gerade
vor sich hin Strecken des Armes.
565 Steifheit des Ellenbogen-Gelenkes.
Bohrender Schmerz im Ellenbogen-Gelenke, in der Grube,
wo sich der Fortsatz einlenkt.
Scharfes Stechen im Ellenbogen.
Reifsen im Ellenbogen (im Knochen) bis vor in den klei-
nen Finger. (d. 4. 5. T.) (*Ng.*)
Im linken Vorderarme, in der Mitte, heftiger Schmerz,
Abends im Bette, mit Gefühl, als wollten sich die Kno-
chen dort mit Gewalt einwärts krümmen und abbrechen.
(d. 2. T.) (*Ng.*)

570 Jücken an der Inseite des rechten Vorderarmes, mit Brennen nach Kratzen und Entstehung kleiner rother Blüthchen, Flecken und Knötchen, die (nach Kratzen) nicht zu jücken aufhören, bis sie den folgenden Tag hochroth werden. (d. 4. 5. T.) (*Ng*.)

Im Hand-Gelenke, Spannen, in der Ruhe, schlimmer bei Bewegung, es ist ihm; als könne er die Hand nicht bewegen. (d. 2. T.) (*Ng*.)

Reifsen in den Handwurzeln, bis in die Finger, das aufhört, wenn sie im Bette warm wird.

Schmerzhaftes Reifsen im linken Handgelenke, wie im Marke, gegen den kleinen Finger zu. (d. 6. T.) (*Ng*.)

Oefteres Einschlafen der (rechten) Hand, auf der sie Nachts liegt. (d. 4. T.) (*Ng*.)

575 Zittern der Hände. (n. 7 T.)

Aufgetriebene Adern und Bläue der Hände, nach Waschen mit kaltem Wasser. (*Ng*.)

Die Haut der Hände wird bei einem Kinde ganz hart und springt in tiefen Rissen auf.

Abschälen der Haut der innern Handfläche. (n. 4 T.)

In den Fingern, klemmender Schmerz, beim Aussperren derselben.

580 Klamm im hinteren Gliede eines Fingers, dafs er ihn nicht ausstrecken kann, mit Stichschmerz; von früh bis Abends, beim Aufenthalt in der Kälte. (d. 2. T.) (*Ng*.)

Ziehschmerz von den Fingerspitzen bis in die Hand, wie von anhaltendem Mesmeriren. (d. 1. T.)

Reifsen in den Fingern und im Daumen-Gelenke. (*Ng*.)

Zerschlagenheits-Schmerz im linken Daumen, in der Kälte. (d. 2. T.) (*Ng*.)

Zuckendes Greifen im linken Daumen, wie im Knochen, mit Gähnen. (d. 11. T.) (*Ng*.)

585 Sichtbares Zucken und Fippern im linken Daumen. (*Ng*.)

Geschwulst des Mittel-Gelenkes des rechten Mittelfingers, mit Schmerzhaftigkeit beim Befühlen und Biegen desselben.

Auf den Hinterbacken, brennendes Jücken.

Im Hüftgelenke, arger Schmerz, beim Gehen.

Alle Morgen im Bette, arger Schmerz im Hüft-Gelenke, wie morsch entzweigeschlagen, dafs er sich im Liegen nicht wenden kann; nach dem Aufstehen und noch mehr beim Gehen mindert sich der Schmerz, und Nachmittags vergeht er ganz; 4 Wochen lang.

590 Ziehschmerz von der linken Hüfte herab.

Die Beine werden ihm zusammengezogen.

Die Flechsen in den Beinen sind ihm wie zu kurz.

Schmerz, wie vertreten, im linken Beine, beim Gehen.

Unruhe in den Beinen.

595 Es zuckt im Beine, gegen Abend.

Schwere in den Beinen, dafs er sie kaum heben kann, Abends. (d. 8. T.) (*Ng.*)

Plötzlich grofse Schwäche in den Untergliedmafsen, dafs sie Mühe hat, sich fort zu bewegen, nach dem Mittagessen. (d. 2. T.) (*Ng.*)

Grofse Mattigkeit in den Ober- und Unter-Schenkeln. (*Ng.*)

Abends, im Liegen, ruckartiges Schaben auf den Knochen des Ober- und Unter-Schenkels, so dafs sie alle Augenblicke das Bein heraufzucken mufs, und nicht liegen bleiben kann, sondern genöthigt ist, herumzugehen.

600 Im rechten Oberschenkel, arger Schmerz, als wäre das innerste Mark erschüttert, durch Liegen und Sitzen verstärkt, $\frac{1}{4}$ Stunde lang. (n. einigen St.)

Grofser Müdigkeits-Schmerz in den Oberschenkeln, als sollten sie abfallen, oder die Flechsen abreifsen; abwechselnd mit Kreuzschmerzen; sie weifs sich vor Schmerz nicht zu lassen (am 3ten Tage der Regel). (*Ng.*)

Zerschlagenheits-Schmerz der Oberschenkel.

Zerschlagenheits-Schmerz in der Mitte beider Oberschenkel, bei Ruhe und Bewegung (während des Monatlichen) (*Ng.*)

Schmerz, wie blau geschlagen, der sie am Gehen hindert, im Oberschenkel (doch nur beim Gehen und starken Betasten).

605 Schmerz, wie zerstofsen, der durch Reiben vergeht, im rechten Oberschenkel, gleich über dem Knie. (d. 11. T.) (*Ng.*)

Verrenkungs-Schmerz im linken Oberschenkel, mit Schwäche-Gefühl und Zusammenknicken der Beine beim Gehen.

Steifheit in den Oberschenkeln beim Gehen.

Schmerz, als wenn die Flechsen zu kurz wären, an einer Stelle des linken Oberschenkels, über der Kniebenge; nur beim Daraufdrücken oder Sitzen, sonst nicht. (d. 3. T.) (*Ng.*)

Ein blauer Fleck, wie eine Kinder-Hand grofs, über dem Knie, worin es ungeheuer brennt.

610 Nach Jücken, ein tief sitzender, brennender Blutschwär am Knie. (*Ng.*)

Ein Knoten über dem rechten Knie, tief in der Haut, nur beim Drucke schmerzhaft. (*Ng.*)

Kleiner, nur beim Befühlen schmerzhafter Blutschwär in der linken Schenkelbeuge. (*Ng.*)

In den Knieen und Knie-Gelenken, Reifsen. (*Ng.*)

Bohrender Schmerz in und auf der Kniescheibe.

615 Bohren und Ziehen im Knie, und davon Unruhe in den Beinen, dafs sie dieselben stets bewegen mufs, wovon aber die Unruhe nicht besser wird.

Zucken in beiden Kniescheiben, Abends, einige Mal nach einander. (d. 5. T.) (*Ng.*)

Zucken in beiden Knieen und Unterschenkeln.

Bei Bewegung des Kniees, Knarren.

Beim Niedersetzen und beim Wenden des Beines, Schmerz im Kniee, wie verstaucht.

620 Brennende Röthe, wie Scharlach, in der rechten Kniebeuge und am Schenkel hinunter; Auflegen der kalten Hand erhöht den Schmerz. (d. 20. 21. T.) (*Ng.*)

In den Unterschenkeln, lähmiger Schmerz, als wenn sie einschlafen wollten, im Gehen erleichtert. (d. 7. T.) (*Ng.*)

Oefteres Einschlafen der Unterschenkel, im Sitzen und Stehen, und Nachts, wenn er darauf liegt. (*Ng.*)

Reifsen unter dem Kniee und am linken Schienbeine. (d. 11. T.) (*Ng.*)

Klamm in den Unterschenkeln, öfters, vorzüglich in den Schienbein- und Unterfufs-Muskeln.

625 Im Liegen, Klamm im Unterschenkel, der aber beim Aufstehen unerträglich ward, und zum wieder Niederlegen nöthigte.

In der Wade, arger Klamm, beim Gehen im Freien, dafs er plötzlich still stehen mufs.

Strammen in der Wade (von Verkältung?).

Heftige Stiche tief in den Waden. (d. 14. T.) (*Hb.*)

(Ueber der rechten Ferse, Stechen.)

630 In der Ferse, früh beim Erwachen, empfindlicher Schmerz, als wenn der Knochen durchschworen wäre.

Kriebeln in der linken Ferse, und wie geschwürig beim Darauffühlen. (n. 5 T.) (*Ng.*)

Zuckendes Reifsen in der rechten Ferse. (d. 37. T.) (*Ng.*)

Ammonium carbonicum. 123

In den Fufs-Gelenken und Fufs-Knöcheln, Reifsen, das bis in die Zehen zieht und aufhört, wenn sie im Bette warm wird.
Ziehender Schmerz am äufsern Fufsknöchel. (d. 4. T.) (*Ng.*)
635 Kalte Füfse.
Abends, Frost an den Füfsen, vorzüglich beim zu Bette gehen.
Schnelle Fufs-Geschwulst, bis an die Waden.
Grofse Mattigkeit in den Füfsen, wie ermüdet. (d. 2. T.) (*Ng.*)
Zittern in beiden Füfsen. (n. 9 St.)
640 Kriebeln am linken Fufsrücken, wie von Eingeschlafenheit. (d. 11. T.) (*Ng.*)
Heftiges, fast nicht auszuhaltendes Kriebeln und Jücken in der Fufssohle, dafs sie die Haut abkratzen möchte; nach Kratzen brennt die Stelle; Abends (nach dem Niederlegen). (*Ng.*)
Reifsen in beiden Fufssohlen. (d. 11. T.) (*Ng.*)
Scharfe Stiche am rechten Fufsballen.
An der grofsen Zehe, stechendes Reifsen und Zucken. (*Ng.*)
645 Oefteres schmerzhaftes Zucken am Ballen der grofsen Zehe (den sie als Kind erfroren hatte).
Mehre Tage, besonders Abends, beim Schlafengehen, anfallsweise arges Stechen und Ziehen in den Ballen beider grofser Zehen, als wären sie erfroren gewesen.
Jückendes Kriebeln im rechten grofsen Zeh-Ballen, wie von einer Frostbeule. (*Ng.*)
Die linke grofse Zehe ist heifs anzufühlen, und schmerzt brennend, als hätte er sich verbrannt, besonders beim Drucke der Stiefeln und bei feuchter Witterung; beim Ausziehen des Stiefels, so wie beim Aufstützen des Fufses und im Gehen läfst der Schmerz nach. (d. 14. bis 36. T.)
Die grofse Zehe wird roth, dick und schmerzhaft, besonders Abends im Bette, und der ganze Fufs schwillt.
650 Beim Gehen schmerzt der Ballen der grofsen Zehe, wie unterköthig.
Auf der Haut des ganzen Körpers, viel Jücken.
Jücken am ganzen Körper, früh, 3 Stunden lang.
Jücken hier und da, auf vielen Stellen des Körpers, meist nach Kratzen vergehend, oder brennend schmerzend. (*Ng.*)

Heftiges Jücken am ganzen Körper hie und da, und nach Kratzen brennende Bläschen und Blüthen oder harte Knötchen. (*Ng.*)

655 Brennende Blüthen, wie Hirsekörner, am Nacken und an den Vorderarmen. (*Ng.*)

Jeden Abend um 7 Uhr auffallende Unruhe, die das Kind aus dem Schlafe weckt, es wirft sich unruhig herum und schreit, bis es gegen 10 Uhr in guten Schlaf geräth die ganze Nacht; während der Unruhe, der Kopf wie aufgedunsen und glühend, am andern Morgen fleckiges Gesicht, als wollte Scharlach ausbrechen. (*Gr.*)

Der ganze Oberleib ist roth, wie mit Scharlach überzogen.

Friesel-Ausschlag an der rechten Halsseite und dem linken Unterarme.

Um den Ellenbogen, kleine, und am Halse, grofse rothe Knollen, schneidenden Schmerzes, wovon nur wenige eitern.

660 Die Warzen entzünden sich.

Eine ruhige Flechte wird roth, unter Jücken und Brennen, und verschwindet nach einigen Tagen.

Die Feuchtigkeit im Geschwüre wird stinkend.

Ungewöhnliche Empfindlichkeit der Haut gegen Kälte.

Frösteln beim Ausziehn der Kleider.

665 Von Verkältung bekömmt sie Schnupfen und Heiserkeit.

Sie kann die Abendluft nicht vertragen; die Füfse werden ihr schwer, die Luft ist ihr zuwider, und es thut ihr Alles am Körper weh.

Durch Gehen im Freien wird er sehr angegriffen.

Sehr angegriffen von Gehen in freier Luft. (*Ng.*)

Gegen freie Luft, äufserste Empfindlichkeit. (*Gr.*)

670 Beim Gehen im Freien geräth er leicht in Hitze. (*Stf.*)

Nach Gehen im Freien, heftiger Kopfschmerz, welcher den Abend über anhält.

Im Freien scheinen mehre Beschwerden zu erscheinen oder schlimmer zu werden. (*Ng.*)

In den Gelenken, Knacken, beim Gehen.

Im ganzen Körper, besonders in den Oberschenkeln, Reifsen.

675 Heftiger, rheumatisch ziehender Schmerz durch alle Glieder, Hände, Füfse, Nacken, Kopf u. s. w. (*Stf.*)

Stechendes Ziehen, bald im rechten Arme, bald in den Schenkeln.

Ammonium carbonicum. 125

Feines Sticheln im Kopfe, iu den Fingerspitzen und Zehen.
Schmerz im Hinterkopfe, in der Brust und von beiden Schulterblättern herab an den Ribben.
Gefühl von Taubheit in der (rechten) Seite, auf der sie im Bette liegt, das beim Umwenden vergeht. (d. 2. T.) (*Ng.*)
680 Einschlafen der Hände und Füfse im Sitzen, das durch Bewegung vergeht. (*Ng.*)
Kalte Hände und Füfse, auch bei guter Einhüllung und im warmen Zimmer.
Vormittags und Nachts thun ihr alle Glieder weh, mit nagendem Schmerze im Kreuze, mehr in der Ruhe, als bei Bewegung. (d. 41. T.) (*Ng.*)
Die rechte Seite des Körpers scheint mehr ergriffen zu werden, als die linke. (*Ng.*)
Sichtliche Abmagerung des ganzen Körpers. (*Ng.*)
685 Anfall: gegen Mittag ward es ihr schwarz vor den Augen, die Buchstaben schienen sich zu bewegen, der Athem war gehemmt, bei schon vorheriger Mattigkeit; bei schnellem Aufstehen vom Sitze war er am ganzen Körper wie starr, bei auswärts gestreckten Armen und Beinen, während die Finger einwärts zusammengezogen waren; er mufste sie mit Gewalt ausstrecken, was sie wieder beweglich machte. (d. 4. T.)
Gegen Abend ward sie jähling unwohl, dafs sie glaubte, ohnmächtig zu werden; durch Auf- und Niedergehen in freier Luft ward es ihr besser, doch stach es ihr noch zuweilen in der rechten Seite. (n. 10 T.)
Von vielem Sprechen und sprechen Hören wird sie sehr angegriffen; Hände und Füfse werden ihr dabei kalt.
Den ganzen Tag, Duften, wie von Erschöpfung.
Den ganzen Tag, müde und angegriffen, ohne weder traurig noch heiter zu seyn. (n. 24 St.)
690 Aeufserst müde.
Sie kann früh, wenn sie aus dem Bette kommt, oft nicht stehen vor Müdigkeit. (n. 48 St.)
Unbeschreiblich grofse Mattigkeit, sie kann oft nicht sitzen, und mufs liegen, so kraftlos ist sie, oft Stunden lang. (n. 24 St)
Sie liegt wie ermattet und betäubt, mehre Stunden lang.
Beim Gehen im Freien, Mattigkeit und Unmuth; er zitterte gleichsam vor Schwäche.

695 Beim Gehen zittert sie am ganzen Körper.
Beim Aufstehen schwankt sie.
Grofse Mattigkeit in den Gliedern und völlige Unlust zur Arbeit.
Vormittags und früh, grofse Mattigkeit und Abgeschlagenheit des Körpers, als wenn er zuviel gearbeitet hätte, durch Gehen im Freien gebessert. (*Ng.*)
Zerschlagenheit des ganzen Körpers, Abspannung und Weinerlichkeit, gleich früh nach dem Aufstehen.
700 Zerschlagenheit der Glieder, auch Abends.
In den Abendstunden besonders, grofse Abgeschlagenheit und Schwäche in den Gliedern, vorzüglich in den Knieen und Unterschenkeln, so dafs er sich legen mufs. (d. 1. u. 2. T.) (*Hb.*)
Zum Schlaf einladende, grofse Ermüdung, Vormittags, 1 Stunde lang.
Oefteres Dehnen und Strecken des Körpers, früh, als hätte er nicht ausgeschlafen. (d. 2. T.)
Neigung, die Arme und Füfse auszustrecken.
705 Viel Gähnen, mit Wasser-Zusammenlaufen, Müdigkeit, Unbehaglichkeit oder Frostigkeit. (*Ng.*)
Abends, arges, krampfhaftes Gähnen.
Tagesschläfrigkeit; er mufs sich Nachmittags hinsetzen zu schlafen, sonst thun ihm die Augen weh.
Tages-Schläfrigkeit; er mufs sich Vor- und Nachmittags niederlegen.
Wenn sie unbeschäftigt ist, z. B. bei Tische, wird sie sehr schläfrig; wenn sie aber etwas arbeitet, geht die Schläfrigkeit vorüber.
710 Schläfrig am Tage, mit Gähnen. (d. 1. 4. T.) (*Ng.*)
Nach dem Abend-Essen, unüberwindliche Schläfrigkeit, und er kann doch, nach dem Niederlegen, die Nacht nicht gut schlafen.
Er wird Abends bald schläfrig, schläft aber darauf unruhig; mehre Wochen hindurch. (*Ng.*)
Spätes Einschlafen. (d. 1. Nacht.)
Kann Abends ohne bestimmte Ursache lange nicht einschlafen, schläft dann aber gut. (d. 2. T.) (*Ng.*)
715 (Alp-Drücken beim Einschlafen.)
Je zeitiger sie schlafen geht, desto besser schläft sie; je später sie zu Bette geht, desto weniger kann sie schlafen.

Ammonium carbonicum.

Er kann Nachts im Bette oft unter 2, 3, 4 Stunden nicht einschlafen, vor Unruhe, trockner Hitze und bisweilen Brennen im Magen.

Vor Jücken und Stechen in der Haut kann er Nachts nicht einschlafen.

Erst gegen 4 Uhr früh fällt er in einen dumpfen Schlaf, worin er schwitzt, bis 7 Uhr.

720 Sehr leiser Schlaf, Nachts; sie erwacht von jedem kleinen Geräusche. (*Ng.*)

Unruhiger, unerquicklicher Schlaf, alle Nächte; er wirft sich herum.

Sein Schlaf ist unruhig und unterbrochen; er schläft wenig und wacht oft auf.

Unruhiger Schlaf, mit öfterem Erwachen, mehre Nächte, besonders während des Monatlichen. (*Ng.*)

Oefteres Erwachen, Nachts, mit Frostigkeit. (d. 1. T.) (*Ng.*)

725 Sie erwacht Nachts alle halbe Stunden und ist dann früh so müde.

Er erwacht Nachts zwischen 1, 2 Uhr und kann dann unter zwei Stunden nicht wieder einschlafen. (d. 2. T.)

Nach Mitternacht erwacht sie mit Magenweh und kann dann bis 4 Uhr nicht wieder einschlafen.

Oefteres Erwachen mit Aechzen und Stöhnen, mehre Wochen hindurch. (*Ng.*)

Schreckhaftes Erwachen, mehrmals, nach Mitternacht, worauf er lange nicht wieder einschlafen kann; viele Nächte. (*Ng.*)

730 Oefteres heftiges Aufschrecken aus dem Schlafe, Nachts, mit grofser Furchtsamkeit nachher. (*Ng.*)

Sehr traumvoller Schlaf. (n. 2 T.)

Er träumt wachend, die Nacht.

Lebhafte Träume, bei Einem, der nie träumte.

Schlaf voll bunter Träume.

735 Sie träumt ganze Geschichten.

Romantische Träume.

Geile Träume, drei Nächte nach einander, von ausgeübtem Beischlafe, und nach dem Erwachen Gefühl, wie von erfolgtem Samen-Ergusse, was doch nicht war.

Verwirrte Träume

Aengstliche Träume.

740 Alle Nächte Träume, deren Ausgang ängstlich war, worüber er früh um 3 Uhr erwachte.

Aengstliche Träume von Gefahr und Noth. (*Ng.*)

Aengstliche Träume von Gespenstern; er schrie im Schlafe.

Träume von Tod und Sterben.

Träume von Sterben und Leichen. (*Ng.*)

745 Ekelhafte Träume, von Läusen. (n. 18 T.) (*Ng.*)

Träume von Zänkereien. (d. 3. u. 7. T.) (*Ng.*)

Sie spricht im Schlafe aus, was sie wachend dachte.

Abends im Bette, Angst, sie kann nicht ruhig liegen.

Nachts, Anfall grofser Angst, als müsse sie sterben, mit kaltem Schweifse, hörbarem Herzklopfen und unwillkürlichem Thränenflusse; sie konnte die Augen nicht bewegen und war unvermögend zu sprechen, bei hörbarer Scweräthmigkeit und Zittern der Hände. (n 19 T.)

750 Schwindel, Nachts, es ging Alles mit ihr herum; sie mufste sich im Bette aufsetzen.

Blutdrang nach dem Kopfe, Nachts, und beim Erwachen, Gesichts-Hitze.

Nachts, bohrend stechender Kopfschmerz.

Vor den Augen, Funken, wenn sie Nachts erwacht.

In den Zähnen, Ziehen, Nachts und beim Erwachen.

755 Uebelkeiten, die ganze Nacht hindurch, dafs sie nicht schlafen konnte. (n. 8 St.)

Magendrücken, Nachts.

Heftige Leibschmerzen, 2 Nächte nach einander, die nicht eher nachliefsen, als nach Abgang einiger starken Blähungen.

Er wacht Nachts zum Harnen auf.

Stockschnupfen und verstopfte Nase, Abends und Nachts, beim Liegen im Bette.

760 Viel Räuspern und Rachsen salzigen Schleimes, Nachts.

Schwere und Drücken im Brustbeine, Nachts.

Grofse Schmerzen des Ueberbeins (*ganglium*) auf der Hand, worüber sie erwacht, Nachts.

Im grofsen Zeh-Ballen, Abends im Bette, durchdringender Schmerz.

Schweifs an den Beinen, Nachts.

765 Nachts um 3 Uhr ruckte es ihm den Oberkörper und die Arme, mit reifsendem Schmerze, bei voller Besinnung, wohl 10 Minuten lang, worauf er sehr matt war.

Alle Glieder thun ihr Nachts weh, mit nagendem Schmerze im Kreuze. (d. 41. T.) (*Ng.*)

Er darf sich nur langsam umdrehen im Bette, weil die Bewegung ihm Schmerz verursacht. (*Ng.*)

Ammonium carbonicum.

Er liegt leichter auf der linken Seite, als auf der rechten. (*Ng.*)
Aufserordentliche Blutwallung, Nachts; er glaubt, das Blut werde ihm die Adern und das Herz zersprengen.
770 Nachts fühlt er oft Frost im Schlafe, nach dem Erwachen ist er aber gleich wieder warm.
Frost und Kälte Nachts, dafs er sich, besonders die Füfse, nicht wieder erwärmen und nicht einschlafen kann. (*Ng.*)
Frostgefühl, öfteres, gegen Abend und bis zu Bettegehen.
Abends oft fieberhafter Frost.
Schüttelfrost vor dem Einschlafen.
775 Frost und Kälte im Freien, oder wenn er aus dem Freien in das Zimmer kommt. (*Ng.*)
Abendliche Frost-Anfälle, oft mit Sträuben der Haare, blauen Händen und blauen Nägeln, Zähnklappen und Schütteln; zuweilen mit nächtlicher Hitze darauf und Früh-Schweifs. (*Ng.*)
Abends im Bette, von 9 bis 12 Uhr, Frostschauder, mit Hitze wechselnd, und vieler Unruhe. (n. 10 T.)
Mehre Tage, immer Frost und Hitze, am meisten Schüttelfrost, und darauf allgemeine trockne Hitze; nur früh etwas Schweifs.
Abwechselnd Frost und Hitze, mit Empfindlichkeit gegen Kälte; Ekel, Durst, Drücken auf der Brust, mit Stechen in der linken Brustseite, Reifsen in der Stirn und Eingenommenheit des Kopfes, bald Röthe, bald Blässe der Wangen, Drücken im Magen mit Neigung zum Aufstofsen, bei heftigem Schnupfen und Schlaflosigkeit; mehre Tage (während des Monatlichen). (*Ng.*)
780 Fieber-Hitze, viele Abende nach einander, anderthalb Stunden lang, mit Kopfweh.
Hitze, des Nachts. (d. 19. T.) (*Ng.*)
Hitze im ganzen Körper, besonders im Bauche, Vormittags. (d. 11. T.) (*Ng.*)
Immer warm und ängstlich, Vormittags, vor dem Monatlichen. (d. 42. T.) (*Ng.*)
Fieber-Hitze im Kopfe, bei kalten Füfsen.
785 Anhaltende Nacht-Schweifse.
Er schwitzt früh alle Nächte und ist früh ganz heifs.
Früh-Schweifs.
Schweifs gegen Morgen. (d. 1. T.) (*Ng.*)
Früh-Schweifs in den Gelenken. (n. 16 T.)

Ammonium muriaticum, salzsaures Ammonium, Salmiak.

Von Salmiak in Broden, als dem reinsten, wird ein Quentchen gepülvert in anderthalb Quentchen siedendem, destillirten Wasser aufgelöst, durch weifses Druckpapier filtrirt und so im Keller ruhig zum Anschiefsen hingestellt. Von dem krystallisirten und getrockneten Salze*) wird nun ein Gran mit 3 Mal hundert Gran Milchzucker binnen 3 Stunden erst zur millionfachen Pulver-Verdünnung gerieben und dann ferner in Auflösung bis zur 30sten Kraft-Entwickelung verdünnt und potenzirt, wie von den übrigen trocknen Arzneistoffen zu Ende des ersten Theils gelehrt worden.

Dieses von der Allöopathie so oft in Menge, in Krankheiten aller Art, gemifsbrauchte Neutralsalz zeigt sich in der homöopathischen Praxis als ein vorzügliches Antipsorikum schon in der Gabe von 1, 2 feinsten Streukügelchen, mit einem hohen Potenz-Grade befeuchtet und in mehr oder weniger Wasser (je nachdem es stärker oder schwächer wirken soll) aufgelöset, gereicht, oder auch mittels Riechens an ein solches, gröfseres oder kleineres Streukügelchen.

In hohem Grade verdient diefs Salz fernere Prüfung auf seine reinen Wirkungen.

Vorzüglich hülfreich erwies sich diese Arznei, wo eins oder mehre von folgenden Zuständen mit zugegen waren:

Weinerliche, verdriefsliche, untheilnehmende Stimmung; **Fliegende Flecke und Punkte vor dem Gesichte**, am Tage und Abends bei Licht; (Schwerhörigkeit); Klingen und Sausen in den Ohren; Geschwürige Mund-Winkel; Spannschmerz im Kiefer-Gelenke, beim Kauen und Oeffnen des

---

*) Sal ammoniacum depuratum.

Ammonium muriaticum.

Mundes; Leeres Aufstofsen; Stich-Schmerz im linken Hypochonder, früh beim Erwachen im Bette, mit Athembeschwerde, die zum Aufsitzen nöthigt; In den Leisten, beim Befühlen, wie unterköthig und geschwollen; Neigung zu Leib-Verstopfung; Blut-Abgang beim Stuhle; Wundheits-Schmerz im Mastdarme herauf, beim Sitzen; Bei der Regel, Erbrechen und Durchfall; Pressender und zusammenziehender Bauch- und R ü c k e n-S c h m e r z b e i d e r R e g e l; Bei der Regel, Kreuzschmerz; Reifsen in den Füfsen bei der Regel; Beim Niesen, reifsende Stiche im Genicke, bis in die Achsel; Starker Husten; Engheit auf der Brust bei Hände-Arbeit; Steifheit im Kreuze; Stiche im rechten Schulterblatte, beim Athemholen; Reifsend stechender Verrenkungs-Schmerz in der linken Hüfte; K a l t e F ü f s e; Lähmige Schwäche in den Gliedern, mit Düseligkeit; Tagesschläfrigkeit, mit Trägheit und Arbeits-Unlust; Nachtschweifs.

Die Namens-Verkürzungen meiner Mit-Beobachter sind: *Ng.*; *Hb.* = *Dr. Hartlaub*; *Rl.* = *Dr. Rummel*.

Ammonium muriaticum.

Grofse Ernsthaftigkeit.
Bang und schwermüthig, als wenn innerer Gram oder Kummer an ihrem Herzen nagte. (*Ng.* u. *Hb.*)
Sie weifs sich nicht zu lassen vor Bangigkeit, möchte gern weinen, und weint auch zuweilen. (d. 1sten Tage.) (*Ng.* u. *Hb.*)
Während der Bangigkeit, bitterer Geschmack und brecherliches, bitteres Aufstofsen. (*Ng.* u. *Hb.*)
5 Sie sitzt übellaunig, in Gedanken vertieft, und ist schwer zum Sprechen zu bringen, Abends. (d. 15. T.) (*Ng.* u. *Hb.*)
Sehr verdriefslich, wie von innerem Verdrusse, früh, und verdutzt, wie nicht ausgeschlafen. (d. 3. T.) (*Ng.* u. *Hb.*)
Reizbar und ärgerlich, Vormittags; nach dem Mittag-Essen bessert sich die Laune. (d. 8 T.) (*Ng.* u. *Hb.*)
Sehr reizbar, ärgerlich und schreckhaft. (*Rl.*)
Beim Sprechen über einen wichtigen Gegenstand ereifert er sich über die Mafsen.
10 Unwillkürliche starke Abneigung gegen gewisse Personen.
Düster im Kopfe, wie nach einem Rausche. (d. 14. T.) (*Ng.* u. *Hb.*)
Duselig und eingenommen im Kopfe, im Zimmer, was im Freien vergeht, früh. (d. 4. T.) (*Ng.* u. *Hb.*)
Schwindel, als wenn sie auf die Seite fallen sollte; bei Bewegung ärger, in der Luft vergehend; öfters. (d. 3. T.) (*Ng.* u. *Hb.*)
Schwindelig und voll im Kopfe, dafs er ihm zu schwer dünkt. (d. 1. u. 25. T.) (*Ng.* u. *Hb.*)
15 Schweregefühl im Kopfe, fast täglich, nach dem Aufstehen. (*Ng.* u. *Hb.*)
Schwer in der Stirne, öfters des Tages (mit innerm Hitz-Gefühle und etwas Schweifs). (*Ng.* u. *Hb.*)

Kopfschmerzen, äufserst heftig, mehre Tage. (*Rl.*)
Kopfschmerz im Scheitel, als ob der Kopf entzwei wäre.
(d. 4. T.) (*Ng*. u. *Hb*)
Drücken in der Stirn, mit Hitz-Gefühl daselbst, früh, nach
einer unruhigen Nacht. (*Ng*. u. *Hb*.)
20 Herunter-Drücken in der Stirn, nach der Nasenwurzel zu,
mit Gefühl, als wenn das Gehirn zerrissen wäre, früh
nach dem Aufstehen. (d. 25. T.) (*Ng*. u. *Hb*.)
Wie eingeschraubt im Hinterhaupte, später auch von beiden
Kopf-Seiten, bei grofser Uebellaunigkeit. (d. 17. T.)
(*Ng*. u. *Hb*.)
Klemmender Schmerz im Hinterhaupte auf einer kleinen Stelle.
(d. 11. T.) (*Ng*. u. *Hb*.)
Schmerzhaftes Zucken in die linke Schläfe hinauf. (d. 3. T.)
(*Ng*. u. *Hb*.)
Reifsen im Kopfe, am meisten in der rechten Schläfe,
von wo es auch bis in die Gesichtsseite hinunter geht;
(auch während des Monatlichen, und in der Stirn und
rechten Kopfseite im Sitzen). (d. 6. 7. 15. 17. T.) (*Ng*. u. *Hb*.)
25 Stechen in der linken Schläfe, Stirn- und Kopf-Seite, wie
auch beim Bücken, im Scheitel, mit Gefühl daselbst, als
wäre der Kopf geborsten. (d. 2. bis 5. T.) (*Ng*. u. *Hb*.)
Stechen und Drücken im Kopfe, besonders in der linken
Seite, im Zimmer. (d. 2. T.) (*Ng*. u. *Hb*.)
Bohren vorn in der Stirn, früh nach dem Aufstehen, und
fast den ganzen Tag hindurch. (d. 5. T.) (*Ng*. u. *Hb*.)
Glühende Hitze auf der rechten Kopfseite, jeden Abend.
Oefters überlaufende Hitze im Kopfe. (d. 25. T.) (*Ng*. u. *Hb*.)
30 Gefühl von Hitze und Vollheit im Kopfe, früh nach dem
Aufstehen. (*Hb*. u. *Ng*.)
Brenn-Schmerz und zuweilen Stechen in der linken Schläfe,
für sich, wie auch beim Kauen und Niesen; bei äufserer
Berührung wird nichts vermehrt.
Jücken am Haarkopfe, das zu stetem Kratzen reizt. (d. 3.
T.) (*Hb*. u. *Ng*.)
Jückende Blüthen an der rechten Seite des Hinterhauptes,
Abends, die Nachts vergehen. (n. 19 T.) (*Hb*. u. *Ng*.)
In den Augen, Schmerzen.
35 Ueber dem rechten Augenböhl-Rande, Hämmern oder Stofsen,
wie von einem grofsen Körper. (d. 15. T.) (*Ng*. u. *Hb*.)
Reifsen im rechten obern Augen-Rande, durch Daraufdrücken

Anfangs verschlimmert, dann gebessert. (d. 15. T.) (*Ng.* u. *Hb.*)

Reifsen am äufsern Augenwinkel.

Reifsen in den Augäpfeln.

Brennen der Augen, besonders in den Winkeln, auch früh nach dem Aufstehen, dafs sie nicht in's Licht sehen kann, was dann nach Waschen vergeht. (d. 3. u. 4. T.) (*Ng.* u. *Hb.*)

40 Mehre Abende brennen die Augen, blofs in der Abenddämmerung; sobald Licht in das Zimmer kommt, hört der Schmerz auf. (*Hb.* u. *Ng.*)

Abends, Brennen der Augen und Zufallen, wie von Schläfrigkeit, was verging, als Licht in das Zimmer kam. (d. 15. T) (*Ng.* u. *Hb.*)

Nachts brennen die Augen und thränen sehr.

Zucken und Fippern in den Augen, durch Reiben vergehend. (d. 4. u. 14. T.) (*Ng.* u. *Hb.*)

Fippern in den untern Augenlidern, besonders im linken, die ganze Versuchs-Zeit hindurch. (*Hb.* u. *Ng.*)

45 Thränen der Augen, früh nach dem Aufstehen. (d. 3. T.) (*Ng.* u. *Hb.*)

Zugeklebte Augen, früh beim Erwachen, mit Brennen in den Winkeln nach dem Waschen. (d. 2. T.) (*Ng.* u. *Hb.*)

Röthe des Augenweifses und Jücken der Augen.

Ein Bläschen im Weifsen des Auges.

Nebel vor den Augen, der sie im Freien, selbst beim hellsten Sonnenscheine, weder in der Nähe, noch in der Ferne deutlich sehen läfst; dagegen sieht sie besser im Zimmer. (*Ng.* u. *Hb.*)

50 Früh, mehre Morgen, Trübheit der Augen, wie nebelicht, nach Waschen vergehend. (*Hb.* u. *Ng.*)

Gefühl im linken Auge, als wenn ein Körper aufstiege, der sie am Sehen hinderte, Vormittags. (d. 14. u. 15. T.) (*Ng.* u. *Hb.*)

Gelbe Flecken vor den Augen, beim Nähen, und wenn sie aus dem Fenster hinunter in den Garten sieht. (d. 2. T.) (*Ng.* u. *Hb.*)

Ohren-Stechen, hinaus und hereinwärts, auch mit Bohren oder mit Brennen, meist beim Gehen im Freien. (*Ng.* u. *Hb.*)

Graben und Reifsen im rechten Ohre, auch Nachts, beim

Liegen darauf, ein Wühlen und Umrollen, als wenn da etwas heraus wollte. (*Ng.* u. *Hb.*)
55 Zucken (mit Bohren) in den Ohren, auch hinter dem linken, in der Gegend einer nässenden Flechte. (*Hb.* u. *Ng.*)
Kitzel im rechten Ohre. (*Hb.* u. *Ng.*)
Jücken in beiden Ohren, das durch Kratzen nicht vergeht, mit Auslaufen flüssigen Ohrschmalzes mehre Tage lang. (n. 5 T.) (*Hb.* u. *Ng.*)
Schmerzhafte Blüthe am Gegenbocke des rechten Ohres.
Jückendes Blüthchen in der äufsern rechten Ohrmuschel, das zu stetem Kratzen reizt. (*Hb.* u. *Ng.*)
60 Brummen und Donnern im rechten Ohre, beim Sitzen, auch Nachts, mit takt- oder pulsartigen Schlägen. (d. 6. T.) (*Hb.* u. *Ng.*)
Böse Nase, im Innern und am Rande der Löcher.
Geschwürschmerz in der linken Nasenhöhle, mit Empfindlichkeit gegen äufsere Berührung, öfters wiederkehrend. (n. 3 T.) (*Hb.* u. *Ng.*)
Aeufsere Geschwulst der linken Nasenseite, mit Aussonderung blutiger Krusten aus der Nase. (d. 3. T.) (*Hb.* u. *Ng.*)
Nasenbluten aus der linken Höhle, nach vorgängigem Jücken. (d. 3. T.) (*Ng.* u. *Hb.*)
65 Gesichts-Farbe sehr blafs. (*Rl.*)
Zuckender Schmerz in der rechten obern Gesichts-Seite auf einer kleinen Stelle, durch Daraufdrücken vergehend, dann aber sogleich wiederkehrend. (d. 15. T.) (*Ng.*)
Reifsen in den Gesichts-Knochen, besonders in den Jochbeinen und im Unterkiefer, auch Abends. (*Hb.* u. *Ng.*)
Reifsendes Stechen an der rechten Seite des Kinnes.
Brennende Hitze im Gesichte, im Freien vergehend. (d. 3. T.) (*Hb.* u. *Ng.*)
70 Geschwulst des Backens, mit Anschwellung einer Drüse unter dem rechten Winkel des Unterkiefers unter pochend stechendem Schmerze.
Ausschlag im Gesichte.
Nach Jücken und Kratzen, Blüthchen vorn an der Stirn. (d. 6. T.) (*Hb.* u. *Ng.*)
Bläschen ohne Empfindung auf der linken Gesichts-Seite. (d. 11. T.) (*Hb.* u. *Ng.*)
Flechte im Gesichte, trocken und schwindenartig. (*Rl.*)
75 Die Lippen werden zusammengezogen und deuchten fettig zu seyn.

Die Lippen brennen beide, wie Feuer, und die Oberlippe
zuweilen zugleich mit Stechen. (d. 2. u. 22. T.) (*Hb.* u. *Ng.*)

Hautlose Stelle an der rechten Seite der Unterlippe, mit
brennendem Wund-Schmerze. (d. 2. T.) (*Hb.* u. *Ng.*)

Aufgesprungene Lippen.

Trockene, zusammengeschrumpfte Lippen, sie sprangen auf,
und sie mufste sie immer mit der Zunge befeuchten.

80 Blüthchen um die Oberlippe, welche jücken. (d. 2. T.)
(*Ng.* u. *Hb.*)

Blasen an der Oberlippe, welche sich entzünden und schwären. (n. 22 T.) (*Hb.* u. *Ng.*)

Zahnfleisch-Geschwulst der linken untern Reihe, mit Stechen
in die Schläfe dieser Seite hinauf. (n. 11 T.) (*Hb.* u. *Ng.*)

Zahn-Reifsen. (*Rl.*)

Reifsendes Zahnweh, meist Abends, zuweilen im Bette vergehend. (*Hb.* u. *Ng.*)

85 Reifsen in einer faulen Zahn-Wurzel, das durch Daraufdrücken mit dem Finger vergeht. (d. 15. T.) (*Hb.* u. *Ng.*)

Stechender Schmerz in den obern Vorderzähnen. (d. 5. T.)
(*Hb.* u. *Ng.*)

An der Zungenspitze, Bläschen, die wie verbrannt schmerzen.

Bläschen an der Zungenspitze, welche wie Feuer brennen.
(d. 3. T.) (*Hb.* u. *Ng.*)

Halsweh, ein Stechen im Halse, aufser und während des
Schlingens. (n. 20 T.) (*Hb.* u. *Ng.*)

90 Stechen im Schlunde beim Gähnen, öfters. (d. 1. T.) (*Hb.*
u. *Ng.*)

Geschwulst des Halses, äufserlich und innerlich, mit drückendem Schmerze beim Schlingen, und ziehend stechenden
Schmerzen in den hoch angeschwollenen Unterkiefer-
Drüsen.

In den Mandeln des Halses, die nicht geschwollen sind,
ein Pochen, wie von einer schlagenden Ader, mit Unruhe und Beängstigung. (n. 12 T.) (*Rl.*)

Starkes Pochen in den Drüsen des Halses, ohne
Entzündung und Geschwulst derselben, mit Luft-Mangel im Halse und fliegender Hitze. (n. 24 T.) (*Rl.*)

Geschwulst der Hals-Drüsen. (n. 12 T.) (*Rl.*)

95 Kratziges Halsweh.

Rauhheit im Halse, welche nach dem Essen vergeht. (*Hb.*
u. *Ng.*)

Ammonium muriaticum.

Rauhheits - Gefühl im Schlunde, mit stichlichtem Schmerze. (n. 13 T.) (*Hb.* u. *Ng.*)
Trockenheits - Gefühl im Halse. (d. 15. T.) (*Hb.* u. *Ng.*)
Schleim im Halse, meist früh, den er weder ausrachsen, noch hinunter schlucken kann. (d. ersten 8 bis 11 T.) (*Hb.* u. *Ng.*)
100 Früh, viel Schleim - Rachsen.
Geschmack im Munde pappig, früh nach dem Aufstehen. (d. 3. T.) (*Hb.* u. *Ng.*)
Unangenehmer Geschmack und Wasser - Ansammlung im Munde. (d. 1 T.) (*Hb.* u. *Ng.*)
Bitter im Munde, den ganzen Tag. (n. 7. 8. T.) (*Hb.* u. *Ng.*)
Früh, bittrer Mund-Geschmack, mit bitterm Aufstofsen, das nach Genufs von Speisen vergeht. (d. 1sten Tg.) *Hb.* u. *Ng.*)
105 Säuerlicher Geschmack im Munde.
Früh, nach dem Erwachen, saurer Geschmack im Munde. (d. 14. T.) (*Hb.* u. *Ng.*)
Aufstofsen von Luft. (bald n. d. Einnehm.) (*Hb.* u. *Ng.*)
Drückendes Aufstofsen, mit Geschmack des Genossenen. (n. 22 T.) (*Hb.* u. *Ng.*)
Bitteres Aufstofsen, zuweilen mit Geschmack des Genossenen oder mit Schlucksen. (d. 5. 11. T.) (*Ng.* u. *Hb.*)
110 Aufschwulken des Genossenen. (*Hb.* u. *Ng.*)
Nachmittags, Aufschwulken bitter sauren Wassers, dessen Geschmack so lange im Munde blieb, bis sie wieder etwas afs. (d. 17. T.) (*Hb.* u. *Ng.*)
Schlucksen, sehr häufig, zuweilen mit Stechen in der linken Brust. (*Hb.* u. *Ng.*)
Uebelkeiten. (d. 1. T.) (*Rl.*)
Uebelkeit mit Reiz zum Brechen, beim Gehen im Freien, oder gleich nach dem Mittag-Essen, wo es dann durch Aufstofsen und im Freien vergeht. (*Hb.* u. *Ng.*)
115 Uebelkeit mit Drücken im Magen, und dennoch Neigung, zu essen.
Appetit fast ganz verloren. (n. 24 T.) (*Rl.*)
Kein Hunger und kein Appetit; doch hält er, besonders Mittags, seine gewöhnlichen Mahlzeiten, und das Essen hat seinen natürlichen Geschmack. (n. 4 T.) (*Hb.* u. *Ng.*)
Abends, Appetitmangel; sie will nichts essen und gähnt oft. (d. 16. T.) (*Hb.* u. *Ng.*)
Viel Durst, besonders Abends. (d. ersten 8 Tage, u. d. 15. 19. T.) (*Hb.* u. *Ng.*)

120 Mehre Tage und Nächte durch. Durst, wobei sie sehr viel Wasser trank. (n. 24 T.) (*Hb.* u. *Ng.*)

Durstlosigkeit, gegen sonstige Gewohnheit. (d. 1.T.) (*Hb.* u. *Ng.*)

Nach jedem Essen, Mittags und Abends, wird es ihm übel, und es läuft ihm Wasser aus dem Magen zum Munde heraus (Würmerbeseigen), mit Schaudern über und über. (n. 25 T.)

Nach dem Essen, Klopfen in der Brust, zum Schlunde heran, mit Gesichts-Hitze und unruhiger Stimmung.

Nach jedem Genusse, Durchfall, mit Schmerzen im Bauche, Rücken, Kreuze und den Gliedern.

125 Im Magen, Gefühl wie von Leerheit oder von Hunger. (bald.) (*Hb.* u. *Ng*)

Nüchternheits-Gefühl im Magen, und doch wie voll, nach dem Frühstücke noch ärger. (d. 16. T.) (*Hb.* u. *Ng.*)

Vollheits-Gefühl im Magen, mit Beklemmung, ohne Athem-Verkürzung, den ganzen Nachmittag, und weder durch Ruhe, noch durch Bewegung, noch durch Aufstoßen erleichtert. (*Hb.* u. *Ng.*)

Ziehen im Magen, öfters. (*Hb.* u. *Ng.*)

Gefühl im Magen, als wenn sich Alles umdrehen wollte, mit Neigung zum Würmerbeseigen und grofser Uebelkeit, wie zum Erbrechen, durch Aufstofsen beim Gehen im Freien erleichtert. (*Hb.* u. *Ng.*)

130 Wühlen und Winden im Magen, früh, nach dem Frühstücke vergehend. (d. 2. T.) (*Ng.* u. *Hb.*)

Nagen oder Graben im Magen, als wenn Würmer darin wären. (*Hb.* u. *Ng.*)

Brennen vom Magen gegen den Schlund, wie Sood. (*Hb.* u. *Ng.*)

Brennen und Drücken im Magen, das später zu einem Stechen wird. (*Hb.* u. *Ng.*)

Brennen und Stechen in der Herzgrube, das von da in die rechte Achsel-Grube und in den Oberarm zieht. (*Hb.* u. *Ng.*)

135 In beiden Hypochondern, aussetzendes Kneipen, in Ruhe und Bewegung. (d. 2. T.) (*Hb.* u. *Ng.*)

In der rechten Ribben-Gegend, Stechen und Brennen, Nachmittags im Gehen. (d. 9. T.) (*Ng.* u. *Hb.*)

In der linken Unterribben-Gegend, von Zeit zu Zeit Stiche, beim Spinnen. (*Hb.* u. *Ng.*)

Selbst im Sitzen, Milz-Stiche.

Leibschmerzen. (*Rl.*)

140 Drücken im Unterleibe.

Drücken, wie mit der Hand, in der linken Bauch-Seite. (d. 19. T.) (*Hb.* u. *Ng.*)

Schwere im Unter-Bauche, wie von einer Last, mit Aengstlichkeit, als sollte der Unter-Bauch zerspringen, im Schlafe vergehend.

Auftreibung des Bauches, die durch Blähungs-Abgang vergeht, Abends vor dem Monatlichen. (d. 15. T.) (*Hb.* u. *Ng.*)

Spannung und Aufgetriebenheit des Bauches bis zum Magen, nach zweimaligem Abführen vergehend; Abends. (d. 1. T.) (*Hb.* u. *Ng.*)

145 Stechen in der linken Unterbauch-Seite, über der Hüfte, beim Sitzen und beim Vorbiegen im Stehen.

Schneiden und Stechen um den Nabel. (d. 15. T.) (*Hb.* u. *Ng.*)

Abends, 7 Uhr, Schneiden im ganzen Bauche, das sich nach den Schöfsen und in das Kreuz verbreitet, und nach einem ordentlichen Stuhle vergeht. (d. 19. T.) (*Hb.* u. *Ng.*)

Kneipen im Bauche, um den Nabel herum, mit nachfolgendem Durchfalle, oder im Stehen, durch Bücken verschlimmert. (*Hb.* u. *Ng.*)

Arges Bauchkneipen und schnell ein Durchfall-Stuhl. (sogleich.)

150 Kneipender und kneipend raffender Schmerz im Unter-Bauche, mit Athemversetzung.

Bei jedem Athemzuge Kneipen im Bauche, das durch Ausathmen vergeht. (d. 13. T.) (*Hb.* u. *Ng.*)

Früh, nach dem Aufstehen, umgehendes Kneipen im Bauche und in den Schöfsen, wie vor Eintritt des Monatlichen. (d 18 T.) (*Hb.* u. *Ng.*)

Ziehen in der Bauch-Seite.

Wühlendes Graben auf einer kleinen Stelle am Nabel. (d. 4. T.) (*Hb.* u. *Ng.*)

155 Brennender Schmerz im Oberbauche, an einer kleinen Stelle; auch in der rechten Weiche, im Sitzen. (*Hb.* u. *Ng.*)

In der Schoofs-Gegend der rechten Seite, unnennbarer Schmerz, der sich oft bis in die Hüfte und das Kreuz zieht. (d. 15. T.) (*Hb.* u. *Ng.*)

Auftreibungs-Gefühl in den Schöfsen, mit Schmerzhaftigkeit im linken beim Sitzen, und Spannen und Wühlen im rechten Schoofse. (*Hb.* u. *Ng.*)

Drückendes Spannen und wie Herauspressen in der linken Unterbauch-Seite, neben dem Bauchringe.

Reifsender dehnender Schmerz in der Leisten-Gegend, beim Spazieren.

160 Schneiden und Stechen in beiden Schöfsen, bis in's Kreuz, mit Drang zum Harnen, Abends, in halbstündigen Pausen. (*Hb.* u. *Ng.*)

Stiche im rechten Schoofse und hinter der Hüfte heraus, im Sitzen. (d. 4. T.) (*Hb.* u. *Ng.*)

Verrenkungs-Schmerz in der linken Leistengegend, der zum Krummgehen nöthigte. (d. 3. T.) (*Hb.* u. *Ng.*)

Geschwür-Schmerz in der rechten Leistengegend, blofs im Gehen bemerkbar. (*Hb.* u. *Ng.*)

Aeufserlich an der rechten Bauchseite ein grofser Blutschwär.

165 Umgehen, Knurren und Poltern im Bauche, zuweilen mit Kneipen, zuweilen mit vielem Blähungs-Abgange. (*Hb.* u. *Ng.*)

Früh, beim Erwachen, im Bette, Kollern und Gähren in den Bauch-Seiten, bis in die Brust.

Häufiger Abgang lautschallender oder stinkender Blähungen. (*Hb.* u. *Ng.*)

Der Stuhl setzt oft mehre Tage aus (d. 2. 3. 4. 13. 16. 17. 22. 23. T.), bei den verschiedenen Versuchs-Personen. (*Hb.* u. *Ng.*)

Zwei Tage kein Stuhl, bei stetem Leibschneiden und Gefühl, als wenn Durchfall kommen solle. (d. 22. 23. T.) (*Hb.* u. *Ng.*)

170 Oefterer, gewöhnlicher Stuhl, zuweilen mit Brennen darnach. (*Hb.* u. *Ng.*)

Fester Stuhl, die ganze Versuchs-Zeit hindurch. (*Hb.* u. *Ng.*)

Harter (bröcklicher, geringer, mit Drücken abgehender) Stuhl, dem später jedes Mal weicher folgt. (*Hb.* u. *Ng.*)

Stuhl, dessen erster Theil hart, der letzte weich war. (d. 9. 14. T.) (*Hb.* u. *Ng.*)

Mehre weiche Stühle des Tages, zuweilen mit starkem Drange und Schmerz im Unterbauche, nach jeder neuen Gabe und sonst öfter. (*Hb.* u. *Ng.*)

175 Weicher, gelber Stuhl, mit eiligem Drange dazu und nachherigem Zwang und Brennen im After. (d. 5. T.) (*Hb.* u. *Ng.*)
Durchfall, mit nachfolgenden Schmerzen im Bauche (wie wund und zerschlagen). (d. 5. 8. T.) (*Hb.* u. *Ng.*)
Halbflüssige (Schleim-) Stühle, mit Schmerzen um den Nabel. (d. 1. 2. T.) (*Hb.* u. *Ng.*)
Grüner Schleim-Durchfall, früh. (d. 3. 4. T.) (*Hb.* u. *Ng.*)
Vor dem gewöhnlichen Stuhle, Schmerz um den Nabel (selbst noch nach 12 Tagen). (*Hb.* u. *Ng.*)
180 Beim (gewöhnlichen) Stuhle, Stechen im After. (*Hb.* u. *Ng.*)
Bei und nach (weichem) Stuhle, viel Brennen im After. (*Hb.* u. *Ng.*)
Im After, jückender Wundheits-Schmerz, und neben demselben mehre Eiterbläschen.
Im Mittelfleische, Reifsen, beim Gehen.
Abends, stechend reifsender Schmerz im Mittelfleische.
185 In der Harnblase, bis in die Harnröhre, stechend kneipender Schmerz, beim Liegen.
Zum Harnen steter Drang, von früh 4 Uhr an.
Drang zum Harnen, doch gingen nur ein paar Tropfen, bis bei dem nachfolgenden Stuhle der Harn wieder ordentlich flofs. (*Hb.* u. *Ng.*)
Er kann den Urin nur ganz langsam lassen.
Wenig Harn-Abgang und seltener, als gewöhnlich. (d. ersten Tage.) (*Hb.* u. *Ng.*)
190 Vermehrter Urin-Abgang, auch bei wenigem Trinken. (d. 2. u. 9. T.) (*Hb.* u. *Ng.*)
Früh, öfterer Harn-Drang und öfteres Harnen.
Nachts mufs er öfters zum Harnen aufstehen, und läfst ungewöhnlich viel Urin. (d. 1. 17. T.) (*Hb.* u. *Ng.*)
Heifser Harn (beim Lassen), und vermehrt. (d. 1sten Tage.) (*Hb.* u. *Ng.*)
Röthlicher, heller Harn, ohne Wolken und Bodensatz, während der Regel. (*Hb.* u. *Ng.*)
195 Hochgelber Harn, mit lockerer Wolke am Grunde. (d. 6. T.) (*Hb.* u. *Ng.*)
Lehmiger Bodensatz im Urin, nach 1 Stunde. (d. 5. T.) (*Hb.* u. *Ng.*)
Im linken Samenstrange, Stechen und Schlagen. (d. 5. T.) (*Hb.* u. *Ng.*)

Oeftere Erektionen. (n. 7 T.) (*Hb.* u. *Ng.*)

In den Geburtstheilen, früh, nach dem Erwachen, Empfindung, wie nach nächtlichem Beischlafe.

200 **Monatliches (2 Tage) zu früh, mit Bauch- und Kreuz-Schmerzen, die auch Nachts fortdauern, wo auch das Blut stärker fliefst.** (n. 17 T.) (*Hb.* u. *Ng.*)

Bei der Regel, viel Blut-Abgang mit dem Stuhle.

Weifsflufs mit Anspannung des Unterleibes, ohne Blähungs-Anhäufung.

Weifsflufs, wie Eiweifs, nach vorgängigem Kneipen um den Nabel. (*Hb.* u. *Ng.*)

Braunschleimiger, unschmerzhafter Scheideflufs, nach jedem Harnen. (d. 6. u. 7. T.) (*Hb.* u. *Ng.*)

---

205 Oefteres Niesen, den Tag über. (d. 13. u. 14. T.) (*Hb.* u. *Ng.*)

Gefühl im oberen Theil der Nase, wie bei bevorstehendem Schnupfen. (*Hb.* u. *Ng.*)

Beständiges Jücken in der Nase, mit Reiz zum Schneuzen, und Gefühl, als wenn ein rauher, grofser Körper oben in der Nase stäke, mit Verstopfung derselben. (d. 2. T.) (*Hb.* u. *Ng.*)

Schnupfen, mit Ausschlag in den Nasen-Löchern (böser Nase).

Schnupfen, mit Verstopfung der Nase und Geruchs-Verlust. (d. 13. u. 14. T.) (*Hb.* u. *Ng.*)

210 Verstopfung der Nase, mit Schmerz an der rechten Nasen-Höhle, Nachts, den andern Morgen vergehend. (*Hb.* u. *Ng.*)

Stockschnupfen, bei dem doch helles Wasser aus der Nase läuft.

Schnupfen, mit Verstopfungs-Gefühl in der Nase, wobei viel Schleim, jedoch mit Anstrengung, abgeht. (n. 24 T.) (*Hb.* u. *Ng.*)

Schnupfen nur in einem Nasenloche, aus welchem viel dicke, gelbe Materie kommt; dabei Reifsen im Backenknochen und den Zähnen der linken Seite.

Es läuft helles, scharfes Wasser aus der Nase, das die Lippen anfätzt. (d. 1. T.) (*Hb.* u. *Ng.*)

215 Heisere Stimme, mit Brennen in der Gegend des Kehlkopfes, den ganzen Nachmittag. (n. 3 T.) (*Hb.* u. *Ng.*)

Es liegt ihm auf der Brust, wie trockner Katarrh.

Oefteres Räuspern, mit Auswurf kleiner Schleim-Knötchen, bei Rauhheits-Gefühl und Wundheits-Empfindung oben, hinter dem Zäpfchen. (*Hb*. u. *Ng*.)

Heftiger Husten, Abends im Bette, wobei ihr Wasser in den Mund aufschwulkt. (d. 3. u. 4. T.) (*Hb*. u. *Ng*.)

Husten, beim tief Athmen, besonders beim Liegen auf der rechten Seite.

220 Trockner Husten (von Kitzel im Halse), Abends und Nachts, und auch am Tage. (*Hb*. u. *Ng*.)

Trockner Husten, früh, mit Stechen vorn in der Brust oder in der linken Unterribben-Gegend, und Nachmittags sich lösend. (*Hb*. u. *Ng*.)

(Ein vor der Einnahme der Arznei schon da gewesener (trockner) Husten vergeht (n. 15 T.) plötzlich, ohne Auswurf.) (*Hb*. u. *Ng*.)

Nachts, in der Rückenlage, Anfall lockeren Hustens, mit Stechen in der linken Unterribben-Gegend, dafs er nicht aushusten konnte vor Schmerz; beim Umdrehen auf die Seite ward es noch ärger; den andern Tag wieder Husten-Anfall, aber ohne Stechen. (n. 21 T.) (*Hb*. u. *Ng*.)

Husten mit etwas Auswurf, früh. (d. 1sten Tage.) (*Hb*. u. *Ng*.)

225 Blut-Auswurf, nach vorgängigem Jücken im Halse, sechs Tage lang.

Athem kurz. (n. 18 T.) (*Rl*.)

Engbrüstigkeit, bei starker Bewegung der Arme und beim Bücken.

Auf der Brust ist es ihr beim Gehen im Freien so schwer, dafs sie nicht genug Athem bekommen kann, und daher öfter stehen bleiben mufs. (d. 2. T.) (*Hb*. u. *Ng*.)

Beklemmung und Drücken auf der Brust, mit Neigung zum Aufstofsen, das in freier Luft erfolgte und das Drücken erleichterte; früh, nach dem Aufstehen. (n. 19 T.) (*Hb*. u. *Ng*.)

230 Drücken auf der linken Brust, bei Bewegung im Freien, auch in die linke Brust-Seite hinein, beim Ausgehen in's Freie aus dem warmen Zimmer. (d. 3. 19. T.) (*Hb*. u *Ng*.)

Drücken und Stechen auf der Brust, als wenn ein verschluckter Brocken dort stecken geblieben wäre. (*Hb*. u. *Ng*.)

Stechen in der Brust, hier und da, zuweilen beim Einathmen, oder beim Gebücktsitzen; zuweilen auch taktweise. (*Hb.* u. *Ng.*)

Stechend kriebelnde Wundheits-Empfindung in der linken Brustseite, beim Sitzen.

Klopfen, wie Puls, auf einer kleinen Stelle in der linken Brusthöhle, nur im Stehen, nicht im Sitzen, früh. (d. 4. T.) (*Hb.* u. *Ng.*)

235 Schmerzhaftes Spannen unter der rechten Brust, öfters aussetzend, in allen Lagen (nach dem Mittag-Essen). (d. 15. u. 16. T.) (*Hb.* u. *Ng.*)

Spannen oder Zusammenschrauben, vorn, am untern Theile der Brust, ohne Bezug auf Athmen; im Stehen. (d. 1. T.) (*Hb.* u. *Ng.*)

Zerschlagenheits-Schmerz unter der rechten Brust, für sich und beim Befühlen, öfters aussetzend, und oft mit Athem-Verkürzung. (d. 12. bis 16. T.) (*Hb.* u. *Ng.*)

Brennen auf kleinen Stellen der Brust (beim Gehen im Freien). (bald u. n. 13 T.) (*Hb.* u. *Ng.*)

In der Herz-Gegend, Reifsen, das von da in den linken Vorderarm ging. (d 15 T.) (*Hb.* u. *Ng.*)

240 Im linken Schlüsselbeine, Reifsen, auf einer kleinen Stelle, mit Zerschlagenheits-Schmerz beim Daraufdrücken. (d. 2. T.) (*Hb.* u. *Ng.*)

Aeufserlich, an mehren Stellen der linken Brust, wie Flohbisse, welche beim Kratzen sogleich vergehen, Abends. (d. 11. T.) (*Hb.* u. *Ng.*)

Rothe Flecke auf der linken Brustseite, welche brennend jückten und vom Drucke des Fingers erblichen. (d. 10. T.) (*Hb.* u. *Ng.*)

Kreuz-Schmerz, bei Blähungs-Versetzung.

Nach Gähnen, Gefühl im Kreuze, als wenn etwas Elastisches dort herausdrückte, wie Luft. (d. 6. T.) (*Hb.* u. *Ng.*)

245 Kreuz-Schmerz im Gehen, dafs sie nicht gerade gehen konnte. (*Hb.* u. *Ng.*)

Beim Geraderichten, nach Bücken, Schmerz im Kreuze.

Schmerzhafte Steifigkeit im Kreuze, selbst im Sitzen, am meisten jedoch beim gerade Aufrichten.

Nächtliche Kreuz-Schmerzen, welche sie stets aus dem Schlafe aufwecken. (n. 16 T.) (*Hb.* u. *Ng.*)

Kreuz-Schmerz, wie zerschlagen oder zertrümmert, bei Ruhe und Bewegung, auch Nachts

Ammonium muriaticum.

im Bette, daſs sie weder auf dem Rücken, noch auf der Seite liegen konnte. (*Hb.* u. *Ng.*)
250 Zerschlagenheits-Schmerz der Sitzbeine, beim ruhigen Sitzen, besonders im Schlummer.
Im Rücken Schmerz, wie zerstoſsen, daſs sie nicht darauf liegen konnte, Nachts. (n. 3 T.) (*Hb.* u. *Ng.*)
Zerschlagenheits- und Verrenkungs-Schmerz zwischen den Schulterblättern, oder, als würden die Rücken-Muskeln aus einander gedehnt.
Spannen im Rücken, und wie eingeschraubt, im Sitzen; durch Bewegung vergehend. (d. 15. T.) (*Hb.* u. *Ng.*)
Ziehendes Einwärtsdrücken in den mittlern Lendenwirbeln, was zum Vorwärtsstrecken des Unterbauches nöthigt.
255 Stiche im linken Schulterblatte, vorzüglich beim Herabsenken der Achsel und Linkswenden des Rumpfes.
Stechen im linken Schulterblatte (in der Ruhe). (d. 4. u. 9. T.) (*Hb.* u. *Ng.*)
Kneipen im Fleische des rechten Schulterblattes. (d. 15. T.) (*Hb* u. *Ng.*)
Eiskälte im Rücken und zwischen den Schultern, an der Stelle eines früheren Schmerzes, bloſs innerlich, und weder durch Federn noch durch Wolle zu erwärmen; nach einem halben Tage verwandelt es sich in Jücken (n. 12 T.) (*Rl.*)
Jücken im Nacken, Abends, beim Auskleiden, das nach dem Niederlegen vergeht. (d. 18. T.) (*Hb.* u. *Ng.*)
260 Kleiner, entzündeter, sehr empfindlicher Knoten auf dem rechten Schulterblatte, der nicht in Eiterung übergeht. (d. 3. T.) (*Hb.* u. *Ng.*)
Blutschwär auf der linken Schulter, spannenden Schmerzes. (n. 3 T.) (*Hb.* u. *Ng.*)
Im Nacken, Ziehen, wie in den Flechsen. (d. 3. T.) (*Hb.* u. *Ng.*)
Spannen und Steifheit im Nacken, daſs sie sich nicht bewegen konnte, Abends; nach dem Niederlegen vergehend. (d. 18. T.) (*Hb.* u. *Ng.*)
Steifer Hals, mit Schmerz, beim Umdrehen, vom Nacken bis zwischen die Schultern; 6 Tage lang. (n. 6 T.) (*Rl.*)
265 Reiſsen, bald in der rechten, bald in der linken, bald in beiden Hals-Seiten, mit Reiſsen in den Wangen wechselnd. (d. 1., 4. u. 17. T.) (*Hb.* u. *Ng.*)

Reifsendes Stechen am Halse und im linken Schlüsselbeine,
  bei Bewegung des Kopfes.
Reifsen im linken Schlüsselbeine, auf einer kleinen Stelle,
  mit Zerschlagenheits - Schmerz beim Daraufdrücken.
  (d. 2. T.) (*Hb.* u. *Ng.*)
In der Achselgrube, unter dem Arme eine geschwollene Drüse, gleich einem harten, rothen
  Schwäre, der sich aber immer wieder zertheilte, wie
  eine grofse Blüthe. (n. 18 T.) (*Rl.*)
Blasen, wie Erbsen grofs, auf der rechten Achsel spannend
  und brennend und nach 3 Tagen einen Schorf bildend.
  (n. 2 T.) (*Hb.* u. *Ng.*)
270 In den Achsel-Gelenken, erst im rechten, dann im linken, rheumatischer Schmerz, bei Bewegung
Ziehen im rechten Achsel-Gelenke, wie nach Erkältung, in
  der Ruhe. (*Hb.* u. *Ng.*)
Klopfen auf der rechten Achsel, und in der linken Achsel-
  grube, früh, und öfters am Tage. (d. 12. u 19. T.)
  (*Hb.* u. *Ng.*)
Brennen und Drücken in der rechten Achsel. (d. 2. T.)
  (*Hb.* u. *Ng.*)
Der rechte Arm ist ihr sehr schwer, und wie
  starr, besonders am Oberarme wie gelähmt, Abends,
  beim Spinnen und früh. (d. 16. 17. u. 18. T.) (*Hb.* u.
  Ng.)
275 Reifsen im linken Arme (und Fufse). (d. 1. T.) (*Rl.*)
Reifsen im linken Arme, wie in den Flechsen, bis in die
  Finger, bei starker Bewegung vergehend. (d. 9. T.)
  (*Hb.* u. *Ng.*)
Im linken Ober-Arme, zusammendrückender Schmerz, beim
  Anfstützen des Armes, bei Bewegung desselben verge-
  hend. (d. 22. T.) (*Hb.* u. *Ng.*)
Reifsen im Oberarme, wie im Marke der Knochen, bis an
  das Hand-Gelenk. (d. 13 T.) (*Hb.* n. *Ng.*)
Reifsen am Oberarme, mit Empfindlichkeit des Armes beim
  Drucke. (d. 19. T.) (*Hb.* u. *Ng.*)
280 Im Unter-Arme, vom rechten Ellenbogen bis zum kleinen
  Finger, Ziehen, das sich zum Reifsen erhöht, und durch
  Bewegung vergeht. (d. 2. T.) (*Hb.* u. *Ng.*)
Drücken im linken Unter-Arme, beim Liegen im Bette, das
  bei Bewegung vergeht, aber beim Aufstützen des Armes

Ammonium muriaticum.

auf den Tisch, während des Schreibens sich wieder erneuert. (d. 11. u. 12 T.) (*Hb.* u. *Ng.*)
Jückendes Brennen im linken Unter-Arme, unter der Ellenbogenbeuge. (d. 13. T.) (*Hb.* u. *Ng.*)
Jücken an der Inseite des Unter-Armes, früh, und Ausschlagsblüthen in der Ellenbogenbeuge.
Nach Kratzen an der innern jückenden Seite des linken
Unter-Armes, entstehen daselbst kleine Blüthen, die
bald wieder verschwinden. (d. 14. u. 15. T.) (*Hb.* u. *Ng.*)
285 Blüthen-Ausschlag am rechten Unterarme, der durch heftiges Jücken zu stetem Kratzen reizt. (*Hb.* u. *Ng.*)
Schwere und Eingeschlafenheits-Gefühl im rechten Vorder-
Arm. (d. 3. T.) (*Hb.* u. *Ng.*)
Im Hand-Gelenke des linken Armes, Reifsen und Zucken
in den Flechsen der innern Seite, als wollte es dieselben
herausreifsen, auch, mit Geschwulst im linken Handrücken.
(d. 1. u. n. 25 T.) (*Hb.* u. *Ng.*)
An der Hand-Wurzel, kleine Bläschen, die erst heftig jük-
ken und nach Kratzen brennen. (n. 20 T.) (*Hb.* u. *Ng.*)
Grofse Blasen und Knoten, die (mit einem harten Grunde)
tief in der Haut sitzen, erst heftig jücken, nach Kratzen
brennen, sich entzünden und einen (rothbraunen) Schorf
bilden, der lange entzündet bleibt, (mit Geschwulst der
Stelle) um das rechte Handgelenk. (n. 12 u. 19 T.) (*Hb.*
u. *Ng.*)
290 Durch die Hand ein heftiger Stich, während des Gehens
im Freien. (d. 22. T.) (*Hb.* u. *Ng.*)
Stechen und Klopfen in der linken Hand, bei Bewegung
ärger. (*Hb.* u. *Ng.*)
Klopfen im rechten Handteller, durch Bewegung der Hand
vergehend (d. 12. T.) (*Hb.* u. *Ng.*)
Lähmigkeits-Gefühl an der rechten Hand, und am rechten
Mittelfinger; im Sitzen und Stricken. (d. 15. T.) (*Hb.*
u. *Ng.*)
Verstauchungs-Schmerz an beiden Handrücken, beim Zugreifen, nicht bei anderer Bewegung; beim Ausbreiten
der Hand ist der Schmerz gelindert, und beim Drücken
des Daumen-Gelenkes vergeht er, unter Knacken. (*Hb.*
u. *Ng.*)
295 Jückende Blüthen auf beiden Handrücken, Abends und
Nachts, mit abschälender Haut dieser Stelle am folgenden Morgen. (n. 20 T.) (*Hb.* u. *Ng.*)

Abschälen der Haut zwischen Daumen und Zeigefinger beider Hände. (n. 14 T.) (*Hb.* u. *Ng.*)

In den Fingern (Daumen) und deren Gelenken, (zuckendes) Reifsen, zuweilen durch Drücken oder Reiben erhöht, meist Abends. (*Hb.* u. *Ng.*)

Heftiges Reifsen im Zeigefinger, als sie denselben nach Festhalten einer Sache ausstreckte, mit Steifheit, nach Einbiegen desselben, dafs sie ihn nicht wieder ausstrecken konnte (beim Monatlichen). (d. 17. T.) (*Hb.* u. *Ng.*)

Reifsen im Mittelgliede des Daumens.

300 Klamm-Schmerz im rechten Mittelfinger, wie in den Flechsen, beim Einbiegen der Finger. (d. 11. T.) (*Hb.* u. *Ng.*)

Stechen in den Finger- (Daumen-) Spitzen und in den Gelenken derselben, zuweilen mit Schlagen sich in die ganze Hand verbreitend und bei Bewegung derselben vergehend. (*Hb.* u. *Ng.*)

Stechen und schmerzhaftes Klopfen unter dem Nagel des linken Daumens. (d. 5. 8. T.) (*Hb.* u. *Ng.*)

Oefteres Kriebeln in den Spitzen der Finger (und Daumen), wie von Eingeschlafenheit. (*Hb.* u. *Ng.*)

Heftiges, langdauerndes Jücken in der Spitze des Zeigefingers, das durch Kratzen nicht zu tilgen ist, früh. (d. 12. T.) (*Hb.* u. *Ng.*)

305 In der Hüfte der linken Seite, Schmerz, als wären die Flechsen zu kurz, so dafs sie im Gehen hinken mufs; im Sitzen dann nagender Schmerz im Knochen. (*Hb.* u. *Ng.*)

Reifsen von der linken Hüfte im Schenkel hinunter, im Sitzen; Anfangs durch Aufstehen gebessert und im Niedersetzen wiederkommend, später aber auch durch Bewegung nicht mehr gebessert. (d. 16. T.) (*Hb.* u. *Ng.*)

In den Beinen, Mattigkeit und Schwäche den ganzen Tag. (d. 1sten Tage.) (*Hb.* u. *Ng.*)

Zittern des linken Beines, mit Empfindlichkeit beim Befühlen. (d. 10. T.) (*Hb.* u. *Ng.*)

Am Oberschenkel, vorn, reifsender Schmerz im Sitzen.

310 Schmerzhafte Risse an der äufsern Fläche des rechten Oberschenkels, Abends im Sitzen. (d. 15. T.) (*Hb.* u. *Ng.*)

In den Knie-Gelenken, äufserst schmerzhaftes Stechen, Abends im Sitzen. (d. 3. T.) (*Hb.* u. *Ng.*)

Stechen und Reifsen im linken Knie, nur im Gehen. (d. 11. T.) (*Hb.* u. *Ng.*)

Bei einem Kinde, wo nach gehobener Knie-Geschwulst Steifheit des Knie-Gelenkes (und Krümmung des Fufses nach der Beugefläche) zurückgeblieben war, stellte sich die Beweglichkeit sehr bald wieder her. (*Rl.*)

Die Flechsen in beiden Kniekehlen schmerzen beim Gehen zuweilen mit Zucken), wie zu kurz, in der Ruhe nicht. (*Hb.* u. *Ng.*)

315 Früh, beim Aufstehen aus dem Bette, waren die Schenkel in der Kniekehle zusammengezogen, als wenn sie ausgetrocknet oder zu kurz wären, so dafs sie nicht die Treppe herunter gehen konnte; nach längerer und stärkerer Bewegung verging es. (d. 15. T.) (*Hb.* u. *Ng.*)

In den Unterschenkeln, ziehendes Spannen, im Sitzen und Liegen, was zum Krummgehen nöthigt, wovon es vergeht.

Spannen und Ziehen in den Flechsen der Unterschenkel, dafs er nicht gut gehen kann, mit Mattigkeit in den Beinen. (*Hb.* u. *Ng.*)

Krampfhaftes Zusammenziehen um den untern Theil des linken Unterschenkels. (d. 5. T.) (*Hb.* u. *Ng.*)

Unempfindlichkeit des linken Unterschenkels (er ist wie todt) im Sitzen. (d 12. T.) (*Hb.* u. *Ng.*)

320 Stechen an der innern Fläche des linken Unterschenkels, wie auch in der Wade, im Sitzen. (d. 13. 14. T.) (*Hb.* u. *Ng.*)

Nach 4 stündigem Gehen, in der Ruhe, Stichschmerz in der linken Wade. (d. 3. T.) (*Hb.* u. *Ng.*)

Die Fersen-Knochen thun beim Auftreten und Gehen sehr weh, wie erböllt und zerschlagen.

Heftiges Reifsen (und Stechen) mit Geschwürschmerz, in den Fersen, zuweilen durch Reiben vergehend; auch Nachts, im Bette, und durch keine Lage zu erleichtern. (d. 4. 17. 19. T.) (*Hb.* u. *Ng.*)

Krampfhaftes Zusammenziehen, mit Schmerz, in der rechten Ferse, Abends im Bette; wie auch, mit Reifsen, um den innern Fufsknöchel, im Sitzen. (d. 14. 15. T.) (*Hb.* u. *Ng.*)

325 Im rechten Fufse, wie auch am äufsern Knöchel des lin-

ken, Klopfen und Schmerz wie in einem Geschwüre, im
Gehen. (d. 9. 11. T.) *(Hb.* u. *Ng.)*

Reifsen am äufsern Fufs-Rande, im Stehen, und durch
Bewegung vergehend. (d. 7. T.) *(Hb.* u. *Ng.)*

Eingeschlafenheits-Gefühl in den Füfsen, auch Nachts. (d.
19. 20. T.) *(Hb.* u. *Ng.)*

Kalte Füfse, Abends im Bette; sie kann sie lange nicht
erwärmen. (d. 14 T.) *(Hb.* u. *Ng.)*

In einem gelähmten (schon sehr gebesserten) Fufse, entstehen Schmerzen. *(Rl.)*

330 Jücken in der rechten Fufssohle, Abends. (d. 2. T.) *(Hb.*
u. *Ng.)*

In den Zehen, besonders den grofsen, (zuckendes) Reifsen, im Sitzen und Stehen. *(Hb.* u. *Ng.)*

Stechen in der linken kleinen Zehe, im Stehen und Gehen;
wie auch in der grofsen Zehe, wo es langsam ab- und
zunimmt. *(Hb.* u. *Ng.)*

Kneipendes Jücken vorn in der rechten grofsen Zehe. (d.
7. T.) *(Hb.* u. *Ng.)*

Auf der Haut des ganzen Körpers, bald hier, bald da, Jücken
(und Beifsen), dafs sie nicht genug kratzen kann, Abends,
meist vor dem Niederlegen, und nach demselben zuweilen
vergehend. *(Hb.* u. *Ng.)*

335 Abends, vor dem Niederlegen, heftiges Jücken über den
ganzen Körper, vorzüglich auf der Brust und den Vorderarmen, mit kleinen Blüthen nach Kratzen. (d. 2. 10.
14. 15. T.) *(Hb.* u. *Ng.)*

Nachts und früh, heftiges Jücken um die Hüften, an den
Oberschenkeln, Unterschenkeln und um die Kniekehle,
mit Friesel-Blüthen.

Feines Friesel über den ganzen Körper, zwei Wochen lang.
(n. 16 T.)

Blasige Knoten vorn auf der Brust und am linken Unterschenkel, die erst jücken und dann brennen. *(Hb.* u. *Ng.)*

Alle Knochen des Körpers schmerzen, wie zerschlagen, bei
ruhigem Sitzen, im Schlummer.

340 Im ganzen Körper, besonders im Rücken, Zerschlagenheits-Schmerz, mit Reifsen in beiden Schultern und im
Nacken, früh, nach dem Aufstehen, und ärger bei Bewegung. (n. 25 T.) *(Hb.* u. *Ng.)*

Früh, nach dem Erwachen, wie kontrakt im ganzen Kör-

per, dafs sie kaum gehen konnte, durch längeres Gehen
aber verlor es sich. (d. 19. T.) (*Hb.* u. *Ng.*)

Reifsen, wie im Knochen, am linken Oberarm und darauf
am rechten Oberschenkel, von der Hüfte abwärts, im Sitzen. (d. 10. T.) (*Hb.* u. *Ng.*)

Reifsen (und schmerzhaftes Zucken) bald hier, bald da in
den Gliedern, am meisten in den (Schläfen), Armen,
Kniebeugen, Oberschenkeln, Waden, Fingern und Zehen,
Abends, im Sitzen, und besser nach dem Niederlegen;
zwischen dem Zeige- und Mittelfinger tobte und schlug
der Schmerz zuweilen, als wenn ein Geschwür entstehen
wollte. (*Hb.* u. *Ng.*)

Abends, zuckendes Reifsen, in den Spitzen
der Finger und Zehen, dann im rechten Oberarme,
bald hier, bald da, mit Aengstlichkeit; nach dem Niederlegen vergehend. (d. 16. T.) (*Hb.* u. *Ng.*)

345 Zucken (Stechen) und brennendes Kriebeln in den
Spitzen der Finger und Zehen, wie von Eingeschlafenheit, Abends, Nachmittags und auch Nachts. (*Hb.*
u. *Ng.*)

Beim Gehen im Freien, Stechen in den Finger- und Zeh-Spitzen. (d. 22. T.) (*Hb.* u. *Ng.*)

Drückendes Brennen und Stechen, bald hier, bald da, an
mehren Stellen. (d. 3. T.) (*Hb.* u. *Ng.*)

Bei Frostigkeit und Tages-Schläfrigkeit, Stechen in der
linken Bauchseite, dann in der rechten Brustseite, drauf
im rechten Schulterblatte und zuletzt im Kreuze.

Die Gliedmafsen der rechten Seite scheinen mehr ergriffen
zu werden, als die der linken. (*Hb.* u. *Ng.*)

350 Im Freien scheint sie sich besser zu befinden. (*Hb.*
u. *Ng.*)

Sein Blut scheint immer in Wallung zu seyn.

Es wallt im ganzen Körper, mit Aengstlichkeit, und es ist
ihr überhaupt im Anfange der Versuchs-Zeit mehr warm,
als kalt. (*Hb.* u. *Ng.*)

Gegen Abend, 1 Stunde lang, arger, pochender Kopfschmerz
in der Stirn, der beim Befühlen der Stirn sich verschlimmerte; dabei Schwäche, dafs er kaum gehen konnte, und
als er sich zu Bette legte, Schüttelfrost.

Plötzliche Abgeschlagenheit und Schwäche, nach dem Mittag-Essen, bei Bewegung im Freien. (d. 19. T.) (*Hb.* u. *Ng.*)

Ammonium muriaticum.

355 Sehr angegriffen. (*Rl.*)

Des Morgens sehr matt. (*Rl.*)

Beständiges Gähnen, ohne Schläfrigkeit, Morgens. (d. 7. T.) (*Hb.* u. *Ng.*)

Abends zeitig, grofse Schläfrigkeit, mit Zufallen der Augen; beim Erscheinen des Lichtes vergehend. (*Hb.* u. *Ng.*)

Sie kann Nachts vor 3 Uhr nicht einschlafen (worauf sie dann bis früh schläft und mit Schweifs erwacht). (*Hb.* u. *Ng.*)

360 Sie kann vor Mitternacht nicht einschlafen, wegen kalter Füfse.

Vor Mitternacht läfst sie Hitze im Kopfe lange nicht einschlafen. (*Hb.* u. *Ng.*)

Beim Einschlafen, Aufschrecken. (d. 5. T.) (*Hb.* u. *Ng.*)

Unruhiger Schlaf, nach Mitternacht, mit öfterem Erwachen und Wenden von einer Seite zur andern, unter Träumen.

Sie erwacht schon um 12, 3 Uhr Nachts, und kann dann nicht mehr wieder einschlafen. (d. 1. 17. T.) (*Hb.* u. *Ng.*)

365 Sehr unruhige Nächte. (*Rl.*)

Sehr traumvoller Schlaf. (n. 3 T.) (*Hb.* u. *Ng.*)

Oefters ängstliche, fürchterliche Träume, worüber sie ängstlich erwacht und aufschreckt. (*Hb.* u. *Ng.*)

Träume von Fallen in das Wasser. (*Hb.* u. *Ng.*)

Träume von Krankheit, sie habe Friesel. (*Hb.* u. *Ng.*)

370 Geile Träume von ausgeübtem Beischlafe.

Wohllüstige Träume. (n. 4. 5. 12 T.) (*Hb.* u. *Ng.*)

Nachts, 2 Uhr, heftiges Schneiden im ganzen Bauche, wovon sie erwacht. (n. 24 T.) (*Hb.* u. *Ng.*)

Oft wiederholtes Niesen, ohne Schnupfen, weckt sie Nachts auf, mit Kriebeln im Halse, das zum Husten und zur Speichel-Absonderung reizte. (n. 6 T.) (*Rl.*)

Schwere auf der Brust, Nachts im Bette, mit halb unbewufstem Erwachen, in einer Art von Traum, als habe ihn Jemand aufgehängt und auf der Brust hart gedrückt. (n. 5 T.) (*Hb.* u. *Ng.*)

375 Ungeheurer Kreuzschmerz weckt sie Nachts aus dem Schlafe, mit lähmigem Schmerze in beiden Hüften und den Oberschenkeln, welche Theile noch den folgenden Morgen beim Befühlen schmerzen. (n. 18 T.) (*Hb.* u. *Ng.*)

Nachts, Erwachen vor Verrenkungs- und Zerschlagenheits-Schmerz in der rechten Rückenseite, bis in die mittleren Ribben und in die Achselgruben, beim Wenden des Körpers, Ausstrecken des Armes, Niesen, Gähnen und Athmen.

An der Hüfte, nach Mitternacht, Stechen, in allen Lagen, beim Daraufdrücken erleichtert; dabei häufiger Blähungs-Abgang und Empfindung, als käme der Schmerz von Blähungen her. (d. 19. T.) (*Hb.* u. *Ng.*)

Nachts, Erwachen über Reifsen im rechten Oberarm und in den Unterschenkeln, von den Fersen hinauf in den Knochen. (n. 24 T.) (*Hb.* u. *Ng.*)

Heftiges Jücken, Nachts, zwischen den Schultern und am linken Unterarme, dafs er die Haut aufkratzen möchte. (n. 2 T.) (*Hb.* u. *Ng.*)

380 Frostigkeit, Nachts; sie darf sich nicht aufdecken. (*Hb.* u. *Ng.*)

Frost (und Kälte), meist Abends, zuweilen mit Durst vorher oder während desselben, und einige Male in der Nacht darauf, Schweifs. (*Hb.* u. *Ng.*)

Abends, oder nach Mitternacht, Frost, dann (abwechselnd) Hitze, dann Schweifs, Alles ohne Durst. (d. 3. 13. T.) (*Hb.* u. *Ng.*)

Oeftere Fieber-Anfälle, Frost und Hitze darauf, mit dickem, rothen Gesichte, und Durst in Frost und Hitze; die fieberfreien Zwischenräume dauern $\frac{1}{2}$ Stunde.

Mehr Hitze (Wärme), als Kälte, in der letzten Zeit des Versuches. (n. 17 T.) (*Hb.* u. *Ng.*)

385 Im warmen Zimmer und nach schneller Bewegung, Hitze über und über und Gesichts-Röthe, vorzüglich aber äufserlich, vorn über die ganze Brust, stichlichte Hitz-Empfindung.

Hitze Vormittags, Durst früh, nach dem Aufstehen. (*Hb.* u. *Ng.*)

Trockne Hitze im Kopfe, öfters, beim Eintritt in's Zimmer, mit nachfolgendem geringen Durste, Abends. (d. 19. T.) (*Hb.* u. *Ng.*)

Hitze im ganzen Körper, als wenn Schweifs ausbrechen wollte. (n. 14 T.) (*Hb.* u. *Ng.*)

Oeftere fliegende Hitze, mit nachfolgendem Schweifse (d. 13. T.) (*Hb.* u. *Ng.*)

390 Grofse Hitze, Nachts im Bette; dann früh, Schweifs. (d. 18 T.) (*Hb.* u. *Ng.*)

Hitze in den Handflächen, Fufssohlen und im Gesichte, Abends, gleich nach dem Niederlegen (mit Durst); darnach Schweifs. (d. 2. 3. 4. T.) (*Hb*. u. *Ng*.)

Früh, nach dem Aufstehen, Hitz-Gefühl und etwas Schweifs in den Händen und riechender Fufsschweifs.

Hitze am ganzen Körper, mit Röthe des Gesichtes und Schweifs, bei Bewegung im Freien. (n. 24 T.) (*Hb*. u. *Ng*.)

Hitze und Schweifs, Nachmittags; dann etwas Durst. (*Hb*. u. *Ng*.)

395 Schweifs um Mitternacht. (n. 4 T.) (*Hb*. u. *Ng*.)

Mehre Nächte, Schweifs am ganzen Körper.

Starker Schweifs, früh im Bette. (d. 2. T.) (*Hb*. u. *Ng*.)

Anacardium, Anakardien - Herznufs, Malacka - Nufs.

Die Frucht des (zu der Araber Zeiten auf dem Aetna in Sicilien) jetzt in dürren Waldungen Ostindiens wachsenden hohen Baums (*Avicennia tomentosa*, *semecarpus Anacardium*) enthält zwischen der äufsern, schwarzglänzenden, herzförmigen, harten Schale und dem mit einem dünnen braunröthlichen Häutchen bekleideten, süfsen Kerne, in einem Zell-Gewebe einen dicklichen schwärzlichten Saft, womit die Indianer ihre Wäsche unauslöschlich bezeichnen, und von einer Schärfe, dafs Muttermäler damit weggebeizt werden können. Selten bekommen wir diese Früchte noch so frisch, dafs dieser Saft noch etwas flüssig, von Honig-Weiche darin befindlich wäre; gewöhnlich ist er trocken. Von diesem wird zur homöopathischen Arznei-Bereitung ein Gran genommen und wie andre trockne Gewächs-Stoffe durch dreistündiges Reiben mit dreimal 100 Gran Milchzucker zur millionfachen Pulver-Verdünnung gebracht und von da weiter durch Auflösen, Verdünnen und Schütteln dessen Arzneikraft entwickelt und potenzirt.

Diese Frucht, so wie der Baum, der sie trägt, ist wohl von einem, der einen ähnlichen Namen, *Anacardium occidentale*, führt, zu unterscheiden, dessen Frucht nierenförmig ist, und den Arabern unbekannt war, die uns auf die Arzneikräfte jener herzförmig gestalteten Frucht zuerst aufmerksam machten, welche von ihnen *Balador* genannt ward.

Die letzten tausend Jahre war dieser so kräftige und heilsame Arzneistoff in gänzliche Vergessenheit gerathen, so wie mehre andre, deren das aufmerksamere Alterthum sich mit Nutzen bedient hatte.

Unter den Arabern führt die meisten Schriftsteller über den Nutzen des Anakardien-Saftes Serapio im Buche *de simplicibus*, *C.* 346. (enthalten in *Practica Serapionis, Venet. fol.* 1550.) an; aus Aben Mesuai: *est bonus corruptioni sensus et memoriae* — aus Alchalahamen: *proprietas ejus est, conferre relaxationi nervorum* (Lähmung) — aus Bedigoras: *removet oblivionem et acuit sensum* — aus Abugerig: *est bonus paralyticis et eis, quibus timetur adventus ejus.* Letzterer räth auch Behutsamkeit bei seinem Gebrauche: *commovet — baras et lepram et a postemata et fortassis occidit —* (*nocivus*) *juvenibus et cholericis.*

Fand sich bei der Wahl des Anacardinms nach dessen eigenthümlichen Symptomen auch ein oder der andere folgender Zustände, so war man der Richtigkeit seiner Wahl desto gewisser.

Hypochondrische, unheitere Stimmung; Muthlosigkeit; Menschenscheu; Aengstlichkeit; Befürchtung nahen Todes; Mangel an moralischem Gefühle (Verruchtheit, Gottlosigkeit, Unmenschlichkeit, Hartherzigkeit); Zustand, als habe er zwei Willen, von denen der eine rückgängig macht, wozu ihn der andere treibt; Gefühl, als sey der Geist ohne Zusammenhang mit dem Körper; Wüstheit des Kopfes; Pressender Kopfschmerz von der Schläfe nach den Augen zu; Kopfschmerz im Hinterhaupte, von Fehltritten und starkem Geräusche; Schwäche und Trübheit der Augen; Netze und dunkle Flecken vor den Augen; Geschwulst, schmerzhafte, des äufseren Ohres; Jücken in den Ohren; Auslaufen der Ohren; Ohr-Brummen; Brausen in den Ohren; Taubhörigkeit; Nasenbluten; Mund-Gestank, ohne dafs er es selbst merkt; Wasserzusammenlaufen im Munde; Mund-Geschmack stinkig; Arger Durst; Mangel an Appetit; Früh-Uebelkeit; Schwäche des Magens, schwere Verdauung; Druck in der Herzgrube, früh, beim Erwachen; Drücken in der Leber; Härte des Unterleibes; Blut beim Stuhle; Blutaderknoten am After, auch schmerzhafte; Jücken am After; Feuchten aus dem Mastdarme; Brennen in der Eichel, bei und nach dem Harnen; Unwillkürliche Erektionen bei Tage; Mangel an Genufs beim Beischlafe; Weifsflufs mit Jücken und Wundheit; Trockenheits-Empfindung in der Nase; Verstopfung der Nase; Langwieriger Schnupfen und Schleim-Ausflufs aus der Nase; Husten-Auswurf; Röcheln in der Luftröhre, beim Liegen auf der Seite; Stechen und Schwere im Vorder-Arme; Spann-Schmerz und Schwäche im Arme; Zittern der rechten Hand;

Brennen in den Fußssohlen; Liegen in den Gliedern, besonders in den Knieen; Zittrige Mattigkeit; Unreizbarkeit der Haut, durch Harze zum Jücken und Nässen erregt zu werden; Empfindlichkeit gegen Kälte und Zugluft; Leicht - Verkältlichkeit; Spät - Einschlafen; Aengstliche Träume; Frostigkeit; Schweiß im Sitzen.

Kampher und ätherischer Salpeter - Geist scheinen wenig antidotisch; dagegen ist Riechen an rohen Kaffee kräftig wirksam gegen den Zorn und die Heftigkeit von Anacardium.

Diejenigen Aerzte, welche außer mir zu nachstehenden reinen Wirkungen des Anacardiums ihre Beobachtungen beigetragen, sind: *Br.* = *Dr. Becher;* *Fz.* = *Dr. Franz;* *Gr.* = *Dr. Groß;* *Htn.* = *Dr. Hartmann;* *Hrm.* = *Dr. Herrmann;* *Lgh.* = *Dr. Langhammer;* *St.* = *Dr Stapf.*

Anacardium.

Traurigkeit.

Angst und Gefühl, wie von bevorstehendem Unglück. (*Br.*)

Aengstlichkeit und Besorgnifs, Abends, nach Heiterkeit am Tage. (*Lgh.*)

Innerliche Angst, die ihn nicht ruhen liefs, er machte sich Gedanken über jede Kleinigkeit, als wenn ein grofser Nachtheil daraus entspränge, mit Bekümmernifs über die Zukunft.

5 Beim Spazierengehen, im Stehen, Aengstlichkeit, als wenn Jemand hinter ihm käme; Alles um ihn her kam ihm verdächtig vor.

Aengstlich bei allen Handlungen; er sieht Alles ängstlicher und fürchterlicher an, glaubt immer von Feinden umgeben zu seyn, dann wird's ihm warm, und das Blut scheint in der Brust zu kochen. (n. 7, 8 T.)

Aengstliche Besorgnifs und tiefe Gedanken, beim Nachsinnen über sein jetziges und künftiges Schicksal. (*Lgh.*)

Die Zukunft scheint ihm ganz gefährlich, als wenn ihm nichts, als Unglück und Gefahr drohe; Mifstrauen auf seine Kraft, und Verzagtheit.

Er ist mit der ganzen Welt entzweit und hat so wenig Vertrauen zu sich, dafs er verzweifelt, das leisten zu können, was man von ihm verlangt.

10 Vormittags äufserst hypochondrisch, muthlos und verzagt, mit läppischem, unbeholfenen Wesen; alle Bewegungen sind äufserst ungeschickt und träge. (n. 3 T.) (*Fz.*)

Aengstliche Bänglichkeit und Verdriefslichkeit. (*Gr.*)

Aeufserst verdriefslich und übellaunig. (*St.*)

Den ganzen Tag verdriefsliche Laune; Alles, was ihn umgab, machte einen widrigen Eindruck auf ihn. (*Lgh.*)

Düstere, ärgerliche Stimmung, mit Drang, in's Freie zu gehen. (*Br.*)

Anacardium.

15 Sehr verdriefslich und unaufgelegt, mit grofser Empfindlichkeit gegen alle Beleidigungen.

Er nimmt Alles übel und wird heftig.

Hitzig und widersprechend. (*Gr.*)

Auf geringe Beleidigung, jähzornig, in Thätlichkeit ausbrechend.

Unlust zu Allem.

20 Arbeitscheu; es graut ihm, das Geringste vorzunehmen, er hat an Nichts Gefallen. (*St.*)

Nachmittags ist ihm besser zu Muthe, als Vormittags; er ist munterer und aufgelegter zur Arbeit, sobald die Schläfrigkeit nach Tische vorüber ist. (n. 38 St.) (*Fz.*)

Sehr gleichgültig und gefühllos; weder angenehme noch unangenehme Gegenstände erregen seine Theilnahme; 8 Tage lang.

Allzu heitere Aufgeregtheit.

Er lacht, wenn er ernsthaft seyn soll.

25 Wird von einem Kitzel unter der Herzgrube bei sehr ernsthaften Gegenständen zum Lachen genöthigt; bei lächerlichen Dingen kann er sich dessen enthalten.

Die Gedanken vergehen ihm. (*St.*)

Grofse Gedächtnifs-Schwäche; er wufste sich nicht mit der Sprache zu helfen.

Grofse Gedächtnifs-Schwäche; er kann nichts behalten, und es entfällt ihm alles sogleich.

Schwer-Besinnlichkeit; es bleibt ihm gar nichts im Gedächtnisse, er hat zu wenig Gedanken und verliert seinen Gegenstand bald und unvermerkt. (*Fz.*)

30 Das Gedächtnifs ist früh ganz untauglich, besonders für einzelne Namen. (*Fz.*)

Nachmittags Abnahme der Phantasie und des Gedächtnisses; er kann sich gar nicht besinnen. (n. 5. 6 St.) (*Fz.*)

Nachmittags ist das Gedächtnifs besser, als Vormittags, obschon es erst später giebt, was es sogleich geben sollte; doch wird ihm das Verstehen des Gelesenen sehr leicht, wenn er es auch nicht ganz behält. (n. 3, 4 T.) (*Fz.*)

Vermehrung, Schärfung des Gedächtnisses; es fallen ihm die kleinsten Umstände aus längst vergangenen Zeiten bei, ohne Veranlassung, auch würde er jetzt gut auswendig lernen können, wenn ihn nicht andere zudringende Gedanken zerstreuten, die er jedoch mit leichter Mühe fesseln kann. (n. 1½ St..) (*Fz.*)

Anacardium wirkt schwächend auf den Verstand. (*Matthiolus*, in Commentar. in Dioscorid. M. M. L. V. Cap. V. p. 985.)

35 Stumpfsinnigkeit mit Aengstlichkeit; er bemerkt kaum, was um ihn herum vorgeht.

Geist sehr befangen, als wenn Schnupfen kommen wollte.

Er kann nur über einen gegebenen Gegenstand nachdenken; aber von selbst fällt ihm nichts ein; er kann nicht frei von selbst auf etwas kommen.

Alles Geistige fällt ihm schwer, wie in einer Art Gedankenlosigkeit. (*St.*)

Stumpfsinnigkeit, mit Eingenommenheit des Kopfes und Hinfälligkeit. (*St.*)

40 Früh, nach gutem Schlafe, kann er nicht das Mindeste auffassen, er ist ganz wüst und leer im Kopfe. (*Fz.*)

Vermehrte Phantasie; es fällt ihm immer etwas Anderes ein, dem zu folgen er genöthigt ist.

Abends, von 9—10 Uhr, Anfangs ungemein aufgeregte Phantasie und viel projektirende Ideen; er ist nicht im Stande, seine Aufmerksamkeit zu zügeln; aber nach und nach wird das Geistesorgan gänzlich abgestumpft, so dafs er gar nichts mehr denkt. (n. 16 St.) (*Fz.*)

Der Geist ist viel lebhafter, als vorher; er geht gern in scharfe Untersuchungen ein; aber jede Anstrengung dieser Art verursacht ihm reifsend drückenden Kopfschmerz in der Stirn, den Schläfen und im Hinterhaupte. (*Fz.*)

Einige Anstrengung des Geistes verursacht ihm gleich Zerschlagenheits-Gefühl im Gehirne.

45 Phantasie-Täuschung; es war ihm, als wenn er seinen Namen rufen hörte von der Stimme seiner (weit entfernten) Mutter und Schwester; dabei Unglück ahnendes Gefühl und Angst. (*Br.*)

Melancholische Täuschung und Einbildung, als stände in der Nebenstube eine Bahre, worauf ein Freund oder er selbst liege.

Er verwechselt die Gegenwart mit der Zukunft.

Eingenommenheit, erst der linken und dann auch der rechten Kopfseite. (*Gr.*)

Schmerzhaft dumpfe Kopf-Eingenommenheit, bei unrechter Lage im Bette. (*Br.*)

Anacardium.

50 Dumpfe, schmerzliche Eingenommenheit der Stirn bis zur Nasenwurzel herab. (*Gr.*)
Früh, nach dem Aufstehen ist der Kopf so eingenommen und schwer, daſs er ihn kaum tragen konnte; er muſste sich wieder legen.
Der Kopf ist ihm den ganzen Tag sehr schwer.
Düselig im Kopfe, wie nach geistigen Getränken.
Drehend im Kopfe. (*Gr.*)
55 Schwindel, beim Bücken, wie ein Herumdrehen im Kreise. (n. 13 St.) (*Lgh.*)
Schwindel, mit Schwarzwerden vor den Augen. (*Gr.*)
Nach Spazierengehen, Nachmittags, starker Schwindel.
Im Gehen, Schwindel, als wären alle Gegenstände zu weit entfernt.
Schwindel, als schwankten alle Gegenstände, oder er selbst; er muſs sich anhalten. (d. 1. T.)
60 Schwindel, daſs er beinahe hinfiel.
Betäubender, Schwindel erregender, drückender Schmerz am ganzen Kopfe, vorzüglich in der Stirn; er wollte während des Sitzens auf die linke Seite hinfallen. (n. 2, 2½ St.) (*Lgh.*)
Drücken im Kopfe von Zeit zu Zeit.
Druck rechts im Hinterhaupte. (n. 3 St.) (*Hrm.*)
Jedesmal früh, beim Erwachen, Drücken in der Stirn, beim Gehen ärger, als würde das Gehirn erschüttert.
65 Mitten in der Stirn ein stumpfer Druck, der in langsamen, tiefer gehenden Absätzen sich vermehrt, und allmählig den ganzen Vorderkopf einnimmt, Abends. (*Gr.*)
Starkes Pressen auf der rechten Seite der Stirn, nach auſsen zu. (*Htn.*)
Heftiges Drücken in der rechten Schläfe-Gegend. (*Htn. — Hrm.*)
Dumpfes Drücken aus dem rechten Stirnhügel heraus. (*Gr.*)
Stumpfer Druck, wie von einem Pflocke, auf der linken Seite des Scheitels. (*Gr.*)
70 Einwärts-Drücken an der linken Schläfe. (*Gr.*)
Stumpfes Einwärts-Drücken hie und da, an kleinen Stellen des Kopfes. (*Gr.*)
Einwärts-Drücken und Pressen in beiden Schläfen, mit anhaltender Zusammenschnürung des Oberhauptes, gegen Abend vergehend. (*Gr.*)

Zusammen-Pressen und stumpfes Drücken unter dem linken Stirnhügel. (*Gr.*)

Zusammen-Pressen in beiden Schläfen zugleich. (*Gr.*)

75 Einschnürendes Kopfweh in der Stirn, bei höchst verdriefslicher Laune, von Stunde zu Stunde steigend, mit heftigem Wühlen, das durch starken Druck auf die Stirn auf Augenblicke gemildert wird; zuletzt nimmt der Schmerz den ganzen Kopf ein, mit schmerzhaftem Gefühle, als ginge ein straff gezogenes Band vom Nacken nach beiden Ohren hin; er mufs sich legen, und die Schmerzen dauern von Nachmittag 5 Uhr bis zum nächsten Morgen. (*Gr.*)

Heftiger Schmerz, wie eingeklemmt, in der rechten Stirnseite, besonders am äufsern Augenhöhl-Rande. (*Gr.*)

Drückend klemmendes Kopfweh im vordern Theile des Kopfes, mit einzelnen Rissen nach der Stirn. (n. 24 St.) (*Br.*)

Reifsender Druck in der linken Schläfe. (*Hrm. Gr.*)

Reifsende Kopfschmerzen bei angestrengter Arbeit. (n. 4 T.) (*Fz.*)

80 Reifsender Schmerz im Gehirn, gleich über der rechten Schläfe. (*Hrm.*)

Reifsen, das sich ganz unten, rechts im Hinterhaupte anfängt und bis zur Stirn fortsetzt. (n. 35 St.) (*Hrm.*)

Wiederholtes Reifsen in der rechten Seite des Kopfes, Gesichtes und Halses, und darauf sogleich Sausen vor dem linken Ohre. (*Gr.*)

Wiederholtes Reifsen im ganzen Kopfe, bei allgemeinem Schüttelfroste, Mifsmuth und Unruhe, die sie an keinem Orte bleiben läfst; immer um den 3ten Tag zurückkehrend. (*Gr.*)

Reifsender Kopfschmerz im Hinterhaupte, in einzelnen, deutlich absetzenden Rissen, die sich bis in die eine Schläfe erstrecken. (n. ½ St.) (*Fz.*)

85 Ruckweise Risse und reifsende Schmerzen im Hinterhaupte und den Schläfen, am meisten beim Hinterbeugen des Kopfes. (n. 2 St.) (*Fz.*)

Jählinge, scharfe, durchdringende und beifsende Risse in der Schläfe, bis in's Gehirn. (n. 3 St.) (*Fz.*)

Scharfe, drückende Risse in der linken Schläfe. (*Fz.*)

Reifsendes Stechen in der Stirne über dem rechten Auge. (*Hrm.*)

Anacardium.

Stechend zuckendes Reifsen in der linken Schläfe. (*Fz.*)
90 Scharfe Stiche durch die linke Kopfseite, bis tief in's Gehirn. (*Gr.*)
Stumpfe, zitternde Stiche auf der linken Seite des Oberhauptes, als wenn es nur ansetzte und nicht dazu kommen könnte. (*Gr.*)
Durch starke Stiche unterbrochnes Drücken in der rechten Seite des Kopfes. (n. ¼ St.) (*Htn.*)
Kopfweh mit Stichen, in der linken Schläfe.
Mehrmals beim Einathmen ein langziehender Stich von der Schläfe bis an die Stirn. (n. 5½ St.) (*Htn.*)
95 Zieh-Schmerz an der linken Kopf-Seite.
Ziehender Schmerz in der Stirne, im linken Scheitel und im Hinterhaupte. (*Hrm.*)
Zucken in der linken Kopf-Seite, dicht vor dem Ohre herab, oft wiederholt. (*Gr.*)
Einzelne, heftige Rucke, dafs er laut schreien möchte, von hinten über die linke Seite des Oberkopfes und der Stirne. (n. ½ St.) (*Gr.*)
Wühlender heftiger Kopfschmerz, Abends.
100 Schmerzliches, während starken äufseren Druckes (und während des Essens) gemildertes Wühlen in der rechten Hälfte des Vorderhauptes, besonders am Augenhöhl-Rande, mit unerträglichem Schmerz, als wäre ein lastender Körper darin eingezwängt; Abends im Bette, beim Liegen auf dem Arme mit der schmerzhaften Stelle nachlassend, und beim Einschlafen ganz vergehend. (*Gr.*)
Klopfender Kopfschmerz.
Hitze im Kopfe.
Die Kopfschmerzen sind am ärgsten bei Bewegung. (*Fz.*)
Aeufserliches Drücken an der Stirn, über dem linken Augenbrau-Bogen. (n. 2 St.) (*Lgh.*)
105 Harter Druck in dem Winkel zwischen Stirn- und Nasenbeine. (n. 3 T.) (*Hrm.*)
Auf dem Haarkopfe, heftiges Jücken.
Jücken an der Stirne.
Viele linsengrofse Beulchen auf dem Haarkopfe, mit Wund-Schmerz beim Befühlen und Kratzen. (*Lgh.*)
Unschmerzhafte Blüthchen mit rothem Hofe, oben an der linken Schläfe. (n. 9 St.) (*Lgh.*)
110 Augen-Schmerzen, ohne Röthe.

In den Augen, Gefühl, als wenn zwischen dem Augapfel und dem oberen Lide etwas wäre, das eine Reibung verursachte. (*Hrm.*)

Es scheint etwas zu reiben zwischen dem Augapfel und dem unteren Lide. (*Gr.*)

Druck auf den Augäpfeln, von vorn nach hinten, oder von oben nach unten. (*Hrm.*)

Druck unter dem linken äufsern Augenwinkel. (n. 2 St.) (*Hrm.*)

115 Druck, wie bei einem Gerstenkorne, im rechten innern Augenwinkel und den in der Nähe liegenden Augenlid-Knorpeln. (*Hrm.*)

Starkes Drücken auf den Augen, besonders auf dem linken und im äufsern Winkel desselben, bei langem Sehen auf einen Gegenstand. (n. ½ St.) (*Hrm.*)

Stumpfer Druck, wie mit einem Pflocke, auf dem Rande der rechten obern Augenhöhle, bis in das Gehirn dringend, mit Betäubung der ganzen Kopfseite. (*Gr.*)

Schmerz, als würde ein Pflock unter dem obern Rande der Augenhöhlen eingedrückt und berührte den Augapfel. (*Gr.*)

Rheumatisch reifsender Schmerz im linken Auge (mehr in den Lidern), der sich bis in die Schläfe erstreckt. (*Fz*)

120 Früh, beim Gehen, Reifsen in den Augäpfeln und Augenhöhlen. (n. 24 St.) (*Fz.*)

Zucken in den Augenlidern, dafs es ihm deuchtet, man müsse es sehen. (*Gr.*)

Grofse Empfindlichkeit der Augen für das Licht.

Das Licht scheint Abends einen Hof um sich zu haben.

Die Flamme des Lichtes schien ihm zu flackern, und das Licht bald dunkler, bald heller zu brennen; bei starker Anstrengung des Gesichtes sah er aber, dafs es ruhig brannte.

125 Oft Flimmern vor den Augen.

Verengerung der Pupillen. (n 14 St.) (*Lgh.*)

Die Pupille des rechten Auges verkleinerte sich auf kurze Zeit. (n. 48 St.) (*Br.*)

Grofse Erweiterung der Pupillen. (n. 13. 14. 19 St. Wechselwirkung.) (*Lgh.*)

Kurzsichtigkeit; er kann in der Ferne gar nichts deutlich erkennen, während er alles deutlich sieht, was ihm nahe an das Gesicht gehalten wird. (*Fz.*)

130 Sehr verminderte Kurzsichtigkeit. (n. 48 St. Heilwirkung.) (*Lgh*.)

Trübheit der Augen, als wenn sie voll Wasser wären, was zum öfteren Blinken nöthigt, Abends. (n. 16 St.) (*Htn.*)

Ohrenzwang im rechten Ohrgange. (*Gr.*)

Krampfhaft klammartiger Schmerz im äufsern Gehörgange. (*Htn.*)

Krampfhaft klammartiges Zusammenzieh-Gefühl der linken Ohrmuschel. (n. ½ St.) (*Htn.*)

135 Krampfhaft klammartiges Zusammenziehen im linken Gehörgange, mit Druck gegen das Trommelfell. (*Fz.*)

Druck-Schmerz auf das äufsere Ohr.

Stöfse, langsame, stumpfe, von beiden Seiten der Ohren und in ihren Höhlen, als wollten zwei eindringende stumpfe Pflöcke sich in der Mitte begegnen. (*Gr.*)

Zucken im linken Ohrgange, in kurzen Absätzen und sehr empfindlich, als würde ein Nerv angezogen, oder wie elektrische Schläge. (*Gr.*)

Zucken am äufseren Ohre.

140 Zieh-Schmerz hinter dem linken Ohre.

Schmerzhaftes Ziehen im linken innern Gehörgange. (n. 4 St.) (*Hrm.*)

Reifsen im linken Ohre, den Backen herab.

Starkes Reifsen am obern Rande des rechten Ohr-Knorpels. (*Gr.*)

Reifsend stechende, stumpfe Schmerzen in der Spitze der hintern Klappe des linken Ohres. (*Gr.*)

145 Ungeheures stechendes Reifsen im linken äufsern Ohre. (n. 24 St.) (*Gr.*)

Heftige Stiche im linken Ohre.

Geschwür-Schmerz im Ohre, am meisten beim Schlingen.

Beim Zusammenbeifsen der Zähne Schmerz im Ohre, wie von einem Geschwüre.

Im Ohrknorpel und dem innern Ohre, drückendes Reifsen und Pochen, als ob etwas geschwürig werden wollte; beim Hineinbohren mit dem Finger ist es noch ärger und es entsteht ein Gefühl, als wenn sich im Gehörgange etwas vorgesetzt hätte. (n. 10 St.) (*Fz.*)

150 Jücken in den Ohren und Auslaufen bräunlicher Materie.

Gefühl hinter den Ohren, als wollte es wund werden; er mufs reiben. (*Gr.*)

Brausen vor dem Ohre.
Sausen in den Ohren.
Klingen im rechten Ohre. (*Gr.*)

155 Verstopftheits-Gefühl im linken Ohre, wie von Baumwolle; auch hörte er nicht so gut darauf, als auf dem andern. (n. ½ St.) (*Hrm.*)

Er hörte zuweilen so schwach, dafs er nicht bemerkte, wenn Jemand mit Geräusch die Thür öffnete; oft aber auch so scharf, dafs er den Gang der Leute auf dem Vorsaale durch doppelte Thüren vernahm. (n. 54 St.) (*Br.*)

In der Nase, ein kurzer Schmerz, wie von allzu grofser Kälte zu entstehen pflegt, so dafs ihm die Augen thränen.

Zusammenziehender Schmerz im vordern Theile der Nase, wie von grofser Kälte, unter Thränen der Augen.

Zerschlagenheits-Gefühl in der linken Seite der Nase, wie im Knochen. (*Gr.*)

160 Eiterblüthchen mit rothem Hofe am Winkel des rechten Nasenflügels. (*Lgh.*)

Rothe Eiter-Pustel an der Scheidewand im rechten Nasenloche, mit Wund-Schmerz bei Berührung. (*Hrm.*)

Bluten aus der Nase, nach starkem Schnauben.

Geruchs-Täuschung, als röche er angezündeten Schwamm, früh beim Aufstehen.

Steter Geruch vor der Nase, wie Tauben- oder Hühner-Mist, vorzüglich wenn er seine Kleider oder seinen Körper anriecht. (n. 2 St.) (*Fz.*)

165 Der Geruch scheint fast ganz verschwunden zu seyn, obgleich die Nase nicht verstopft ist. (n. 5 St.) (*Hrm.*)

Im Gesichte, in der Mitte der Wangen, stumpfes Drücken, als wäre die Stelle mit einer Zange gefafst. (*Gr.*)

Tauber Druck auf dem linken Wangenbeine. (*Gr.*)

Ziehender Schmerz am rechten Wangenbeine. (*Hrm.*)

Angegriffenes, hohläugiges Aussehn, mit blauen Rändern um die Augen, mehre Tage hindurch. (bald n. d. Einnehmen.) (*St.*)

170 Blässe des Gesichtes, ohne Kälte. (sogleich.) (*Br.*)

Grofse Blässe des Gesichtes bald nach dem Einnehmen. (*St.*)

Blasse, kranke, elende Gesichtsfarbe, ohne dafs sie sich übrigens übel befindet.

Trockne Hitze im Gesichte und am ganzen Kopfe, mit Eingenommenheit des Kopfes und blassem Aussehen; er ist dabei heifs anzufühlen, was er jedoch selbst nicht findet. (*St.*)

Weifsschuppige Flechte am rechten Backen, nahe bei der Oberlippe. (n. 4 St.) (*Lgh.*)

175 Jücken an der Stirne.

Harte, rothe Eiter-Blüthchen an der Stirn und im Winkel des linken Nasenflügels, mit wundartigem Schmerze, mehre Wochen lang. (*St.*)

Um den Mund, rauhe, schabige, flechtenartige Haut mit kriebelndem Jücken. (*Gr.*)

An den Lippen und Mundwinkeln, Trockenheit.

Brennende Trockenheit der äufsern Lippen-Ränder, fast wie von Pfeffer. (*St.*)

180 Am Kinne, äufserlich, Brennen, und an der linken Seite desselben von unten her, ein stumpfes Drücken. (*Gr.*)

Brennen zwischen Unterlippe und Kinn, wie nach Schaben mit einem stumpfen Rasir-Messer. (*Gr.*)

Eiterung und Schmerzhaftigkeit einer Stelle unter dem Kinne, wo vor 2 Jahren ein Blutschwär war. (*Gr.*)

Im Unterkiefer, öfterer Zieh-Schmerz, besonders Abends.

Reifsen im rechten Aste des Unterkiefers, öfters wiederholt. (*Gr.*)

185 Einzelne Risse im Kiefer-Gelenke. (n. 42 St.) (*Fz.*)

Zahnfleisch-Geschwulst.

Bluten des Zahnfleisches bei geringem Reiben.

Zahn-Schmerz in einem unteren Spitzzahne, als wenn man darin gestochert hätte, durch Berührung mit der Zunge und die freie Luft verschlimmert. (d. 2. T.) (*Br.*)

Zahn-Schmerz, wenn er etwas Warmes in den Mund nimmt, einzelne Rucke darin, übrigens mehr drückend als ziehend.

190 Zieh-Schmerz im Zahnfleische und den Wurzeln der untern linken Backzähne. (*Hrm.*)

Klammartiges Ziehen in der rechten untern Zahnreihe, bis an das Ohr hinauf. (bald n. d. Einnehmen.) (*Gr.*)

Spannender Zieh-Schmerz in einem hohlen Backzahne, bis gegen das Ohr hinauf, mehre Tage, Abends 10 Uhr. (*St.*)

Reifsen in allen Zähnen, in Absätzen wiederkehrend. (*Gr.*)

Im Munde schmerzhafte Bläschen.

195 Die Zunge ist weifs und rauh, wie ein Reibeisen. (n. 3 St.) (*Lgh.*)

Schwere der Zunge, und Gefühl, wie geschwollen, dafs er nicht weiter reden kann.

Beim Sprechen fallen ihm manche Worte so schwer, gleich als wenn die Zunge zu schwer wäre.

Die Sprache ist Nachmittags derber und fester, als Vormittags.

Der Hals deuchtet ihm roh und wund.

200 Scharrig im Halse. (*Gr.* — *St.*)

Drücken im Hals-Grübchen. (*Gr.*)

Trockenheit im Halse, die durch Essen vergeht, Vormittags. (*Fz.*)

Schleim, der fest und zäh ist, kömmt in den Rachen, und legt sich zugleich vor die hintern Nasen-Oeffnungen. (n. 1 St.) (*Fz.*)

Bittere Trockenheit im Munde und Halse.

205 Bitterer Mund-Geschmack nach dem Tabak-Rauchen.

Der Rauchtabak beifst nur und schmeckt nicht.

Es schmeckt ihm Alles wie Heringslake.

Fader, fauler Geschmack der Speisen, auch im Munde für sich.

Schaler Geschmack des Bieres.

210 Ekel gegen mehre sonst willkommene Speisen, dafs er sich hätte erbrechen mögen.

Das Mittags-Mahl geniefst er nur, weil es eben Essens-Zeit ist, ohne eben hungrig zu seyn, mit vielem Wohlgeschmacke, doch ist das Brod ihm etwas bitter. (*Fz.*)

Steter Durst; doch benimmt es ihm den Athem beim Schlingen des Getränkes, und er mufs daher beim Trinken immer absetzen.

Zuweilen heftiger Hunger, zuweilen gar kein Appetit zum Essen.

Starker Appetit, und nach dem Essen, Drücken und Brechübelkeit im Magen, selbst ohne Bewegung.

215 Während des Mittag-Essens verschwinden fast alle Beschwerden; 2 Stunden nachher beginnen sie von neuem. (*Gr.*)

Nach dem Mittag-Essen, Hitze im Gesichte, mit Zusammenflufs süfslichen Speichels im Munde und heftigem Durste. (*Fz.*)

Nach dem Essen, Hitze im Gesichte und Hinfälligkeit. (*St.*)

Jedesmal nach dem Essen, Schüttern in der Herzgrube, bei jedem Tritte.

Nach dem Essen, Drücken und Spannen in der Herzgrube, jedes Mal.
220 Während des Essens, absetzendes stumpfes Drücken über und neben der Herzgrube. (*Gr.*)
Nach dem Essen, Drücken am Magen.
Nach dem Essen, Drücken im Magen, mit Gefühl von äufserster Ermattung und Hinfälligkeit, bei grofsem Durste. (n 8½ T.) (*Fz.*)
Nach geringem Frühstücke, Druck in der Magengegend, nach dem Unterleibe zu, als hätte er zu viel gegessen.
Gleich nach dem Mittag-Essen, Aufgetriebenheit des Leibes, als hätte er zu viel gegessen. (*Gr.*)
225 Nach dem Essen, Umgehn im Leibe, wie von einer Purganz.
Nach dem Essen, Drängen zum Stuhl und Noththun, mehr in den obern Därmen.
Nach dem Essen, hypochondrische Niedergeschlagenheit; es prefst im Unterleibe heran und er fühlt sich äufserst schwach am Körper und Geiste. (n. 6 St.) (*Fz. — St.*)
Nach Tische, während des Stehens, ganz hinfällig in den Knieen, dabei schläfrig und unaufgelegt zu jeder Verrichtung. (*Fz.*)
Nach dem Essen, schläfrig und unaufgelegt zur Arbeit.
230 Nach dem Mittag-Essen, unwiderstehlicher Hang zum Schlafen. (*Htn.*)
Nach Tische Hüsteln, das den Hals angreift, als wenn er roh wäre. (n. 3½ T.) (*Fz.*)
Nach dem Essen, Rauhheit im Halse, mit tiefem Tone der Stimme. (*Fz.*)
Nach dem Essen, Aufstofsen, welches im Halse brennt.
Aufstofsen, nach Getränken und flüssigen Genüssen.
235 Leeres Aufstofsen, früh. (*Gr.*)
Aufstofsen mit krampfhaftem Schmerze im Magen.
Schlucksen. (*Fz.*)
Aufsteigen von Feuchtigkeit in den Mund, an der er sich verschlückert, öfters wiederholt. (*Gr.*)
Es kömmt ihm eine Menge Flüssigkeit in den Mund und Rachen, welche ein Uebelkeits-Gefühl auf der Brust verursachte. (*Fz.*)
240 Sood-Brennen, nach Suppe, wie saure Luft im Schlunde, zusammenziehender Empfindung.

Heraufbrennen aus dem Magen, bis in den Hals.
Uebelkeit, früh, mit Nüchternheits-Gefühl im Magen.
Früh, starke Uebelkeit.
Gegen Abend, starke Uebelkeit, beständiges Wasserzusammenlaufen im Munde, und endlich Erbrechen, mit nachfolgender starker Säure im Munde.

245 Uebe'keit (mit Brechwürgen) im Schlunde, nach Trinken kalten Wassers bald wieder zurückkehrend, mit Erbrechen desselben unter Schmerz, als würde der Schlund durch einen grofsen Ball auseinandergeprefst.

Sehr wabblicht in der Herzgrube, aufser der Essens-Zeit, mit Bangigkeit, wie von Verrenkung, doch ohne eigentliche Brech-Uebelkeit, bei gutem Mund-Geschmacke und guter Efslust.

Erst, wie nüchtern in der Herzgrube, dann Drücken im Magen den ganzen Tag, und (wie verhinderter) Abgang von Blähungen von oben und unten, bei Mangel an Appetit.

Magen-Drücken von Nachdenken und Kopf-Anstrengung.

Langsam absetzendes, empfindliches stumpfes Drücken in der Herzgrube. (*Gr.*)

250 Drückend ziehender Schmerz unter der Herzgrube, im Gehen. (n. 10½ St.) (*Fz.*)

Beim Gehen im Freien, weicher Druck mit Ziehen in der Herzgrube, welcher nach dem Essen verschwindet. (n. 1¾ St.) (*Fz.*)

Zusammenziehender heftiger Magen-Schmerz, durch Bücken erleichtert, durch Heben des Armes aber und beim Wenden des Körpers sehr verschlimmert.

Stechen in der Herzgruben-Gegend, links, beim Einathmen und Gehen vermehrt, und bei erneutem Gehen wieder beginnend. (*Gr.*)

Scharfe Stiche in der Herzgruben-Gegend, und wie von da nach dem Kreuze durch. (*Gr.*)

255 **Beim Einathmen starke Stiche in der Herzgrube.**

Beim Ein- und Ausathmen, zusammenpressende, schmerzhafte Nadelstiche in der Herzgrube, in keiner Lage, noch durch Berührung vergehend. (n. 4 St.) (*Lgh.*)

Schneiden in der Herzgruben-Gegend. (*Gr.*)

Gluckern und Gähren in der Herzgrube. (*Gr.*)

In den Hypochondern, bald rechts, bald links, Stechen beim Einathmen. (*Gr.*)

Anacardium.

260 Im linken Hypochonder, Stiche.

Stumpfe Stiche in der Milz-Gegend, theils wie in der Brust, theils wie in der Bauchhöhle. (*Hrm.*)

In der Leber-Gegend, Drücken, eine Stunde nach dem Essen.

Um den Nabel, Schmerz, als würde ein **stumpfer Pflock in die Eingeweide eingedrückt**. (*Gr.*)

Stumpfer Druck gleich unterhalb des Nabels, beim Aufdrücken und Einathmen verschlimmert, bald nach dem Essen. (*Gr.*)

265 Drücken in der Nabel-Gegend, als wenn sich da etwas Hartes gebildet hätte, mit Gefühl beim Athmen und Sprechen, und besonders beim Husten, als wollte der Bauch zerspringen; beim Darauffühlen schmerzte es, wie Drücken und Spannen.

Harter Druck auf einer kleinen Stelle über und unter dem Nabel, und in der linken Bauchseite. (*Hrm.*)

Stöfse, wie von einem stumpfen Werkzeuge, rechts neben dem Nabel. (n. 6 St.) (*Gr.*)

Stiche, die sehr empfindlich und stumpf sind, links neben dem Nabel. (*Gr.*)

Absetzende, stumpfe Stiche auf dem Nabel. (*Gr.*)

270 Stumpfe Stiche in der Bauchhöhle, unweit des Nabels. (*Hrm.*)

Stumpfe, tiefdrückende Stiche an den linken Spitzen der Darmbeine. (*Gr.*)

Empfindliches, scharfes Stechen, dafs er zusammenfährt, rechts über dem Nabel. (*Gr.*)

Einzelne starke Stiche im Unterbauche.

Es zuckt ihm plötzlich wellenförmig, wie ein Blitz in den Unterleib herab. (*Gr.*)

275 Ein schneller Schnitt, rechts im Unterleibe.

Schneidendes Kneipen im Unterleibe, wie von Blähungen, oder von Verkältung, mit Stuhldrang. (n. 4 u. 22 St.) (*Lgh.*)

Mehr schneidende, als kneipende Kolik-Anfälle, wenn Blähungen sich im Unterleibe versetzen.

Kneipen und Klemmen im Unterleibe. (n. 12 St.) (*Fz.*)

Klemmender Schmerz im Unterbauche, wie in den Gedärmen. (n. 7 St.) (*Hrm.*)

280 Kneipendes Zusammenziehen auf einer kleinen Stelle links neben dem Nabel, beim Einathmen. (n. ½ St.) (*Htn.*)

Schmerz, als wenn sich im Unterleibe etwas zusammenwickelte, mit Pressen danach. (n. 32 St.) (*Lgh.*)

Die Eingeweide schmerzen, wie krampfhaft verkürzt, beim Zurückbiegen, Vormittags.

Aeufserlich, an der rechten Bauchseite, unter den kurzen Ribben,. taktmäfsiges, brennendes Nadelstechen. (*Gr.*)

In den Muskeln der linken Bauchseite, gleich unter den kurzen Ribben, flüchtige, kurze Stiche. (*Gr.*)

285 Im Schaamberge, Reifsen.

Ueber dem Bauchringe, absetzendes, dumpfes, Herausdrücken. (*Gr.*)

Immerwährendes Knurren im Unterleibe, besonders in der Nabelgegend.

Immerwährendes Knurren und Kneipen im Bauche. (*Gr. — Hrm.*)

Stuhl-Drang, öfters des Tages, ohne dafs er etwas los werden kann, viele Tage.

290 Anregung zum Stuhle, täglich 3 mal; es that ihm Noth, und wenn er sich dazu setzte, war stets der Trieb weg; der Mastdarm that seine Schuldigkeit nicht, und er mufste, so weich auch der Koth war, doch sehr drücken.

Nöthigung zum Stuhle, ohne dafs er etwas verrichten kann; es ist ihm, als wäre im Mastdarm alles eingepfropft. (*Fz.*)

Steter Drang zum Stuhle, und, da die Ausleerung nicht gleich erfolgt, ein schmerzhaftes Drehen und Winden in den Gedärmen, quer durch den Unterleib. (*Htn.*)

Täglich 2, 3 Stühle gewöhnlicher Art, die aber jedes Mal schwierig abgingen.

Er mufste oft zu Stuhle, es ging aber immer wenig auf einmal; erst weicher, dann harter Koth.

295 Stuhl von ganz blasser Farbe. (n. 48 St.)

Durchfall wässerichten Stuhles, oft und doch mit viel Anstrengung.

Beim Stuhlgange, Kneipen im Unterbauche. (n. $\frac{1}{2}$ St.) (*Hrm.*)

Bei und besonders nach der Stuhl-Ausleerung, stumpfer, durch Einathmen vermehrter Druck in den Bauch-Muskeln, gleich unterhalb des Nabels. (*Gr.*)

Nach dem Stuhlgange, Gähnen und Aufstofsen.

300 Im After, öfteres Jücken.

Die Aderknoten am After werden kleiner und schmerzen nicht mehr, aufser beim Anfange des Gehens wund. (Heilwirkung.)

In der Harnröhre Jücken.

Steter Reiz zum Harnen.
Oefteres Drängen zum Harnen und wenig Urin-Abgang. (d. ersten 4 St.) (*Lgh.*)
305 Er mufs Nachts zum Harnen aufstehen, und kann zur gewohnten Zeit doch wieder harnen. (*Gr.*)
Früh, nüchtern, öfteres Lassen wasserhellen Urins. (*Gr.*)
Oefteres Lassen wasserhellen Harnes in geringerer Menge. (*St.*)
Der Harn ist gleich beim Lassen trübe, setzt einen schmuzigen Satz ab und bekömmt beim Umschütteln Lehmfarbe. (*Hrn.*)
Längs der Ruthe, Schmerz, wie ein Schnitt.
310 Am Hodensacke anhaltendes wohllüstiges Jücken, das den Geschlechtstrieb erregt. (n. 2 St.)
Geschlechtstrieb, früh nach dem Erwachen, mit Anschwellung der Ruthe. (*Htn.*)
Arger Geschlechtstrieb.
Unaufregbarkeit des Geschlechtstriebes. (d. ersten 10 Tage.)
Ausflufs von Vorsteherdrüsen-Saft bei schwerem Stuhlgange.
315 Bei gutem Stuhle, Abgang von Prostata-Saft.
Abgang von Vorsteherdrüsen-Saft nach Harnen.
Samenergiefsung, Nachts, ohne geile Träume. (n. 27 St.) (*Lgh.*)
Nach Beischlaf, Jücken am After.

Niesen. (*Gr.*)
320 Verstopfung hinten in der Nase, wie durch vielen Schleim. (*Fz.*)
Stock-Schnupfen.
Heftiger Schnupfen, von vierwöchentlicher Dauer.
Starker Schnupfen, Abends. (n. 48 St.) (*Fz.*)
Arger Schnupfen, mit Schnupfen-Fieber; sie konnte sich nicht erwärmen, bei Hitze im Kopfe und Eiskälte der Hände und Füfse, im warmen Zimmer; darauf trockne Hitze, Flechsen der Beine wie zu kurz, Wadenklamm und Unruhe am Herzen. (d. 8. T.)
325 Nach öfterem Niesen, heftigster Fliefs-Schnupfen, mit Augen-Thränen.
Rauh im Halse.

Rauh im Halse, nach dem Essen, mit tiefem Tone der Stimme. (*Fz.*)
Hüsteln nach dem Essen, das den Hals angreift, als wenn er roh wäre. (n. 3 T.) (*Fz.*)
Arger Husten nach dem Essen, mit Wegbrechen des Genossenen.

330 Husten, fast blofs die Nacht, und stärker als am Tage.
Mehre Nächte, stärkerer Husten, als am Tage.
Nacht-Husten, mit Kratzen im Halse.
Früh-Husten.
Schon früh um 4 Uhr, und sonst mehrmals des Tages, angreifende Husten-Schauer, Stunden lang. (n. 14 T.)

335 Abends, im Bette, angreifender Husten, der das Blut nach dem Kopfe treibt.
Husten, mit Schmerz im Hinterkopfe.
Husten, bei dem es in der Stirn oder in der Kopfseite sticht.
Beim Husten und tief Athmen, Druckschmerz oben auf dem Scheitel.
Husten, mit Gähnen nach dem Anfalle.

340 Husten, mit (meist vergeblichem) Reiz zum Niesen.
Husten, der mit Kriebeln in der Luftröhre und mit Erstickung anfängt.
Periodische Husten-Anfälle, doch nur am Tage, dafs er ganz aufser Athem kömmt; alle 3, 4 Stunden.
Erschütternde Husten-Anfälle, wie von Keichhusten, von jedem Sprechen erregt.
Erschütternder Husten, der ihn (Nachts) nicht schlafen läfst.

345 Kurzer Husten, meist Nachmittags, mit Auswurf einer aneinanderhängenden graugelben Masse.
Kurzer Husten mit Eiter-Auswurf.
Er hustet Blut aus. (d. 4. T.)
Athem kurz; es dämpft ihn in der Gegend des Brustbeins.
Kurz-Aethmigkeit, vorzüglich nach dem Essen und auch im Sitzen.

350 Engbrüstigkeit, Brustbeengung. (n. 10 St.)
Brust-Beklemmung mit Weinen, das dieselbe erleichtert.
Beklemmung auf der Brust, mit innerlicher Angst und Hitze.
Beängstigung in der Gegend des Brustbeins, ohne Schmerz, als wenn er nicht im Zimmer bleiben könnte, sondern hinaus in die freie Luft und sehr thätig seyn müfste.
Unruhe in der Brust, wie am Herzen, vorzüglich Vormittags. (d. 4. T.)

Anacardium.

355 Beklemmung auf der Brust beim Ausathmen, mit Drücken vorn auf dem Brustbeine. (n. 1½ St.) (*Fz.*)
Drücken auf der Brust, wie Beklemmung, nach der Gegend der Achselhöhlen hin, mit erschwertem Athem. (n. 24 St.) (*Hrm.*)
Vorzüglich im Sitzen, Drücken auf der Brust, mit Vollheit, dessen er sich gern durch Erbrechen entledigen möchte. (n. 10 St.) (*Hrm.*)
Druck über der rechten Brustwarze, nach innen zu. (*Hrm.*)
Schneller Druck auf dem Brustbeine, wie von einem Schlage, beim Einschlummern am Tage.
360 Plötzlicher schneller Druck in der rechten Brustseite, nah an der Achsel, den er zugleich auf der entgegengesetzten Seite am Rücken fühlt, ohne Bezug auf das Athmen.
Stumpfes Drücken, oben am rechten Rande des Brustbeines. (*Gr.*)
Dumpfes D r ü c k e n, w i e v o n e i n e m P f l o c k e, in der rechten Brustseite. (*Gr.*)
Wellenförmiges Ziehen in der linken Brustseite. (*Gr.*)
Wundheits- und Rohheits-Gefühl in der Brust, durch Einathmen vermehrt. (sogleich.) (*Gr.*)
365 Empfindung eines wunden Fleckes in der Brust, unterm Brustbeine.
Reifsen, mit etwas Drücken, an der linken Brustseite bis gegen das Herz herauf, als wollte es die ganze Seite zertrümmern, besonders beim Gebücktsitzen. (n. 10 St.) (*Fz.*)
Einzelne starke Stiche in der Brust.
Arges Stechen, oben in der linken Brust, wovor sie lange nicht vom Sitze aufstehen konnte; darauf wie eine drückende Last an der Stelle.
Stumpfe Stiche in der linken Brustseite, eine Hand breit unter der Achselhöhle. (*Gr.*)
370 Scharfe, pulsirende Stiche in der Brust, oberhalb des Herzens. (n. 80 St.) (*Gr.*)
In der Herz-Gegend, ein Stich, Nachts, beim Einathmen.
Durch und durch fahrende Stiche am Herzen, jedes Mal zwei kurz auf einander folgende. (*Fz.*)
In den Muskeln der Brust, Zieh-Schmerz.
Zuckende Empfindung im Brustmuskel, bei Bewegung des Armes.

375 Aeufserlich, an den linken falschen Ribben, ein zuschnürender Nadelstich. (n. 4 St.) (*Lgh.*)
Fressend jückende Nadelstiche an der letzten falschen Rippe. (*Hrm.*)
Jücken auf der Brust.
Im Kreuze, grobes Stechen. (*Gr*)
Im Rücken, beim Aufrichten im Sitzen, Steifheits-Schmerz, der beim Krummsitzen vergeht.
380 Rechts neben dem Rückgrate, im Schulterblatte, Schmerz, wie von anhaltendem Krummsitzen. (*Gr.*)
Klammartiger Druck unter und neben den Schulterblättern, nach innen zu. (n. ½ St.) (*Hrm.*)
Starker, stechender Druck dicht unter dem linken Schulterblatte, ohne Bezug auf Athmen. (n. 1½ St.) (*Htn.*)
Scharfes Stechen in der äufsern Seite des linken Schulterblattes. (*Gr.*)
Reifsende Stiche neben dem rechten Schulterblatte, nach aufsen. (*Hrm.*)
385 **Stumpfe Stiche im linken Schulterblatte, die langsam wiederkehren und ein Reifsen nach allen Seiten hin verbreiten.** (*Gr.*)
Schmerzhaftes Reifsen zwischen den Schulterblättern. (*Htn.*)
Kriebeln in den Schulterblättern, wie von Eingeschlafenheit oder von Ameisen. (*Gr.*)
Zerschlagenheits-Schmerz, öfters, im rechten Schulterblatte und Oberarme, dafs sie den Arm kaum heben kann. (*Gr.*)
Aeufserliche feine und stumpfe Stöfse, in kurzen Absätzen, an der rechten äufsern Fläche des linken Schulterblattes. (*Gr.*)
390 Knacken im Schulterblatte, beim Heben des Armes.
In den Nacken-Wirbeln, Knacken, beim Bücken.
Steifheit des Genickes.
Steifigkeit in den Nacken-Muskeln, mit dehnendem Schmerze, vorzüglich beim schnellen Bewegen des Kopfes nach Stillhalten desselben; bei steter Bewegung weniger. (n. 52 St.) (*Br.*)
Zwei Tage nach einander, früh beim Erwachen, Steifigkeits-Schmerz des Nackens auf der rechten Seite, wo er gelegen hatte, bei der mindesten Bewegung, und vorzüglich beim Drehen des Kopfes nach der schmerzhaften Seite. (n. 4, 5 T.) (*Htn.*)

Anacardium.

395 Beim Erwachen, Steifheit und drückendes Spannen im Nacken, im Hinterkopfe und zwischen den Schulterblättern, in Ruhe und Bewegung.

Auf der linken Seite des Nackens, dicht am Hinterhaupte, klemmender Steifheits-Schmerz, in der Ruhe, und die Bewegung des Kopfes nicht hindernd, noch dadurch vermehrt. (n. 2 St.) (*Htn.*)

Stumpfes, absetzendes **Drücken**, wie von einer schweren **Last**, auf der rechten Seite des Nackens und auf der linken Schulter-Höhe, wie im Knochen. (*Gr.*)

Rheumatisches Ziehen über den Nacken herab. (*Fz.*)

Am Halse, zu beiden Seiten neben dem Kehlkopfe, harter Druck, der zuweilen das Schlingen erschwert. (n. 2 St.) (*Hrm.*)

400 Schneller, stumpfer Druck, wie von einer Last, an der linken Seite des Halses. (*Gr.*)

Langsam absetzendes Drücken in dem Winkel zwischen dem Halse und der Schulter-Höhe der linken Seite. (*Gr.*)

Stechen, wie mit Nadeln, äußerlich, bald hie, bald da, am Halse. (*Gr.*)

Absetzende, pochende Nadelstiche nahe am Halse und an der linken Brustseite. (n. $\frac{3}{8}$ St.) (*Lgh.*)

Oefteres Jücken am Halse. (*Fz.*)

405 In beiden Achselgruben, kitzelndes Jücken, das zum Reiben nöthigt. (n. $\frac{1}{4}$ St.) (*Gr.*)

Kitzelndes Stechen, wie von Nadeln, unter den Achseln; von Reiben vergehend. (*Gr.*)

In den Armen, beim Ausstrecken und Dehnen, empfindliches, schneidendes Spannen von den Gelenken an, die Muskeln der Beuge-Seiten herab, und beim Zurückbiegen derselben, in den Gelenken, besonders den Achseln, ein Knacken, mit Schmerz, als wären die Arme ausgerenkt. (*Gr.*)

Einschlafen des linken Armes. (*Gr.*)

Druck im rechten Arme, wie in den Muskeln und Knochen zugleich, mit Müdigkeit darin. (*Hrm.*)

410 Reifsen und Ziehen im linken Arme.

Im rechten Oberarme, von der Achsel bis zur Ellenbogenbenge, rheumatisch ziehender Schmerz, mit Steifheits-Gefühl im Arme. (*Fz.*)

(Krampfhaft) drückender Schmerz in den Muskeln der Ober-

Arme, beim Gehen im Freien und Abends im Sitzen. (*Lgh*.)

Stumpfes Drücken, wie Mucken, am linken Oberarme, fast wie in der Knochenröhre, sehr empfindlich und absetzend. (*Gr*.)

Schmerzliches Rucken am linken Oberarme, oberhalb der Ellenbogenbeuge. (*Gr*.)

415 Schläge, wie mit einem schweren Körper, sehr empfindlich, auf der Mitte des linken Oberarmes. (sogleich.) (*Gr*.)

Blüthchen mit rothem Hofe und Eiter an der Spitze, unten am Oberarme, mit schmerzhaftem, zum Kratzen reizenden Jücken bei Bewegung des Armes. (n. 12 St.) (*Lgh*.)

In der Ellenbogen-Beuge des linken Armes, Drücken, welches den Arm wie schwer herabzieht, und die Bewegung desselben erschwert, beim Gehen im Freien. (n. 13 St.) *Fz*.)

In den Vorderarmen, bald hier, bald da, kurzes, schmerzliches Einwärtsdrücken. (alsobald.) (*Gr*.)

Drückender Schmerz in den Muskeln des rechten Vorder-Armes, beim Schreiben. (n. 13 St.) (*Lgh*.)

420 Drückendes Kratzen auf dem Vorderarm-Knochen, in der Ruhe. (*Fz*.)

Klammartiger Druck am linken Vorderarme, bei Berührung heftiger, und bei Bewegung zu reifsendem Drucke erhöht. (*Hrm*.)

Drückendes Ziehen auf der obern Fläche des linken Vorder-Armes. (alsobald.) (*Gr*.)

Klammartiges Ziehen im rechten Vorderarme, vom Handgelenke nach dem Ellenbogen hin. (*Gr*.)

Klammartiges Zucken im ganzen Umfange des Vorderarmes, eine Hand breit über dem linken Handgelenke. (sogleich.) (*Gr*.)

425 Klammähnlicher heftiger Schmerz im linken Vorderarme und dem Handrücken, ohne Bezug auf Bewegung, Nachts im Bette. (*Gr*.)

In der Handwurzel, Zucken in den Beuge-Flechsen.

In der Handfläche, einfacher Schmerz bei Bewegung derselben. (*Gr*.)

Klamm-Schmerz in den Gelenken der rechten Hand, wo sich die Mittelhand-Knochen an die Fingerglieder anfügen. (n. $\frac{1}{2}$ St.) (*Hrm*.)

Anacardium.

Klamm-Schmerz in den Gelenken der linken Hand, wo der Zeigefinger mit dem Mittelhand-Knochen sich vereint. (*Gr.*)

430 Klammartiges Ziehen in der Hand, in der Gegend des Mittelhandknochens des kleinen Fingers. (*Hrm.*)

Klammartig zuckender, stumpfer Schmerz in den vordern Enden der Mittelhand-Knochen, ohne Bezug auf Bewegung. (*Gr.*)

Absetzender, stumpfstechender Klamm-Schmerz auf dem äufsern Rande der linken Hand, wo sich der kleine Finger mit seinem Mittelhand-Knochen verbindet. (*Gr.*)

Krampfhaftes Zusammenziehen in der linken Hand, dafs sie die Finger nicht gerade machen kann. (*Gr.*)

Verrenkungs-Schmerz im Mittelhand-Knochen des kleinen rechten Fingers.

435 Schmerzliches Mucken zwischen dem Mittelhand-Knochen des linken Zeige- und Mittelfingers, gleich hinter den Knöcheln. (*Gr.*)

Starkes Schneiden am Mittelhand-Knochen des rechten Zeigefingers. (*Htn.*)

Ein drückend krampfhafter Schmerz in den Muskeln quer über den Rücken der linken Hand. (n. $\frac{1}{2}$ St.) (*Lgh.*)

Drückendes Reifsen auf dem Handrücken. (n. 9 St.) (*Fz.*)

Nadelstechen auf dem linken Handrücken. (*Gr.*)

440 Ein starker, langer, schmerzhaft reifsender Stich im Ballen der rechten Hand. (*Htn.*)

Scharfes, brennendes Stechen auf dem äufsern Rande der linken Hand, wo sich der kleine Finger mit dem Mittelhand-Knochen vereint. (n. 36 St.) (*Gr.*)

Starkes Trockenheits-Gefühl der Hände.

Trockne, heifse Hände.

Jückendes Stechen am äufsern Knöchel der rechten Hand, das erst nach längerem, starken Rothkratzen vergeht. (*Gr.*)

445 Nach nächtlichem Jücken in der hohlen Hand und zwischen den Fingern, wogegen starkes Reiben wohlthat, ohne es zu mindern, entsteht ein Blüthchen an der Seite des linken Zeigefingers, das sich den folgenden Tag öffnet und dann vergeht. (*Gr.*)

Warzen über die ganzen Hände, selbst in den Handtellern.

In den Fingern der linken Hand, klammartiges Zucken nach dem Takte des Pulses, in den hintersten Gliedern. (*Gr.*)

Absetzender Klamm-Schmerz in den hintersten Gelenken des rechten Daumens und Zeigefingers. (*Hrm.*)

Zusammenziehender Stich-Schmerz in den Muskeln des linken Daumens, durch Bewegung und Berührung vergehend. (n. 2 St.) (*Lgh.*)

450 Reifsen im kleinen Finger, öfters wiederholt. (*Gr.*)

Wiederholtes Reifsen im rechten Daumen, bis zum Ellenbogen herauf, wie bei Entstehung eines Finger-Geschwüres.

Taubheit der Finger.

Trockenheits-Empfindung an den Fingern und Händen.

Kitzelndes Jücken im kleinen Finger, Abends nach dem Niederlegen, nur durch starkes Reiben und Drücken gemäfsigt, indem es nicht im Muskel-Fleische, sondern tiefer zu sitzen scheint. (*Gr.*)

455 Eiterblüthchen am Zeigefinger mit rothem Hofe und stechendem, wohllüstigen Jücken, das sich in die ganze hohle Hand verbreitet; nach Drücken und Pressen, wozu das Jücken nöthigt, rothe und weifse Lymphe, und später entsteht ein Schorf, unter dem sich ein Eiterpropf bildet; Abends entsteht ziehender Wundheits-Schmerz daran, und das Geschwür dauert 8 Tage. (*Gr.*)

Im Hüft-Gelenke des rechten Beines, bei einer Bewegung im Sitzen, lautes Knacken. (*Gr.*)

Verrenkungs- und Zerschlagenheits-Schmerz über der rechten Hüfte, beim Aufstehen vom Sitze, und anhaltend; auch beim Bewegen des Rumpfes im Sitzen; das Aufstehen ist dann unerträglich und er mufs vorwärts gebückt gehen.

In den Beinen, hier und da, nach einem Spaziergange, Ziehen, Druck und Schwere-Gefühl, welches letztere durch Ausstrecken des Fufses sich mindert. (*Hrm.*)

Unruhe in den Beinen, beim Sitzen, hinab und heraufflaufend, an einzelnen Stellen schmerzliche Eindrücke machend, beim Gehen verschwindend und beim Sitzen wiederkehrend. (sogleich.) (*Gr.*)

460 In den Oberschenkeln empfindliches (spitzig) stumpfes Drücken, zuweilen in taktmäfsigen Absätzen. (*Gr.*)

Stumpfer Druck, wie von einem Pflocke, in den Gesäfs-Muskeln des linken Oberschenkels. (*Gr.*)

Klammartiger Druck im linken Oberschenkel, vorn und hinten. (*Hrm.*)

Heftiger Druck in der Mitte der äufsern Seite des rechten Oberschenkels, bei jedem Pulsschlage, und stets mit einem starken Stiche. (n. 10½ St.) (*Htn.*)

Zuckendes Drücken an der Inseite des rechten Oberschenkels. (*Gr.*)

465 Leises Zucken und Ziehen in den Oberschenkeln, besonders um die Kniee und in denselben, wie nach einer weiten Fufsreise, mit schmerzlicher Unruhe, gleich einem zitternden Beben, im Sitzen. (n. ⅔ St.) (*Gr.*)

Zieh-Schmerz an der äufsern Seite des rechten Oberschenkels herab. (*Gr.*)

Reifsendes Zusammenziehen (Klemmen) an der Aufsenseite des linken Oberschenkels auf einer kleinen Stelle, mit nachfolgendem Unterköthigkeits-Schmerze. (n. 11 St.) (*Fz.*)

Dumpfer Schmerz im linken Oberschenkel, gleich über dem Knie. (*Gr.*)

Bohrender Stich in den Muskeln des rechten Oberschenkels, vorn unten. (n. 10 St.) (*Lgh.*)

470 Brennendes Jücken an den Oberschenkeln, Abends.

Brennendes Nadelstechen, das zum Kratzen reizt, hie und da in den Muskeln der Oberschenkel. (*Gr.*)

Jückendes Stechen am linken Oberschenkel, das nach Reiben vergeht. (*Gr.*)

In den Knieen, so wie in den Muskeln ober- und unterhalb derselben, die heftigste Schmerzhaftigkeit nach langem Bücken. (*Gr.*)

Im Knie, an der innern Seite, Drücken, beim Gehen. (*Fz.*)

475 Drücken und Ziehen an der Inseite des Kniees beim Gehen. (*Fz.*)

Stumpfdrückendes Ziehen an der innern Fläche des rechten Kniees, beim Sitzen. (*Gr.*)

Zieh-Schmerz im rechten Knie, wie unter der Kniescheibe, durch veränderte Lage verändert. (n. 1½ St.) (*Htn.*)

Schmerzliches Ziehen im linken Knie, beim Biegen desselben (im Sitzen); beim Ausstrecken vergehend. (*Gr.*)

Zieh-Schmerz oberhalb der Kniee, im Sitzen, was im Gehen sich als blofse Schwäche zeigt. (n. ½ St.) (*Gr.*)

480 Grobes Stechen im rechten Knie. (*Gr.*)

Stumpfe Stiche oder Stöfse, gleich unterhalb des rechten Kniees, bei Auftreten mit dem Fufse. (*Gr.*)

Wund brennender Schmerz, wie geschabt, an der Aufsenseite des linken Kniees. (*Gr.*)

Stumpfer Wund-Schmerz oberhalb des Kniees beim Hochheben der Füſse, mit schmerzlichem Schwäche-Gefühl um die Kniee, und klammartigem Kneipen zwischen der Kniekehle und Wade. (*Gr.*)

Schmerzloses Schwäche-Gefühl oberhalb der Kniee, im Gehen, mit schmerzlichem Wehthun im Sitzen, wie nach starker Ermüdung der Beine. (n. ½ St.) (*Gr.*)

485 **Schmerzliche Unruhe um die Kniee, mit Gefühl von Steifheit, als wären diese Theile umwickelt oder eingespannt, im Sitzen.** (*Gr.*)

Wie Lähmung in den Knieen, mit Steifheit und groſser Mattigkeit, daſs er kaum gehen kann.

Jückender Ausschlag um die Kniee, bis zu den Waden.

In den Unterschenkeln, im Sitzen, Unruhe, als wäre alles lebendig darin und bewegte sich drehend in die Füſse herab, die ihm schwer schienen und fast, als wenn sie einschlafen wollten. (*Gr.*)

Schwere in den Unterschenkeln.

490 Ziehen in den Unterschenkeln herab, sehr oft, im Sitzen. (*Gr.*)

Stumpfes, taubes Ziehen in den Unterschenkeln. (*Gr.*)

Schmerzhaftes Ziehen in der Schienbein-Röhre. (n. ¾ St.) (*Hrm.*)

Rheumatisch ziehendes Drücken am Unterschenkel, quer über das Schienbein, bloſs im Gehen, beim Strecken des Schenkels. (*Fz.*)

Drückend stichartiger Schmerz, zuweilen mit Bohren in der Schienbein-Röhre und in den Unterschenkel-Muskeln. (*Lgh.*)

495 Drückender Schmerz auf der linken Schienbein-Röhre im Sitzen, mit Unruhe des ganzen Gliedes, welche beim Heranziehen des Schenkels nachläſst. (*Fz.*)

Reiſsender Druck an der vordern Fläche des Schienbeines, gleich über dem Fuſs-Gelenke. (*Gr.*)

Klammartiger Druck an beiden Waden, mehr nach auſsen, nach dem Schienbeine hin. (n. 3 T) (*Hrm.*)

Waden-Klamm, beim Gehen.

Schmerzliches Strammen in der linken Wade. (*Gr.*)

500 **Spann-Schmerz in der Wade, beim Gehen, als** wären die Muskeln zu kurz, auch im Liegen, Nachts, bei Schlaflosigkeit.

Klammartiges, absetzendes Ziehen in den Unterschenkeln von den Fersen bis in die Waden hinauf. (*Hrm.*)

Zucken, höchst empfindlich und kurz absetzend, wie elektrische Schläge, im linken Schienbeine, gleich über dem Fufsknöchel. (*Gr.*)

Wellenförmiges Zucken hie und da in den Unterschenkeln (im Sitzen). (*Gr.*)

Oefteres Pulsiren und Zucken in den Muskeln der Unterschenkel. (*Fz.*)

505 Stumpfe Stiche, die sehr empfindlich sind, ganz oberflächlich am Schienbeine, über dem Gelenke des rechten Fufses. (*Gr.*)

Wund brennender Schmerz im Unterschenkel, oberhalb der Ferse. (*Gr.*)

Brennschmerz auf einer kleinen Stelle in der Mitte des Unterschenkels, vorn und mehr nach aufsen zu. (*Gr.*)

Brennen, wie von glühenden Funken, an den Unterschenkeln.

Im Fufs-Gelenke des linken Beines, Schmerz beim Auftreten, als hätte sie sich den Fufs vertreten.

510 Ziehschmerz im Fufs-Gelenke, wenn er sich setzt. (n. 32 St.) (*Fz.*)

Ziehen über die äufsern Knöchel herab, im Stehen, mit Schmerzhaftigkeit der Fufssohlen, dafs ihm das Stehen sehr sauer wird. (*Gr.*)

Krampfhaftes Krummziehen der rechten Fufssohle. (*Gr.*)

Stumpfes absetzendes Drücken am innern Rande der Fufssohle. (*Gr.*)

Klammartiger Druck an der linken Ferse. (n. 30 St.) (*Hrm.*)

515 Reifsend wühlender Schmerz in der Ferse, früh im Bette.

Schmerzliches inneres Rucken auf dem Rücken des Fufses. (*Gr.*)

Stechen, wie mit Nadeln, auf dem linken Fufsrücken. (*Gr.*)

Brennen auf den Fufssohlen beim Sitzen. (*Gr.*)

Kälte der Füfse, früh.

520 Beim Gehen werden die vorher warmen Füfse empfindlich kalt, und die kalten Füfse noch kälter.

Kratziges Jücken, als würde er mit einem wollenen Tuche gerieben, auf dem Fufsrücken. (n. 6 St.) (*Fz.*)

Von den Zehen bis an den Fufsrücken, krampfhaft ziehende und reifsende Schmerzen. (*Fz.*)

Reifsen, während des Stehens, quer durch die Wurzeln der Zehen, bei Bewegung derselben vergehend. (n. 5 St.) (*Fz.*)

Wiederholtes Reifsen in der grofsen Zehe. (*Gr.*)

525 Empfindliches, absetzendes Rucken in der rechten grofsen Zehe. (*Gr.*)

Die Haut des Körpers ist unempfindlich gegen jückende Reize.

Allgemeines wohllüstiges Jücken über den ganzen Körper, das sich durch Kratzen immer weiter verbreitet.

Hie und da, an mehren Stellen, ein nicht jückender Reiz zum Kratzen, der hierauf sogleich verschwindet. (*Gr.*)

Fressend stechendes Jücken, hie und da am Körper, besonders auf dem Rücken und den Oberschenkeln, mit Reiz zum Kratzen, wonach es nur auf kurze Zeit vergeht. (*Hrm.*)

530 Brenn-Gefühl, hie und da auf der Haut, das zum Kratzen reizt und dadurch vergeht. (*Gr.*)

Abends im Bette, Hitze in der Haut des ganzen Körpers, mit brennendem Jücken und Gereiztheit der Haut, wie durch vieles Kratzen entsteht; nach demselben brennt es noch ärger.

Brennendes Jücken an den leidenden Stellen, durch Kratzen verschlimmert.

Brennen und Stechen an der ehedem jückenden Schwinde.

Schmerz, wie Blutschwär, in den leidenden Theilen; er darf nicht daran rühren.

535 Stiche, äufserlich an mehren Stellen des Körpers, z. B. an den Brustmuskeln, der Stirn, der Handwurzel u. s. w.

Ziehende und drückende Schmerzen, fast in allen Theilen des Körpers.

(Jeder Theil, den er unbewegt liegen läfst, schläft ihm ein.)

Die Zufälle setzen immer 1, 2 Tage aus, und halten dann wieder ein paar Tage an, so dafs in ihrem Verlaufe etwas Periodisches nicht zu verkennen ist. (*Gr.*)

Im Sitzen ist es ihm wohl, aber Stehen verursacht ein unruhiges Wesen in den Untergliedern, als wenn sie herangezogen werden müfsten, mit Aengstlichkeit. (*Fz.*)

540 Bei ruhigem Sitzen fühlt er in den locker aufliegenden Armen, ja im ganzen Körper, das Schlagen des Pulses (nach einiger körperlicher Anstrengung). (*Gr.*)

Allgemeines Weh im Innern des ganzen Körpers.

Alle Flechsen des Körpers thun so weh, dafs er nicht gehen kann, und beim Auftreten zusammensinken mufs.

Früh im Bette, beim ruhig Liegen, Zerschlagenheit aller Gelenke, mit Steifigkeit des Nackens und des Kreuzes, und Kopfweh in der Stirn und den Schläfen, was sich alles beim Aufstehen mindert.

In Absätzen wiederholtes Reifsen durch Arme und Beine zugleich. (*Gr.*)

545 Schwere im linken Arme und Beine, beim Gehen.

Von Klavier-Spielen wird es ihm schwer und voll im Körper.

Sie wird mager, ohne sich unwohl zu befinden.

Matt und hinfällig; das Gehen wird ihm Anfangs sauer und die Füfse sind schwer; bei fortgesetztem Gehen mindert sich diefs Mattigkeits-Gefühl und es wird ihm wohler. (*St.*)

Mattigkeit im Körper; er will sich immer legen oder setzen.

550 Höchste Mattigkeit, dafs er kaum die Hände bewegen kann; er zittert bei jeder Bewegung.

Sehr matt beim Treppensteigen.

Auf einer kleinen Fufsreise wird er so hinfällig, dafs er kaum fort kann, und sich lange nachher (im Sitzen) nicht wieder zu erholen vermag. (*Gr.*)

Nach einem kleinen Fufsgange, der ihm sehr sauer wurde, so hinfällig, müde und abgespannt, dafs er sich gleich setzen mufs und lieber liegen möchte, wobei ihm Auflegen des Kopfes und Schliefsen der Augen sehr wohl deuchtet. (*Gr.*)

Alle Bewegungen verrichtet er mit gröfserem Nachdruck und stärkerer Ausdauer; die Muskeln ziehen sich weit kräftiger zusammen, aber die Bewegungen sind wie bei allzustraffen Fasern, oder wie aus Mangel an Feuchtigkeit in den Gelenken. (n. 1 St.) (*Fz.*)

555 Lähmung an einzelnen Theilen. (*Matthiolus*, a. a. O. — *Dacosta*, a. a. O.)

Lechzender, schmachtender Zustand, wie Lähmung, als sollte er zusammensinken, nach einer kleinen Fufsreise, Nachmittags; Abends fühlt er in starkem Gehen, wobei er schwitzt, nichts von Müdigkeit. (d. 6. T.) (*Gr.*)

Beim Stehen, Haltlosigkeit in den Beinen; beim Sitzen schmerzliche Schwäche in den Füfsen. (*Gr.*)

Müdigkeit der Glieder, wie von vielem Gehen, und Schläfrigkeit, wie von grofser Schwäche. (n. 9 St.) (*Lgh.*)

Abends zeitiger, als sonst, müde und schläfrig, und früh

möchte er immer schlafen und nicht aus dem Bette; auch nach dem Mittagessen treibt es ihn zum Schlafe. (*Gr.*)

560 Nachmittags, beim Sitzen und Lesen, Schläfrigkeit und Mattigkeit, als ob er sich durch Geistes- oder Körper-Arbeiten allzusehr angestrengt hätte. (n. 3 St.) (*Lgh.*)

Nach dem Mittags-Schlafe, anhaltende Trägheit; er kann kaum die Glieder bewegen und es verdriefst ihn, zu sprechen. (*Htn.*)

Schlaf, Nachts, unruhig, mit öfterem Umherwerfen; er lag mit dem Kopfe bald zu hoch, bald zu tief, was ihm eine dumpfe Eingenommenheit des Kopfes verursachte. (*Br.*)

Vor Unruhe kann er kaum eine Nacht um die andere etwas schlafen.

Nachts, schlaflos, bis früh 2 Uhr; er mufste sich stets rum und num wenden. (d. 2te Nacht.)

565 Leiser Schlaf, mit öfterem Erwachen.

Er wacht Nachts zu halben Stunden, und schläft in den Zwischenzeiten gut und erquickend.

Fester Schlaf bis Vormittags 9 Uhr. (d. 1ste Nacht.)

Nachts, sehr fester, tiefer Schlaf, und früh kaum zu ermuntern.

Schlummer, Tag und Nacht, bei grofser Hitze und Durst, mit heifs anzufühlender Haut und Murren und Wimmern im Schlafe.

570 Er liegt stets in betäubtem Schlummer ohne Träume, und ist nach dem Erwachen ganz dumm, oft heifs anzufühlen, mit rothen Backen und kalter Stirne, obschon er über Hitze im Kopfe klagt; dabei arger Durst und wund schmerzende Trockenheit im Halse.

Er liegt Tag und Nacht, ohne zu schlafen, blofs in Träumen, voll ängstlich zu besorgender Tages-Geschäfte.

Traum, er solle predigen, ohne memorirt zu haben, daher ängstliches Nachsinnen, sondern mit der Sache zu Stande kommen zu können. (*Gr.*)

Sehr lebhafte Träume voll Besonnenheit und Anstrengung des Geistes, daher beim Erwachen Zerschlagenheits-Kopfschmerz.

Lebhafte Träume, Nachts, die ihm am Tage vorkamen, als wäre es ihm wirklich im Wachen geschehen; die ersten Tage, als wäre es längst, die folgenden aber, als wäre es erst kurz zuvor geschehen.

Anacardium.

575 **Lebhafte Träume** von alten Begebenheiten.
Die Träume sind Nachts mit Gegenständen seiner projektirenden Ideen gemischt. (*Fz.*)
Träume von Feuer, bei sonst gutem Schlummer. (*Gr.*)
Aengstliche Träume von Feuersbrunst. (*Br.*)
Traum, er röche Schwamm- und Schwefel-Geruch, und beim Erwachen fortdauernde Täuschung, als röche er denselben wirklich.
580 Er träumt, im Gesichte voll weifser, häfslicher Blattern zu seyn. (n. 21 St.) (*Lgh.*)
Sie träumt von ekelhaften Krankheiten Anderer.
Träume von Leichen, von einer nahen Gruft oder einem jähen Abhange.
Aengstliche Träume voll Gefahr.
Er schreit ängstlich im Schlafe.
585 Abends im Bette, während des Wachens, Zusammenfahren, wie durch Schreck. (n. 15, 16 St.) (*Lgh.*)
Früh, nach dem Erwachen, treibt ihn Aengstlichkeit aus dem Bette.
Nachts, im Bette, Verlängerung der Zähne mit drückendem Schmerze.
Arges Ziehen im Unterleibe und den Gliedern, mit Brennen hinterher, dann beim Befühlen Schmerz in den Knochen, dafs sie davor nicht schlafen konnte.
Durchfall Nachts, und darauf Leib-Verstopfung.
590 Er kann Nachts nicht lange auf einer Seite liegen, weil ihn dann die Arme wie zerschlagen schmerzen. (*Gr.*)
Wadenklamm, Nachts.
Zucken mit Mund und Fingern im Schlafe.
Nach dem Mittags-Schlafe, mehrminütlicher Frost. (d. 1. T.)
Oft, augenblickliches Gefühl, als wollte ihn frieren. (*Gr.*)
595 **Anhaltendes Frieren, selbst in der warmen Stube.** (*Gr.*)
Die freie Luft ist ihm zuwider und zu rauh.
Frostigkeit mit Appetitlosigkeit. (*Gr.*)
Früh, ein paar Stunden, Frieren in den Gliedern, dafs er zittert. (*Gr.*)
Frost-Zittern am ganzen Körper, nur in der Sonne ist ihm warm. (*Gr.*)
600 Es überläuft sie zu wiederholten Malen eiskalt. (*Gr.*)
Frost-Gefühl an Händen und Füfsen. (*Fz.*)

Frost-Schauder über den ganzen Körper, als hätte er sich im Nassen erkältet. (*Lgh.*)

Fieberschauder am ganzen Körper, mit Hitze im Gesichte, ohne Durst, in allen Lagen. (n. 1¼ St.) (*Lgh.*)

Fieberschauder über den ganzen Rücken, wie von Begiefsung mit kaltem Wasser. (*Lgh.*)

605 Nachmittags, grofse fieberhafte Unruhe, wie beim Schnupfen, und Mattigkeit, mit Zittrigkeit in den Gliedern. (*Fz.*)

Hitz-Gefühl und Hitze im Gesichte und den Handtellern, ohne Durst. (*Fz.*)

Nachmittags schnell vorübergehende Hitze im Gesichte und dem Gehirne, mit Backenröthe. (n. 8 St.) (*Fz.*)

Alle Nachmittage um 4 Uhr, Gesichtshitze, mit Uebelkeit und Schwere im ganzen Körper; sie mufs sich legen; von Essen wird es besser.

Er klagt grofse Hitze, ohne dafs er heifs anzufühlen ist. (n. 10 T.)

610 Sehr heifs am ganzen Leibe, und doch klagt er über Frost.

Heifse Handflächen, bei kalten Handrücken.

Abends, nach dem Essen, schnell über das Gesicht sich verbreitende Hitze, ohne Durst und ohne Frost (n. 12 St.), nach einer halben Stunde mit Durst. (*Lgh.*)

Aeufsere Hitze mit grofsem Durste und dürren verbrannten Lippen.

Vorzüglich die Nacht grofse Hitze mit heftigem Durste, ohne Schweifs, dafs er es nicht aushalten kann.

615 Am Obertheile des Körpers, grofse Hitze, mit Durst und Schweifs, bei ganz heifsem Athem; doch klagt er über Frost, und es schüttelt ihn; die ehemals schweifsigen Füfse sind kalt.

Abends, zweistündige innere Hitze, mit kühlem Schweifse über und über, vorzüglich am Kopfe, bei kurzem Athem, Durst, und Mattigkeit im Unterleibe und in den Knieen, zum Umsinken.

Bei offenen Fenstern duftet er über den ganzen Körper, bei Durst nach Milch. (*Htn.*)

Abends, bei offenen Fenstern, warmer Schweifs über den Bauch, den Rücken und die Stirne, bei mäfsiger Wärme über den übrigen Körper. (n. 12 St.) (*Htn.*)

Klebriger Schweifs in den Handtellern, am stärksten in der linken Hand. (*Htn.*)
620 Oefteres Erwachen aus dem Schlafe, mit allgemeinem Schweifse. (n. 19 St.) (*Lgh.*)
Nacht-Schweifse.
Er schwitzt Nachts auf der Brust und dem Unterleibe.

Antimonium crudum, roher Spiefsglanz,
Schwefel - Spiefsglanz, *Stibium sulphu-
ratum nigrum*.

Der gegrabene Schwefel - Spiefsglanz, diese aus fast metallisch glänzenden, parallelen, schwarzen Nadeln, von der Natur zusammengefügte Verbindung von etwa 28 Theilen Schwefel mit 100 Theilen Spiefsglanz-Metall, wird, wenn es nach chemischer Prüfung frei von fremden Metallen befunden worden, auf gleiche Weise, wie zu Ende des ersten Theils von den trocknen Arzneistoffen gelehrt worden, bis zur 30sten Kraft-Entwickelung für den homöopathischen Gebrauch zubereitet. Aus folgenden reinen Wirkungen desselben im gesunden, menschlichen Körper wird man dessen kleinster Gabe öftere Dienlichkeit in den geeigneten Fällen chronischer Krankheiten leicht wahrnehmen. Zu wünschen wäre es, dafs auch das reine Metall auf seine reinen Wirkungen sorgfältigst ausgeprüft würde, wovon wir noch viele, jetzt noch unbekannte Hülfe andrer Art, als vom Schwefel-Spiefsglanz zu erwarten haben; denn wie verschieden sind nicht auch Arsenik in seinen Wirkungen vom Operment und die des Quecksilber-Metalls von denen des Zinobers, jedes von eigner Brauchbarkeit als Arzneien!

Die pharmaceutischen Schwefel-Spiefsglanz-Mittel: *Kermes minerale* und *Sulphur auratum antimonii primae, secundae, tertiae praecipitationis* sind, je nach ihrer verschiedenen Bereitungs-Art von sehr verschiednem Gehalte an Spiefsglanz-Metall.

Wo der rohe Schwefel-Spiefsglanz nach seinen reinen Wirkungen homöopathisch befunden wird, da ist er desto dienlicher, wenn folgende Symptome mit zugegen sind:

Antimonium crudum.

Unleidlichkeit des Angreifens und Ansehens bei einem Kinde; Blutdrang nach dem Kopfe; Lästiges Jücken auf dem Kopfe, mit Ausfallen der Haare (*Htb.*); **Röthe und Entzündung der Augenlider**; Böse Nasenlöcher; Hitze und Jücken am Backen; **Schmerzen in hohlen Zähnen**; **Langwieriger Appetit-Verlust**; **Aufstofsen mit Geschmack des Genossenen**; **Ekel, Uebelkeit und Brecherlichkeit von Magen-Verderbnifs**; Leibschneiden mit Appetitlosigkeit, hartem Stuhle und rothem Harne, bei einem Kinde (*Htb.*); Kneipen im Bauche, mit Gefühl, wie zum Durchfalle; Abwechselnde Diarrhöe und Verstopfung älterer Personen (*Htb.*); Schwieriger, harter Stuhl; Stete Absonderung weifsgelblichen Schleimes aus dem After (*Htb.*); Oefteres Harnen, mit vielem Schleim-Abgange und Brennen in der Harnröhre unter Kreuz-Schmerzen (*Htb.*); Schneiden in der Harnröhre, beim Harnen; Verstopfung der Nase; Schmerzhafte Flechsen-Entzündung im Ellenbogen-Gelenke, mit starker Röthe und Krümmung des Armes (*Htb.*); Eingeschlafenheit der Beine beim ruhig Sitzen; Heftige Schmerzen in den Untergliedern (*Htb.*); Hühnerauge in der Fufssohle (*Htb.*); Grofse hornartige Stellen in der Fufssohle, nah an den Zehen (*Htb.*); Hornartiger Auswuchs vorn unter dem Nagel der grofsen Zehe; Verbildungen der Haut (*Htb.*); Empfindlichkeit gegen Kälte; Schlafsucht (*Htb.*).

Kalk-Schwefelleber und Merkur sollen, nach Dr. *Hartlaub*, Antidote des Schwefel-Spiefsglanzes seyn.

Die Namens-Verkürzungen meiner Mit-Beobachter sind: *C.* = *Dr. Caspari*; *Htb.* = *Dr. Hartlaub*; *Lgh.* = *Dr. Langhammer.*

Antimonium crudum.

Verstimmt und traurig, Abends.

Wehmüthige, gereizte Stimmung, den ganzen Vormittag; der Ton der Glocken, wie der Anblick seiner ganzen Umgebung rührt ihn bis zu Thränen; er athmet schwer und kurz.

Niedergeschlagenheit am Tage. (*Lgh.*)

Er spricht nicht. (d. 2. T.) (*C.*)

5 Baugigkeiten. (*Gmelin*, allgem. Gesch. d. mineral. Gifte.)

Unruhig. (d. 2. T.) (*C.*)

Aengstliche Betrachtungen, am Tage, über sich selbst, sein jetziges und künftiges Schicksal. (*Lgh.*)

Entschiedene Neigung, sich zu erschiefsen, Nachts, nicht zu einer andern Art des Selbstmordes; es nöthigte ihn, aus dem Bette zu steigen, weil er den Gedanken gar nicht los werden konnte. (*Htb.*)

Sehr zum Erschrecken geneigt über geringes Geräusch. (*C.*)

10 Ueble Laune den ganzen Tag. (*Lgh.*)

Mifsmüthig, wobei es ihm warm vor dem Kopfe ward.

Mürrisch, will mit Niemand reden. (*Lgh.*)

Verdriefslich, ärgerlich, ohne Ursache. (d. 2. T.) (*C.*)

Kopfschwäche. (*C.*)

15 Wahnsinn. (*Hildanus.*)

Wahnsinn, Blödsinn; sie verliefs das Bette nicht, redete unbefragt Nichts, verlangte weder zu essen, noch zu trinken, afs jedoch, wenn man es ihr anbot und sie hungrig war, gern, und verweigerte es, wenn sie nicht hungerte; dabei zupfte sie nur immer am Halstuche, oder faltete ein Tuch und legte es wieder auseinander, oder zupfte Fasern aus dem Bette und las sie zusammen; sie war so gefühllos, dafs sie von den unter sie gegangenen Ausleerungen an mehren Stellen sich aufgelegen hatte, ohne es zu fühlen, und ohne je einen Schmerz zu klagen. (*Camerarius*, sylloge memorabilium.)

Delirium und Tod, nach einem Brechmittel aus *croc. metall.* (*Lindestolpe*, de venenis.)

Anhaltender Zustand schwärmerischer Liebe und ekstatischer Sehnsucht zu einem idealen weiblichen Wesen, das seine Phantasie ganz erfüllte; mehr beim Gehen in freier, reiner Luft, als in der Stube; nach einigen Tagen, unter scheinbarer Verminderung des Geschlechtstriebes verschwindend. (*C.*)

Wüstheits-Gefühl im Kopfe, wie nach anhaltendem Arbeiten in einer kalten Stube. (d. 4. T.) (*C.*)

20 Trunkenheit. (*C.*)

Schwindel. (*C.*)

Kopfschmerz und etwas Nasenbluten darauf. (n. 7½ St.) (*Lgh.*)

Leiser, dumpfer Kopfschmerz im Vorderhaupte und Scheitel, durch Treppensteigen verstärkt. (*C.*)

Heftiges Kopfweh. (*Gardane*, Gazette de Santé, 1773.)

25 Heftiger Kopfschmerz, nach Baden im Flusse, mit Schwäche in den Gliedern und Widerwillen gegen das Essen. (*C.*)

Dumpfer, betäubender Schmerz im ganzen Kopfe, mit Uebelkeit im Schlunde, während des (gewohnten) Tabakrauchens. (*Lgh.*)

Betäubende, dumpfe Kopfschmerzen, mehr äufserlich auf der Stirn, dafs der Angstschweifs ausbrach, beim Gehen im Freien. (n. 6 St.) (*Lgh.*)

Kopfschmerz, als wollte es die Stirn zersprengen; dabei war sie wie betrunken, safs allein und wollte nicht reden. (*Camerarius*, a. a. O.)

Auseinander drückender Schmerz am rechten Augenbrau-Bogen, innerhalb des Schädels. (*C.*)

30 Einwärtsdrücken, absetzend ziehend, in der linken Stirnseite. (*C.*)

Augenblicklicher Ziehschmerz über dem linken Schläfebeine, verging durch Druck und kam gleich darauf viel heftiger wieder. (*C.*)

Reifsender Schmerz im ganzen Kopfe, hin und her, von früh bis Abends. (*C.*)

Heftiges Reifsen im ganzen Kopfe, mit Hitze darin, gegen Mittag. (d. 6. T.) (*C.*)

Das Reifsen im Kopfe mindert sich beim Gehen und im Freien. (*C.*)

35 Herausbohrender, anhaltender Schmerz in der Stirne und

den beiden Schläfen, durch Befühlen ungeändert. (n. 5 St.) (*Lgh.*)

Andrang des Blutes nach dem Kopfe gemindert. (Heilwirkung.) (*C.*)

Am linken Scheitelbeine eine kleine Stelle, welche bei äufsern Drucke Schmerzen auf dem Knochen macht, wie bei geschwollener Beinhaut. (*C.*)

Aeufserlich an der linken Schläfe, langsames Pulsiren mit feinem Stechen, einigemal hintereinander, vorn nach den Augenbrauen zu, am stärksten, wenn man nicht genau darauf achtet. (*C.*)

Einzelnes, scharfes Stechen auf dem Haarkopfe, 1 Minute lang. (*C.*)

40 Rothe, harte, beim Druck wund schmerzende Blüthe an der linken Schläfe, gleich am Anfange des Ohr-Knorpels. (*C.*)

Kleine, Linsen grofse, platte Knötchen hie und da auf dem Haarkopfe, die beim Drücken schmerzen und im Umkreise kriebeln. (*C.*)

Rothe, härtliche, wenig erhabene Stelle an jeder Seite der Stirn, welche wie Brennnessel jückt, vergeht und wiederkommt. (*C.*)

Dicht über den Augenbrauen ein weifses Knötchen, welches nicht jückt, sondern blofs beim Befühlen schmerzt.

Jücken im äufsern Augenwinkel, das zum Reiben nöthigt. (n. 2 St.) (*Lgh.*)

45 Fippern im linken Augenlide. (*C.*)

Feine Stiche, oft hintereinander folgend, und ohne Schmerz, im vordern Theile des Augapfels, Vormittags. (d. 9. T.) (*C.*)

Scharfe drückende Stiche unterhalb des linken Augenbraubogens. (*Lgh.*)

Geröthete Augenlider, mit feinen Stichen im Augapfel. (*C.*)

Röthe des linken Auges, mit Lichtscheu früh beim Aufstehen, und Schleim-Absonderung im innern Winkel. (*C.*)

50 Rothe, entzündete Augen, mit Jücken und nächtlichem Zuschwären.

Entzündung der Augen. (*Gardane*, a. a. O.)

Kleine, nässende Stelle am äufsern Augenwinkel, welche sehr schmerzte, wenn Schweifs daran kam. (*C.*)

Viel Schleim im rechten Augenwinkel, früh, mit trockner Augenbutter in beiden Lidern. (*C.*)

Augenbutter in den Augenwinkeln, Vormittags. (n. $8\frac{1}{2}$ St.) (*Lgh.*)

55 Erweiterung der Augen. (*Plinius; Dioscorides*)
Unheilbare Blindheit. (*Lindestolpe*, de venenis.)
In den Ohren, Stechen. (*C.*)
Ziehschmerz durch das rechte Ohr in die Eustachische Röhre, fast bis in den Mund, nach Tische. (d. 16. T.) (*C.*)
Wühlen und Wimmeln in den Ohren, besonders beim Stillliegen. (d. 5. T.) (*C.*)
60 Kriebeln im rechten Ohrgange. (d. 2. T.) (*C.*)
Jückender Stich am Rande der rechten Ohrmuschel über dem Ohrbocke, durch Berührung vergehend. (n. 1½ St.) (*C.*)
Röthe, Brennen und Geschwulst des linken Ohres, wie von einem Mückenstiche. (*C.*)
Geschwulst und Röthe der ganzen innern Ohrmuschel, mit periodischem Jücken. (*C.*)
Schwappern im Ohre, wie von einigen Tropfen Wasser, bei Bewegung der Kinnladen.
65 Klingen vor den Ohren. (d. 2. T.) (*C.*)
Anhaltendes Ohren-Brausen, besonders im Stillen. (d 2. T.) (*C.*)
Brausen in den Ohren, meist Nachmittags. (*Htb.*)
Schmerzhaftes Ohren-Brausen. (*Camerarius*, a. a. O.)
Ein altes Ohren-Brausen verschwand. (Heilwirkung.) (*C.*)
70 Arges Getöse in den Ohren, als wenn Jemand an das Hausthor klopfte.
Eine Art Taubheit des rechten Ohres, als wenn sich ein Blättchen vor das Trommelfell legte, durch Bohren mit dem Finger nicht zu tilgen. (n. 14 St.) (*Lgh.*)
Abends trat es ihm sehr vor das rechte Ohr.
Verlust des Gehöres. (*Camerarius*, a. a. O.)
Die Nase schmerzt beim Athmen, wie von Einathmen kalter Luft, oder von Einziehen scharfer Dämpfe. (*C.*)
75 Wundheits-Gefühl in den Nasenlöchern beim Einziehen der Luft, besonders im rechten, das etwas verstopft ist. (*C.*)
Wundheit des rechten Nasenloches im vordern Winkel, mit Schmerzhaftigkeit, wie beim Schnupfen. (*C.*)
Aufspringen und Schmerzhaftigkeit des linken Nasenloches. (*C.*)
Aufgesprungenheit beider Nasenlöcher, mit Krusten. (*C.*)
Böses Nasenloch, mit ziehendem Schmerze.
80 Blut-Schnauben.
Bluten der Nase, mehre Tage nach einander.
Alle Abende Nasenbluten.
In den Gesichts-Muskeln der linken Seite, leises Zucken. (n. 9 St.) (*C.*)

Rothe Blüthe, mit Eiter in der Spitze, zu beiden Seiten der Nase, mit Empfindlichkeit beim Drücken. (d. 12. T.) (*C.*)

85 Blasenartige Blüthen im Gesichte und auf der Nase, wie Spitzpocken, mit stechendem Schmerze beim Drucke. (*C.*)

Flache, beim Befühlen jückende, nicht rothe Blüthen mit gelblichem Schorfe auf beiden Wangen. (*C.*)

Nesselfriesel im Gesichte, besonders auf den Wangen.

Mehre Blüthen im Gesichte, die wie Mückenstiche schmerzten. (*C.*)

Beule auf dem rechten Backen, wie von einem Mückenstiche. (*C.*)

90 Rothe, brennende, eiternde Gesichts-Ausschläge. (*Wepfer, de cicuta et antimonio.*)

Gelbkrustiger, beim Befühlen schmerzender und leicht abzustofsender Ausschlag links am Backen, nach dem Kinne zu. (*C.*)

An dem Kinne und unter demselben, beim Befühlen, Empfindung, als streiche man über viele kleine wunde Stellen weg, und auf der Haut hier und da kleine, honiggelbe Körnerchen. (*C.*)

Brennendes Stechen, wie von einem Feuerfünkchen, am Kinne und auf der Oberlippe. (d. 7. u. 9. T.) (*C.*)

Kriebeln auf der Oberlippe, wie vom Kriechen eines Insektes. (d. 19. u. 24. T.) (*C.*)

95 An den Mundwinkeln, Muskelzucken.

Die Lippen sind trocken.

Wundschmerzende Risse in den Mundwinkeln, welche nach 5, 8, 12 Wochen wiederkehrten. (*C.*)

Rothe Eiter-Blüthchen auf der Oberlippe und am rechten Mundwinkel, mit dumpfem Schmerze für sich und beim Drucke. (d. 20. T.) (*C.*)

Viel rothe Pünktchen mit einem weifsen Spriefselchen in der Mitte, unter dem linken Mundwinkel. (*C.*)

100 Zahnschmerz in einem hohlen Zahne, ärger die Nacht, als am Tage, ein Nisteln, Zucken und Graben, wie am Nerven, welches hinunter und hinauf in den Kopf zieht; er darf nicht mit der Zunge daran rühren, sonst thut es weh, als wenn der Nerv geritzt würde.

Der Zahnschmerz erneuert sich gleich nach dem Essen, selbst weicher Speisen, verschlimmert sich durch Anbringung kalten Wassers, und bessert sich in freier Luft.

Beim nächtlichen Zahnschmerze, großse Wärme, wie von der Brust aus.
Zuckender Zahnschmerz, Abends im Bette und nach dem Essen.
Stechen im Zahne, beim Luft-Einziehen.
105 Starkes Bluten der Zähne.
Das Zahnfleisch klafft von den Zähnen ab und blutet leicht.
Mund-Trockenheit, Nachts. (d. 6. T.) (C.)
Viel salziger Speichel im Munde. (*Wepfer*, a. a. O.)
Wasser-Zusammenlaufen im Munde. (C.)
110 Wasser-Zusammenlaufen auf der Zunge. (C.)
Riechen aus dem Munde, wie bei Merkurial-Speichelfluss.
Heftiger Speichelfluss aus Nase und Mund. (*Ephemer. n. c. dec.* I. a. 3. obs. 270.)
Speichelfluss, ohne Mund-Gestank und ohne Lockerheit der Zähne. (*James*, in Simons Beobacht. 1790.)
An der Zunge, vorn am linken Rande, hinter einander einige feine, scharfe Stiche, nach Tische. (n. 33 St.) (C.)
115 Wundheits-Gefühl und Röthe, an einer kleinen Stelle des rechten Zungen-Randes, mehre Tage lang, öfters vergehend und plötzlich wiederkommend. (d. 6. T.) (C.)
Blasen auf der Zunge.
Weifs belegte Zunge, Vormittags. (n. 2 St.) (*Lgh.*)
Am Gaumen, die ganze Nacht ein feines Kneipen, besonders empfindlich beim Schlucken, und früh erst nach Ausräuspern von Schleim, der sich, die Nacht über, am Gaumen gesammelt hatte, bis auf ein nachbleibendes Gefühl von Rauhheit vergehend. (C.)
Kratzige Empfindung am Gaumen-Segel, als läge viel Schleim darauf, der nur erst nach langem Räuspern und oft auch gar nicht ausgeworfen werden konnte, mehre Tage lang. (d. 7. T.) (C.)
120 Kratzen am Gaumen mit vielem Schleim-Auswurfe durch Räuspern. (n. 5 W.) (C.)
Im Halse sammelt sich den ganzen Tag viel zäher Schleim. (C.)
Halsweh, wie von einer Geschwulst oder einem Knäuel, links im Halse.
Verhindertes Schlingen. (*Gardane*, a. a. O.)
Heftiger Durst mit Trockenheit der Lippen.
125 Ungeheurer Durst. (*Wepfer*, a. a. O.)
Abends Durst, und Neigung zum Trinken.

Trinkt blofs die Nächte viel.
Viel Durst, Nachts. (n. 6 T.) (*C.*)
Appetit äufserst gering.
130 Mangel an Appetit. (*Stahl,* mater. med., Dresden **1744.**)
Starkes Hunger-Gefühl in der Magengegend, früh beim Erwachen, ohne Appetit, durch Essen nicht beseitigt; dabei zugleich unangenehme Leerheits-Empfindung in der Herzgrube und Mangel an **Wärme** im **Körper;** zwei Tage lang. (n. 4 W.) (*C.*)
Während des mäfsigen Mittagsessens, Gefühl, als würde der Leib sehr angefüllt, mit Entstehung und Umhergehen vieler Blähungen. (*C.*)
Nach dem Essen, Trägheit und Neigung zum Liegen. (*C.*)
Die Vollheit und Gespanntheit nach Tische wechselt oft mit Leichtigkeit, Munterkeit und Thätigkeit des Geistes und Körpers nach dem Essen ab. (*C.*)
135 Nach dem Mittagsessen, Lafsheit, zittrige Mattigkeit und Schwere in allen Gliedern, wie aus dem Unterleibe, mit Zittern der Hände beim Schreiben und späterm Abgange vieler stinkender Winde bei aufgetriebenem Bauche. (*C.*)
Beim Abendessen, Schweräthmigkeit.
Aufstofsen mit rauhem Geschmacke. (*Lgh.*)
Lautes Aufstofsen. (n. ¼ u. 1½ St.) (*C.*)
Bitteres Aufstofsen, wie Galle. (n. 3 St.)
140 Aufschwulken von Feuchtigkeit, mit Geschmack der genossenen Speise, Nachmittags. (d. 2. u. 3. T.) (*C.*)
Schlucksen. (n. 1 St.) (*Lgh.*)
Schlucksen, öfteres, beim Tabakrauchen. (n. 10¼ St.) (*Lgh.*)
Uebelkeit mit Schwindel. (*C.*)
Uebelkeit nach Trinken eines Glases Wein. (*C.*)
145 Brech-Uebelkeit. (*Gardane,* a. a. O.)
Starker Ekel. (*Morgenstern,* de usu antim. cr., **1756.**)
Furchtbares, durch nichts zu stillendes Erbrechen. (*Lindestolpe,* a. a. O.)
Heftiges Erbrechen mit Bangigkeiten. (*Fr. Hoffmann,* med. rat. et system.)
Erbrechen von Schleim und Galle. (*Matthiolus; Götze,* in act. Vratislaviensibus.)
150 Furchtbares Erbrechen mit Zuckungen. (*Wepfer,* a. a. O.)
Heftiges Erbrechen und Durchfall. (*Morgenstern,* a. a. O.)
Heftiges Erbrechen und Durchfall mit der gröfsten Angst. (*Bonetus,* Polyalthea.)

Im Magen, schmerzhaftes Gefühl, bei äufserem Drucke darauf. (*C.*)

Drücken im Magen, das mehr noch einem dumpfen Schneiden ähnelt, besonders beim Einziehn des Leibes. (*C.*)

155 Drücken im Magen, früh, mit Durst. (d. 20. T.) (*C.*)

Ueberfüllungs-Schmerz im Magen, ohne Vollheit und bei Appetit. (*C.*)

Schmerz im Magen, wie nach zu vielem Essen, bei aufgetriebenem, doch nicht hartem Leibe. (n. 3 T.) (*C.*)

Beklemmendes Gefühl unter dem Magen, mit leerem Aufstofsen. (*C*)

Krampfhafte Magen-Schmerzen. (*Fr. Hoffmann*, a. a. O.)

160 Magen-Krampf. (*Stahl*, a. a. O.)

Magen-Krampf, das ganze Leben hindurch, bei mehren Personen. (*Wepfer*, a. a. O.)

Brennend krampfhafter Schmerz in der Herzgrube, in halbstündigen Anfällen, der ihn zur Verzweiflung trieb und zum Entschlufs, sich zu ersäufen.

Brennen in der Herzgrube, wie Sod, bei gutem Appetite. (*C.*)

Kneipender Schmerz rechts über und neben der Herzgrube. (*C.*)

165 In den Hypochondern, gelinde Anspannung. (*Wepfer*, a. a. O.)

In den Bauch-Eingeweiden, vorübergehendes, angreifendes Gefühl, wie nach heftigem Durchfalle. (*C.*)

Starke Auftreibung des Unterleibes, vorzüglich nach dem Essen. (*C.*)

Aufgetriebener, dicker Unterleib. (*Htb.*)

Sehr aufgetriebener Unterleib und davon entstehender Schmerz, wie von einem innern Drucke. (*C.*)

170 Die unerträglichsten Schmerzen in allen Theilen des Unterleibes. (*Gmelin*, a. a. O.)

Kneipender Schmerz links am Nabel. (*C.*)

Vorübergehendes Bauchkneipen in der Magen-Gegend. (*C.*)

Kneipen, wie nach dem Takte des Pulses, auf einer kleinen Stelle der linken Unterleibs-Seite, ganz tief unten, Nachmittags. (d. 3. T.) (*C.*)

Kneipen im Bauche, vorzüglich rechts, nach dem Rücken zu, plötzlich Abends beginnend und durch Bewegung vermehrt. (n. 3 W.) (*C.*)

175 Schneiden im Unterleibe, sehr heftig. (d. 22. T.) (*C.*)

Schneiden im Bauche, mit Uebelkeits-Empfindung daselbst, und Wasser-Zusammenlaufen auf der Zunge. (*C.*)

Plötzliches zusammenpressendes Leibschneiden, mit Aufschwulken von Wasser in den Mund. (*C.*)

Schneiden im Leibe den ganzen Tag, mit Gefühl von Beklommenheit aus dem Magen, Unlust zum Arbeiten, trockner Laune und Schmerz im Magen, beim Aufstofsen. (*C.*)

Mehre Anfälle von Leibschneiden in der Magengegend. (*C.*)

180 Leerheits-Empfindung in den Eingeweiden, nach dem Essen vergehend. (*C.*)

Die Unterleibs-Beschwerden fangen sämmtlich nach $2\frac{1}{2}$ Wochen von neuem an. (*C.*)

In der Leisten-Gegend, Schmerzen, wie von Geschwulst, beim Daraufdrücken; die Stelle fühlte sich hart an, wie geschwollene Drüsen. (*C.*)

Harte, beim Druck schmerzhafte Drüse in der linken Weiche; sie scheint über dem Poupartischen Bande zu liegen und mit diesem parallel zu laufen. (*C.*)

Darmbruch. (*Camerarius*, a. a. O.)

185 Gluckern im Unterleibe, als wenn Luftblasen im Wasser aufsteigen. (*C.*)

Lautes Knurren im Unterbauche. (n. $1\frac{1}{2}$ St.) (*Lgh.*)

Lautes Knurren im Bauche, wie von Leerheit, Vormittags (n. 3 St.) (*Lgh.*)

Blähungen entstehen gleich nach dem Essen sehr häufig, und gehen, vorzüglich in der rechten Bauchseite, hörbar umher, mit Abgang einzelner Winde. (n. 6 St.) (*C.*)

Viel kollernde und platzende Blähungen gleich nach dem Essen, von denen einige sehr stinkend abgehen, andere sich vorzüglich in der rechten Seite in Menge durch einander und abwärts wälzen, ehe sie abgehen. (d. 9. T.) (*C.*)

190 Mit einem auseinander pressenden Gefühle, als sollte starker Stuhlgang folgen, ging eine ganz unbedeutende Blähung ab. (n. $5\frac{1}{2}$ St.) (*C.*)

Stuhl-Verstopfung zu drei Tagen.

Starker schneller Stuhldrang, nach Tische, und schneller Abgang gewöhnlichen Stuhles, mit Pressen. (d. 4. T.) (*C.*)

Harter Stuhl, früh. (n. 1 St.) (*Lgh.*)

Sehr schwerer, harter Stuhl.

195 Schwere Ausleerung harten Stuhles, mit Pressen zuvor im Mastdarme, wohl 2 Minuten lang. (n. 12 St.) (*Lgh.*)

Schwieriger Abgang harten Stuhles, ohne Pressen vorher. (n. 11 St.) (*Lgh.*)

Fester Stuhl, Abends, mit heftigem Pressen im Mastdarme und Schneiden im Unterleibe. (*C.*)

Stuhl erst natürlich, dann mehre kleine weiche, darauf eben so kleine harte Abgänge, mit heftigem Pressen im Mastdarme und After bis zu Ende. (*C.*)

Breiartiger, öfterer Stuhl. (n. 1½ St.) (*Lgh.*)

200 Sehr dünner Stuhlgang. (*C.*)

Der Stuhl, welcher früher ziemlich fest gewesen, wird nun sehr dünn. (*C.*)

Auf Essig-Genufs sehr dünner Stuhl, mit Schmerz im Mastdarme beim Abgange. (*C.*)

Zu Durchfall vergebliche Neigung.

Durchfall, Nachts und früh, doch jedesmal nur eine Ausleerung.

205 Schleimflufs aus dem After, bei Blähungs-Abgang.

Anhaltender Abgang von Blut und festen Theilen der Eingeweide durch den Mastdarm. (*Lindestolpe*, a. a. O.)

Ausleerung schwarzen Blutes durch den Mastdarm. (*Matthiolus*, a. a. O.)

Beim Stuhlgange, Schmerz im Mastdarme, wie Wundheit, oder wie Schründen beim Aufreifsen eines Geschwüres.

Vorfall des Mastdarmes beim Stuhlgange, einige Zeit hindurch. (*C.*)

210 Ziehschmerz im After. (*C.*)

Jücken im After. (*C.*)

Scharfes Jücken im Mastdarme. (d. 7. T.) (*C.*)

Brennendes Jücken und Schründen im After, Nachts. (n. 3 T.) (*C.*)

Die Aderknoten am After sind mehr, als sonst, hervorgetreten. (d. 11. T.) (*C.*)

215 Kriebeln und Brennen in dem Afterknoten, Abends im Bette, bis zum Einschlafen. (n. 11 T. u. n. 5 W.) (*C.*)

Am Mittelfleische ein Blutschwär, welcher weit umher schmerzte und brannte. (*C.*)

Drang zum Harnen, öfters und heftig, mit viel Urin-Abgang jedes Mal. (n. 1, 2. 2½ St.) (*Lgh.*)

Oefteres Harnen, mit Abgang wenigen, wässerigen Urines. (d. 4. T.) (*C.*)

Es treibt oft zum Harnen, wird aber wenig ausgeleert. (n. 5 T.) (*C.*)

220 Lang anhaltendes, öfteres Harnen, mit geringem Abgange und eiligem Drauge. (d. 18. T.) (*C*.)

Treibt den Harn. (*Saunders*, observat. de antimon. et ct., London 1773.)

Oefteres Harnen. (*Lgh*.)

Sehr reichliches Harnen, auch Nachts dreimal. (d. 10. T.) (*C*.)

Reichliches, öfteres Harnen. (*Wepfer*, a. a. O.)

225 Unwillkürlicher Abgang reichlichen Harnes, bei sehr erschütterndem Husten. (von *sulph. aur.*) (*C*.)

Goldgelber, dünner Harn, mit einer kaum bemerkbaren Wolke. (*Wepfer*, a. a. O.)

Braunrother Harn. (*C*.)

Dunkelfarbiger, öfterer Harn. (n. 7 St.) (*Lgh*.)

Kleine rothe Körperchen im Harne, der 24 Stunden gestanden. (*Wepfer*, a. a. O.)

230 In den Samensträngen, anhaltendes Ziehen, während der Dauer eines Blutschwäres im Mittelfleische; der Schmerz war am heftigsten im Stehen und wurde durch Bücken gemindert. (*C*.)

An der Ruthe, feines Jücken. (n. 14 St.) (*C*.)

Starkes Jücken in der Spitze der Eichel. (*C*.)

Beifsendes Jücken, wie von Salz, an der linken Seite des Hodensackes, öfters, 14 Tage lang. (n. 14 T.) (*C*.)

Sehr aufgeregter Geschlechtstrieb, mit Unruhe im ganzen Körper, dafs er nicht lauge sitzen kann. (n. 6 St.) (*C*.)

235 Späterhin scheint der Geschlechtstrieb mehre Tage lang vermindert zu werden. (*C*.)

Erektionen. (n. 6 St.) (*C*.)

Erregung zu Pollutionen, schon beim Anlehnen mit dem Rücken.

Pollutionen, Nachts, ohne wohllüstige Träume. (*Lgh*.)

Pollution mit vielen Träumen, Nachts. (d. 11. T.) (*C*.)

240 In der Bährmutter, Pressen, als wenn etwas fort wollte.

Auslaufen eines scharfen Wassers aus der Scheide, das an den Schenkeln herab Beifsen verursachte.

Verstopfung der Nase, Abends, wie beim Schnupfen, mehre Tage lang. (*C*.)

Antimonium crudum.

Trockenheit der Nase, beim Gehen im Freien, so arg, dafs er kaum sprechen kann.
Schnupfen. (*C.*)
245 Stock-Schnupfen.
Schnupfen mit bösen, krustigen Nasenlöchern. (*C.*)
Fliefs-Schnupfen. (*C.*)
Fliefs-Schnupfen, früh, einige Stunden lang, ohne Niesen. (*Lgh.*)
Viel dicken, gelblichen Schleim mufs er den ganzen Tag aus den hintern Nasen-Oeffnungen in den Rachen ziehen und auswerfen. (d. 9.T.) (*C.*)
250 Rauhe Stimme.
Aeufserste Schwäche der Stimme; er kann nur ganz leise reden. (*Wepfer*, a. a. O.)
Sprache und Gesang sind unfest und schwach. (*Wepfer*, a. a. O.)
Verlust der Stimme, so oft er heifs ward; durch Ruhe kam sie wieder. (*Wepfer*, a. a. O.)
Im Halse, früh, sehr rauh und trocken. (d. 6. T.) (*C.*)
255 In der Kehle scheint ein fremder Körper zu hängen, den er vergeblich zu verschlucken oder auszuwerfen versucht. (*Wepfer*, a. a. O.)
Heftiger Kehl-Krampf in der Luftröhre und dem Schlunde, als wenn ein bald dicker, bald dünner werdender Pflock die Kehle ausfüllte, mit Wundheits-Gefühl.
Räuspern und Rachsen beim Gehen im Freien.
Husten früh nach dem Aufstehen, stofsweise; wie aus dem Unterleibe entstehend; der erste Hustenstofs ist jedesmal der stärkste, die folgenden werden immer schwächer, so dafs der letzte nur einem kleinen Kächzen gleicht.
Häufiger, trockner Husten. (*Wepfer*, a. a. O.)
260 Trockner, erschütternder Husten, mit unwillkürlichem, reichlichen Harn-Abgange (bei einer Frau, welche gegen Husten mit starkem Auswurfe *sulph. aur.* erhalten). (*C.*)
Starker, trockner, in der Luftröhre kratzender Husten, in einem plötzlichen kleinen Anfalle. (*C.*)
Husten mit zähem dünnen Schleim-Auswurfe; tief aus der Brust, früh. (*Wepfer*, a. a. O.)
Bei jedem Husten, Brennen in der Brust, wie von Feuer, mit glühend heifsem Hauche aus dem Munde. (*Wepfer*, a. a. O.)

Tiefes, seufzendes Athmen, wie von Vollheit auf der Brust, mehre Tage lang, Nachmittags und nach dem Essen. (*C.*)
265 Schwer-Aethmigkeit nach dem Abendessen.
Beengung des Athmens. (*Gardane*, a. a. O.)
Engbrüstigkeit. (*Stahl*, a. a. O.)
Sehr beschwerliche Engbrüstigkeit. (*Wepfer*, a. a. O.)
Erstickende Engbrüstigkeit, bei vier Jünglingen. (*Joubert*, lib. de Peste, Cap. 19.)
270 Stickfluss. (*Wepfer*, a. a., O.)
Brust-Drücken, früh, beim Erwachen. (*C.*)
Drückender Schmerz im Innern der rechten Brust, Abends, beim Liegen. (*C.*)
Schwerer, drückender Schmerz, bald in der Brust, bald im Rücken, bald in beiden Theilen zugleich. (*Wepfer*, a. a. O.)
Drücken an der Brust. (*C.*)
275 Halb drückender, halb stechender Schmerz unter dem linken Schlüsselbeine, wie in der Luftröhre, beim Athmen. (*C.*)
Stumpfes Stechen in der Brust, beim Tiefathmen, erst rechts, unter den zwei ersten Ribben, dann unter dem oberen Theile des Brustbeins. (*C.*)
Stechen in der linken Brustseite, beim Athmen, mit etwas Husten und Kopfschmerz. (*C.*)
Scharfe Stiche in der linken Brust, beim Ausathmen im Stehen. (n. 5 St.) (*Lgh.*)
Zusammenkneipendes Stechen mitten auf der Brust. (d. 3. T.) (*C.*)
280 Brennen in der Brust, mit trocknem Husten und Beklemmung, fast bis zum Ersticken. (*Wepfer*, a. a. O.)
Heftiges Herzklopfen. (*Godofr. Schulz*, in tract. de natura tinct. bezoard., Cap. 5.)
Im grofsen Brust-Muskel, früh, beim Aufstehen und einige Stunden nachher, beim Ausdehnen und Heben des Armes und beim Daraufdrücken, ein Schmerz, wie gestofsen, oder wie nach zu grofser Anstrengung. (d. 8. T.) (*C.*)
Jücken auf der Brust, als wenn ein Zugpflaster heilte. (*C.*)
Starkes, anhaltendes Jücken auf der Brust, den ganzen Tag über. (*C.*)
285 Jücken auf der Brust und dem Rücken. (*Htb.*)
Heftiges Jücken auf der Brust weckt ihn Nachts, und er fühlt Blüthchen auf mehren Stellen. (*C.*)

Wenn er wegen des Jückens die Haut an der Brust reibt, so entsteht Wundheits-Gefühl; die Haut ist so empfindlich, wie nach Zugpflastern. (*C.*)

Die Brust ist wie mit feinen, rothen Pünktchen besprengt, unter heftigem Jücken, das durch Reiben nicht vergeht. (*C.*)

Im Kreuze, beim Aufstehen vom Sitzen, heftige Schmerzen, welche beim Gehen verschwanden.

290 Schmerzen im Kreuze, gleich früh und den ganzen Tag, nicht Nachts. (*C.*)

Schmerz, wie von Geschwulst, in dem Knorpel oder der Beinhaut des oberen Theiles der Darmbein-Leiste. (*C.*)

Im Rücken, Reifsen, den ganzen Tag, von früh bis Abend. (*C.*)

Krampfhafte Stiche im rechten Schulterblatte, im Sitzen. (*Lgh.*)

Heftiges Jücken auf dem Rücken, 14 Tage lang. (*C.*)

295 Kleine rothe Blüthchen, ganz oben auf der rechten Schulter, ohne alle Empfindung, beim Druck auf kurze Zeit vergehend. (d. 7. T.) (*C.*)

Friesel hinter den Ohren, bis in den Nacken und über die Schulterblätter.

Rothe Hitzbläschen mit gelben Pünktchen über die ganze rechte Schulter; sie bekommen späterhin ein Ausehen, wie Gänsehaut, und schuppen sich ab. (*C.*)

Braune leberfarbene Flecke auf beiden Schultern. (*C.*)

Im Nacken und zwischen den Schulterblättern, ein Strammen, beim Bücken.

300 Krampfhafter Ziehschmerz in den Nacken-Muskeln, bis nach den Schulterblättern, Abends, nach dem Niederlegen, und früh, durch Bücken, Anstrengung des Armes und Linkswenden des Kopfes erregt und verschlimmert. (d. 12. T.) (*C.*)

Harter, erbsenförmiger Körper, links am Nacken, unter der Haut, nur fühlbar bei Anspannung derselben durch Beugen des Kopfes. (*C.*)

Am Halse, einwärts drückendes Ziehen, an der linken Seite unten. (d. 19. T.) (*C.*)

Krampfhaftes Ziehen von oben nach unten in einem hintern Halsmuskel der rechten Seite, Abends beim Sitzen. (d. 8. T.) (*C.*)

Einzelne Stiche in der Haut des Halses, bald hier, bald da. (d. 2. u. 3. T.) (*C.*)

305 Jücken am Halse. (*C.*)

Empfindlichkeit der Haut des Halses; wenn er, wegen des Jückens, stark reibt, entsteht Wundheits-Gefühl. (*C.*)

Kleine, beim Befühlen schmerzhafte Blüthchen am Halse und unter dem Kinne. (d. 13. T.) (*C.*)

Harte, langanhaltende Eiterblüthchen unter dem Halse, wie kleine Blattern, die sich nicht nur an der Spitze, sondern in der ganzen Oberfläche mit Eiter füllen. (*C.*)

Viel rothe Pünktchen mit einem weifsen Spriefselchen in der Mitte, mit stechendem Schmerze beim Streichen über die Barthaare, an der vordern Seite des Halses. (*C.*)

310 Unter beiden Armen, ein Stich, beim Gehen im Freien.

Scharfes Jücken an der Inseite des linken Armes. (*C.*)

Jücken auf dem Arme, mit Entstehung röthlicher Blasen, wie Mückenstiche, nach Reiben. (*C.*)

Viel hellbraune Spriefselchen, wie kleine Leberflecke, auf den Armen. (*C.*)

Auf der Mitte der Oberarme, frieselartige Blüthen, ohne Jücken. (d. 14. T.) (*C.*)

315 Lähmiger Schmerz in den Muskeln der Oberarme, beim Beugen der Arme, als würden dieselben zu sehr zusammengezogen, oder durch diese Anstrengung geschwächt. (*C.*)

Zuckendes Ziehen in den Muskeln der Oberarme, das nicht durch Bewegung, sondern durch Wärme verging, und im Luftzuge wiederkam.

Plötzliches, ziehendes Rucken, quer durch den rechten Oberarm. (n. 10, 20, 120 Min.) (*C.*)

Leichtes Muskel-Zucken im rechten Oberarme, im dreieckigen Muskel. (d. 5 T.) (*C.*)

An der Ellenbogen-Beuge, fressend jückende Blüthen.

320 Knacken im Ellenbogen-Gelenke, beim Hin- und Herdrehen desselben. (*C.*)

Im Vorderarme, Ziehen, in Ruhe und Bewegung. (*C.*)

Ziehen, den rechten Vorderarm herab. (n. 1½ St.) (*C.*)

Lähmiges Ziehen im rechten Vorderarme. (n. 2 St.) (*Htb.*)

Einwärts drückendes Ziehen an der Inseite des untern Vorderarmes. (d. 19. T.) (*C.*)

325 Am Hand-Knöchel des linken Armes entsteht Nachts eine grofse Blüthe. (*C.*)

Jückende Hitzbläschen an der linken Hand. (*C.*)

Eine Blase am innern Knöchel des rechten Hand-Gelenkes. (*C.*)

Antimonium crudum.

Eine Blase an der äufsern Kante der linken Hand. (*C.*)

Fressend jückende Ausschlagsblüthen im Hand-Ballen, auf dem Daumen-Muskel.

330 Knacken im Gelenke des Mittelhand-Knochens des Daumens, bei Bewegung. (d. 9. T.) (*C.*)

Zieh-Schmerzen in den Fingern und ihren Gelenken. (*C.*)

Gichtischer Schmerz in den Gelenken des 4ten Fingers der rechten Hand. (*C.*)

Feines Jücken in der linken Daumenspitze. (n. 14 St.) (*C.*)

Die Nägel der Finger wuchsen nicht so stark, als sonst, und die Haut unter denselben war schmerzhaft empfindlich. (*C.*)

335 Rothes, krätzartiges, bei Berührung stechend schmerzendes Blüthchen mit braunem Schorfe auf dem hintersten Gliede des rechten Daumens. (d. 24. T.) (*C.*)

In der Hüfte der rechten Seite, Gelenk-Schmerz. (*C.*)

Zieh-Schmerz im linken Hüftgelenke, im Gehen, besonders beim Biegen des Beines nach hinten, auch Abends. (*C.*)

Ziehender Schmerz in der linken Hüfte. (*Htb.*)

Schmerzhaftes Ziehen vom Hüftgelenke nach dem heiligen Beine zu. (*C.*)

340 Im Hinterbacken, Ziehen durch das Hüft-Gelenk herum, bis in den Oberschenkel. (d. 7. T.) (*C.*)

Leichtes Muskel-Zucken im linken Hinterbacken, Abends, im Sitzen. (d. 5. T.) (*C.*)

Gluckern, ein paar Minuten lang, am untern Theile des rechten Hinterbackens, im Stehen. (n. 4 W.) (*C.*)

Grofse, harte Eiter-Blüthe am linken Hinterbacken, mit jückendem und spannenden Schmerze. (*C.*)

Kleiner Buckel am rechten Hinterbacken, bei einem Kinde. (*C.*)

345 Am Beine, weifse, linsenförmige, harte Buckel, die durch Jücken entstehen und rings herum einen kleinen, rothen Kreis haben. (*C.*)

Bläuliche Flecke auf den Schenkeln. (*Lindestolpe,* a. a. O.)

Am Oberschenkel des rechten Beines, ganz oben, mehrmaliges Spannen, wie ein kleiner Krampf. (d. 7. T.) (*C.*)

Zieh-Schmerz in den hintern Muskeln des linken Oberschenkels. (*C.*)

Zieh-Schmerz an der vordern und innern Seite des Oberschenkels. (*C.*)
350 Krampf-Gefühl am äufsern Rande des linken Oberschenkels, als wenn der Muskel ganz langsam sich zusammenzöge und wieder ausdehnte, Nachmittags. (n. 10 St.) (*C.*)
Scharfstechendes Jücken an der Inseite und vordern Fläche des linken Oberschenkels. (n. 4½ St.) (*C.*)
Feinstichlichtes Jücken auf dem rechten Oberschenkel, das durch Kratzen nicht vergeht; nach demselben, eine kleine, flache, gelbliche Blüthe auf der Stelle. (*C.*)
Das stechende Jücken auf den Oberschenkeln erneuert sich jeden Abend. (*C.*)
Im Knie, Schmerz, dafs er den Fufs nicht ausstrecken konnte und lahm gehen mufste.
355 Steifheit im Knie, 8 Tage lang.
Schmerzhafte Steifigkeit des Kniees; sie konnte es vor Wehthun nicht ausstrecken und mufste hinken.
Schmerz gleich unter dem Knie, wie zu fest gebunden, den ganzen Abend. (n. 13 T.) (*C.*)
Ein Stich im linken Knie, dafs er erschrak und mit dem Beine zucken mufste. (d. 10. T.) (*C.*)
Plötzlicher heftiger Stich aufsen am Knie. (*C.*)
360 Zieh-Schmerz am rechten Knie. (*C.*)
Jücken am rechten Knie, an der Inseite, und nach Reiben eine grofse Blase, welche nur kurz schmerzt. (*C.*)
Rothe, blasenartige Blüthchen am Knie, wie Spitzpocken, mit stechendem Schmerze beim Drucke. (*C.*)
Beule am rechten Knie, wie von einem Mückenstiche. (*C.*)
Im Unterschenkel, Zieh-Schmerz, bis an's Knie herauf.
365 Zieh-Schmerz unten am linken Schienbeine. (*C.*)
Zieh-Schmerz an der Inseite der linken Wade. (*C.*)
Unschmerzhaftes Ziehen, Abends, im Sitzen, im rechten Unterschenkel, vom Knie oder auch vom Sitzbeine aus, den Schenkel und das Schienbein herab, bis in den Fufs, so dafs er diesen aufheben und in eine andere Lage bringen mufs; mehrmals hinter einander. (d. 10. T.) (*C.*)
Kneipen, unschmerzhaft und in Absätzen, ganz unten in der rechten Wade. (*C.*)
Scharfer Stich in der Schienbein-Röhre, von innen heraus, im Sitzen. (n. 5 St.) (*Lgh.*)
370 Stiche, welche tief am Schienbeine herablaufen. (*Lgh.*)

Gluckern in der hintern Seite des rechten Unterschenkels, und gleich darauf Stiche im Fufs-Gelenke. (d. 3. T) (*C.*)

Kriebeln die linke Wade hinab, ohne Jücken. (n. 14 St.) (*C.*)

Feines Jücken am linken Schienbeine. (n. 4¼ St.) (*C.*)

Eine Stelle, die bei Berührung wie gestofsen schmerzt, an der Aufsenseite der linken Wade, ein paar Tage lang. (n. 24 St.) (*C*)

375 Bläuliche Flecke auf den Schienbeinen. (*Lindestolpe*, a. a. O.)

Der Fufs ist so schwer, dafs sie ihn nicht heben kann.

Eingeschlafenheit und Taubheit des rechten Fufses, beim Gehen. (*C.*)

Schmerz, wie vertreten, im rechten äufsern Fufsknöchel, beim Auswärtsdrehen des Fufses, mit öfterem Knicken des Gelenkes beim Beugen und Strecken. (d. 5. T.) (*C.*)

Zieh-Schmerz in der linken Ferse. (n. 3 St.) (*C.*)

380 Klammartiges Ziehen an der äufsern Seite der linken Ferse. (n. 1½ St.) (*C.*)

Unerträgliche brennende, stechende und reifsende Schmerzen in einem brandig gewordenen Fufse, bei Unempfindlichkeit desselben gegen äufsere Berührung und Stiche mit der Nadel hinein. (*Wepfer*, a. a. O.)

Scharfes und feines, brickelndes Stechen in der Fufssohle. (d. 10. T.) (*C.*)

Empfindliches Stechen in der Haut der rechten Fufssohle, durch Reiben vergehend; Abends im Bette, nach einem dreistündigen Fufsgange. (d. 8 T.) (*C.*)

Starkes Jücken unter dem rechten äufsern Fufsknöchel, das durch Kratzen nicht gleich vergeht, und einen kleinen rothen Fleck zurückläfst. (*C.*)

385 Frost-Ballen an den Füfsen, mit Schmerz und Röthe, im Sommer.

Grofse Empfindlichkeit der Fufssohlen gegen das Gehen, besonders auf Steinpflaster, lange Zeit hindurch. (n. 7 T.) (*C.*)

Grofse hornartige Stellen auf der Haut der Fufssohle, nah am Anfange der Zehen, die wie Hühneraugen schmerzten, und nach dem Ausschneiden immer wiederkamen. (*C.*)

Brand des Fufses, welcher ganz schwarz ist. (*Wepfer*, a. a. O.)

Die grofse Zehe knackt bei jeder anstrengenden Bewegung. (*C.*)

390 Reifsendes Ziehen durch die rechte grofse Zehe. (*C.*)

Taktmäfsiges Schneiden unter der linken grofsen Zehe. (d.
6. T.) (*C.*)
Brennender Schmerz auf dem Ballen der rechten grofsen
Zehe. (d. 6. T) (*C.*)
Feines Jücken auf der linken grofsen Zehe. (n. 4½ St.) (*C.*)
Ein Hühnerauge auf der linken kleinen Zehe schmerzt
ohne Veranlassung, wie gedrückt. (d. 7. T.) (*C.*)
395 An vielen Theilen des Körpers, Muskelzucken.
Einzelne, lang anhaltende, kitzelnd jückende Stiche hie und
da, besonders am Oberarme; nach aufsen zu, und unter
dem rechten Hinterbacken, nicht zum Kratzen reizend.
Jücken am ganzen Körper, besonders auf der Brust und
dem Rücken. (*C.*)
Jücken an vielen Theilen des Körpers, besonders am Halse
und an den Gliedern. (*C.*)
Ausschlags-Blüthen, welche Nachts entstehen. (*C.*)
400 Ausschlags-Blüthen, welche beim Warmwerden im Bette
jücken und so den Nachtschlaf wegnehmen.
Rothe, blasenartige Blüthen, wie Spitzpocken, mit stechendem
Schmerze beim Drucke, an mehren Stellen der Haut. (*C.*)
Eiter-Blüthen, mit gelben oder braunen Schorfen, hie und da. (*C.*)
Ausschlag rother Pünktchen mit einem weifsen Spriefselchen
in der Mitte, an verschiedenen Stellen. (*C.*)
Frieselartige Ausschläge. (*C.*)
405 Nessel-Friesel; weifse Buckel mit rothem Hofe, mit heftigem
Brennen und Feinstechen, im Gesichte und an den Gliedern, bis auf die Finger, die geschwollen waren, unter
argem Durste und Uebelkeit.
Beulen und Blasen, wie von Insekten-Stichen,
an vielen Stellen des Körpers, besonders im Gesichte und in den Gelenken der Gliedmafsen; sie
entstehen mit Jücken und verschwinden oft schon nach
einigen Stunden. (*C.*)
Braune Flecke und Spriefselchen, wie kleine Leberflecke,
hie und da, besonders auf den Armen. (*C.*)
Mifsfarbige Nägel. (*Lindestolpe*, a. a. O.)
Er befindet sich in der Sonnenhitze und warmen Luft, schon
bei leichter Bewegung und Arbeit schlecht. (*Wepfer*,
a. a. O.)
410 Vorzüglich Wein-Trinken verschlimmert sein Befinden.
(*Wepfer*, a. a. O.)

Antimonium crudum.

In Ruhe und kühler Luft ist ihm wohler. (*Wepfer*, a. a. O.)
Die Zufälle erneuerten sich alle nochmals, nach der dritten Woche, doch kamen sie von da an mehr auf der linken Seite des Körpers zum Vorschein. (*C.*)
Convulsivische Bewegungen, besonders des Kopfes. (*Wepfer*, a. a. O.)
Zuckungen und Zittern der Glieder. (*Fr. Hoffmann*, a. a. O.)
415 Ungeheure Geschwulst des ganzen Leibes. (*Lindestolpe*, a. a. O.)
Wassersüchtige Geschwulst des Leibes. (*Lotichius*, observationes.)
Unheilbare Wassersucht. (*Wepfer*, a. a. O.)
Unmäfsige Blutflüsse. (*Fr. Hoffmann*, a. a. O.)
Abmagerung und Entkräftung. (*Wepfer*, a. a. O.)
420 Fettwerden. (*Kunkel v. Löwenstern*, laborator. chemic.)
Schlagflufs mit so gewaltigem Speichelflusse, dafs er durch Nase und Mund wohl ein Mafs schäumendes Wasser von sich gab. (*Ephem. N. c. dec.* I. a. 3.)
Tod, nach einigen Stunden, von Spiefsglanz im Magenkrampf gegeben. (*Fr. Hoffmann*, a. a. O.)
Tod, durch Steckflufs, nach 15 Tagen, von einigen Granen Spiefsglanz. (*Wepfer*, a. a. O.)
Müdigkeit, besonders in den Füfsen, mit grofser Verdriefslichkeit, Abends 7 Uhr.
425 Grofse Müdigkeit früh, und Unlust zum Aufstehen. (*C.*)
Gähnen, öfters, 3 und 4 mal hintereinander. (*Wepfer*, a. a. O.)
Grofse Schläfrigkeit am Tage und früh nach dem Erwachen; er kann sich gar nicht aus dem Bette finden. (*C.*)
Nachmittags schnell überhingehende Schläfrigkeit, im Sitzen. (*Lgh.*)
Schläfrig und verdriefslich, Abends 6 Uhr, und um 8 Uhr kann er sich des Schlafes nicht mehr erwehren; die Nacht guter Schlaf, bis früh, wo er so müde ist, dafs er die Augen kaum öffnen kann. (*C.*)
430 Abends 7 Uhr befällt sie ein fast unüberwindlicher Schlaf; sie schläft die Nacht fort, bis früh, und befindet sich dann wohl, sechs Tage hintereinander. (*C.*)
Schlummer-Sucht, Vormittags. (*Lgh.*)
Schlummer mit Phantasiren.

Schlummer mit Phantasie-Täuschung, als wenn es draufsen klopfte, und sie von Jemand gerufen würde.

Spätes Einschlafen; er konnte vor 12 Uhr keinen Schlaf finden.

435 Grofse Munterkeit, Abends im Bette, dafs er unter einer Stunde nicht einschlafen kann; dabei öftere, kalte Schauder, vorzüglich über die ganze linke Seite, auf welcher er nicht liegt, oder, wenn er warm wird, Geilheit mit Erektionen, welche ihn noch munterer machen; 8 Tage hinter einander, und nach 5 Wochen wieder. (*C.*)

Wenig Schlaf. (d. erste Nacht.) (*C.*)

Nachts unruhiger Schlaf, durch jückende Stiche hie und da erregt, die von Reiben vergingen.

Oefteres Erwachen über unerträglichem Jücken auf der Brust, wo er Blüthchen fühlte. (*C.*)

Oefteres Erwachen über Jücken hie und da, mit fühlbaren Blasen. (*C.*)

440 Erwachen um 2 Uhr Nachts, mit gelinder, allgemeiner Wärme und brennendem Jücken und Schründen am After. (d. 3. T.) (*C.*)

Erwachen mit und über stumpfem Zähneknirschen, aus dem Mittags-Schlummer, nach Tische. (d. 2. T.) (*C.*)

Erwachen über Harnzwang, Nachts.

Nachts, Harnen wenigen Urins in abgebrochnem Strahle, mit schmerzhaften Erektionen.

Er liegt Nachts auf dem Rücken. (*Lgh.*)

445 Nachts öfteres Erwachen, wie von Schreck. (*Lgh.*)

Aengstlich im Bette, Nachts von 3—5 Uhr.

Oefteres Erwachen Nachts, und wenn er einschlief, träumte er gleich von Feierlichkeiten.

Aengstliche Träume, als sollte er verletzt werden; er springt im Schlafe auf und strampelt mit Händen und Füfsen.

Gräfsliche Träume von Menschen-Verstümmelungen.

450 Träume von den Seinigen, in der Heimath, mit denen er in Streit gerieth, stören den Nachtschlaf. (*Lgh.*)

Verdriefsliche Träume voll Zank mit Anverwandten wecken ihn Nachts aus dem Schlafe. (*Lgh.*)

Geile Träume, mehre Nächte hinter einander, auch mit Pollutionen. (n. 11 T.) (*C.*)

Wohllüstige Traumbilder Nachts, mit Pollution. (*Lgh.*)

Traum, dafs ein alter Schulfreund ihm erscheine, worüber er sich sehr freute. (n. 23 St.) (*Lgh.*)

455 Viel Frost, keine Hitze.
Unangenehmes Gefühl innerer Frostigkeit, dafs er nie recht warm werden kann; nach 5 Wochen wiederkehrend. (*C.*)
Frostig, selbst in der warmen Stube. (*C.*)
Stets kalte Füfse, wie Eis. (*C.*)
Vor 1 Uhr Nachts werden die Füfse nicht warm. (*C.*)
460 Schauder über den ganzen Rücken, ohne Durst. (n. 2 St.) (*Lgh.*)
Schauder über den ganzen Körper, früh, mit Hitze in der Stirne, ohne Durst. (n. $\frac{1}{2}$ St.) (*Lgh.*)
Arger Schüttelfrost gegen Mittag, mit starkem Durste nach Bier, eine Stunde lang, dann nach Schlafen, Hitze und fortwährender Durst.
Durch die geringste Bewegung, vorzüglich in der Sonnenhitze, wird er ganz heifs, und klagt über ausgezeichnete Hitze der Kehle. (*Wepfer*, a. a. O.)
Ziegenmilch verschafft ihm eine angenehme Kühlung. (*Wepfer*, a. a. O.)
465 Nachts im Bette wird er ganz heifs und zerfliefst in Schweifs. (*Wepfer*, a. a. O.)
Allgemeiner, geruchloser Schweifs, von welchem die Fingerspitzen erweicht und schrumpfig wurden. (d. 12. T.) (*C.*)
Schweifs während des Schlafes. (*Lgh.*)
Früh, beim Erwachen, gelinder Schweifs über den ganzen Körper. (n. 21 St.) (*Lgh.*)
Einen Morgen um den andern, allgemeiner warmer Schweifs, im Bette. (*C.*)
470 Schweifs, welcher drei Tage lang zu derselben Stunde wiederkehrte. (*Nicolai*, progr. ad Dissert., *Reindel*, de oleo v. et s. s.)
Puls, bald ein paar schnelle, bald 3, 4 langsame Schläge. (sogleich.)

Aurum, Gold.

(Das bekannte Metall.)

So wie Aberglaube, unreine Beobachtungen und leichtgläubige Vermuthungen die Quelle unzähliger, unwahrer Nutzangaben von Arzneien in der Materia medica gewesen sind, so haben auch Mangel an Prüfung und nichtige theoretische Gründe der Aerzte mehren, höchst wirksamen, folglich sehr heilkräftigen Substanzen alle Arzneikraft eben so grundlos abgesprochen und uns auf diese Art dieser Heilmittel beraubt.

Hier will ich blofs vom Golde reden, und zwar nicht von dem durch gewöhnliche chemische Veranstaltungen veränderten Golde, also weder von dem durch Säuren aufgelöseten, noch von dem durch Niederschlag wieder geschiedenen (dem Knallgolde), welche beide man auch, wo nicht für nutzlos, doch für durchaus schädlich ausgab, vermuthlich weil man sie nicht in einer sogenannten justa dosis, das ist, nicht in übertriebner Menge, ohne Gefahr einnehmen lassen konnte.

Nein! Ich rede von dem gediegenen, nicht durch chemische Veranstaltungen veränderten Golde.

Diefs haben die neuern Aerzte für gänzlich unwirksam ausgegeben, es endlich ganz aus allen ihren Arzneimittellehren ausgelassen, und uns dadurch alle seine grofsen Hülfskräfte entzogen.

„Es könne sich nicht in unserm Magensafte auflösen, mithin sey es ganz kraft- und nutzlos." Diefs war ihre theoretische Muthmafsung, und solche theoretische Aussprüche galten, wie bekannt, in der Arzneikunst immer **statt der Ueberzeugung.** Indem sie die Erfahrung, diese einzig mögliche Offenbarerin in der blofs auf Erfahrung beruhenden Heilkunst, nicht befragten, **weil es bequemer war, blofs zu behaupten,** so setzten sie gewöhnlich kecke Aussprüche, theoretische leere Vermuthungen und willkürliche Satzungen an die Stelle begründeter Wahrheit.

Hier hilft ihnen die Entschuldigung nichts, dafs auch ältere Aerzte das Gold für ganz nutzlos und unkräftig gehalten haben, dafs z. B. *Fabricius* (in Obs. med.) sagt: „Wie soll dem Blattgolde, da es durch das heftigste Feuer nichts verliert, unsre geringe Magenwärme etwas anhaben?" oder *Nic. Monardes* (de ferro, S. 32. 33.): „Die Kranken mögen mir's glauben und die Kosten sparen, Gold zu ihren Arzneien zu thun, — auf keinerlei Weise werden sie eine Arzneikraft von ihm in ihren Krankheiten erlangen." — Oder *Alston* (Mat. med. I. S. 69.): „Da das Gold in seinem metallischen Zustande von der Lebenskraft nicht aufgelöset und nicht verändert werden kann, so kann es auch keine arzneiliche Wirkung haben, als was es etwa durch seine Schwere, Härte und mechanische Gestalt auf die Eingeweide wirkt." — Oder, endlich, *J. F. Gmelin* (Appar. med. min. I. S. 445.) „Weil Gold nicht zerstörbar, nicht in Dampf aufzulösen sey, und daher mit den Säften des thierischen Körpers nicht in Vereinigung gehen könne, so könne es auch nicht heilkräftig seyn." *)

Auch dient ihnen keineswegs zur Entschuldigung, wenn sie viele andre ältere Aerzte als Leugner der Arzneikräfte des Goldes anführen und sich auf einen *Ant. Musa Brassavolus*, *Fel. Platerus*, *Hier. Cardanus*, *Jo. Bravus Petrafit*, *Franc. Pic. Mirandola*, *Merinus Mercenius*, *Duretus*, *Camerarius*, *Cordosus*, *Conringius*, *Lemery*, *Angelus Sala*, oder den sonst so allgläubigen *Joh. Schröder* berufen.

Sie haben sämmtlich Unrecht, und mit ihnen alle neueren Aerzte.

Das Gold hat grofse, unersetzliche Arzneikräfte.

Anfangs liefs ich mich durch diese Leugner zurückhalten, im gediegenen Golde Arzneikräfte zu hoffen; da ich mich aber nicht überwinden konnte, irgend ein Metall an sich für un-

---

*) Es war sehr thöricht, die Frage theoretisch entscheiden zu wollen, ob das Gold heilkräftig seyn **könne** — man brauchte sich blofs durch Versuche und Erfahrung zu überzeugen, ob es wirklich heilkräftig sey, oder nicht. Ist es heilkräftig, so sind ja die theoretischen Leugnungs-Hypothesen alle lächerlich.

heilkräftig zu halten, so bediente ich mich seiner zuerst in Auflösung. Daher die wenigen Symptome von der Gold-Auflösung. Ich gab dann, wo mich die Symptome zur homöopathischen Anwendung bei Kranken leiteten, ein Quintilliontel oder Sextilliontel eines Grans Gold in Auflösung zur Gabe und sah schon da etwas ähnlich Heilkräftiges, als ich nachgehends vom reinen Golde erfuhr.

Weil ich aber überhaupt, wo ich's nur vermeiden kann, die Metalle, schon der edeln Einfachheit wegen, nicht in Säuren anwenden mag, weil sie durchaus eine Umänderung ihrer Kräfte durch diese Säuren erleiden müssen — wie man schon an der Vergleichung des Aetzsublimats mit dem schwärzlichten Quecksilberoxyd in der Hülfskraft wahrnimmt; — so war mir's sehr willkommen, bei einer Reihe arabischer Aerzte die Arzneikräfte des Goldes in feinem Pulver einstimmig rühmen zu hören, und zwar in sehr hülfebedürftigen Krankheitszuständen, in welchen mir zum Theil schon die Gold-Auflösung merkwürdige Dienste geleistet hatte; ein Umstand, welcher mir Zutrauen zu den Versicherungen der Araber einflößen mußte.

Die erste Spur hievon finden wir schon im achten Jahrhunderte, wo *Geber* (de Alchimia traditio, Argent. ap. *Zetzner*, 1698. Lib. II. P. III. Cap. 32.) das Gold als eine „materia laetificans et in juventute corpus conservans" rühmt.

Zu Ende des zehnten Jahrhunderts rühmt es *Serapion der jüngere* (de simplicibus comment. Venet. fol. ap. Junt. 1550. Cap. 415. S. 192.): „das gepülverte Gold dient in der Melancholie und der Herzschwäche."

Dann zu Anfange des eilften Jahrhunderts *Avicenna* (Canon. Lib. II. Cap. 79.): „das gepülverte Gold kommt zu Arzneien wider Melancholie, benimmt den Mundgestank, ist, selbst innerlich eingenommen, ein Hülfsmittel gegen Haarausfallen, stärkt die Augen, hilft bei Herzweh und Herzklopfen und ist ungemein zuträglich bei Schweräthmigkeit." *)

Die Bereitung eines solchen Goldpulvers beschreibt im Anfange des zwölften Jahrhunderts *Abulkasem* (*Albucasis*) zuerst (in libro servitoris de praep. med. S. 242.): „daſs

---

*) Das letztere ist im Arabischen ein zweideutiger Ausdruck, welcher, je nachdem das Wort accentuirt wird, entweder: „Reden mit sich selbst," oder: „Schweräthmigkeit" bedeutet. Die Hülfskraft des Goldes, die sich in der Erfahrung zeigt, erhebt letzteres zur wahren Bedeutung.

man das Gold auf einer rauhen Leinwand in einem Becken voll Wasser reibe, und das feine, zu Boden des Wassers gefallene Pulver zum Gebrauche anwende;" welche Bereitungsart *Johann von St. Amand* (im dreizehnten Jahrhunderte) auf gleiche Art lehrt (im Anhange zu *Mesue*, Opera, Venet. 1561. S. 245. 4. E).

Diefs ahmte *Zacutus*, der Portugiese, nach und beschrieb (Histor. medic. lib. I. obs. 33.) die Geschichte eines von melancholischen Phantasieen lange Zeit gequälten Edelmannes, den er einzig durch das auf einem Reibesteine feinst zerriebene Goldpulver binnen einem Monate heilte.

Ohne nun die fernern Lobpreisungen des Goldpulvers und Goldes von *Jo. Platearius* (quaest. therap.), *Rodericus a Castro* (de Meteor. microcosm. Cap. 3.), *Abraham a Porta Leonis* (dialog. de Auro), *Zaccharias a Puteo*, *Joh. Dan. Mylius* (Anatomia Auri), *Horn* (Ephem. Nat. Cur. Dec. II. ann. 3. obs. 159), *Fr. Baco* (Histor. vitae et mortis), *Fr. Joseph Burrhi* (Epist. 4. ad Thom. Barthol. de oculis), *Jo. Jacob Waldschmiedt* (Diss. de Auro, Marb. 1685.), *Chph. Helwig* (Diss. de auro ejusque in medic. viribus, Gryphisv. 1703.), *Lemnius, Pet. Forestus, Ol. Borrichius, Rolfinck, Andr. Lagner, Ettmüller, Tackius, Helcher* (Diss. de Auro, Jen. 1730.), *Poterius, J. D. Horstius, Hollerius, Hoefer* und *Zwelfer* (Pharm. August.) noch zu bedürfen, glaubte ich schon das Zeugnifs der Araber von der Heilkräftigkeit des feinsten Goldpulvers den theoretischen, erfahrungslosen Zweifeln der Neuern vorziehen zu dürfen, und rieb das feinste Blattgold (es ist 23 Karat, 6 Grän fein) mit 100 Theilen Milchzucker eine gute Stunde lang, zur Anwendung für den innern, ärztlichen Gebrauch.

Ich will nicht entscheiden, ob in diesem feinen Pulver das Gold nur noch weit feiner zerrieben, oder durch dieses kräftige Reiben einigermafsen oxydirt worden ist. Genug, dafs in der Prüfung bei einigen gesunden Erwachsenen schon hundert Gran dieses Pulvers (welche einen Gran Gold enthielten), bei andern hingegen 200 Gran (welche zwei Gran Gold enthielten), in Wasser aufgelöset, zur Erregung sehr starker Befindens-Veränderungen und krankhafter Zufälle zureichten, welche hier unten folgen.

Aus ihnen wird man ersehen, dafs die Versicherungen der Araber nicht ungegründet seyn können, da schon kleine Gaben dieses Metalls, in erwähnter Form angewendet, selbst

gesunde Erwachsene zu sehr ähnlichen Krankheits - Zuständen
erregten, als jene (in Auffindung von Arzneien nicht verdienst-
losen) Morgenländer damit (unwissender Weise, homöopathisch) geheilt hatten.

Von Melancholieen, welche der von Gold erregten sich
näherten, habe ich seitdem mehre Personen, die mit Selbst-
tödtung sehr ernstlich umgingen, bald und dauerhaft befreit,
durch kleine Gaben, welche für eine ganze Kur zusammen
$\frac{3}{100}$ bis $\frac{2}{100}$ eines Grans Gold enthielten, und so habe ich
noch mehre andre, schwierige Uebel damit geheilt, die sich
in den Symptomen des Goldes in Aehnlichkeit zeigen, zweifle
auch gar nicht, dafs noch viel weitere Verdünnungen des Pul-
verpräparats, als noch weit kleinere Gaben des Goldes zu
gleicher Absicht, völlig genugthuend seyn werden.

* *
*

Einige Zeit darauf, als ich diesen Vorbericht geschlossen,
hatte ich Gelegenheit, mich zu überzeugen, dafs eine noch
hundertmal fernere Verdünnung des angegebnen Präparats (mit
100 Theilen Milchzucker geriebenen Goldes), also $\frac{1}{10000}$ eines Granes Gold auf die Gabe, nicht weniger kräftig bei Heilungen sich erwies, besonders bei Knochenfrafs der Gaumen-
und Nasenknochen, vom Mifsbrauche mineralsaurer Quecksil-
berpräparate erzeugt.*) Hiezu wird man die homöopathischen
Goldsymptome in diesem Verzeichnisse leicht antreffen.

Durch ferneres Reiben und Verdünnen wird die Kraft des
Goldes noch weit mehr entwickelt und vergeistigt, so dafs ich
jetzt zu jedem Heilbehufe oft nur eines sehr kleinen Theils eines Grans decillionfacher Verdünnung zur Gabe bedarf.

Würde der gewöhnliche Prozefs unsrer Aerzte, die Arz-
neitugenden aus luftigen Hypothesen zu fabriciren, und das
Machwerk davon in der Materia medica aufzustellen, wohl je
auf diese merkwürdige Kraft eines Metalls haben kommen
können, dafs ihre gelehrte Vermuthungskunst schon in die
Reihe ganz unkräftiger Substanzen verwiesen hatte? Oder auf
welche andre beliebte Weise unsrer Materia - medica - Fabri-
kanten hätten wir diese heilkräftige Seite des Goldes wollen

---

*) Eben diese Hülfskraft beobachtete vom innern Gebrauche
des Goldes gegen Quecksilber - Nachtheile *Ant. Chalmetous*,
in Enchiridion chirurg. S. 402.

kennen lernen, wenn seine, einen ähnlichen krankhaften Zustand erzeugenden Symptome es dem homöopathischen Arzte nicht laut und mit voller Gewifsheit gelehrt hätten?

Arme, fabelhafte Materia medica gemeinen Schlags, wie weit bleibst du hinter der Offenbarung zurück, die die Arzneien, bei ihrer Einwirkung auf gesunde menschliche Körper, unzweideutig, durch Erregung krankhafter Symptome an den Tag legen, die der homöopathische Arzt auf die Heilung der natürlichen Krankheit mit untrüglichem Erfolge anwenden zu können gewifs ist!

Die Wirkungsdauer des Goldes ist in nicht ganz kleinen Gaben wenigstens 21 Tage.

Als Antidot allzustarker Wirkungen hat sich Riechen an ein potenzirtes Praeparat rohen Kaffee's, vorzüglich aber an Kampher erwiesen.

Vorzüglich erwies sich das Gold bisher hülfreich in chronischen Krankheiten, wenn dabei folgende Beschwerden hervorstechend oder doch zugleich mit zugegen waren:

Hypochondrie; Melancholie; Lebens-Ueberdrufs; Neigung zum Selbstmord; Blutdrang nach dem Kopfe (*Lh.*); Knochenfrafs der Nasen- und Gaumen-Knochen; Verdunkelung des Gesichtes durch schwarze, vorschwebende Flecke; Zahn-Schmerz von Blutdrang nach dem Kopfe, mit Hitze darin; Leistenbruch; Alte Hoden-Verhärtung; Vorfall und Verhärtung des Uterus; Blutdrang nach der Brust (*Lh.*); Bewufstloses Niederfallen mit Blauwerden im Gesichte (*Lh.*); Erstickungs-Anfall, mit starker, zusammenschnürender Brust-Beklemmung (*Lh.*); Nachtheile von Quecksilber-Mifsbrauch; Knochen-Schmerzen, Nachts; Gichtknoten.

Die Namens-Verkürzungen meiner Mit-Beobachter sind: *Fz.* = *Dr. Franz*; *Gr.* = *Dr. Grofs*; *Fr. H.* = *Dr. Friedr. Hahnemann*; *Hpl.* = *Dr. Hempel*; *Hrm.* = *Dr. Hermann*; *Lgh.* = *Dr. Langhammer*; *Lh.* = *Dr. G. Lehmann*; *Mch.* = *Dr. Michler*; *Rl.* = *Dr. Rummel*; *Wl.* = *Dr. Wislicenus*.

Aurum foliatum.

Niedergeschlagen und wehmüthig.
Er ist niedergeschlagen und sucht die Einsamkeit.
Er glaubt der Liebe Anderer verlustig zu seyn, und diefs kränkt ihn bis zu Thränen. (*Fz.*)
Unzufriedenheit mit allen Verhältnissen; er glaubt überall etwas Hinderndes im Wege zu finden, und diefs bald von einem widrigen Schicksale, bald durch ihn selbst veranlafst, welches letztere ihn sehr kränkend niederschlägt. (*Hpl.*)

5 Melancholie; er glaubt nicht in die Welt zu passen, und sehnt sich daher nach dem Tode, an den er mit inniger Wonne denkt. (*Fz.*)
Grofse Bangigkeit, die aus der Gegend des Herzens entspringt, und ihn von einem Orte zum andern treibt, so dafs er nirgends Bleiben hat. (*Fz.*)
Grofse Bangigkeit und Schwäche, dafs man ihn dem Tode nahe glaubt. (*J. H. Schulze*, praelect. in Pharm. Aug. S. 46.)
Oeftere Anfälle von Herzensangst und zitternder Bangigkeit. (*Ephem. Nat. Cur. Cent. 10. observ. 35.*)
Aufserordentliche Bangigkeit mit Herzklopfen, Mattigkeit in allen Gliedern und Schläfrigkeit.

10 Grofse, bis zur Selbst-Entleibung steigende Angst, mit krampfhafter Zusammenziehung im Unterleibe.
Unruhe und hastiges Treiben zu körperlicher und geistiger Thätigkeit; er kann nichts schnell genug machen und sich nicht zu Danke leben. (*Hpl*)
Es treibt ihn zu beständiger Bewegung fort, und seine Unthätigkeit reut ihn, obschon er nichts arbeiten kann. (*Fz.*)
Unruhig und unsicher, ohne fühlbare Blutwallung, glaubt er immer etwas zu versäumen, und sich dadurch Vorwürfe zuzuziehen; er schien diese Unruhe im Innern mit sich

herumzutragen, und sie benahm ihm alle Ausdauer und Energie. (*Hpl.*)

Besorgtheit; schon ein Geräusch vor der Thüre machte ihn ängstlich; er befürchtete, es möchte Jemand herein kommen; wie menschenscheu.

15 Schüchternheit.

Kleinmuth.

Das Mindeste macht ihn muthlos.

Muthloser Mifsmuth; er glaubt, es könne ihm nichts gelingen. (*Wl.*)

Muthlos und verzagt, glaubt er, er mache alles verkehrt, und es gerathe ihm nichts. (*Hpl.*)

20 Muthlos und mit sich selbst uneinig.

Unter Heulen und Schreien glaubt sie unwiederbringlich verloren zu seyn.

(Lebens-Ueberdrufs.)

Stete mürrische Ernsthaftigkeit und Verschlossenheit. (*Lgh.*)

Verdriefslichkeit und Unlust zum Sprechen. (*Hrm.*)

25 Widerwärtige Gemüthsstimmung.

Einige Personen sind ihm höchst zuwider.

Gall- und zanksüchtig.

Höchst aufgelegt, beleidigt zu werden, selbst das geringste ihm kränkend Scheinende traf ihn tief und herausfordernd. (*Hpl.*)

Er ereifert sich in Gedanken über einige abwesende Personen.

30 Aergerlich und auffahrend; der geringste Widerspruch kann ihn zum gröfsten Zorne reizen. (*Gr.*)

Wenn man ihn ungestört läfst, sitzt er still, verschlossen, wie melancholisch, für sich in einem Winkel; der geringste Widerspruch aber bringt ihn in den heftigsten Zorn, den er Anfangs mit Streit und mit vielem Gerede, später aber in wenigen, abgebrochenen Worten kund giebt. (n. 3 T.) (*Hrm.*)

Er zittert, wenn er seinen Zorn nicht auslassen kann.

Sucht Alles auf, um mit Jemand zu zanken und ihm Grobheit zu sagen.

Jähzorn und Heftigkeit.

35 Bald Weinen, bald Lachen, Abends, als wenn sie ihrer nicht völlig bewufst wäre.

Stille Verdriefslichkeit und Heiterkeit wechseln öfters mit einander ab. (n. 1 u. 3 St.) (*Hrm.*)

Gute Laune den ganzen Tag, mit Gesprächigkeit und Selbstzufriedenheit. (Wechselwirkung.) (*Lgh.*)

Heitere, zufriedene Laune, er wünscht sich immer mit Andern zu unterhalten. (*Hrm.*)

Ziemliche Lustigkeit und angenehme Behaglichkeit. (n. 2 St.) (*Gr.*)

40 Zitterndes Beben der Nerven, wie bei einer freudigen Hoffnung. (*Fz.*)

Das Denk-Vermögen ist schärfer und das Gedächtnifs treuer. (Heilwirkung.)

Es drängt sie, über diesen und jenen Gegenstand tief nachzudenken; sie wird aber davon ganz schwach, zittrig, kalt und feucht am Körper.

In Gedanken spricht er mit Jemand etwas Ungereimtes.

Kopf-Arbeiten greifen ihn sehr an, und er fühlt sich erschöpft.

45 Kopf-Arbeiten machen ihm Uebelkeit, die sein ganzes Wesen einnimmt.

Eingenommenheit des Kopfes. (*Hrm.*)

Eingenommenheit des Kopfes, früh beim Aufstehen, mit Schwere im Hinterhaupte. (*Wl.*)

Eine Art hypochondrischer Trunkenheit; Kopf, besonders nach dem Genick zu, wie voll zusammengedrückter Luft.

(Beim Sprechen lächelt er unwillkürlich.)

50 Schwindel, beim Bücken, wie im Kreise herum, beim Aufrichten vergehend. (*Lgh.*)

Schwindel, beim Stehen, der ihn zum Sitzen nöthigt. (*Hrm.*)

Schwindel, beim Gehen im Freien, als wenn er betrunken wäre und auf die linke Seite fallen wollte; er nöthigte ihn zum Liegen, und kam auch da noch eine Zeit lang bei der mindesten Bewegung wieder. (n. 43 St.) (*Lgh.*)

Kopf-Schmerz, wie von eintretendem Schnupfen.

Betäubend drückendes Kopfweh, wie von heftigem Winde. (*Lgh.*)

55 Kopfweh, von früh an, wie von Zerschlagenheit des Gehirnes, welches beim Nachdenken und Lesen, vorzüglich aber beim Reden und Schreiben bis zur äufsersten Heftigkeit und vollkommner Verwirrung der Begriffe steigt; beim Anhören mit Nachdenken, Sprechen und Schreiben aber jedesmal nachläfst, bis es Abends um 7 Uhr ganz verschwindet. (n. 6 St.)

Kopfweh, welches theils wie Zerschlagenheit, theils wie ein empfindlicher Druck in einem Theile des Gehirnes, bald wie Reifsen gefühlt wird, sich von früh an erhöht und Nachmittag um 3 Uhr verschwindet. (n. 24 St.)

Druckschmerz in den Schläfen.

Druck in der linken Seite der Stirne. (n. 1½ St.) (*Hrm.*)

Drückendes Reifsen im Kopfe, hier und da, besonders in der Stirn, mit schwindelartigem Gefühl. (*Hrm.*)

60 Drückendes Reifsen in der rechten Kopfseite, vom Hinterhaupte bis zur Stirn. (n. 3 St.) (*Hrm.*)

Reifsender Druck im rechten Hinterhaupte. (*Hrm.*)

Reifsender Druck in der linken Seite des Scheitels, heftiger bei Bewegung. (*Hrm.*)

Reifsendes Kopfweh, vorn in der Stirn und den Schläfen, tief im Gehirn, im Freien nachlassend. (*Gr.*)

Reifsen in der linken Seite des Scheitels. (n. 1½ St.) (*Hrm.*)

65 Reifsen in der rechten Seite des Scheitels. (n. 3 St.) (*Hrm.*)

Risse in der linken Schläfe. (*Fz.*)

Reifsen in der linken Stirnseite, heftiger bei Bewegung. (*Hrm.*)

Feines Reifsen in der Stirn. (*Hrm.*)

Feines Reifsen von der rechten Hinterhaupt-Seite durch das Gehirn, bis in die Stirn; heftiger bei Bewegung. (n. 1 St.) (*Hrm.*)

70 Schneidend reifsender Schmerz in der rechten Seite des Scheitels. (n. 17 T.) (*Hrm.*)

Wühlen, Bohren und Pucken in einer Kopfseite, früh, gleich nach dem Erwachen, vermehrt durch Husten und Rückwärtsbiegen des Kopfes.

Einseitiger, scharf klopfender, hackender Kopfschmerz.

Prickelnde Empfindung im Vorderhaupte.

Blut-Andrang nach dem Kopfe.

75 Starkes Drängen des Blutes nach dem Gehirne. (n. ½ St.)

Heftiger Drang des Blutes nach dem Kopfe, beim Bücken, was nach dem Aufrichten wieder vergeht. (n. 8 T.) (*Hrm.*)

Toben und Brausen im Kopfe, als wenn er an einem rauschenden Wasser säfse. (n. 14 T.)

Die Knochen des Kopfes schmerzten ihn beim Niederlegen, wie zerbrochen, so dafs es ihm allen Lebensgeist benahm.

Kleine Knochen-Beule, links oben an der Stirn.

Aurum foliatum.

80 Eine kleine Knochen-Beule auf der rechten Seite des Scheitels, mit bohrendem Schmerze, der beim Befühlen sich verschlimmert.

Aeufserlich auf der Stirne, Druck-Schmerz. (n. 10 St.) (*Hrm.*)

Druck-Schmerz äufserlich an der linken Schläfe. (n. 52 St.) (*Hrm.*)

Druck an der linken Schläfe, der durch Berührung sich verschlimmert. (n. ¼ St.) (*Hrm.*)

Ein Stich an der Mitte der Stirne, wo die Haare anfangen.

85 Stechen äufserlich auf der Stirn, wie mit Nadeln. (n. 24 St.) (*Hrm.*)

Stechen auf dem Stirnbeine, wie ein langsames Ziehen. (n. 6 St.) (*Fz.*)

Es schüttelt ihm den Kopf seitwärts und auf und nieder.

In den Augen, beim Sehen ein Gefühl, wie bei starker Erhitzung, als wenn das Blut auf den Seh-Nerven drückte.

Schwäche-Gefühl und Drücken in den Augen.

90 Druck auf dem linken Auge, von aufsen nach innen. (n. 8 T.) (*Hrm.*)

Drückender Schmerz auf dem rechten Augapfel, von oben nach unten. (*Hrm.*)

Druck-Schmerz auf dem rechten Augapfel, von aufsen nach innen, heftiger bei Berührung. (n. 6 St.) (*Hrm.*)

Drücken in den Augen, als wenn etwas Fremdes hinein gerathen wäre.

Ungeheurer, krampfhafter Druck im hinteren Umfange der linken Augenhöhle. (*Gr.*)

95 Gefühl von Heranspressen des linken Augapfels in seinem innern obern Winkel. (*Fz.*)

Spannen in den Augen, welches das Sehen erschwert. (n. 1 St.) (*Hrm.*).

Ungeheures Spannen in den Augen, mit Verminderung der Sehkraft, heftiger, wenn er die Augen auf etwas heftet, gelinder, wenn er sie schliefst. (n. 9 T.) (*Hrm.*)

Feines Reifsen in der rechten Augenhöhle, nahe am äufsern Augenwinkel. (n. 5 St.) (*Hrm.*)

Stumpfer Stich an der linken Augenhöhle unten, nach aufsen zu.

100 Mehre einzelne Stiche im innern Winkel und im Lide des linken Auges. (n. 36 St.) (*Hrm.*)

Beifsender Schmerz am linken obern Augenlide.

Eine Art Brennen in den Augen.

Aurum foliatum.

Jücken und Brennen im rechten Augenwinkel.
Unschmerzhaftes, glattes Knötchen auf dem rechten untern Augenlid-Rande.
105 Geschwulst der untern Augenlider. (*Fr. H.*)
Bläulichtes Ansehn der innern Augenwinkel.
Aufgetriebene, hervorgetretene Augen.
Verengerung der Pupillen. (n. 2, 4 St.) (*Lgh.*)
Erweiterung der Pupillen. (n. 3½ St.) (*Lgh.*)
110 Undeutliches Sehen, als ob ein schwarzer Flor vor die Augen gezogen wäre. (n. 6 T.) (*Hrm.*)
Es vergeht ihm die Sehkraft auf einen Augenblick.
Halbsichtigkeit, als ob die obere Hälfte des Auges mit einem schwarzen Körper bedeckt wäre, so dafs er nur mit der niederen Hälfte die unteren Gegenstände sehen kann, die oberen hingegen unsichtbar bleiben. (*Hrm.*)
Er kann nichts genau unterscheiden, weil er alles doppelt sieht, und sich ihm ein Gegenstand mit dem andern vermischt darstellt, bei heftigem Spannen in den Augen. (*Hrm.*)
Feuerfunken vor den Augen.
115 In den Ohren, Spannen.
Drückendes Reifsen im linken äufsern Gehörgange. (n. ¼ St.) (*Hrm.*)
Knistern im linken Ohre.
Brummen vor dem linken Ohre.
Brausen in den Ohren, früh, im Bette.
120 Die Ohrdrüse ist schmerzhaft bei Berührung, wie gedrückt oder gequetscht.
Das Nasen-Bein rechter Seite und der angrenzende Theil des Oberkiefers ist schmerzhaft bei Berührung, vorzüglich da, wo der Gesichts-Nerve heraustritt.
Jücken an den Nasenlöchern.
Zucken an der Scheidewand der Nase, von oben herab. (*Wl.*)
Beifsender Schmerz unten in der Nase. (*Fr. H.*)
125 Beifsender Schmerz unten in der Nase, dafs ihm die Thränen in die Augen treten; wie bei Niesereiz von starkem Sonnenlichte, oder bei hoher religiöser Wehmuth, oder beim höchsten Grade des Mitleides. (*Fz.*)
Kitzelndes Kriebeln in den Nasenflügeln, wie beim Schnupfen, zuweilen mit Reiz zum Kratzen. (*Lgh.*)

Wundheits-Gefühl in der Nase. (*Fr. H.*)

Wundheits-Schmerz in beiden Nasenlöchern, besonders beim Anfassen.

Geschwürige, zugebackene, schmerzhafte Nasenlöcher, dafs er keine Luft durch die Nase bekommen kann.

130 Geschwürige Kruste im rechten Nasenloche, fast unschmerzhaft, gelblich und beinahe trocken. (*Fr. H.*)

Geschwulst der Nase, im Zimmer, nach Gehen im Freien.

Geschwulst und Röthe an und unter dem rechten Nasenloche. (*Fr. H.*)

Dunkle, braunrothe, wenig erhabne Flecken auf der Nase, die blofs bei Berührung drückend schmerzen. (n. 24 St.) (*Hrm.*)

Geruch sehr fein; es riecht ihm Alles zu stark.

135 Der Dampf des Lichtes fällt seinem Geruche widrig auf.

Oefters ein süfslichter Geruch in der Nase.

Vorübergehender Branntwein-Geruch in der Nase, mit Brust-Beklemmung.

Fauliger Geruch in der Nase, beim Schnauben.

Im Gesichte, heftiges Reifsen im Jochbeine. (*Gr.*)

140 Ziehendes Reifsen auf der linken Gesichts-Seite. (n. 2 St.) (*Wl.*)

Spannung in den Backenbeinen und den Ohren.

Stich-Schmerz in der einen Backe. (d. 1. T.)

Brennende Stiche im Jochbeine.

Jückendes Stechen, wie von Nadeln, auf der rechten Gesichtsseite.

145 Ausschlag im Gesichte von feinen Blüthchen mit Eiterspitzen, einige Stunden lang.

Gedunsenes, glänzendes Gesicht, wie von Schweifs, mit aufgetriebenen, hervorgetretenen Augen.

Geschwulst beider Backen, nebst Geschwulst der Lippen und der Nase, früh.

Geschwulst einer Backe, mit Ziehen und Reifsen in den obern und untern Kieferknochen, und Mucken und Hacken in den Zähnen, die zu lang deuchten.

An der Unterlippe, ein brennendes Bläschen im Rothen.

150 Am Kinn, Reifsen in der rechten Hälfte desselben. (*Gr.*)

Am Unterkiefer der rechten Seite, reifsender Druck, durch Daraufdrücken vergehend. (*Hrm.*)

Aurum foliatum.

Absetzendes, stumpfes Stechen am äufsern Rande des Unterkiefers. (*Gr.*)

Eine Drüse am Unterkiefer schmerzt, als wenn sie geschwollen wäre.

Dumpf drückender Schmerz für sich und beim Schlucken, in einer Drüse unter dem Unterkiefer-Winkel.

155 Die Zähne der obern vordern Reihe sind sehr empfindlich beim Kauen.

Beim Kauen, jähling ein heftiger Stumpfheits-Schmerz in einem obern Backenzahne.

Mucken und Hacken in den Zähnen, mit Backen-Geschwulst.

Zuckender Schmerz in der obern Zahnreihe. (*Fr. H.*)

Stumpfes Reifsen in beiden hintersten Backenzähnen des rechten Oberkiefers, durch Berührung und Essen erregt, während einer schmerzhaften Geschwulst des Zahnfleisches. (*Hrm.*)

160 Zahnschmerz von in den Mund dringender Luft.

Einzelne Stiche in den Zähnen.

Gefühl von Stumpfheit der Backenzähne. (n. ½ St.)

Lockerheit der Zähne, selbst der vorderen, in jählingen Anfällen.

Zahnfleisch-Geschwulst an den Backenzähnen des rechten Oberkiefers, mit drückendem Wundheits-Schmerze bei Berührung und beim Essen. (*Hrm.*)

165 Schmerzhafte Eiter-Bläschen am Zahnfleische, als wollte eine Zahnfistel entstehen.

Zahnfleisch-Geschwür, mit Geschwulst der Backen. (n. 10 T.)

In der Gaumen-Gegend, eine Art Drücken, mehre Stunden lang.

Anfälle von Auseinanderdehnen des Schlundes, wie beim Erbrechen, doch ohne Uebelkeit.

Ein schmerzhaftes Hindernifs des Schluckens in der linken Seite des Schlundes.

170 Stechender Wundheits-Schmerz im Halse, blofs beim Schlingen.

Angenehm süfslicher Speichel läuft ihm im Munde zusammen. (*Fz.*)

Viel Schleim im Rachen, mehre Tage.

Oft Schleim im Rachen, der sich ausrachsen läfst, aber doch das volle Einziehen des Athems hindert. (n. 2 St.) (*Fz.*)

Uebler Geruch aus dem Munde, Abends und die Nacht, ohne dafs er selbst etwas merkt.

Aurum foliatum.

175 Geruch aus dem Munde, wie nach altem Käse.
Faulichter Geruch aus dem Munde.
Der Geschmack im Munde ist fade.
Süfser Geschmack vorn auf der Zunge.
Angenehmer, milchichter Geschmack im Munde.
180 Faulichter Geschmack im Munde, wie faules Wildpret, aufser dem Essen.
Säuerlicher Geschmack im Munde, zuweilen. (n. 2¼ St.)
Bittrer Geschmack im Munde, mit Trockenheits-Empfindung. (n. 8 St.) (*Lgh.*)
Viel Durst, 6 Tage lang. (*Fr. H.*)
Zu nichts Appetit; er kann nur kalte Milch und Semmel geniefsen.
185 Widerwille gegen Fleischspeisen.
Grofses Verlangen auf Kaffee.
Es zwingt ihn, sehr hastig zu essen, besonders beim Anfange der Mahlzeit.
Das Essen schmeckt ihm recht kräftig, befriedigt aber seinen Appetit nicht ganz, und er hätte gleich wieder essen können.
Während des Essens vergeht die Bangigkeit des Gemüthes. (*Fz.*)
190 Uebelkeit im Magen und Halse. (*Hrm.*)
Uebelkeits-Empfindung; ein Unbehagen aus dem Magen und Unterleibe.
Heben, wie zum Erbrechen, bei Drücken im Unterleibe. (*Fr. H.*)
Es stöfst ihm nach dem Geschmacke des Getränks (des Bieres) auf.
Magen-Schmerz, wie von Hunger.
195 Drücken in der Magen-Gegend, Mittags.
Geschwulst der Herzgrube und des ganzen Oberbauches, mit Stich-Schmerz beim Daraufdrücken oder fest Zusammenschnüren.
In der Hypochonder-Gegend, anhaltendes Drücken, wie von Blähungen, vorzüglich nach einigem Genusse von Speise oder Trank, oft durch Bewegung und Gehen erhöht, vergeht ohne Winde-Abgang.
Stechen im linken Hypochonder, wie Milzstechen.
Im Unterleibe, Schwere, bei eiskalten Händen und Füfsen.
200 Drücken im Unterleibe.
Spannender Druck im Unterbauche, gerade unter

Aurum foliatum.

dem Nabel, und zu beiden Seiten in den Lenden-Gegenden, mit Gefühl von Vollheit. (n. 53 St.) (*Hrm.*)
Spannender Druck im Unterbauche und den Lenden-Gegenden, mit Noththun zum Stuhle. (n. 6 T.) (*Hrm.*)
Kneipender Schmerz im Unterbauche, bald hier, bald da. (n. 12 St.) (*Hrm.*)
Kolik von dumpfem Kneipen und Schneiden im Bauche, drauf Durchfall-Stuhl und nach dem Stuhle, aufgetriebener Unterleib.
205 Zusammenziehungs-Gefühl, schmerzhaftes, im Unterleibe.
Einzelne Risse in der rechten Bauchseite, bis unter die Rippen herauf, als wenn daselbst alles zertrümmert würde, was ihn zwingt, sich krumm zusammen zu biegen; im Sitzen. (n. 36 St.) (*Fz.*)
Zerschlagenheits-Schmerz in der rechten Unterbauchs-Gegend, im Sitzen, der beim Aufstehen und Heranziehen des Schenkels vergeht. (n. 24 St.) (*Fr.*)
Kolik im Unterleibe. (*Ephem. nat. cur. Dec. II. ann.* 6. *app.* S. 6.)
Zuckendes Zwicken in der linken Backenseite, wovon er erschrickt und zusammenfährt. (n. 6 St.) (*Wl.*)
210 Im Schoofse, Schmerz, wie von einer geschwollenen Leistendrüse.
Ungelenkigkeit und Steifigkeits-Schmerz in der Schoofsbiegung und den Flechsen der Lendenmuskeln, beim Gehen und von einander Spreizen der Beine, wie nach einer starken Fufsreise. (n. $3\frac{1}{2}$ St.)
Ziehen aus dem Schoofse in die Oberschenkel herab.
Ziehschmerz im Schamberge.
Brennschmerz am sonst gesunden Bauchringe.
215 Schneidende Stöfse in beiden Schöfsen, wobei er den Bauch ein- und die Füfse heranzuziehen genöthigt ist. (*Wl.*)
Schwäche im Schoofse.
Drängen im rechten Bauchringe, als wollte ein Bruch heraustreten, im Sitzen beim Ausdehnen des Körpers; vergeht beim Aufstehen. (*Fz.*)
Austreten eines Leistenbruches, mit grofsem Schmerze, wie Klamm; in den Bruch scheinen Blähungen zu treten.
Blähungen plagen ihn sehr; sie versetzen sich unter den linken Ribben, mit Stichschmerz.
220 Blähungs-Kolik, bald nach den leichtesten, mäfsigsten Genüssen.

Blähungs-Kolik nach Mitternacht, es entstehen schnell eine Menge Blähungen, die, keinen Ausgang findend hie und da schmerzhaft drücken und stämmen, und Bänglichkeit verursachen; in Ruhe und bei Bewegung gleich
Kollern im Unterleibe.
Knurren im Bauche.
Knurren im Unterbauche. (*Hrm.*)
225 Kollern und Knurren im Bauche. (n. 1 St.) (*Hrm.*)
Viel Abgang von Winden. (d. 1. T.)
Abgang vieler, sehr übelriechender Winde. (n. 8 St) (*Hrm.*)
Unbehaglichkeit im Unterbauche, mit Empfindung, als sollte er zu Stuhle gehen, besonders nach Tische. (n 36 St.)(*Hrm.*)
Stuhlverstopfung zu drei Tagen. (*Gr.*)
230 Sehr dick geformter, schwer abgehender Stuhl.
Täglich sehr harter, knotiger Stuhl. (d. ersten Tage.)
Alle Morgen gelinder Stuhl mit etwas Kneipen.
Ungewöhnlich reichlicher Stuhl, Abends. (n. 10 St.)
Häufiger, aber gewöhnlicher Stuhl. (n 16 S.) (*Hrm.*)
235 Durchfall. (*Fr. H.*)
Nacht-Durchfall mit vielem Brennen im Mastdarme. (Weiss gelblicher Stuhl.)
Der Rand des Afters ist schmerzhaft geschwollen.
Im After und Mastdarme scharfe Stiche. (*Hrm.*)
240 Zum Harnen beständiger Trieb, wobei aber wenig, jedoch natürlicher Urin abgeht. (*Gr.*)
Es geht mehr Urin ab, als er Getränk zu sich nimmt.
Trüber Harn, wie Buttermilch, mit hohem Schleim-Satze.
In der Harnröhre, stumpf stechendes Reifsen. (*Hrm.*)
Geschlechtstrieb sehr erhöht, da er doch lange Zeit bei ihm geschlafen hatte.
245 Viel Drang zum Beischlafe, früh nach dem Aufstehen, mit heftigen Erektionen.
Er konnte vor erregtem Geschlechts-Triebe die ganze Nacht nicht schlafen, bis er ihm durch den Beischlaf genügte. (d 1. Nacht.)
Zwei Nächte voll geiler Phantasie-Erregtheit bei schlaffer, kleiner Ruthe. (d. 2., 3. N.)
Erektionen, viele Nächte nach einander.
Nächtliche Erektionen, ohne Samen-Ergiefsungen. (d 1. N.) (*Wl.*)

Aurum foliatum.

250 **Nächtliche Erektionen und Pollutionen.** (*Gr.*)
Pollutionen, Nachts. (d. ersten Nächte.) (*Wl.*)
Nächtliche Pollutionen mit wollüstigen Träumen. (n. 7 T.) (*Hrm.*)
Pollutionen, drei Nächte nach einander, ohne nachfolgende Schwäche.
Vorsteherdrüsen-Saft dringt aus schlaffer Ruthe.
255 In der Ruthe, schmerzhaftes Zucken, nach hinten zu.
An der Eichel, Nadelstiche an der Spitze derselben, und auf jeden Stich folgt augenblicklich ein gleicher über dem Nabel, nach der Herzgrube zu. (n. 3 St.) (*Wl.*)
Stechendes Reifsen an der Eichel, wenn es ihn zum Harnen nöthigt. (n 8 St.) (*Wl.*)
Am Hodensacke, Jücken.
Im rechten Hoden, drückend spannender Schmerz, wie von Quetschung. (n. 3½ St.) (*Lgh.*)
260 **Geschwulst des rechten Hodens,** mit drückendem Schmerze blofs bei Berührung und Reibung, was mehre Abende um 6 Uhr anfing, und gegen 11 Uhr wieder aufhörte. (n. 5 T.) (*Hrm.*)
Wehenartige Schmerzen im Unterleibe, als wolle das Monatliche eintreten.

Gefühl von Verstopfung der Nase, wie im Stock-Schnupfen, und doch hat er gehörige Luft durch. (n. 2½ St.) (*Lgh.*)
Das Nasenloch scheint ihm verstopft zu seyn, ob er gleich Luft durch dasselbe bekommen kann. (*Fr. H.*)
Schnupfen. (*Fr. H.*)
265 Arger Fliefs-Schnupfen.
Festsitzender, trockner Katarrh auf der Brust, früh beim Erwachen; er kann nur mit grofser Mühe etwas sehr zähen Schleim los husten, und auch diefs erst nach dem Aufstehen aus dem Bette. (n. 16 St.)
Festsitzender Schleim oben in der Luftröhre, welcher schwer durch Kotzen abgeht.
Oefters Schleim tief in der Luftröhre, unter dem Kehlkopfe, den er mit der gröfsten Anstrengung nicht los husten kann. (*Gr.*)
Schleim tief in der Lunge, welcher in Menge und leicht ausgeworfen wird; mit nachfolgendem sehr freien Athem und Weitbrüstigkeit (da er sonst sehr engbrüstig war).

270 Husten. (*Fr. H.*)

Husten, wegen Mangel an Athem, Nachts. (*Hrm.*)

Beim Husten, Pressung der Brust und im Unterleibe.

Beim Husten, Stiche unter den linken Ribben.

Oefteres tief Athmen.

275 Beim tief Athmen (und Gähnen), empfindliche Stiche unter den Ribben, welche das Athmen und Gähnen hindern; beim Schlafengehen aufhörend.

Beim Athemholen Stiche in der linken Brust.

Beim Athemholen scharfe Stiche, wie in der Seite der Harnblase.

Beim Ausathmen, Knurren oben in der Brust, bis in den Unterleib und den Schoofs herab; darauf schnelles Herzklopfen mit Mattigkeit und Bangigkeit; dann Schlummer

Schauder in der rechten Brust beim Gähnen.

280 Schwerathmigkeit.

Starke Brust-Beengung.

Starke Engbrüstigkeit, beim Gehen im Freien.

Engbrüstigkeit beim Lachen oder stark Gehen, als wenn die Brust zum Einathmen zu eng und vorn zu flach und zu platt wäre. (n. 44 St.) (*Gr.*)

Ungeheure Beengung der Brust, mit Erschwerung des Athmens, Nachts. (*Hrm.*)

285 Beengung der Brust, auch in der Ruhe und durch keine Lage erleichtert; er holt immer tief Athem und kann nicht genug Luft schöpfen. (*Gr.*)

Beengung der Brust, mit stumpfen Stichen darin, beim Einathmen. (*Hrm.*)

Beengung der Brusthöhle, mit Aengstlichkeit. (n. 3 T.) (*Hrm.*)

Drücken auf der rechten Brustseite, mit gewaltiger Angst. (*Fz.*)

Drücken auf dem Brustbeine, mit emsigem, ängstlichen Wesen, als stände ihm eine grofse Freude bevor. (*Fz.*)

290 Drücken, wie von etwas Hartem, auf dem Brustbeine, mit ziehenden Rissen nach den Achseln zu. (*Fz.*)

Drücken, links neben der Herzgrube, unter den Knorpeln der obersten falschen Ribben, heftiger beim Ausathmen. (n. 7 T.) (*Hrm.*)

Stumpfes, beklemmendes Stechen unter den ersten drei Ribbenknorpeln der rechten Brust, welches bald wie ein daselbst steckender Pflock anhält, bald langsam absetzt,

Aurum foliatum.

und im Gehen wenig gefühlt wird; äufserlich ist diese Stelle roth. (n. 16 St.) (*Gr.*)

Etliche sehr heftige Stiche in der Brust, über dem Herzen. (n. 72 St.)

Scharfe Stiche auf dem Brustbeine. (n. 2 St.) (*Wl.*)

295 Stumpfe Stiche auf beiden Brustseiten, mit Hitze und Beklemmung in der Brust, durch Einathmen verstärkt. (*Wl.*)

Stumpf stechender und schneidender Schmerz, rechts neben dem Brustbeine, unter den letzten wahren Ribben. (*Hrm.*)

Stumpf schneidender Schmerz links neben dem Brustbeine, beim Einathmen heftiger. (n. 9 T.) (*Hrm.*)

Das Herz scheint im Gehen zu schüttern, als wenn es los wäre. (*Fz.*)

Zuweilen ein einziger, sehr starker Herzschlag.

300 Herz-Klopfen. (n. $\frac{1}{2}$ St.)

Heftiges Herz-Klopfen. (n. 4 T.) (*Hrm.*)

An den Sitzknochen, kneipender Schmerz an der innern Seite. (*Wl.*)

Im Kreuze, Schmerz, wie von Ermüdung. (n. 3 St.)

Schneiden über das Kreuz, im Sitzen, als würde da mit etwas Scharfem aufgedrückt. (*Fz.*)

305 Im Rückgrate, früh, so arger Schmerz, dafs er kein Glied regen konnte.

Druck, links neben den Lendenwirbeln und auf dem obern Rande des ungenannten Beines. (*Hrm.*)

Blofs beim Einathmen, ein scharfer durchdringender Schmerz in der rechten Lende.

Feines reifsendes Stechen rechts neben den Lendenwirbeln, beim Daraufdrücken jedes Mal vergehend. (*Hrm.*)

Empfindliches Stechen, wie mit Nadeln, gleich unter dem rechten Schulterblatte, neben dem Rückgrate. (n. $\frac{1}{2}$ St.) (*Gr.*)

310 Reifsender Schmerz an der innern Seite des Schulterblattes und unter demselben, beim Biegen des Körpers, nach hinten und links hin. (n. 10 St.) (*Hrm.*)

Im Nacken, Spannen, als wäre ein Muskel zu kurz, selbst in der Ruhe, doch stärker beim Bücken. (n. 10 St.) (*Wl.*)

Am Halse, reifsender Druck, rechts, an der unteren Seite, nahe am Schlüsselbeine. (n. 14 T.) (*Hrm.*)

Ruckweises, reifsendes Stechen an den linken äufseren Hals-Muskeln. (n. 7 T.)

Ausschlag von feinen Blüthen mit Eiterspitzen, am Halse und auf der Brust, einige Stunden lang.
315 Unter der Achselgrube reifsendes Spannen. (*Wl.*)
Auf der Achsel, feine Stiche. (*Wl.*)
Wundheits-Schmerz der Achseln, auch ohne Berührung und Bewegung. (*Fz.*)
Am linken Arme herab, ein auf dem Knochen aufliegender, ziehender Schmerz, der bei Bewegung vergeht. (*Fz.*)
Druck am linken Oberarme in der Beinhaut. (n. 48 St.) (*Hrm.*)
320 Druck auf der untern Fläche und in der Mitte des rechten Oberarmes. (*Hrm.*)
Reifsender Druck an der vordern Fläche beider Oberarme. (n. 15 T.) (*Hrm.*)
Feines Reifsen im linken Oberarme, am stärksten beim Entblöfsen desselben. (n. 8 St.) (*Wl.*)
Im Ellenbogen-Gelenke des rechten Armes, klammartiges Reifsen. (*Gr.*)
Die Vorderarme sind schwer in der Ruhe, aber nicht bei Bewegung. (n. 12 St.) (*Wl*)
325 Druck auf der vordern Fläche des rechten Vorderarmes. (*Hrm.*)
Druck auf der äufsern Seite des rechten Vorderarmes. (n. 12 T.) (*Hrm.*)
Absetzender, reifsender Druck an der Inseite des linken Vorderarmes. (*Hrm*)
In den Handwurzel-Knochen, Reifsen. (n. 8 St.) (*Hrm.*)
Reifsen in den Mittelhand-Knochen. (*Hrm.*)
330 Klammartiges Reifsen in den Handwurzel-Knochen beider Hände, tief innen, von der untern Reihe zu der obern hinziehend, besonders Nachts, doch auch am Tage. (*Gr.*)
Klammschmerz in den Mittelhand-Knochen der linken Hand, besonders des Daumens, ohne Verhinderung der Bewegung. (*Gr.*)
Picken, sehr schnell und fast stechend, zwischen Daumen und Zeigefinger.
Jücken an der Hand, zwischen Daumen und Zeigefinger.
In den Finger-Gelenken, Ziehen. (*Hpl.*)
335 Reifsen in den hintersten Gelenken der rechten Finger. (n. 4 T.) (*Hrm.*)
Reifsen am hintersten Gliede des linken kleinen Fingers. (*Hrm.*)

Arum foliatum.

Feines Reifsen in den Fingern der rechten Hand. (*Hrm.*)
Feines Reifsen im vordern Gliede des rechten Daumens. (*Hrm.*)
Stumpfes Reifsen in den Gelenken der Finger bei der Hände, welches sich oft bis in die Fingerglieder verbreitet. (n. 5 T.) (*Hrm*)

340 Im Hüftgelenke, ein ungemeiner, lähmiger Schmerz, blofs beim Aufstehen vom Sitze und beim Gehen; nicht beim Sitzen

Klammartiger Schmerz in der Hüft-Gegend, am innern Rande des Beckens, durch Reiben verstärkt. (n. 36 St.) (*Wl*)

In den Hinterbacken-Muskeln fährt ein feiner Stich in einigen Krümmungen nach unten zu, einige Mal hinter einander. (n. 16 St.) (*Wl.*)

Der Oberschenkel ist wie gelähmt, und vor Steifigkeits-Schmerz, oben, in den Flechsen des Lenden-Muskels, nicht zu erheben.

Schwäche des Oberschenkels, beim Gehen.

345 Schmerz in der rechten Oberschenkel-Röhre, als wäre sie zerbrochen, wenn er den rechten Schenkel über den linken legt. (*Fr.*)

Wenn er beim Sitzen das linke Bein über das rechte schlägt, so scheinen die Muskeln des rechten Oberschenkels an der hintern Seite in einer zuckenden Bewegung zu seyn. (*Gr.*)

Drückend spannender Schmerz in den Muskeln des linken Oberschenkels, beim Gehen im Freien, durch Berührung, Stehen und Gehen nicht gebessert, wohl aber im Sitzen. (*Lgh.*)

Klammartiges Ziehen in den Sehnen des Psoas-Muskels, welche den Oberschenkel beugen, bis in den Oberschenkel hinab, im Sitzen; im Aufstehen vergehend. (*Fz.*)

Reifsen im Oberschenkel, wie vom Wachsthume, blofs bei Bewegung, nicht im Sitzen. (n. 24 St.)

350 Eine wund schmerzende Stelle entsteht Nachts, beim Liegen, auf der äufsern Seite des linken Oberschenkels. (*Gr.*)

Im Knie des rechten Beines, einfacher Schmerz, beim Gehen.

Schmerzhafte Steifigkeit und Lähmigkeit der Kniee, in Ruhe und Bewegung.

Schmerz in den **Knieen, als wären sie stark unterbunden, beim Sitzen und Gehen.**

Schwachwerden des rechten Kniees vom Gehen, so dafs

beim Auftreten und nach dem Gehen in jeder Lage ein
ziehender Schmerz darin fühlbar ist. (n. 24 St.) (*Gr.*)
355 Wanken in den Knieen.
Am Unterschenkel, auf dem linken Schienbeine, Drücken,
beim Ausstrecken des Beines. (*Fz.*)
Dumpfer, nagender Schmerz auf beiden Seiten des Unterschenkels, über den Fufsknöcheln, nebst einzelnen scharfen Stichen in der Achill-Sehne, in der Ruhe, die bei
Bewegung vergehen. (n. 14 St.) (*Wl.*)
Kleine Erhöhungen am Unterschenkel und unter dem Kniee,
die von geringem Reiben in dicke, harte Knoten unter
der Haut ausarten. (d. 5. 8. T.) (*Rl.*)
Knoten unter der Haut, wie Quaddeln, am Unterschenkel,
über der Ferse und hinter den Knieen, mit starkem Jücken,
so dafs es beim Gehen kaum zu ertragen ist. (d. 11. T.) (*Rl.*)
360 Kleinere und gröfsere Erhöhungen an den Unterschenkeln
und Waden, die wie Nessel-Blasen aussehen, sehr brennen und sich wie harte Knoten anfühlen, von schmuzig
gelber Farbe, dabei flüchtig, nach ein paar Stunden wieder verschwinden und weniger im Zimmer, als im Freien
entstehen. (*Rl.*)
Harte, rothe Anschwellung des Unterschenkels vom Fufsknöchel bis zur Wade, von geringem Reiben des Stiefels; nach kurzer Ruhe wieder vergehend. (*Rl.*)
Im Fufse, im hohlen Theile der Sohle, Drücken, wie von
etwas Hartem.
Spannender Druck neben dem rechten innern Fufsknöchel.
(n. 5 T.) (*Hrm.*)
Ziehschmerz in den Füfsen. (*Rl.*)
365 Starkes Ziehen in beiden Fersen, Abends bei Schlafengehen. (*Rl.*)
Lähmiges Ziehen im Mittelfufs-Knochen der grofsen Zehe,
bis in die Spitze derselben. (*Hrm.*)
Reifsender Schmerz auf dem hintern Theile der rechten Fufssohle. (n. 30 St.) (*Hrm.*)
Heftige Stiche auf dem Fufsrücken, hinter den Zehen.
Die Fersen schmerzen wie unterkötbig, oder wie mit Blut
unterlaufen.
370 Jücken an den Fufs-Gelenken und Fufssohlen. (*Rl.*)
Jücken an den Fufs-Gelenken, besonders beim Gehen.
(d. 7. T.) (*Rl.*)

In der ehemaligen Frostbeule, wühlender Schmerz. (n. 1 St.)
In der grofsen Zehe, im hintersten Gelenke, Schmerz, wie zerschlagen und verrenkt, im Gehen.
Ziehen in den Zeh-Gelenken. (*Hpl.*)
375 Lähmiges Ziehen in den Zehen des rechten Fufses. (*Hrm.*)
Feines Reifsen in den Zehen des rechten Fufses. (*Hrm.*)
Alle Gelenke sind früh und den ganzen Vormittag wie zerprügelt.

Früh, bei Tages Anbruch, im Bette, einfacher oder Zerschlagenheits-Schmerz in allen Gelenken, vorzüglich im Kreuze und den Knieen, welcher sich vermehrt, je länger er still liegt, aber nach dem Aufstehen bald vergeht.

Zerschlagenheits-Schmerz im Kopfe und in allen Gelenken, früh im Bette, am stärksten in vollkommner Ruhe; gleich nach dem Aufstehen vergehend.

380 Eingeschlafenheit, Taubheit und Fühllosigkeit der Arme und Schenkel, früh nach dem Erwachen, mehr im still Liegen, als bei Bewegung.

In Armen und Beinen flüchtiger Ziehschmerz von Zeit zu Zeit. (*Rl.*)

Schmerzhaftes Ziehen in den Adern und Abspannung, Nachmittags.

Auffallende Wallung im Blute, als kochte es in allen Adern. (n. 24 St.)

Alles Blut scheint ihr sogleich vom Kopfe herab in die Beine zu gehen, die wie gelähmt werden; sie sinkt zusammen und mufs sich augenblicklich setzen.

385 Innere Leere und Schwäche im ganzen Körper.

Ueberaus grofse Empfindlichkeit im ganzen Körper und Empfänglichkeit für jeden Schmerz, den er schon beim blofsen Gedanken daran zu empfinden glaubt, mit Gefühl von Unleidlichkeit gegen Alles. (*Hpl.*)

Alle seine Empfindungen sind fein und scharf. (*Hpl.*)

(Wenn er an eine Bewegung denkt, macht er, unbewufst, kleine Bewegungen.)

Wohlbehagen im ganzen Körper. (Heilwirkung.)

390 Selbst bei der unfreundlichsten Witterung befindet er sich in der freien Luft wohl, und sie behagt ihm. (*Fr.*)

Ameisenlaufen am Körper, bald hier, bald da. (*Hpl.*)

Flüchtiges aber lebhaftes Jücken am Bauche, an den Hüften, den Knieen, den Armen und an den Handwurzeln. (*Rl.*)

Hier und dahin fahrende, jückend brennende Strahlen, fast
wie Stiche.
Ausschlag von Eiter-Blüthen im Gesichte, am Halse und
auf der Brust.
395 Sehr müde, früh; die Beine thaten ihr weh, daſs sie sich
gleich hätte legen mögen.
Sehr schwach, früh, beim Erwachen.
Grofse Mattigkeit, Nachmittags, plötzlich, beim Sitzen und
Lesen; er schlief darüber ein und als er erwachte, war
die Mattigkeit verschwunden. (n. 9 St.) (*Lgh.*)
Tages-Schläfrigkeit.
Schlummer-Schlaf, mit Kopfschwäche, beim Sitzen, am Tage.
400 Unüberwindlicher Schlaf nach dem Mittag-Essen, und
während dieses Schlummers muſste er viel denken. (n. 4
St.) (*Fz.*)
Munter die ganze Nacht und ohne Schlaf, obgleich ohne
Schmerzen, und früh doch nicht schläfrig oder matt.
Früh von 4 Uhr an kann er nicht mehr ordentlich schlafen,
er wirft sich unruhig von einer Seite auf die andere, weil
er nicht lange in einer Lage bleiben kann, und die Hand,
auf der er liegt, wird ihm bald müde. (*Gr.*)
Er konnte die Nacht weder auf der linken, noch auf der
rechten Seite liegen.
Er fühlt die Schmerzen im Schlafe der unruhigen Nacht.
405 Nachts, schmerzhafte Anhäufung von Blähungen, vorzüg-
lich in der linken Hypochonder-Gegend.
Er wimmert laut im Schlafe. (*Gr.*)
Oefteres Erwachen, Nachts, wie durch Schreck. (*Lgh.*)
Er erwacht in heftigen Träumen.
Träume, schreckhafte, von Dieben, mit lautem Aufschreien
im Schlafe.
410 Schreckhafte Träume.
Schreckhafte Träume, Nachts. (*Gr.*)
Grausen erregender Traum, Nachts.
Traum, als solle er von einer grofsen Höhe fallen.
Träume von todten Menschen.
415 Träume voll Zank.
Träume, mit Ruthensteifigkeit, alle Nächte.
Angenehme und sehr verständige, aber wenig erinnerliche
Träume.
Lebhafte, unerinnerliche Träume, Nachts. (*Lgh.*)

Aurum foliatum.

Abends, gleich nach dem Einschlafen, fast noch halb wachend, träumte sie viel, als ob Jemand mit ihr spräche.
420 Sie träumte die ganze Nacht, daſs sie im Finstern wäre. Nach 3 Uhr früh ward das Kind munter und sprach in herzhaftem Tone, mit schnellen Worten und bei rothem Gesichte irrig: „Mutter, du bist meine Gold-Tochter!" „Was ist denn das für ein Hund?" „Was ist das für ein Kopf an der Wand?" „Was läuft denn da in der Stube herum?" Und so bestand alles Irrige aus Fragen.
Sehr empfindlich gegen Kälte, am ganzen Körper.
Kälte am ganzen Körper, früh, besonders an den Armen und Händen von den Achseln herab, mit Bläue der Nägel, doch ohne Fieber.
Kälte des Körpers, besonders der Hände und Füſse.
425 Kälte der Hände und Füſse, Abends im Bette.
Kälte der Fuſssohlen und Kniescheiben, sobald er Abends in's Bette kommt. (*Hpl.*)
Kälte des ganzen Körpers und erhöhte Wärme darauf, ohne Fieber.
Kälte im Körper, fast den ganzen Tag, mit blauen Nägeln, lätschigem Geschmacke und Brecherlichkeit, darauf erhöhte Wärme, doch ohne Fieber-Empfindung.
Frost zwischen den Schulterblättern.
430 Schüttel-Frost im Rücken.
Schauder durch den ganzen Körper, mit Gänsehaut auf den Oberschenkeln und mit Erschütterung des Gehirns unter dem Stirnbeine. (*Fz.*)
Frost, Abends im Bette, mit Kälte der Unterschenkel bis an die Kniee; er kann sich die ganze Nacht nicht erwärmen, schläft wenig, immer nur zu halben Stunden, mit ängstlichen, unerinnerlichen Träumen. (n. 16 T.)
Abends im Bette, vor dem Einschlafen, Frost-Schauder durch den ganzen Körper, als ob er sich in Zugluft verkältet hätte; er konnte sich kaum erwärmen. (n. 16, 19 St.) (*Lgh.*)
Abends, Fieberschauder über den ganzen Körper, mit Stock-Schnupfen, ohne Hitze und ohne Durst darauf. (*Lgh.*)
435 Abends, nach dem Niederlegen, Schauder und Frösteln; vor dem Niederlegen, Kopfweh.

Abends, Frostschauder über und über, mit Kälte der Hände und Wärme des Gesichtes und der Stirne, ohne Durst. (*Lgh.*)

Frost und Hitze abwechselnd. (*Fr. H.*)

Hitze im Gesichte, mit kalten Händen und Füfsen.

Gelinde Ausdünstung die Nacht, wie Duft, und nur zwischen den Schenkeln Feuchtigkeit, wie Schweifs. (n. 10 St.)

440 Früh-Schweifs über und über.

Aurum muriaticum.
Salzsaure Gold-Auflösung.

Ziehender Kopfschmerz in der Stirne. (n. 2 St.)
Kitzelndes Jücken an der Stirne. (n. 1 St.)
Im linken Auge, reifsender Schmerz.
In den Ohren, Klingen. (n. 6 St.)
5 Taubhörigkeit, nach dem Ohrenklingen, als wenn die Ohren inwendig weit und hohl wären; und so Nichts deutlich vernähmen.
In der Nase, Krabbeln, als ob Etwas darin liefe.
Brennender und jückender Schmerz, äufserlich oben an der Nase.
Röthe und jückende Entzündung an der Nase, die sich später abschuppt.
Rothe Geschwulst der linken Seite der Nase; die Nasenhöhle ist bis tief herein geschwürig, mit trocknem, gelblichen Schorfe, und Gefühl von Verstopfung, obgleich gehörige Luft durchgeht.
10 Rothe Geschwulst an und unter dem rechten Nasenloche, mit unschmerzhafter Geschwürkruste im Innern, und Gefühl von Verstopfung, obgleich Luft durchgeht. (*Mch.*)
Ausflufs einer gelbgrünlichen Materie aus der Nase, ohne üblen Geruch, 7 Tage lang. (n. 10 T.)
In den Zähnen, zuckender Schmerz, theils auf der Seite, theils in den obern Schneidezähnen.
Zuckender Zahnschmerz, auch in der vordern obern Zahn-Reihe. (*Mch.*)
Aufgetriebenheit des Unterleibes.

---

15 Kurzäthmig und wie verstopft im Kehlkopfe, einige Tage über.

Ein paar Stiche gleich über dem Herzen.

In der Handwurzel, Geschwulst, für sich ohne Schmerz, nur spannend beim Zurückbiegen der Hand; beim Angreifen sticht es darin.

Reifsender Schmerz im Mittelfinger, nach Tische.

Knall - Gold.

Bauchweh, vorzüglich bei Kindern, und Bangigkeiten. (*Pharmac. Wirtemb.* II. S. 28.)

Sinken der Kräfte, Ohnmachten, kalter Schweifs an den Gliedern, heftiges Erbrechen, Convulsionen. (*Fr. Hoffmann*, Med. rat. Syst. II. S. 287.)

Gewaltige Bauchflüsse. (*Ludovici,* pharmac. med. sec. appl. S. 182, 188.)

Baryta carbonica, Schwererde.

(Krystallinische kochsalzsaure Schwererde wird feingepülvert mit 6 Theilen Weingeist ein paar Minuten gekocht — um den etwaigen kochsalzsauern Strontian daraus wegzunehmen — das davon übrige Pulver wird in 6 Theilen kochendem, destillirten Wasser aufgelöst und mit mildem Ammonium (etwa einer Auflösung von Hirschhornsalz in Wasser) niedergeschlagen. Die gefällte Schwererde wird mehrmal mit destillirtem Wasser ausgesüfst und getrocknet.)

Ein Gran von dieser Erde wird auf gleiche Weise, wie ich im ersten Theile in der Anleitung zur Bereitung der trocknen antipsorischen Arzneien gelehrt habe, erst zur potenzirten, millionfachen Pulver-Verdünnung gebracht, die dann weiter, in Auflösung, bis zu Decillion ($\overline{X}$) verdünnt und potenzirt wird.

Mit dieser Arznei werden ein paar feinste Streukügelchen befeuchtet, die, in ein kleines Milchzucker-Pulver geschoben, eine Gabe bilden, deren Wirkung, wenn die Arznei homöopathisch passend für den Krankheits-Fall gewählt war, weit über 40, 48 Tage Gutes hervorbringt.

Sie ist eine für viele Fälle sehr hülfreiche, antipsorische Arznei, und besonders dienlich, wo folgende Beschwerden bei den zu heilenden, chronischen Uebeln vorhanden sind:

Weinerlichkeit; Aengstlichkeit über häusliche Angelegenheiten; Scheu vor fremden Personen, vor Gesellschaft; Kopfschmerz dicht über den Augen; Verkältlichkeit des Kopfes; Kopf-Ausschlag; Kahlköpfigkeit; Ausschlag auf den Ohren und hinter denselben; Knottern hinter den Ohren; Ausschlag am Ohrläppchen; Sausen und Klingen vor dem Ohre; Drücken in den Augen; Entzündung der Augäpfel und Lider, mit Lichtscheu; Zuschwären der Augenlider; Fliegende Gewebe und schwarze Flecke vor den Augen; Trübheit des Gesichtes, er kann nicht lesen; Blenden der Augen vom Lichte; Schorfe unter der Nase; Gesichts-Ausschlag;

Einzelne Rucke in den Zähnen; Brennende Stiche im hohlen Zahne, wenn Warmes darauf kommt; **Mund-Trockenheit**; Steter Durst; Aufstofsen nach dem Essen; Saures Aufstofsen; **Würmerbeseigen**; Langwierige Uebelkeit; **Magendrücken**, auch nach dem Essen; Magenschmerz, nüchtern und nach dem Essen; Magenschmerz beim Berühren der Herzgrube; Schwieriger, knotiger Stuhl; Stuhl, hart und ungenüglich; Harn-Drängen und öfteres Harnen; **Schwäche des Geschlechts-Vermögens**; Weifsflufs gleich vor der Regel; Schnupfen; Lästige Trockenheit der Nase; **Nacht-Husten**; Brust-Belegtheit mit Nacht-Husten; Brust-Verschleimung; Herzklopfen, für sich fühlbar; **Kreuz-Schmerzen**; Steifheit des Krenzes; **Genick-Steifigkeit**; Stechen im Genicke; Schmerz im Delta-Muskel, beim Heben des Armes; Einschlafen des Armes, beim Darauflliegen; Eingeschlafenheit der Finger; Ziehen und Reifsen in den Beinen; Fufs-Geschwüre; **Stinkender Fufs-Schweifs**; Schmerzhafte lymphatische Geschwulst am Ballen der grofsen Zehe; Zucken und Rucken des Körpers, am Tage; Schwere im ganzen Körper; Kraftlosigkeit; Allgemeine Nerven- und Körper-Schwäche; Verkältlichkeit; **Warzen**; Schwärmen im Schlafe; Nachts, Zucken der Muskeln des ganzen Körpers; **Nacht-Schweifs**.

Die Namen der Mit-Beobachter sind unter folgenden Zeichen aufgeführt: *Ad.* = Dr. *Adams*; *Gr.* = Dr. *Gröfs*; *Htb.* = Dr. *Hartlaub sen.*; *Htn.* = Dr. *Hartmann*; *Ng.* = ein Ungenannter; *Rt.* = Dr. *Rückert*; *St.* = Dr. *Stapf*; *Rl.* = Dr. *Rummel*.

Die mit einem Strich bezeichneten Symptome sind von essigsaurer Baryt-Erde beobachtet.

Riechen an Kampher-Auflösung erwies sich als ein Milderungs-Mittel ihrer allzu starken Wirkung, und Riechen an eine hochpotenzirte Zink-Auflösung nimmt die beschwerlichen Symptome von Baryt hinweg.

Baryta carbonica.

Niedergeschlagen, er mochte nicht sprechen.
Niedergeschlagenheit und Menschenscheu. (*Neumann*, Krankh. d. Vorstellungsvermögens, S. 345.)
— Menschenscheu. (*Gr.*)
— Argwohn, beim Gehen auf der Strafse, die Leute möchten sich über sie aufhalten und sie schief beurtheilen, worüber sie ängstlich wird, dafs sie sich nicht aufzublicken getraut, Niemanden ansieht und über und über schwitzt. (*Gr.*)
5 — Traurige Gemüths-Stimmung. (*Gr.*)
Traurig und bang; es fallen ihm allerlei trübe Gedanken hinsichtlich seines künftigen Schicksales ein, und er hält sich für ganz verlassen; Abends. (n. 35 T.) (*Ng.*)
— Eine böse, befürchtende Ahnung kommt ihm plötzlich vor die Seele, als könne z. B. ein geliebter Freund auf einmal tödlich erkrankt seyn. (*Gr.*)
— Kummer über jede Kleinigkeit. (*Gr.*)
— Grofse Bedenklichkeit und ängstliche Besorgtheit. (*Gr.*)
10 — Sie ist sehr ängstlich und besorgt um ganz unbedeutende, ihr sonst durchaus gleichgültige Dinge. (*Gr.*)
— Besorglich und schreckhaft; ein kleines Geräusch auf der Strafse dünkt ihm gleich, wie Feuerlärm, und er erschrickt darüber, dafs es ihm in alle Glieder fährt. (*Gr.*)
— Höchste Unentschlossenheit; er nimmt sich eine kleine Reise vor und sobald er Anstalt dazu machen will, wird es ihm leid und er zieht vor, heim zu bleiben. (*Gr.*)
— Langes Schwanken zwischen entgegengesetzten Entschlüssen. (n. mehren Tagen.) (*Gr.*)
— Am Tage beschliefst sie, Abends ein bestimmtes Geschäft vorzunehmen; kaum aber ist die Zeit gekommen, so wird es ihr leid, und sie weifs vor Unentschlossenheit nicht, was sie thun oder lassen soll. (*Gr.*)

Baryta carbonica.

15 — Alles Selbst-Vertrauen ist verschwunden. (*Gr.*)
Grofse Furchtsamkeit und Feigheit.
Aeufserst verzagt und kleinmüthig; sie glaubt, sterben zu
müssen, und weint. (d. 7—10. T.) (*Ng.*)
Kleinmuth und Aengstlichkeit. (*Neumann*, a. a. O.)
Grofse Langeweile und üble Laune. (*Ng.*)
20 — Unlustig, verdriefslich. (*Gr.*)
Unlust zu Spielen bei Kindern. (*Neumann*, a. a. O.)
— Verdriefslich, mürrisch, unaufgelegt zum Arbeiten. (*Ad.*)
Aergerlich und zanksüchtig. (*Ng.*)
— Höchst widrige, gereizte Stimmung, über Kleinigkeiten
auffahrend. (sehr bald.) (*St.*)
25 — Plötzliches höchstes, doch bald vorübergehendes Zorn-
Auffahren und Ergrimmen bis zur Wuth, selbst bei ge-
ringen Veranlassungen, leicht bis zur Thätlichkeit. (n.
mehren Tagen.) (*Gr.*)
In Muthwillen übergehende Munterkeit.
Mangel an Gedächtnifs. (n. 16 St.)
Grofse Vergefslichkeit; er weifs nicht mehr, was er eben
gesprochen. (n. 27 T.) (*Ng.*)
— Vergefslichkeit; er vergifst das Wort im
Munde. (*Gr.*)
30 — Mitten in der Rede kann sie sich oft auf ein ganz ge-
wöhnliches Wort nicht besinnen. (*Gr.*)
Unaufmerksamkeit des Kindes beim Lernen. (*Neumann*,
a. a. O.)
Dummheit im Kopfe.
— Dummlicht im Kopfe. (*Ad.*)
Düster im Kopfe, früh beim Erwachen und den ganzen Vor-
mittag. (n. 27 T) (*Ng*)
35 Eingenommenheit des Kopfes, im Sitzen; an der freien
Luft vergehend. (d. 20. T) (*Ng*.)
— Eingenommenheit des Kopfes, welche sich gegen die
Schläfe und die Stirn ausbreitet. (*Ad.*)
— Eingenommenheit, Dummheit und Schwere des Kopfes. (*Gr.*)
Eingenommenheit und Schwere des Kopfes, Abends, mit
Schläfrigkeit; der Kopf will immer vorwärts fallen; dabei
verdriefslich und müde. (n. 46 T.) (*Ng.*)
— Dämisch im Kopfe, mit spannender Eingenommenheit in
der Stirn und den Augen, besonders in den innern Win-
keln. (*Gr.*)

Baryta carbonica.

40 Taumelicht im Kopfe, dafs er sich setzen und anhalten mufste, mit Uebelkeit.
Schwindel. (*Rt.*)
Schwindel, früh nach dem Aufstehen, es geht Alles mit ihr herum, bei Ohnmachts-Uebelkeit im Magen. (d. 8—11. T.) (*Ng.*)
Schwindel mit Uebelkeit, vom Bücken.
Schwindel mit Kopfschmerz, vom Bücken. (n. 25 T.)
45 Schwindel beim Aufrichten vom Bücken. (*Ng*)
Schwindel, dafs er nicht wufste, wo er war, beim Gehen über einen kleinen Steig. (*Ng.*)
— Schwindel bei Bewegung des Körpers. (*Ad.*)
Schwindel, dafs sich Alles umzudrehen schien, plötzlich, beim Aufheben der Arme. (d. 12. T.) (*Ng.*)
Kopfschmerz, Abends, bei welchem ihr jeder Lärm, besonders Männer-Stimme, im Gehirn sehr weh that. (d. 5. T.)
50 — Druckschmerz in der linken Schläfe. (n. einigen Tagen.) (*Gr.*)
— Druckschmerz durch die rechte Gehirnhälfte, vom Nacken bis in den Stirnhügel. (n. 1½ St.) (*Htn.*)
Druck im Gehirne unter dem Scheitel, nach dem Hinterhaupte zu, beim Erwachen aus dem Schlafe, mit Steifheit des Nackens.
— Stumpf drückender Schmerz im Hinterhaupt-Knochen, von den Halswirbeln hinter dem rechten Ohre schräg bis in's Seitenbein; Nachmittags 4 Uhr, und den folgenden Tag um dieselbe Stunde wiederkehrend. (*Htn.*)
— Betäubender, stumpfer Druck in der Stirn, dicht über der Nasenwurzel. (*Gr.*)
55 — Schmerzhafter Druck in der Stirn, dicht über dem rechten Auge. (*Htb.*)
Drückender Schmerz in der Stirne, nach aufsen zu. (d. 12. T.) (*Ng.*)
— Drückend pressender Stofs in der linken Schläfe, nach aufsen zu. (n. 2½ St.) (*Htn.*)
— Drückender, pressender Schmerz, nach aufsen zu, in der ganzen Stirn, besonders in den Augenhöhlen, beim Aufrechthalten des Kopfes sehr verschlimmert, beim Bücken sich verlierend. (n. 10 St.) (*Htn.*)
— Heftiges Pressen im ganzen Kopfe, als ob er auseinander gesprengt werden sollte; besonders heftig in bei-

den Stirnhügeln und über den Augenhöhlen. (n. 4¼ St.) (*Htn.*)

60 Drücken mit Schwere in der rechten Seite des Vorderkopfes. (*Ng.*)

— Schwerheits-Gefühl im ganzen Hinterkopfe, besonders dicht am Nacken, mit Spannen daselbst, doch ohne Bezug auf Bewegung. (n. 4 St.) (*Htn.*)

Spannungs-Gefühl um die ganze Stirnhaut, als wäre sie zu eng; nach Tische. (*Ng.*)

Spannen mit Brennen auf einer kleinen Stelle am linken Seitenwand-Beine. (n. 1 St.) (*Ng.*)

Schmerzhaftes Zusammenschrauben des Kopfes zu beiden Seiten; dann Reifsen an einer kleinen Stelle des linken Seitenwand-Beines, und später links im Hinterhaupte. (*Ng.*)

65 Scharfes Ziehen über dem linken Auge, von der Nase aus nach der Schläfe hin sich erstreckend, Abends. (*Htb.*)

— Plötzliches empfindliches Ziehen vom Hinterhaupte über das rechte Ohr weg, bis zum Unterkiefer. (*Gr.*)

Reifsen am Scheitel. (*Htb.*)

Feines Reifsen auf einer kleinen Stelle des rechten Seitenwand-Beines, tief im Knochen. (*Ng.*)

Reifsen in der linken Hinterhaupt-Seite, durch Zurückbiegen des Kopfes erleichtert. (*Ng.*)

70 Reifsen mit Zucken, in kleinen Absätzen, tief im Gehirne, hinter dem rechten Ohre, durch Befühlen sogleich wieder erneuert. (*Ng.*)

Rheumatischer Schmerz im Hinterhaupte, mit Drüsen-Geschwülsten im Nacken. (*Ng.*)

— Zucken, tief innerlich in der Schläfe, der Augenhöhle und dem Ohre der linken Seite. (*Gr.*)

Stechen im Kopfe, in der Ofenwärme sogleich beginnend. (*Ng.*)

Heftige stumpfe Stiche im linken Stirnhügel, im Bücken beim Waschen. (*Ng.*)

75 Starkes Stechen im ganzen Kopfe, ab- und zunehmend. (d. 3. T.)

Stechen in den Kopfseiten, auch nach dem Mittagessen, und Abends, wo es in der linken Seite ärger ist. (*Ng.*)

Stumpfe Stiche über der rechten Schläfe, früh, beim Gähnen. (*Ng.*)

Baryta carbonica.

Stumpfe Stiche in der linken Kopfseite vom Hinterhaupte bis in den Stirnhügel, oder abwechselnd, bald hier, bald dort. (*Ng.*)

Heftige Stiche im Gehirn, mit Hitze und Kriebeln im Kopfe. (n. 15 T.) (*Ng.*)

80 — Kleine starke Stiche im rechten Stirnhügel, nach aufsen zu. (n. 9 St.) (*Htn.*)

Drückendes Stechen auf dem Scheitel, das sich durch den ganzen Kopf verbreitet, so oft sie in der Sonne steht. (*Ng.*)

— Auseinander dehnender Stich, in der linken Kopfseite anfangend, das ganze linke Hinterhaupt durchziehend, und an den Halswirbeln endend. (n. 9 St.) (*Htn.*)

— Ziehende, in Absätzen sich verschlimmernde Stiche im linken Warzen-Fortsatze, auf einer kleinen Stelle, die auch nachher noch, besonders beim Anfühlen und Drehen des Kopfes, heftig schmerzt. (*Gr.*)

Ein brennender Stich in der rechten Schläfe. (*Ng.*)

85 Klopfen mit Stechen in der linken Kopfseite. (d. 7. T.) (*Ng.*)

Klopfen im Hinterhaupte, bis in den Stirnhügel; Abends. (d. 5. T.) (*Ng.*)

Heftiges Pochen im Vorderkopfe, tief im Gehirn, beim Bücken. (n. 30 T.) (*Ng.*)

— Wühlendes Kopfweh in der Stirn und den Schläfen. (*Gr.*)

— Wühlendes Kopfweh im Ober- und Vorderhaupte, fast täglich, früh nach dem Aufstehen, den Vormittag anhaltend und Nachmittags schweigend; beim Schütteln deuchtet ihr das Gehirn locker und los. (*Gr.*)

90 Gefühl von Lockerheit des Gehirnes, das bei Bewegung des Kopfes hin und her zu fallen scheint. (n. 45 T.) (*Ng.*)

Beim Bücken, Gefühl, als wenn Alles in die Stirn vorfallen wollte. (n. 16 T.) (*Ng.*)

Beim Anstofsen mit dem Fufse, Erschütterung im Gehirne.

Viel Blutdrang nach dem Kopfe; es ist, als stocke das Blut darin und könne nicht umlaufen. (n. 27 T.)

Sumsen im Kopfe, wie von siedendem Wasser. (n. 27 T.) (*Ng.*)

95 Hitze im Kopfe, früh beim Aufstehen, und Stechen, wie mit Messern. (d. 17. T.) (*Ng.*)

Früh, beim Erwachen, erst Schwere, dann nach dem Aufstehen, Hitze im Kopfe, bei Kälte in Händen und Füfsen.

Kälte-Gefühl an der rechten Kopfseite, wie von Eis, und dabei doch zugleich brennende Empfindung. (*Ng.*)

Baryta carbonica.

— Ohne Kälte-Gefühl, Rieseln über den Haarkopf, als sträubten sich die Haare. (*Gr.*)

— Die Kopfhaut schmerzt bei jeder Berührung. (*Rt.*)

100 Schmerz, als würden die Haare in die Höhe gezogen, auf einer kleinen Stelle am rechten Seitenwand-Beine. (*Ng.*)

Die Kopfhaare gehen beim Kämmen aus. (n. 4 T.) (*Rl.*)

— Auf dem Haarkopfe, hie und da, langsame feine Stiche, die zum Kratzen nöthigen. (*Gr.*)

Jücken und Fressen auf dem Haarkopfe und an den Schläfen. (n. 3 T.)

Jückendes Laufen hie und da am Kopfe, das durch Kratzen vergeht. (*Ng.*)

105 Kriebeln, wie von Ameisen, in der ganzen Kopfhaut, Abends. (*Ng.*)

Blüthchen an den Seiten des Haarkopfes. (*Ng.*)

Kleine Blutschwäre an der Stirn. (*Ng.*)

(Flechtenartiger?) Ausschlag oben an der Stirn, mit mehr brennender als jückender Empfindung.

Eine alte, bisher unschmerzhafte Beule auf dem Haarkopfe wird größer und fängt an, beim Berühren, wie unterköthig zu schmerzen.

110 In der rechten Augenbraue, Ausschlag, der bei Berührung stechenden Schmerz verursacht.

Die Augäpfel sind schmerzhaft. (*Htb.*)

Heftige Schmerzen im linken Auge und von da über die Schläfe, bis in's Ohr. (n. 20 St.)

— Wehthun und Müdigkeit der Augen, mit Drücken darin. (*Gr.*)

— Drücken tief in den Augen, das sich verschlimmert, wenn sie auf einen Punkt sieht, oder auf- und seitwärts blickt, durch Blinzeln oder Abwärtssehen aber gebessert wird. (n. mehren Tagen.) (*Gr.*)

115 — Immerwährendes Drücken auf den Augäpfeln. (*Gr.*)

— Dumpfer Druck im linken Auge, nach zuckendem Kopfschmerz in der linken Schläfe und Augenhöhle, mit Gefühl, als ob das Auge thränen wollte, und einer Art Schwäche, die sie nöthigt, es öfters zu schließen; zuletzt kommt es eben so in das rechte Auge.

Drücken im äußern Augenwinkel, als wäre ein Sandkorn darin. (*Ng.*)

Drücken in beiden Augen, mit Jücken, wie von Staub. (*Ng.*)

Reißen in den Augen. (*Htb.*)

Baryta carbonica.

120 Zuckendes Reifsen im rechten obern Augenlide. (*Ng.*)
Zuckendes Stechen im äufsern Augenwinkel. (*Ng.*)
Ein Stich durch das linke obere Augenlid. (*Ng.*)
Jücken am Rande des oberen Augenlides. (*Ng.*)
Jücken in den Augen.
125 Jücken, Brennen, Drücken, Wundheits- und Trockenheits-Gefühl im Auge.
Trockne Hitze und Drücken in den Augen. (*Htb.*)
Brennen der Augen bei angestrengtem Sehen. (*Ng.*)
Brennen der Augen in den innern Winkeln und starkes Thränen derselben. (*Ng.*)
Wie ein brennender Funken fährt es vom obern rechten Augenhöhl-Rande bis zur Nasenwurzel. (*Ng.*)
130 Innere, entzündliche Röthe der Augenlider.
Röthe im Weifsen des Auges, und ein weifses Blüthchen darauf, nahe an der Hornhaut. (*Htb.*)
Röthliches Augenweifs und Thränen der Augen.
Geschwulst der Augenlider, früh.
Die Augen sind früh geschwollen.
135 Eiter äufserlich in den Lidern, besonders früh.
Zukleben der Augen in den äufsern Winkeln, Nachts. (*Ng.*)
Zuschwären der Augen.
Erschwertes Oeffnen der Augenlider, früh.
Zufallen der Augen, Abends in der Dämmerung.
140 — Schneller Wechsel von Erweiterung und Verengerung der Pupillen, wobei dieselben nicht ganz rund, sondern mit einigen stumpfen Winkeln erscheinen. (n. 5 Min.) (*Gr.*)
— Wie in einem Nebel erscheint ihr mehre Minuten lang Alles, wenn sie, bei Druckschmerz in den Augäpfeln, die Augen schliefst und mit der Hand ein wenig auf die Augäpfel drückt. (*Gr.*)
Wie Flor vor den Augen, früh und nach Tische.
Oeftere Verdunkelung der Augen.
Schwarze Flecke vor den Augen. (n. 24 St.)
145 Das Kerzenlicht hat einen Hof mit Regenbogen-Farben.
Funken vor den Augen, im Dunkeln.
Feuerfunken vor den Augen, und Reifsen darin. (*Htb.*)
In den Ohren, Ziehschmerz, eine Art Ohrenzwang.
Reifsen zum linken Ohre heraus. (*Ng.*)
150 Reifsen mit Bohren und Ziehen im Knochen vor dem rechten Ohre. (*Ng.*)

Reifsen hinter dem rechten Ohre. (*Ng.*)
Stechen, tief im linken Ohre. (*Ng.*)
Starke Stiche im Ohre, immerwährend, zwei Tage lang. (n. 28 T.)
— Heftiger Stich, dafs sie schreien mufs, mehrmals des Tages, unter dem rechten Ohre, neben dem Aste des Unterkiefers. (n. 24 St.) (*Gr.*)
155 Bohren im rechten Ohre, so heftig, dafs sie schreien möchte. (*Ng*)
Klopfen, wie Puls, im (linken) Ohre, auf dem er Nachts lag. (*Ng.*)
Klopfen und hartes Drücken, nach Mitternacht, tief im rechten Ohre, auf dem er lag, und beim Umwenden auf die linke Seite, im linken Ohre. (*Ng.*)
Pochen vor dem linken Ohre, wenn er sich darauf legt.
Jücken in den Ohren. (n. 24 T.)
160 Starkes Jücken im linken Ohre. (*Ng.*)
Kriebeln und Fippern im linken Ohre. (*Ng.*)
Kriebelnder Schmerz im Knochen vor dem rechten Ohre. (*Ng.*)
Ausschlag an den Ohren.
Die Drüse unter dem rechten Ohre ist geschwollen und schmerzhaft bei Berührung.
165 Knacken im Ohre, beim stark Gehen, beim Schlingen, Niesen u. s. w.
Knickern in einem Ohre, beim Schlingen, als werde es zerbrochen.
Knickern in beiden Ohren beim Schlingen.
Er durfte sich nicht auf das linke Ohr legen, sonst gluckste es darin bis zum rechten durch, was ihn am Schlafe hinderte. (n. 11 T.)
Platzen in den Ohren, Nachts.
170 Betäubendes Geräusch in den Ohren. (n. 2 T.)
Klingen in den Ohren. (*Htb.*)
Starkes, langes Ohrenklingen.
Brausen und Sausen vor den Ohren. (n. 28 T.)
Arges Sausen in den Ohren, Abends, wie Glockengeläute und Sturmwind.
175 Ein Wiederhall in den Ohren von starkem Schnauben.
Schallen im Ohre, selbst beim Athemholen, wie ein Resonanzboden. (n. 2 T.)
Taubhörigkeits-Gefühl. (*Rl.*)

Baryta carbonica.

Harthörigkeit. (d. ersten Tage.)
Die Nase kommt ihr wie geschwollen und innerlich verklebt vor. (*Ng.*)
180 Krabbeln an der Nase, auf beiden Seiten.
Brennen auf einer kleinen Stelle des Nasenrückens, wie von einem Tropfen heifsen Fettes. (*Ng.*)
Bluten der Nase, mehrmals des Tages. (n. 24 St.)
Oefteres Nasenbluten.
Oefteres und starkes Nasenbluten. (n. 24 St.)
185 Nasenbluten, früh im Bette, hellrothen Blutes. (*Ng.*)
Beim Schnauben kommt jedes Mal ein Strahl Blut mit. (*Ng.*)
Leicht Bluten der Nase, beim Schnauben und Reinigen.
Der Geruch ist sehr empfindlich. (*Htb.*)
Im Gesichte scharfe Stiche. (*Ng.*)
190 — Schmerzhafte Stiche im Gesichte. (*Rl.*)
Fippern in der linken Gesichtsseite. (*Ng.*)
Laufen oder Kriechen in der linken Wange. (d. 1. T.) (*Ng.*)
Spannungs-Gefühl in der ganzen Gesichts-Haut. (*Ng.*)
— Spannen im Gesichte, das ihm die Augenlider herabzieht, mit Neigung zum Speichel-Auswerfen. (*Gr.*)
195 — Spannende Empfindung im ganzen Gesichte, bei Ekel und durchfälligem Stuhle. (n. 1½ St.) (*Htb.*)
— Gefühl, als sey die ganze Gesichts-Haut mit Spinnweben überzogen. (*St.*)
— Höchst unangenehmes, auf der ganzen Gesichts-Haut bis über den Haarkopf, und besonders die Schläfe-Gegend, verbreitetes Gefühl, als sey Etwas, fest anliegend, darüber gezogen, mit Kälte-Empfindung im Gesichte. (sehr bald.) (*St.*)
Geschwulst-Gefühl im Gesichte. (*Ng.*)
— Gefühl, als sey das ganze Gesicht hoch angeschwollen, was jedoch nur sehr unbedeutend der Fall war, wiewohl die sonst tiefen Falten des Gesichtes fast gänzlich verschwunden und das Gesicht wie geglättet erschien, einige Stunden lang. (n. ⅙ St.) (*St.*)
200 Geschwulst des linken Backens und der Gegend hinter dem Ohre, mit Schmerz in der Schläfe. (n. 30 T.)
— Hitz-Empfindung im Gesichte, ohne Röthe desselben. (*Htb.*)
Hitze und Röthe, oft, einer Backe, bei Kälte der andern.
Röthe des Gesichtes, Abends. (d. 12. T.) (*Ng.*)

Starke Röthe im Gesichte, mit purpurrothen Lippen und starker Wallung im Blute. (sogleich.)
205 Rauhe, trockne Stelle auf der rechten Wange. (*Ng.*)
Kleine Blüthen im Gesichte, wie Blutschwäre, doch ohne Empfindung. (*Ng.*)
Die Lippen sind früh nach dem Aufstehen trocken. (*Ng.*)
Trockenheits- Gefühl an den Lippen und am Zahnfleische, wogegen Trinken nicht hilft. (*Htb.*)
Brennen auf einer kleinen Stelle im Rothen der Unterlippe. (d. 17. T.) (*Ng.*)
210 Geschwulst- Gefühl der Oberlippe. (*Ng.*)
— Gefühl in der Oberlippe, als sollte sie anschwellen, dabei an ihrer innern Fläche und am Gaumen, Gefühl, wie verbrannt oder holl. (*St.*)
Geschwulst der Oberlippe, mit Brennschmerz. (*Ng.*)
Aufgesprungene Unterlippe. (*Htb.*)
Brennende Schrunde an der Unterlippe. (*Ng.*)
215 Ein Häufchen kleiner jückender Blüthen mit rothem Grunde unter dem linken Mundwinkel. (*Ng.*)
Eine Blase an der Unterlippe. (*Ng.*)
— Breite Quaddel auf der Oberlippe, unter der Haut, sehr schmerzhaft bei Berührung. (*Ad.*)
— Eiter-Blüthchen im rechten Mundwinkel, schmerzhaft bei Berührung. (*Ad.*)
Unter dem Kinne, Drücken, vermehrt durch Befühlen und Bewegen des Unterkiefers. (*Ng.*)
220 Er kann den Unterkiefer nicht schliefsen, ohne grofsen Schmerz im Kiefer-Gelenke.
Ein Rifs im rechten Unterkiefer. (*Ng.*)
Ein Stich in der Mitte des Unterkiefers. (*Ng.*)
Schmerzhaftes Nagen im linken Unterkiefer. (*Ng.*)
Die Drüsen am Unterkiefer schmerzen.
225 Geschwulst der Unterkiefer-Drüsen. (n. 39 T.)
Zahnschmerz, Abends im Bette, nicht am Tage. (n. 8 T.)
Spann- und Stichschmerz in der ganzen rechten Reihe der Zähne.
Mucken in einem Backenzahne. (*Ng.*)
Reifsen in den Backenzähnen. (*Ng.*)
230 Schmerzhaftes Nagen in den Wurzeln und dem Zahnfleische der Backenzähne. (*Ng.*)
Bohren in den Zähnen, als würden sie zersprengt, wenn er Kaltes oder Warmes in den Mund bringt.

Ziehende, ruckende, pochende Zahnschmerzen, als ob Etwas unter den Zähnen säfse, bis in's Ohr und die rechte Schläfe ziehend.

Klopfender Schmerz, mit grofser Empfindlichkeit in einem unteren Backenzahne, früh nach dem Aufstehen. (*Ng.*)

Brennender Schmerz bald in einem obern, bald in einem untern Zahne der linken Seite, mit Zusammenflufs vielen Speichels im Munde; er kann auf dieser Seite nicht liegen, weil ihm die Kopfseite dann wie eingezwängt deuchtet und es im linken Ohre klopft.

235 Kriebelndes Brennen in der linken untern Zahnreihe. (n. 36 T.) (*Ng.*)

Empfindliches Kriebeln in den Zahnspitzen, Abends. (d. 6. T.) (*Ng.*)

Wund schmerzendes Zahnweh; sie durfte den Zahn nicht berühren.

Ein guter Zahn fängt an zu wackeln, und schmerzt beim Essen und noch einige Zeit darauf.

(Schnelles Hohlwerden eines Zahnes.)

240 Starkes Bluten der Zähne, öfters.

Das Zahnfleisch blutet und scheint sich von den Zähnen zurück zu ziehen. (*Rl.*)

— Geschwulst und Schmerzhaftigkeit des Zahnfleisches an einem Backenzahne der rechten Oberkiefer-Seite; es sieht blofs röthlich aus und hat oben am Zahne einen dunkelrothen schmalen Rand; beim kalt Trinken schmerzt der Zahn und seine Nachbarn empfindlich. (*Gr.*)

Die Mundhöhle ist ihr früh wie taub. (d. 3. u. 4. T.) (*Ng*)

Der ganze Mund wird mit entzündeten Bläschen angefüllt, besonders der Gaumen und die Inseite der Backen.

245 Auf der Zunge, früh, beim Erwachen, Rauhheit; kommt er damit an den Gaumen, so ist sie, wie ein Reibeisen. (d. 31. T.) (*Ng*)

Härte einer Stelle auf der Mitte der Zunge, mit Brennen beim Befühlen, mehre Tage lang. (n. 18 T.) (*Ng.*)

Schrunde, brennenden Schmerzes, an der Zungenspitze. (d. 4. T.) (*Ng.*)

Ein Rifs an der linken Zungenkante, welcher schründend und wund schmerzt.

Schmerz an der Seite der Zunge, wie von Bläschen.

250 Spitzige Bläschen auf der Mitte der Zunge.

Brennende Bläschen an der Zungenspitze, von langer Dauer. (n. 6 T.) (*Ng.*)
Ein Bläschen unter der Zunge. (*Ng.*)
Stark belegte Zunge.
Trockenheit der Zunge, früh, mit Empfindung innerer Halsgeschwulst beim Schlingen.
255 Im Gaumen, Stiche, wie mit Nadeln. (d. 9. T.) (*Ng.*)
Trockenheit im Munde, früh nach dem Aufstehen. (*Ng.*)
Klebrig im Munde.
Viel dicker Schleim im Munde. (*Ng.*)
Beständiges Speichel-Spucken, 8 Tage lang. (n. 88 T.) (*Ng.*)
260 — Stetes Speichel-Spucken, ohne Uebelkeit. (*Gr.*)
Der Mund ist immer voll Wasser, das vom Magen herauf schwulkt. (n. 14 T.) (*Ng.*)
Im Halse, kratzig und rauh, ärger nach Schlingen. (d. 2. T.) (*Ng.*)
Rauhheit und Schründen im Halse, nach vorgängigem Nacht-Schweifse, schmerzhafter beim leer Schlingen, als beim Schlucken weicher Speisen. (n. 48 St.)
Schründendes Halsweh, beim Schlucken, doch am meisten beim leer Schlucken; dabei schmerzt der Hals äufserlich auf beiden Seiten beim Befühlen.
265 Stechendes Halsweh beim leer und Speise-Schlucken.
Stechen im Halse. (n. 14 T.) (*Ng.*)
Stechen im Halse, ärger beim Schlingen, mit Trockenheit; Abends. (d. 6. T.) (*Ng.*)
Trockenheit und schmerzhaftes starkes Stechen und Drücken, wie von Geschwulst, hinten in der linken Halsseite, nur beim Schlingen. (d. 4. T.) (*Ng.*)
Drückendes Halsweh beim Schlingen.
270 Würgen oder Zusammenziehen im Halse, mit Athem-Versetzung, dafs er die Kleider öffnen mufs; beim Mittag-Essen. (d. 26. T.) (*Ng.*)
Anfälle von Würgen im Halse, nach dem Mittag-Essen, beim Sitzen und Schreiben, mit Gefühl, als würde die Schilddrüse einwärts gedrückt, und dadurch verhindertem Athmen. (n. 28 T.)
Zusammenziehen im Halse, mit Gefühl beim Schlingen, als wenn ein Knoll in der Gegend des Kehlkopfes säfse, Nachmittags am ärgsten. (*Ng.*)
Gefühl im Schlunde, als läge ein feines Blättchen vor den

Baryta carbonica.

hintern Nasen-Oeffnungen, früh, nach dem Erwachen. (d. 2. T.) (*Ng.*)

Beim Niesen, Gefühl im Schlunde, als wäre oben im Rachen ein Stück Fleisch losgegangen, mit Brennen der Stelle. (d. 4. T.) (*Ng.*)

275 Gefühl, wie von vielem Schleim im Halse, und daher viel Drang zum Trinken, um die Empfindung los zu werden.

Gefühl im Schlunde, nach vorgängigem Kratzen darin, als wäre ein Knoll im Schlunde, oder ein Bissen stecken geblieben.

Gefühl von innerer Hals-Geschwulst, früh, beim Schlingen, mit Trockenheit der Zunge.

Geschwulst der linken Mandel.

Nach Frost und Hitze und Zerschlagenheit aller Glieder, Hals-Entzündung mit hoher Geschwulst des Gaumens und der Mandeln, welche in Eiterung übergehen, und wovor er die Kinnladen nicht öffnen, und weder sprechen noch schlucken kann, bei dunkelbraunem Urine und Schlaflosigkeit. (n. 18 T.)

280 Geschmack gänzlich verloren, mehre Tage lang. (*Ng.*)

Verdorbener Geschmack im Munde, alle Morgen, bei stark belegter Zunge.

Verdorbener, bitterer Geschmack und Geruch im Munde.

Bitter und schleimig im Munde, bei belegter Zunge. (d. 6. T) (*Ng.*)

— Sehr bitterer Geschmack im Munde, bei richtigem Geschmacke der Speisen. (*Gr.*)

285 Saurer Geschmack im Munde, Abends.

Saurer Geschmack im Munde, vor dem Essen, nicht nach demselben.

Saurer Mundgeschmack, früh nach dem Aufstehen. (d. 48. T.) (*Ng.*)

Süfser Geschmack, hinten an der Zungenwurzel. (n. 19 T.)

Salziger Geschmack im Munde und Halse, Nachmittags.

290 — Kratziger Geschmack im Halse, beim (gewohnten) Tabakrauchen. (n. ¾ St.) (*Htn.*)

Unausstehlicher Gestank aus dem Munde, den er selbst nicht fühlte. (d. 5. T.) (*Ng.*)

Durst mit Trockenheit im Munde. (*Ng.*)

Appetit-Mangel (*Htb.*)

Appetit gering, mehre Tage hindurch. (*Ng.*)

295 Appetitlosigkeit, 3 Wochen lang. (n. 26 T.)
— Appetit gering, bei Wohlgeschmack der Speisen; kein Hunger. (*Gr.*)
— Sattheit den ganzen Tag; was sie zu sich nimmt, geniefst sie ohne Hunger. (*Gr.*)
— Geringer Appetit, und geniefst er etwas, so will es nicht hinunter; die Speisen haben ihren richtigen Geschmack, aber sie widerstehen ihm, und ihr Genufs macht ihm Unbehaglichkeit. (*Gr.*)
Gleichgültigkeit gegen Süfses.
300 Widerwille gegen Obst, besonders gegen Pflaumen.
— Widerwille gegen das Essen, und dennoch Gefühl, wie Hunger. (*Rt.*)
Hunger-Gefühl im Magen, aber kein Appetit. (n. 10 T.) (*Ng.*)
Hunger, schon früh beim Aufstehen. (d. 2. T.) (*Ng.*)
Unersättlichkeit.
305 (Nasch-Lust.)
— Starker Appetit, alle Tage, und bald wieder Hunger, wenn er sich nur mäfsig satt ifst; ifst er sich aber recht satt, so fühlt er eine grofse Unbehaglichkeit und Trägheit darauf. (*Gr.*)
Beim Mittagessen scheinen mehre Beschwerden nachzulassen. (*Ng.*)
Beim Essen und Trinken überfällt ihn Hitze.
— Nach dem Essen, hinfällig, matt, unbehaglich, mit stetem Stuhldrange und ängstlichem Gefühle in der Lenden-Gegend, wie in der Ruhe. (*Gr.*)
310 Nach dem Mittagessen wird ihm sehr warm und unbehaglich, und er fühlt ein Drücken in der rechten Seite über dem Magen.
Nach dem Mittagessen grofse Trägheit und Arbeitsscheu. (*Htb.*)
Nach Tische wird es ihm wie Flor vor den Augen.
Nach Tische, viel Drang zum Harnen.
Nach dem Mittagessen, versagendes Aufstofsen, mit nachfolgendem krampfhaften Zusammenzieh-Schmerze im Magen. (d. 7. T.) (*Ng.*)
315 — Aufsteigen von Luft, mit Gefühl in der Magengegend, als zwänge sich dieselbe dort mühsam hindurch, woher Wundheits-Schmerz daselbst entsteht, bis später geschmackloses Aufstofsen erfolgt. (*Gr.*)

Baryta carbonica.

Aufstofsen, öfteres.
Unaufhörliches Aufstofsen.
Aufstofsen von Nachmittag an, bis tief in die Nacht hinein, dafs er nicht davor einschlafen konnte. (n. 40 T.)
Leeres Aufstofsen weckt ihn früh aus dem Schlafe. (n. 42 T.)
320 Viel leeres Aufstofsen, Nachmittags. (n. 25 T.)
— Leeres, geschmackloses Aufstofsen. (n. ¼ St.) (*Htn.*)
— Leeres Aufstofsen mit Lätschigkeit und Wasser-Zusammenlaufen im Munde, ohne Uebelkeit. (*Gr.*)
Gewaltsames Aufstofsen, mit Drücken im Magen, als wenn ein Stein mit herauf ginge und wieder hinunter fiele (*Ng.*)
Oefteres Luft-Aufstofsen, mit Gefühl, als wenn ein Haselnufs grofses Knötchen mit heraufsteige, früh. (d. 19 T.) (*Ng.*)
325 Bitterliches Aufstofsen, öfters. (*Ng.*)
Säuerliches Aufstofsen, täglich, ein paar Stunden nach Tische
Ranziges Aufstofsen. (*Ng.*)
— Soodbrennen, nach einmaligem Aufstofsen. (*Ad.*)
Aufschwulken süfslichen oder bittern Wassers nach dem Mittagessen. (*Ng.*)
330 Heftiges Schlucksen, Vormittags und nach dem Essen. (*Ng.*)
Schlucksen.
Uebelkeit, früh nüchtern, mit Herzklopfen und Aengstlichkeit.
Uebelkeit, wie von verdorbenem Magen, früh. (*Ng.*)
— Uebelkeits-Gefühl um den Magen herum, Wabblichkeit. (*Ad.*)
335 — Brecherlichkeits-Gefühl, eine Unbehaglichkeit mit einer Art Weichlichkeit. (*Gr.*)
— Brecherlich im Magen, beim Gehen, verstärkt durch Befühlen der Magen-Gegend, ohne Zuflufs von Speichel. (*Ad.*)
Erbrechen von Schleim, öfters.
Magen-Schmerzen. (*Rt.*)
Empfindlichkeit der Herzgrube, beim stark Auftreten fühlt sie schmerzlich jeden Tritt in derselben. (*Gr.*)
340 Vollheit im Magen, nach dem Essen, als hätte er zu viel gegessen. (*Htb.*)
Uebersättigungs-Gefühl im Magen. (*Ng.*)
— Schwere im Magen mit Uebelkeit, früh, nüchtern; nach dem Frühstücke vergehend. (n. mehr. T.) (*Gr.*)
— Schwere in der Herzgrube, wie von einer Last, das Athmen erschwerend, beim tief Athmen erleichtert, vom Tragen eines kleinen Gewichtes aber verschlimmert. (*Gr.*)

Wenn sie auch noch so wenig geniefst, ist sie doch gleich satt, und fühlt eine schmerzliche Schwere im Magen, wie von einem Steine, mit empfindlichem Nagen; der Schmerz wird durch Ausstrecken oder Hinterbeugen nur kurz gebessert; durch Krummsitzen sehr verschlimmert. (*Gr.*)

345 Drücken im Magen, wie von einem Steine, durch Aufstofsen erleichtert. (*Ng.*)

Arges Drücken im Magen, mit Uebelkeit, nach Brodessen, nicht nach gekochter Speise, auch wenn sie wenig ifst, mit Zusammenlaufen des Speichels im Munde.

Drücken und Würgen an der rechten Seite des Magens, bis hinauf in die Brust, als drängte ein harter Körper sich mühsam empor, von früh bis Nachmittags (*Ng.*)

— Drücken in der Herzgruben-Gegend, mit Athembeklemmung und Gefühl, als hielte beim tief Athmen der Athem dort an, zugleich rauhe Stimme, die sich durch öfteres Räuspern nur kurz verliert, und Verschlimmerung des Druckschmerzes von geringem Speise-Genufs. (*Gr.*)

Zusammenziehender Schmerz im Magen, Nachmittags. (*Ng.*)

350 Geschwür-Schmerz im Magen, bei äufserem Drücken darauf.

— **Wundheits-Schmerz in der Herzgrube, beim äufseren Drücken darauf und beim Athemholen** (d. 1. T.) (*Gr.*)

— **Schmerzliches windendes Gefühl im Magen, wenn beim Essen der Bissen hinein gelangt, als müsse derselbe sich durchzwängen und stiefse an wunde Stellen an.** (*Gr.*)

— Selbst nüchtern fühlt sie Wundheits-Schmerz im Magen, mehre Tage hindurch. (*Gr.*)

— Das drückende Wundheits-Gefühl und Nagen im Magen ist am heftigsten im Stehen und Gehen, wie auch beim Krummsitzen; in der Rückenlage, beim Vorbeugen oder beim Drücken mit den Händen auf den Magen fühlt sie nur schmerzlichen Druck, nicht aber das Nagen. (*Gr.*)

355 Feine Stiche durch den Magen, bis zum Rückgrate. (*Ng.*)

— Empfindliches stumpfes Stechen, gleich unter der Herzgrube, nah am Schwert-Knorpel, das dann als einfacher Schmerz anhält. (*Gr.*)

— Plötzlicher Ziehschmerz in der Herzgrube, von Zeit zu Zeit. (*Gr.*)

Baryta carbonica.

Ziehendes Reifsen in der Herzgrube, mit Gefühl eines daselbst lastenden schweren Körpers, beim Aufrichten nach Bücken. (n. 17 T.) (*Ng.*)

Schwäche-Gefühl im Magen, was nach dem Essen vergeht. (*Ng.*)

360 Brennen in der Magen-Gegend, Nachmittags. (*Ng.*)

Kälte-Gefühl und Leerheits-Empfindung im Magen. (*Ng.*)

Im Hypochonder der linken Seite, heftige stumpfe Stiche. (*Ng.*)

Unter den rechten Ribben, Schmerz, bei Kälte der Hände und Füfse, und Hitze und Röthe der Backen. (n. 2 T.)

Druckschmerz in der Leber-Gegend, beim Bewegen mehr und beim Befühlen noch ärger.

365 — Druckschmerz auf einer kleinen Stelle in der rechten Hypochonder-Gegend, blofs beim Einathmen, vorzüglich beim Tiefathmen; auch beim Aufdrücken ist die Stelle schmerzhaft. (d. 2. T.) (*Htb.*)

Spannschmerz vom Rücken her, unter den rechten Ribben vor, beim Aufstehen vom Sitze und beim Tiefbücken (um etwas aufzuheben).

Kurzes Stechen unter den rechten Hypochondern, ohne Bezug auf Athmen. (n. $\frac{1}{2}$ St.) (*Htb.*)

Bauch-Schmerzen, so heftig, dafs es ihm den Nabel einzog und er sich krümmen mufste, Abends. (*Ng.*)

Vor Schmerzen im Bauche konnte er Nachts nicht schlafen; sobald er sich nur etwas bewegte, kamen die Schmerzen wieder. (n. 27 T.) (*Ng.*)

370 Die Schmerzen im Bauche werden theils durch Aufstofsen, theils durch warme Umschläge erleichtert. (*Ng.*)

— Unangenehmes Gefühl, wie vor einem Erbrechen, im Oberbauche. (*Rt.*)

Vollheit des Unterleibes. (n. 19 T.) (*Ng.*)

Auftreibung des Unterleibes.

Schmerzhafte Aufgetriebenheit des Unterleibes.

375 Gefühl im Unterleibe, als sey darin etwas geschwollen.

Derber, angespannter Unterleib.

Gespanntheit des Unterleibes, mit Empfindlichkeit der Bauch-Decken bei Berührung. (*Ng.*)

Drücken im Unterleibe, über den Schambeinen, früh im Bette in der Rückenlage. (*Ng.*)

Druck in der rechten Bauchseite, früh, nach dem Erwachen, im Bette, verging nach dem Aufstehen.

380 Zusammenziehen auf einer handbreiten Stelle in der linken Oberbauch-Seite. (d. 2. T.) (*Ng.*)

— Plötzlich zusammenziehender Schmerz im Unterbauche, über der Schambuge, der in Absätzen sich verschlimmert und allmählig wieder vergeht. (n. 5 Min.) (*Gr.*)

— Plötzlich heftig klemmender Schmerz in der Gegend des Quer-Grimmdarms, als ob eine Blähung sich mit Gewalt da durchprefste. (*Ad.*)

Kneipen im Bauche, mit Uebelkeit.

Kneipen um den Nabel, bei der kleinsten Bewegung, die Nachts im Liegen und am Tage im Sitzen gemacht wird; Blähungs-Abgang erleichtert den Schmerz und im Gehen hört er ganz auf. (n. 27 T.) (*Ng.*)

385 Kneipen um den Nabel herum, mehr im Sitzen als bei Bewegung. (*Ng.*)

— Kneipendes Leibweh durch den ganzen Bauch, von oben nach unten sich verbreitend. (*Ad.*)

— Kneipen in der linken Oberbauch-Gegend, auf einer kleinen Stelle dicht unterhalb der linken Hypochondern, durch Drücken mit dem Finger sich erhöhend. (n. ¼ St.) (*Htn.*)

Schneidendes Leibweh, Nachts.

Schmerzliches Schneiden im Unterleibe, vorzüglich um den Nabel, Abends. (d. 15. T.) (*Ng.*)

390 Schneiden im Unterbauche, Nachts, mit Drängen auf den Mastdarm, unter auseinanderdehnendem Schmerze in den Gedärmen und Vollheit über den Schambeinen, als ob alles verstopft wäre, und der Bauch im Geradeliegen springen sollte; darauf erst harter knolliger, dann flüssiger Stuhl mit vielem Drange unter Nachlafs der Bauch-Schmerzen und nachfolgendem Brennen im After. (d. 2. T.) (*Ng.*)

— Heftiges Leibweh, als ob Durchfall entstehen sollte, im ganzen Leibe hin und her ziehend, und durch lautes Kollern im Leibe nur kurz gemindert (*Ad.*)

— Gefühl im Unterleibe, als sollte sie Durchfall bekommen, mit Frost-Schauder. (*Gr.*)

— **Aengstliches Gefühl mit Unbehaglichkeit und Unruhe in der Lenden-Gegend, wie Stuhldrang**; durch Blähungs-Abgang oder Luft-Aufstofsen nur kurz beseitigt; zuletzt erfolgt weiche Stuhl-Ausleerung in kleinen Absätzen. (*Gr.*)

Mehre ziehende Schnitte, aufwärts, im linken Oberbauche.

Baryta carbonica.

395 Zieh-Schmerz, tief im Unterbauche, längs des rechten Schoofses herab, wie an einer Schnur. (d. 2. T.) (*Ng.*)
Ein Stich in der rechten Bauchseite und zugleich im Kreuze. (d. 2. T.) (*Ng.*)
Plötzliche Stiche unter dem Nabel. (d. 4. T.) (*Ng.*)
Stiche in der rechten Bauchseite, beim Schlucksen, beim Wenden des Körpers, beim Gähnen und Tiefathmen; nicht beim Gehen.
— Plötzlich einige scharfe Stiche in der rechten Bauchseite, dafs sie schreien möchte. (*Gr.*)
400 — Plötzlich ein heftiger Stich vom rechten Schoofse in den Leib hinein, dafs sie zusammenfährt. (*Gr.*)
Aeufserlich um den Bauch, ein Wundheits-Schmerz, welcher vom Kreuze ausgeht. (*Ng.*)
Drückender Schmerz vorn im Bauche, wie aufserhalb der Därme, in den Muskeln, vorzüglich Abends; beim Gehen und bei Bewegung bis zum Unerträglichen steigend, im Sitzen und Liegen schnell nachlassend, bei Gehen aber sogleich wiederkehrend. (n. 24 St.)
Im Bauchringe, Herausdrängen, bei Bewegung und beim Stuhlgange.
Jücken an der Bruch-Stelle.
405 (Entzündung der Bruch-Stelle.) (n. 3 T.)
Von Blähungen viel Beschwerde im Unterleibe, wobei die After-Aderknoten hervortreten, welche im Sitzen schmerzen.
— Knurren und Kollern im Unterleibe. (*Ad.*)
— Starkes Knurren und Gluckern im Leibe. (*Gr.*)
— Gluckern im Leibe, bei Bewegung desselben, wie von vieler Flüssigkeit, obschon sie nichts getrunken hat, Nachmittags. (*Gr.*)
410 Stinkender Blähungs-Abgang. (*Ng.*)
Stuhldrang, sehr häufig.
Eiliger Stuhldrang; sie kann den Stuhl nicht halten, weil er sie zu schnell überrascht.
— Häufiger Stuhldrang, doch geht sie nicht öfter als sonst, und der Abgang ist dann natürlich. (*Gr.*)
— Oefterer Stuhldrang mit schmerzlichem Weh in der Lenden-Gegend, und Frost-Rieseln über den Kopf und die Schenkel, wie in der Ruhr; dann weicher Stuhl in kleinen Absätzen, unter fortdauerndem Schmerze in den Lenden, mit erneuertem Stuhldrange. (*Gr.*)

415 — Drängen zum Stuhle, mit heftigem Schmerze im Bauche, als ob sich die Därme ausbreiteten; dann weicher Stuhl mit nachfolgendem erneuerten Drange. (n. 1 St.) (*Htb.*)

Weicher Stuhl, unter sehr eiligem Drange (nachdem vorher schon einmal harter da gewesen), mit nachfolgendem Brennen und Auseinanderdrängen im Mastdarme. (d. 1. u. 2. T.) (*Ng.*)

— Weicher, grieseliger Stuhl, ohne alle Beschwerde. (*Gr.*)
— Weicher, zuletzt durchfälliger Stuhl. (*Ad.*)

Durchfall-Stuhl. (d. 1. u. 30. T.) (*Ng.*)

420 Durchfälliger Stuhl, mit Blut gemischt, bei einem Kinde.

Hellfarbiger Stuhl.

Zäher Stuhlgang.

Harter Stuhl, mit Brennen im After. (*Ng.*)

Sehr harter, schwer abgehender Stuhl mit Schmerz im Mastdarme und blutigem Schleime. (*Htb.*)

425 Der Stuhl setzt zuweilen einen Tag aus. (*Ng.*)

Abgang von Spulwürmern.

Abgang eines Spulwurmes mit dem Stuhle. (*Ng.*)

Bei dem (natürlichen) Stuhle, Brennen im After. (*Ng.*)

Nach dem (guten) Stuhle, viel leeres Aufstofsen. (n. etlichen St.)

430 Nach dem Stuhlgange, feuchtende Afterknoten.

Im After, Haselnufs grofse Blutknoten, mit schründenden und stechenden Schmerzen.

Blut-Abgang aus dem After, öfters, bei Aufgetriebenheit des Bauches.

Kriebeln im After.

Beifsen im After.

435 Brennen im After. (*Rl.*)

Wundheits-Schmerz und Brennen um den After, gegen Abend. (*Rl.*)

Schmerzhafte Wundheit um den After, als hätte er sich aufgerieben. (n. 5 T.) (*Rl.*)

Stechen im Mastdarme, den ganzen Tag, und harter Stuhl.

Eiliger Harndrang; sie kann das Harnen nicht aufhalten, es befällt sie zu schnell.

440 Häufiger Urin-Abgang, einen Tag um den andern. (n. 29 St.) (*Ng.*)

Vermehrter Harn; sie mufs jede Nacht zweimal zum Harnen aufstehen, und läfst jedes Mal viel. (n. 19 T.) (*Ng.*)

— Vermehrte Harn-Absonderung. (*Ad.*)

Baryta carbonica.

— Oefteres und reichliches Harnen, früh nüchtern, ohne dafs er etwas getrunken hat. (*Gr.*)
— Er mufs öfters, doch wenig auf ein Mal, wasserhellen Urin lassen. (*Stf.*)
445 Seltener und geringer Urin mit Brennen in der Harnröhre. (d. 8. u. 17. T.) (*Ng.*)
Urin mit gelbem Satze.
Beim Harnen, Brennen in der Harnröhre. (d.15.T.) (*Ng.*)
Beim Harnen, Kneipen im Unterbauche. (*Ng.*)
Nach dem Harnen, erneuertes Drängen dazu, wobei ihr jedesmal im Gehen ein paar Tropfen Urin abgingen; im Sitzen vergehend.
450 Brennen im linken Hoden. (n. 13 T.)
Heftiges Jücken an der rechten Seite des Hodensackes, dafs er nicht genug kratzen kann. (*Ng.*)
— Starker Schweifs des Hodensackes. (*Ad.*)
— Rothe, hautlose, nässende, brennend heifse Stelle zwischen dem Hodensacke und Oberschenkel. (*Ad.*)
— Ein früher geschwollener Nebenhode schwillt von neuem sehr heftig an. (*Ad.*)
455 Taubheit der Geschlechtstheile, etliche Minuten lang. (n. 28 T.)
Der Geschlechtstrieb schweigt. (d. ersten Tage.)
— Verminderter Geschlechtstrieb. (*Ad.*)
Sehr vermehrter Geschlechtstrieb (in der Nachwirkung). (*Rl.*)
Er schläft über der Begattung ein, ohne Samen-Ergufs. (n. 21 T.)
460 Langsame Erektion. (n. 9, 14 T.)
Erektion, früh, vor dem Aufstehen, was sonst selten der Fall war. (n. 17 T.) (*Ng.*)
Erektionen alle Nächte. (n. 30 T.) (Nachwirkung?)
Abends plötzliche Erektion, so stark, wie seit einem Jahre nicht, mit Schauder und solcher Heftigkeit, dafs Beischlaf Bedürfnifs ward. (n. 10 St.)
Pollution bei einem bejahrten Manne, und darauf Gefühl von Trockenheit über den ganzen Körper. (n. 10 T.)
465 Einige Pollutionen schnell hinter einander (bei einem Verheiratheten), mit nachfolgender Abspannung. (n. 35 T.)
Starke, nächtliche Pollution nach kurz vorhergegangenem Beischlafe. (n. 4 T.)

Beim Weibe, anhaltend erhöhter Begattungs-Trieb. (Heilwirkung.)
Mehr Neigung des Weibes zum Beischlafe, und bei demselben weit mehr Erregung und Ausdauer. (Heilwirkung.)
Monatliches äufserst schwach.
470 Das Monatliche fliefst sehr schwach und nur einen Tag lang, da es sonst 2 bis 3 Tage anhielt. (*Ng.*)
— Das Monatliche ist etwas stärker und hält länger an, als gewöhnlich, und verläuft diefsmal ohne alle frühere Schmerzen. (Heilwirkung?) (*Gr.*)
Das Monatliche tritt um 2 Tage zu früh ein. (*Ng.*)
Das Monatliche stellt sich zu früh ein und fliefst sehr stark.
Beim Monatlichen, ein Druck, wie eine Schwere, über den Schambeinen, in jeder Lage. (*Ng.*)
475 Beim Monatlichen, Schneiden und Kneipen im Bauche. (*Ng.*)
Bei der Regel, Zerschlagenheits-Schmerz im Kreuze. (*Ng.*)
Abgang von etwas Blutschleim aus der Scheide, mit ängstlichem Herzschlage, Unruhe im Leibe, Schmerzen im Kreuze und Schwäche bis zur Ohnmacht.
Schmerzhaftes Reifsen, ruckweise, in der Scham, dafs sie schreien möchte, Abends. (d. 4. T.) (*Ng.*)

Niesen, so heftig, dafs das Gehirn davon erschüttert wird, und ein Gefühl von Schwindel zurückbleibt. (d. 1. T.) (*Ng.*)
480 Oefteres, schnell auf einander folgendes Niesen, Abends. (*Htb.*)
Verstopfte Nase.
Lästige Trockenheit der Nase. (*Rl.*)
Beständiger Schnupfen, mit Verstopfungs-Gefühl in der Nase. (n. 15 T.) (*Ng.*)
Oefterer, aber kurzdauernder Schnupfen, fast nur eine Stunde lang.
485 Fliefs-Schnupfen, der schnell eintritt und bald wieder vergeht. (*Htb.*)
Fliefs-Schnupfen, mit hohler, tiefer Sprache und trocknem Husten, früh und am Tage, aber nicht Nachts.
Häufiger Schleim-Auswurf aus der Nase. (*Ng.*)
Oefterer Reiz zum Schnauben, mit dicker Schleim-Absonderung aus der Nase, worauf dann allemal Trockenheits-Gefühl in derselben folgt. (n. 8 T.) (*Ng.*)

Ausflufs dicken, gelben Schleimes aus der Nase. (*Htb.*)
490 In der Luftröhre, Stiche. (d. 2. T.) (*Ng.*)
— Drücken dicht unter dem Kehlkopfe, ohne Bezug auf Schlingen. (n. 3 St.) (*Htn.*)
In der Kehle, Gefühl, als wenn er lauter Rauch einathmete. (n. 27 T.) (*Ng.*)
Heiserkeit, 14 Tage lang.
Heiserkeit, oder vielmehr Stimmlosigkeit, einige Wochen lang.
495 — Unreine Stimme, von zähem Schleime, der ihm fast immer im Rachen und Kehlkopfe liegt, viele Tage hindurch; durch Rachsen bringt er nur wenig heraus und macht dadurch den Ton nur auf kurze Zeit reiner. (*Gr.*)
Rauh im Halse und davon einige Hustenstöfse. (n. 1 St.) (*Ng.*)
Kitzeln im Halse, das zum beständigen Hüsteln reizt. (*Ng.*)
Husten, durch anhaltendes Sprechen erregt. (n. 35 T.) (*Ng.*)
Husten, nach Mitternacht. (*Ng.*)
500 Trockner Husten, früh nach dem Aufstehen, mit Gefühl darnach, als wenn ein harter Körper in die Brust hinabfiele. (n. 20 T.) (*Ng.*)
Trockner Husten, 3 Tage lang, durch einen Kitzel in der Luftröhre und in der Herzgegend erregt, der nur Nachts, und etwas auch nach dem Mittagessen nachläfst. (*Ng.*)
Trockner, kurzer Husten, Abends.
Heftiger, trockner Husten, Abends, mit nachfolgender Schwäche im Kopfe. (*Ng.*)
Stick-Husten.
505 Husten mit Schleim-Auswurf. (*Htb.*)
Husten von unaufhörlichem Reize, mit schleimigem Auswurfe. (*Ng.*)
Ein lösender Husten mit salzigem, stärkeartigen Auswurfe, der seit 4 Wochen gedauert, verging. (Heilwirkung.) (*Ng.*)
Beim Husten, Wundheits-Gefühl auf der Brust. (*Ng.*)
Athem-Versetzung bei und aufser dem Husten. (d. 9. T.) (*Ng.*)
510 Vollheit auf der Brust, mit kurzem Athem, besonders beim Steigen, und mit Stichen in der Brust, besonders beim Einathmen. (*Ng.*)
Vollheit auf der Brust und Schmerzhaftigkeit, wie zerschlagen, auf der linken Seite. (*Ng.*)
Brust-Schmerzen. (*Htb.*)
Die Schmerzen auf der Brust werden theils durch Aufstofsen theils durch trockne, warme Umschläge erleichtert. (*Ng.*)

Drücken und Kitzeln in der Brust, mit trocknem Husten, vergeht. (Heilwirkung.) (*Ng*.)

515 — Drückende Schwere quer über die Brust, durch Einathmen vermehrt, und dann Stichschmerz unter dem obern Ende des Brustbeins verursachend. (n. ½ St.) (*Htn*.)

Stiche in der linken Brust. (n. 4 St.)

Kleine Stiche in der linken Brustseite bei jedem Athemzuge. (n. 19 T.) (*Ng*.)

Ein heftiger Stich in der linken Brustseite, beim Aufheben einer schweren Last mit beiden Händen. (n. 20 T.) (*Ng*.)

Plötzliches Stechen und Brennen, dafs sie darüber erschrak, tief in der linken Brustseite, Abends. (d. 4. T.) (*Ng*.)

520 Flüchtige Stiche in der rechten Brust, zum Aufschreien, Abends. (d. 2. T.) (*Ng*.)

— Flüchtige Stiche in der rechten Brust, zwischen der sechsten und siebenten Ribbe. (*Htn*.)

Stumpfe Stiche unter dem Brustbeine, tief in der Brust, mit nachfolgendem Zerschlagenheits-Schmerz der Stelle. (d. 1. T.) (*Ng*.)

Stechen von der Brust zu den Schultern heraus. (*Htb*.)

Wundheits-Schmerz in der Brust, und äufserlich an derselben. (*Ng*.)

525 Flüchtiges Brennen in der linken Brustseite. (*Ng*.)

Pochen mit Stichschmerz in der linken Brustseite, von der Herzgrube an aufwärts gehend. (*Ng*.)

Starke Herzschläge zuweilen. (in den ersten 14 Tagen.)

Gefühl starken Herzschlages vorn auf der Brust. (*Ng*.)

Herzklopfen beim Liegen auf der linken Seite.

530 Herzklopfen, das durch Denken daran erneuert wird; denn dann wird es ihr ängstlich; Mittags am meisten.

Aeufserlich in den Brüsten, Reifsen und Stechen. (n. 19 T.) (*Ng*.)

Brennen äufserlich auf der ganzen Brust, mit Röthe der Haut. (*Ng*.)

— Jücken auf der Brust. (*Htb*.)

Kreuzschmerz. (n. 12 T.)

535 Schwere im Kreuze und den Lenden, wie von Verkältung.

Schmerzhaftes Ziehen im Kreuze, als zöge ein schwerer Körper herab. (d. 6. T.) (*Ng*.)

Spannende Kreuz-Schmerzen, am schlimmsten Abends, dafs er nicht vom Sitze aufstehen, noch sich zurückbiegen konnte.

Stechen im Kreuze, schlimmer im Sitzen, als bei Bewegung. (n. 11 T.)
Ein heftiger Stich in der Kreuz-Gegend. (*Ng.*)
540 — Pochende Mucken unten im Kreuze. (*Gr.*)
Rückenweh, als hätte er zu hart gelegen.
Grofser Schmerz in der rechten Seite des Rückens, beim Niederlegen.
Schwäche und Ungelenkigkeit im Rückgrate; es will zusammensinken bei anhaltendem Sitzen. (*Htb.*)
Zerschlagenheits Schmerz zwischen den Schultern. (d. 5—10. T.) (*Ng.*)
545 Verrenkungs-Schmerz im linken Schulterblatte.
— Schnell vorübergehender Klammschmerz auf dem linken Schulterblatte. (n. ½ St.) (*Htb.*)
Stumpfe Stiche durch das linke Schulterblatt, vorn zur Brust heraus. (d. 3 T.) (*Ng.*)
— Flüchtiger Stich auf dem linken Schulterblatte und an der Aufsenseite des rechten Oberschenkels. (*Htb.*)
Brennender Stich am äufsern Rande des rechten Schulterblattes. (d. 2. T.) (*Ng.*)
550 Brennen am obern Theile des rechten Schulterblattes. (*Ng*)
Brennen an den Lenden, was sich quer durch den Leib zieht.
Brennen auf einer kleinen Stelle an der linken Seite der Lendenwirbel, und zugleich am untern Theile des linken Schulterblattes, ärger beim Aufstehen vom Sitze, besser beim Gehen; auch Nachts, so dafs er nur auf einer Seite liegen kann. (d. 17—19. T.) (*Ng.*)
Klopfen im Rücken, ein starker Pulsschlag, meist in der Ruhe, und besonders nach Gemüths-Bewegungen. (d. ersten 3 Tage.)
Klopfen, mit Reifsen wechselnd, bald auf der linken Schulter, bald zwischen den Schulterblättern; auch Nachts. (n. 19 T.) (*Ng.*)
555 Arges Jücken auf dem Rücken, Tag und Nacht.
Viel Jücken mit Ausschlag auf dem Rücken.
Jücken am linken Schulterblatte, mit kleinen Blüthen nach Kratzen. (*Ng.*)
Im Nacken, Steifigkeit, beim Erwachen aus dem Mittagsschlafe. (n. 24 St.)
Bohrender Knochen-Schmerz im Nacken, der weder durch

Bewegung, noch durch Befühlen sich erhöht oder mindert. (n. 3 T.)
560 — Drückend spannender Schmerz auf der linken Seite des Nackens, in Ruhe und Bewegung. (*Htn.*)
Geschwulst im Nacken, die sich nach und nach über den ganzen Kopf verbreitet, mit Röthe und Geschwür-Schmerz der Haut und starker Anschwellung aller Drüsen in dieser Gegend, mehre Tage lang. (n. 7 T.) (*Ng.*)
Mehre geschwollene Drüsen im Nacken am Hinterkopfe.
Jückende Blüthen im Nacken, dicht an den Kopfhaaren. (n. 3 T.)
In der Achselgrube, unter den Armen, öfterer Schmerz in den Drüsen.
565 Im Achselgelenke, hörbares Knacken, bei jeder Bewegung des linken Armes. (v. 18 T.) (*Ng.*)
— Schmerzliches Wühlen im linken Achselgelenke. (*Gr.*)
Die Arme sind schwer und zitterig.
Einschlafen des Armes, beim Auflegen auf den Tisch. (*Rl.*)
Eingeschlafenheit des linken Armes; sie konnte ihn erst durch vieles Reiben wieder lebendig machen.
570 — Empfindliches Ziehen in allen Röhrknochen des rechten Armes. (*Gr.*)
Spannen hier und da an den Armen, immer nur auf einer kleinen Stelle. (d. 2. T.) (*Ng.*)
Geschwulst des rechten Armes, bei Schmerz der Achselhöhl-Drüsen.
— Am Oberarm-Knochen, empfindlicher Schmerz, an einer kleinen Stelle. (*Htb.*)
Schmerz auf den Knochen des Oberarms, als sollte da ein Geschwür entstehen.
575 — Schmerz, wie durchgeschlagen, in der Mitte der linken Oberarm-Röhre. (*Gr.*)
Schmerz, wie von einem Stofse, über dem linken Ellenbogen. (*Ng.*)
Am Ellenbogen, Schmerz, wie gestofsen.
Zuckendes Reifsen in der rechten Ellenbogen-Beuge. (*Ng.*)
Fippern, fast wie Schütteln, in der linken Ellenbogen-Beuge, bis zur Mitte des Ober- und Unterarmes. (*Ng.*)
580 Im Vorderarme der linken Seite, schmerzliches Reifsen, von seiner Mitte bis zum Handgelenke. (*Ng.*)
— Kurzes, schmerzhaftes Ziehen im linken Unterarme, wie im Knochen, bei Ruhe und Bewegung. (n. 1½ St.) (*Htb.*)

Baryta carbonica.

— Zerschlagenheits-Schmerz, der in Absätzen sich verschlimmert, auf dem Rücken des Unterarmes, wie in der Knochenröhre. (n. vielen Tagen.) (*Gr.*)
Lähmiger Schmerz im Vorderarme und in der Hand, durch Bewegung vergehend, in der Ruhe wiederkehrend. (*Ng.*)
Im Hand-Gelenke und an andern Stellen des rechten Armes, Spannen oder Ziehen. (*Ng.*)
585 Ziehen im linken Hand-Gelenke, bis zur Mitte des Oberarms hinauf. (*Ng.*)
— Zucken im innern Handknöchel, in langsamen, wellenförmigen Absätzen, früh, beim Liegen im Bette. (*Gr.*)
— Taktmäfsig zuckender Schmerz im äufsern Handknöchel. (*Gr.*)
Klemmender Schmerz an der Hand. (*Rl.*)
— Klammartig drückender Schmerz im rechten Handgelenke nach aufsen. (n. 3½ St.) (*Htn.*)
590 Reifsender plötzlicher Schmerz im Handgelenke. (*Ng.*)
— Reifsen im Handgelenke, bis in die Fingerspitzen vor. (*Gr.*)
Stumpfes Stechen im linken Handgelenke, erleichtert durch Bewegung. (*Ng.*)
Verrenkungs-Schmerz auf dem Handrücken. (*Ng.*)
Die Hände zittern beim Schreiben. (*Ng.*)
595 Trockenheit der Haut der Hände, wie Pergament. (n. 5 T.)
Rauhe, trockne Haut auf beiden Handrücken. (*Ng.*)
Abschälen der Haut auf beiden Handrücken. (n 20 T.) (*Ng.*)
Aufgelaufene Adern an den Händen und Röthe derselben. (d. 12. T.) (*Ng.*)
Schweifs der innern Fläche der Hände und Finger, Nachmittags. (n. 18 T.) (*Ng.*)
600 Erst Kriebeln in den Händen, dann Einschlafen derselben. (*Ng*)
— Unausstehliches Kriebeln und Fressen in der hohlen Hand, dafs sie fortwährend reiben mufs. (*Gr.*)
— Brennendes Kriebeln auf dem Hand- und Fingerrücken am Tage, durch Kratzen nur kurz zu tilgen. (*Gr.*)
Jückende Blüthen am Handgelenke. (*Ng.*)
Im Zeigefinger, Ziehen, wie gelähmt, mit Gefühl beim Biegen und Befühlen, als sey er erhöllt, besonders an der Spitze. (*Htb.*)
605 Ziehschmerz im hinteren Daumengliede. (*Ng.*)

Reifsen im hintern Gelenke des Daumens, und auch im vierten Finger so heftig, als würde der Finger ausgerissen. (*Ng*.)

Reifsen unter dem Nagel des Daumens. (*Ng*.)

Stechen im hinteren Daumen-Gelenke, auch plötzlich in der Spitze des Daumens so heftig, dafs er darüber erschrak. (*Ng*)

— Heftige kleine Stiche im hintersten Gelenke des Zeigefingers der linken Hand, in Ruhe und Bewegung. (n 9½ St.) (*Htn*.)

610 Klopfen im Mittelgelenke des Mittelfingers, wie mit einem Hammer. (*Ng*.)

Knacken im Gelenke des Daumens und kleinen Fingers, bei Bewegung derselben. (*Ng*.)

Nagel-Geschwür am vierten Finger der linken Hand. (n. 2 T.)

Rissigwerden und Abschälen der Haut an den Fingerspitzen. (*Ng*)

— Eiter-Blüthchen am linken Mittelfinger, mit Wundheits-Schmerz bei Berührung. (*Gr*.)

615 Im Hüftgelenke der rechten Seite, Schmerz, beim Gehen im Freien.

Klamm-Schmerz im rechten Hüftgelenke, wie steif oder eingeschraubt, der sich an der Vorderseite des Oberschenkels herab verbreitet. (*Ng*.)

Plötzliche Stiche im Hüftgelenke, als sey es ausgerenkt, mit Schmerz, als sollte es beim Gehen zusammenbrechen.

Auf der Hinterbacken, Brennen.

Ziehschmerz im rechten Hinterbacken, als würde das Fleisch abgezogen. (*Ng*.)

620 Heftige Stiche im Hinterbacken. (*Ng*.)

Stechendes Jücken in den Hinterbacken. (*Ng*.)

Kleine Blutschwäre auf den Hinterbacken. (*Ng*.)

— Absetzendes Reifsen im rechten Hinterbacken abwärts. (*Gr*.)

In den Beinen, viel Klamm.

625 Spannen in den Beinen, bis zur Hüfte herauf, als wären alle Flechsen zu kurz, am ärgsten im Stehen, im Liegen nachlassend. (d. 37. T.) (*Ng*.)

Spannen und Reifsen in den Beinen, erleichtert durch Gehen. (n. 16 T.) (*Ng*.)

Reifsen und Spannen in den Knochen der Beine herab, bis zur Ferse; im Gehen etwas erleichtert. (n. 15 T.) (*Ng*.)

Baryta carbonica.

— Reifsen die Beine herab, am längsten und schmerzlichsten in den Knieen, dann aber auch in den andern Gelenken, den Hinterbacken, den Hüften und den Fufsknöcheln. (*Gr.*)
— Ziehschmerz das ganze linke Bein herab. (*Gr.*)
630 Mattigkeit in den Beinen, früh, dafs er zusammensinken möchte. (d. 10. T) (*Ng.*)
— Müdigkeit in den Beinen und Rucken im Fufse, beim Sitzen, mit schmerzlichem Weh an der hintern Fläche des Oberschenkels, das beim Auftreten sich verschlimmert und bis in den Fufs herabstrahlt. (*Gr.*)
In der Oberschenkel-Beuge der rechten Seite, Gefühl von Hineindrücken. (*Ng.*)
Brennen in der Oberschenkel-Beuge, wie im Knochen, im Sitzen. (*Ng.*)
Ziehen auf der vordern Seite des Oberschenkels herab, wie im Knochen, im Gehen erleichtert. (d. 27. T.) (*Ng.*)
635 Reifsen im rechten Oberschenkel, früh nach dem Aufstehen, durch Bettwärme gebessert. (d. 19. T.) (*Ng.*)
— Reifsen an der äufsern und vordern Seite des Oberschenkels herab, unter der Haut, bis an's Knie, im Gehen. (n. 7 St.) (*Htb.*)
Heftiges Stechen im rechten Oberschenkel, dafs er kaum gehen konnte. (n. 4 T.)
Plötzliches stumpfes Stechen an der innern Fläche des Oberschenkels, dafs er darüber erschrak. (n. 4 T.) (*Ng.*)
Ein Schlag im Oberschenkel über dem rechten Kniee, im Stehen, dafs sie glaubte vorwärts fallen zu müssen. (*Ng.*)
640 Heftiger Zerschlagenheits-Schmerz in der Mitte des rechten Oberschenkels, der sich nach und nach im ganzen Beine ausbreitet und von Nachmittag bis gegen Mitternacht dauert. (*Ng.*)
Fippern im Oberschenkel, über dem rechten Knie. (*Ng.*)
Arges Jücken an den Oberschenkeln, auch Nachts. (n. 11 T.)
Im Knie des rechten Beines, zuweilen ein schneller, augenblicklicher Schmerz, wie Ritze mit einem Messer, die das Bein verlähmen.
— Schmerzhaftes Wehthun an der Inseite des linken Kniees, beim Aufheben und Fortsetzen des Beines im Gehen. (n. mehrern St.) (*Gr.*)

645 — Drückender Schmerz im linken Knie, mehr nach der innern Seite, im Sitzen, durch Ausstrecken des Fufses in ein stumpf drückendes Gefühl übergehend. (*Htn.*)

Reifsen an der Inseite des Kniees, bis zur Mitte des Schienbeines; im Gehen sich verlierend, im Sitzen wiederkommend. (*Ng.*)

— Reifsen vom Kniee abwärts, unter der Haut, im Gehen. (n. 7 St.) (*Htb.*)

Stich-Schmerz in den Knie-Gelenken.

— Scharfe Stiche an der Inseite des linken Kniees, plötzlich, dafs sie zusammenfährt. (*Gr.*)

650 — Heftige Stiche fahren beim Treppensteigen durch's linke Knie, und lassen eine Art schmerzhafter Lähmung in demselben zurück. (*Htn.*)

Schneidendes Brennen in der rechten Kniescheibe.

Im Unterschenkel, besonders im rechten Schienbeine, lähmiger Schmerz, erleichtert durch Hochlegen des Beines, z. B. auf's Sopha. (*Rl.*)

Spannen in den Schienbeinen, beim Herabsteigen vom Berge. (n. 16 T.) (*Ng.*)

Spannen in den Flechsen der Waden, als wären sie zu kurz. (d. 15. T.) (*Ng.*)

655 Klamm in den Waden, beim Ausstrecken des Beines.

Ziehschmerz, wie in den Knochen des Unterschenkels; Abends, beim Sitzen; er mufs aufstehen und herumgehen.

— Empfindliches Ziehen an einer kleinen Stelle des linken Schienbeines. (n. ¼ St.) (*Htb.*)

Fippern in der rechten Wade. (*Ng.*)

Kriebeln in der linken Wade, wie von Eingeschlafenheit, im Sitzen. (*Ng.*)

660 — Gefühl, als ginge eine kalte Luft an die Unterschenkel, bis an die Knöchel. (*Gr.*)

In den Füfsen, Unruhe.

Unruhe in den Füfsen, im Sitzen; er mufs das Bein stets bewegen, um das Spannen im Oberschenkel und das Brennen in der Schambuge zu erleichtern. (*Ng.*)

Zittern der Füfse im Stehen, dafs er sich anhalten mufste, um nicht zu fallen. (d. 10. T.) (*Ng.*)

Schmerz, wie vertreten, im Fufsgelenke.

665 Schmerz, wie vertreten, im Fufsgelenke und auf dem Fufsrücken, selbst in der Ruhe, mit argem Stechen bei Bewegung.

Baryta carbonica.

Krampfhafter Schmerz in den Fufssohlen. (*Htb.*)
Ziehschmerz im Fufse, blofs beim Gehen.
— Ziehschmerz in der linken Fufssohle. (*Htb.*)
Reifsen in den Füfsen, bis in's Knie, schlimmer bei Bewegung. (*Ng.*)
670 Stechen, tief im Ballen des rechten Fufses. (*Ng.*)
Stechen in der Ferse.
Brennen in den Fufssohlen, die ganze Nacht, und doch kann er keine Kühlung daran vertragen. (*Ng.*)
Geschwür-Schmerz im Fufsballen, beim Auftreten, besonders früh nach dem Aufstehen. (*Ng.*)
Die harte Haut auf der Fufssohle schmerzt empfindlich beim Gehen, wie ein Hühnerauge.
675 Hühneraugen kneipenden Schmerzes.
Brennendes Stechen im Hühnerauge.
Sie bekömmt Hühneraugen an den Zehen.
In den Zehen, Ziehschmerz. (n. 5 T.)
Heftiges Reifsen in der rechten grofsen Zehe, gegen die Spitze zu. (*Ng.*)
680 Ein Rifs und ein Stich in der linken grofsen Zehe, am Nagel, mit fortdauernder Empfindlichkeit dieser Stelle; bei grofser Aergerlichkeit. (d. 1. T.) (*Ng.*)
Klamm in den Zehen, beim Strecken des Fufses.
In den Gelenken eine sehr unangenehme Schlaffheit.
Stiche zuweilen in den Gelenken.
Allgemeine grofse Angegriffenheit. (*Htb.*)
685 Uebergrofse Empfindlichkeit aller Sinne. (*Htb.*)
Am ganzen Körper, wie zerschlagen, früh, beim Erwachen. (n. 11 T.)
Wie zerschlagen am ganzen Körper, und sehr matt. (n. 24 St.)
— Der ganze Körper ist wie zerschlagen, bei Müdigkeit und Schwere der Beine. (*Gr.*)
— Stumpfer Druck, wie Zerschlagenheit, langsam zu- und langsam abnehmend, hie und da, an einer kleinen Stelle. (*Gr.*)
690 Ziehen, abwechselnd in der rechten Schulter, im Beine, in den Armen, im Hinterkopfe und in den Augen, mit Schwere des Hinterhauptes, grofser Trägheit und schläfrig machender Düseligkeit. (*Htb.*)
— Ziehen im ganzen Körper, bald hier, bald da, besonders in den Gelenken. (*Gr.*)

18 *

Reifsen im ganzen Körper, bald hie, bald da. (n. 7 T.) (*Ng.*)
Klemmend drückender Schmerz an mehren Stellen des Körpers. (*Rl.*)
Eng und wie gespannt im ganzen Körper, mit Aengstlichkeit, Vormittags. (*Ng.*)
695 Einschlafen des Fufses, des Armes u. s. w., beim Daraufliegen. (*Rl.*)
Sie kann nicht auf der linken Seite liegen, vor Blutwallung und starken Herzschlägen, mit Gefühl, wie von einer Wunde im Herzen und grofser Aengstlichkeit.
— Die Beschwerden (Reifsen, Ziehen, Mucken) im Kopfe und den Gliedern werden mehr auf der linken Seite empfunden. (*Gr.*)
Viele Beschwerden entstehen im Sitzen, sind gelinder im Stehen und vergehen durch Bewegung. (*Ng*)
Viele Beschwerden vergehen in freier Luft. (*Ng.*)
700 Auf der Haut des ganzen Körpers Stechen, wie von Nadeln.
— Empfindliche feine Stiche hie und da in der Haut. (*Htb.*)
— **Kriebelnde und brennende Nadelstiche hie und da, oft plötzlich, an einer kleinen Stelle; durch Kratzen und Reiben, wozu sie nöthigen, nicht gebessert.** (*Gr.*)
— Unleidliches Kriebeln am ganzen Körper, besonders am Rücken, den Hüften, Beinen, Knöcheln und den Rücken der Füfse und Finger, weckt ihn Nachts und nöthigt zu fortwährendem Kratzen, wodurch es nur kurz vergeht, 3 Nächte hinter einander. (*Gr.*)
Brennen an mehren Stellen der Haut, bald hier, bald da. (n. 17 T.) (*Ng.*)
705 Brennendes Jücken hie und da. (*Ng.*)
Jücken, Abends im Bette, bald im Gesichte, bald im Rücken, bald auf den Händen.
Arges Jücken über den ganzen Körper, was sie Nachts mehre Stunden vom Schlafe abhält. (n. 29 T.)
Jücken hie und da, das durch Kratzen theils vergeht, theils nicht vergeht. (*Ng.*)
Jücken hie und da, und beim Kratzen entsteht ein heftiger Schmerz. (*Rl.*)
710 Blüthchen an vielen Stellen, z. B. an den Armen, Hüften, auf der Nase, Oberlippe, Stirne u. s. w. (*Htb.*)
Eine kleine Verwundung schlägt leicht zum Unheil; z. B.

Baryta carbonica.

ein Finger, in den ein Splitter gekommen, aber wieder herausgezogen war, will nicht heil werden; es schwärt und klopft darin, daſs sie Nachts vor Schmerz nicht schlafen kann.
Groſse Empfindlickeit gegen Kälte. (n. 12 T.)
Leichtes Verkälten, und davon vorzüglich Hals-Entzündung.
Von Verkältung, Halsweh; ein scharfer, stichartiger Schmerz beim Schlucken. (n. 7 T.)
715 Das Gehen im Freien war ihm beschwerlich; je weiter er aber ging, desto leichter ward es ihm.
Von Spazierengehen, Kopfweh.
Nach einem (gewohnten) Spaziergange, Leibweh und darauf abmattender Nacht-Schweiſs. (n. 5 T.)
Beim Gehen im Freien wird der rechte Fuſs kalt, und es bekommt ein Spannen in der Wade.
Ein kleiner Spaziergang ermüdet ihn sehr; er muſs gleich darauf schlafen.
720 Groſse Müdigkeit und Schlaffheit des Körpers, daſs er fast zusammensinkt, Abends 8 Uhr. (*Htb.*)
Im Liegen ist die Schwäche, die sich meist als Schwere offenbart, noch am erträglichsten. (*Ng.*)
— Groſse Müdigkeit; er möchte stets liegen oder sitzen. (*Gr.*)
— Haltlosigkeit und Kraftlosigkeit; beim Stehen knicken die Kniee ein, das Rückgrat schmerzt, besonders in der Lenden-Gegend, als hätte er einen weiten Ritt gethan; es ist ihm unbehaglich im ganzen Körper, und er möchte nur immer sitzen und noch lieber liegen; nicht stehen, lieber gehen. (*Gr.*)
Beben durch den ganzen Körper, früh beim Aufstehen.
725 Viel Gähnen, alle Morgen.
Häufiges starkes Gähnen. (*Ng.*)
— Oefteres Gähnen, wobei ihr die Augen übergehen. (*Gr.*)
— Gähnen, Dehnen und Schläfrigkeit. (*Ad.*)
Groſse Schläfrigkeit nach dem Mittagessen, alle Tage. (*Ng.*)
730 Groſse Schläfrigkeit Abends, daſs ihm die Augen zufallen. (*Htb.*)
— Unüberwindliche Schläfrigkeit. (*Rt.*)
— Schlafmüdigkeit, Vormittags. (*Gr.*)
— Sie kann sich Nachmittags des Schlafes nicht erwehren, und nickt unaufhörlich. (*Gr.*)

Spätes Einschlafen, Abends, und dann sehr unruhiger Schlaf mit Träumen. (*Ng.*)

735 Der Gedanke, Abends im Bette, sie habe sich's am Tage vorgenommen, recht gut zu schlafen, hielt sie die ganze Nacht vom Schlafe ab.

Schlaflosigkeit, Nachts, wegen Gefühl grofser Hitze. (*Ng.*)

Oefteres Erwachen, Nachts, alle Stunden. (*Ng.*)

Oefteres Erwachen, Nachts; das Kind rief die Aeltern.

— Ob er sich gleich sehr müde und schläfrig zu Bette legte, so war doch der erste Schlaf sehr unruhig und oft unterbrochen; er wachte oft auf, ohne Veranlassung. (*Ad.*)

740 — Sie erwacht Nachts öfter, als sonst; es ist ihr zu heifs, sie deckt sich auf, und es thun ihr die Füfse weh, als hätte sie Tage lang gestanden, was sich nach dem Aufstehen und Gehen wieder giebt. (*Gr.*)

Nachts, oft Ziehen im Ohre.

Im Morgenschlafe, Auslaufen des Speichels aus dem Munde.

Heftiges Leibschneiden weckt ihn um Mitternacht.

Schmerzen in den Beinen, Nachts, als wenn er sich durch übermäfsiges Gehen oder Tanzen angegriffen hätte.

745 Ohnmächtigkeit, Nachts; sie mufste sich stark erbrechen, und hatte den folgenden Tag noch Uebelkeiten. (d 2. Nacht.)

Aengstlich, Abends im Bette; sie mufs ihr Nachtkleid öffnen.

Weinerlich, Nachts.

Schwärmerei und Betäubung, Nachts, wie im Fieber.

Früh, beim Erwachen, ist er wie betäubt.

750 Nicht erquickt vom Nachmittagsschlafe, schwer, wie zerschlagen, der Kopf schmerzhaft eingenommen; stetes Gähnen. (n. 4 St.)

— Früh, beim Erwachen, fühlt er sich durch den Schlaf nicht gestärkt; die Glieder waren müde, wie zerschlagen, was aber nach dem Aufstehen sich besserte. (*Ad.*)

Träume fast alle Nächte.

Verworrene Träume, mehre Nächte, so dafs sie sich früh, beim Aufstehen, erst einige Zeit besinnen mufs. (*Htb.*)

— Verworrene Träume, bei unruhigem Schlafe, öfterem Erwachen und grofser Müdigkeit, so dafs er bald wieder einschläft. (*Gr.*)

755 — Sie träumt Verworrenes unter einander. (*Gr.*)

— Lebhafte, abentheuerliche Träume. (*Ad.*)

Aengstliche Träume, fast alle Nächte, und unruhiger Schlaf.

Baryta carbonica.

Aengstliche Träume, Nachts, und Schwere des Kopfes, früh.
— Träume von Todten (die ihn jedoch nicht erschreckten,) und murmelndes Sprechen im Schlafe. (d. 1. N.) (*Htb.*)
760 Fürchterliche Träume, von Feuer u. dergl. (n. 8 T.)
Fürchterlicher Traum, worüber sie in Schweifs erwachte. (*Ng.*)
Erschreckender Traum. (*Ng.*)
Auffahren, Abends, beim Einschlafen, wie von Schreck, so dafs es den ganzen Körper in die Höhe warf. (*Ng.*)
Frost, beim Eintritte in's Zimmer aus dem Freien. (*Ng.*)
765 Frostigkeit mit Durst, Nachmittags. (d. 7. T.) (*Ng.*)
Frieren an den Händen, und dann Jücken daran. (*Ng.*)
Abends 8 Uhr, Frost im ganzen Körper, mit Schütteln, bei den Füfsen anfangend, und mit Sträuben der Haare. (d. 20. T.) (*Ng.*)
Plötzlicher Frostschauder, mit Gänsehaut, äufserer Kälte und Sträuben der Haare, Vormittags. (*Ng.*)
Schauder an den Armen, der an der Ofenwärme vergeht, vom mindesten Luftzuge aber verschlimmert wird, Nachmittags. (*Ng.*)
770 — Frösteln, besonders über die Arme, mit Gänsehaut und Gähnen, in wiederholten Anfällen. (*Gr.*)
— Schüttelndes Frösteln am Kopfe, mit dumpfem Spannen an den Jochbeinen, als müsse im Gesichte Gänsehaut entstehen, und als sträubten sich die Haare. (*Gr.*)
— Frostigkeit, Vormittags; es kommt ihr mit schmerzlichem Drucke kalt in die Herzgrube herauf, dafs es ihr die Haare zusammen zu ziehen dünkt, und geht dann langsam die Arme und Schenkel herab bis an die Füfse. (*Gr.*)
— Frösteln und Frieren den ganzen Körper hinab, zu wiederholten Malen, bei kalten Händen. (n. 7 St.) (*Gr.*)
Stete Kälte, als würde sie mit kaltem Wasser begossen, Nachmittags ärger. (d. 7 — 10. T.) (*Ng.*)
775 Brennendes Kälte-Gefühl an der Stirn, Vormittags. (d. 7. T.) (*Ng.*)
Vormittag Frostigkeit, gegen Abend wird's ihm zu warm im ganzen Körper und das Blut pulsirt im Kopfe.
Eiskälte an den Füfsen, von Nachmittag bis Abend, und nach dem Niederlegen Hitze im ganzen Körper. (d. 7. T.) (*Ng.*)
Bald Frost, bald Hitze, die ganze Nacht. (*Ng.*)
Abwechselnd Frost und Hitze, gegen Abend.

780 — Nach wiederholtem Frösteln von der Herzgrube aus, wird der ganze Körper bis auf die Füfse, welche kalt bleiben, angenehm warm; zehn Minuten darauf wieder Frost. (*Gr.*)

— Kurze Frostschauder, mit schnellem Hitz-Ueberlaufen, meist im Rücken; der Frost scheint vom Gesichte auszugehen, in welchem es spannt. (n. 1 St.) (*St.*)

Abwechselnde Hitze am Tage. (n. 9 T.)

Flüchtige Hitze steigt ihr öfters in den Kopf auf. (d. 4. T.) (*Ng.*)

Trockene Gesichts-Hitze, Nachmittags. (d. 12. T.) (*Ng.*)

785 Hitze, Nachts, und Aengstlichkeit, dafs er sich nicht zu lassen weifs, bis früh zum Aufstehen. (d. 5. u. n. 14 T.) (*Ng.*)

Trockne Hitze die ganze Nacht, mit Schlaflosigkeit, und, wenn sie die Hand aus dem Bette streckt, Kälte, Frost und Durst. (n. 12 T.) (*Ng.*)

— Fliegende Hitze über den ganzen Körper, mit darauf folgender Erschöpfung, dafs sie die Hände möchte sinken lassen; dabei Gesicht und Hände heifs, die übrigen Theile fast kühl. (*Gr.*)

— Hitz-Empfindung auf dem Rücken. (*Htb.*)

Starke Hitze und Schweifs am Kopfe, dann Durst, Abends. (d. 11. T.) (*Ng.*)

790 Fast jeden Abend, 6 Uhr, Durst. (n. 16 T.) (*Ng*)

Ungeheure Mattigkeit in allen Gliedern, Nachmittags; dann gegen Abend, Schweifs, und des Nachts, Erbrechen; alles im dreitägigen Typus sich wiederholend. (*Htb.*)

Starker Schweifs auf der linken Seite, besonders am Kopfe. (*Htb.*)

Mehre Nächte, nach Mitternacht, Schweifs. (n. 7 T.) (*Ng.*)

Abmattender Nacht-Schweifs. (n. 13 T.)

Borax, Natron (sub) boracicum, Boras natricus, Borax.

Dieses zum Löthen und bei Schmelzungen in technischen Arbeiten gebräuchliche, krystallinische Salz ward aus Ostindien, besonders aus Seen in Thibet in unreiner Gestalt von den Venetianern (daher noch immer der Name *borax veneta*) seit mehren Jahrhunderten, nachgehends von den Holländern auf eine geheim gehaltene Art raffinirt, in den Handel gebracht, in den neuern Zeiten aber mehr von den Franzosen durch einen Zusatz von Natron bereitet, aus einer Art roher Borax-Säure aus warmen Quellen und Seen Toskana's in der Gegend von Sasso gezogen. Der Borax enthält im Hundert 22 Theile Borax-Säure, 32 Theile Natron und 46 Theile Wasser, und ist folglich nicht völlig mit seiner Säure (*acidum boracicum, sal sedativum Hombergii*) gesättigt, die in glänzenden Schuppen erscheint, von wenig sauerm, bitterlichen Geschmacke, und die Prüfung auf ihre reinen, gewiſs wichtigen Symptome noch erwartet.

In der Hausmittel-Praxis ward der Borax schon seit langer Zeit in Auflösung gegen Mund-Schwämmchen der Kinder und zur Beförderung der Wehen bei Kreisenden empirisch angewendet.

Antidote sind: Coffea cruda gegen die Schlaflosigkeit und Kopfbeschwerden; Chamille gegen die Schmerzen der Backen-Geschwulst. Wein verschlimmert die Beschwerden, besonders die der Brust, und Essig bringt Beschwerden, die schon beseitigt waren, neuerdings wieder hervor, besonders das Stechen in der Brust.

Die mit *Sr.* bezeichneten Symptome sind vom Herrn *Dr. Schréter* in Ungarn an mehren Personen beobachtet.

Borax veneta.

Grofse Aengstlichkeit mit grofser Schläfrigkeit; die Aengstlichkeit nahm zu bis 11 Uhr Abends, wo die Person taumlich und schläfrig ward und einschlief.
Aengstlichkeit mit Schwäche, Zittern in den Füfsen und Herzklopfen (beim Mesmeriren). (d. 3. T.) *(Sr.)*
Aengstlichkeit mit Kollern im Leibe. (n. 10 St) *(Sr.)*
Sehr ängstlich beim schnellen Herabfahren von einem Berge, ganz wider seine Gewohnheit; es ist, als sollte es ihm den Athem benehmen. (d. ersten 5 Wochen.) *(Sr.)*
5 Dem Kinde wird es beim Tänzeln ängstlich; wenn man es in den Armen wiegt, macht es beim Herabbewegen ein sehr ängstliches Gesicht. (d. ersten 3 Wochen.) *(Sr.)*
Scheu und Furcht vor Ansteckung.
S c h r e c k h a f t, über einen weit entfernten Schufs fährt er und sie zusammen. *(Sr.)*
Schreckhaft, ein ängstliches Schreien macht, dafs ihm der Schreck in alle Glieder fährt. (n. 4 W.) *(Sr.)*
Der Säugling erschrickt stark über Räuspern und Niesen. *(Sr.)*
10 Reizbarkeit bei einem wichtigen Geschäfte. (d. 8. T.) *(Sr.)*
Sehr ernst. (d. 1. T.) *(Sr.)*
Mifsmuthig und ärgerlich. (d. 2. T.) *(Sr.)*
Das Kind ist verdriefslich, weint und schreit wider Gewohnheit. (d. ersten Tage.) *(Sr.)*
Sehr verdriefslich, Nachmittags 4 Uhr, und ärgerlich, wenn er auch vorher gut aufgelegt war, und er macht den Leuten dann wegen Kleinigkeiten Vorwürfe, viele Tage lang. (n. 8 T.) *(Sr.)*
15 Heftig, ärgerlich, übelnehmend. (d. ersten T.) *(Sr.)*
Heftig, er schimpft und flucht über Kleinigkeiten. (d. ersten Tage.) *(Sr.)*
Er ärgert sich nicht und ist gleichgültig gegen Sachen, die ihn sonst stark verdrossen. (Heilwirkung.) (n. 15 T.) *(Sr.)*

Das Kind weint periodenweise sehr heftig, hört nach einigen Minuten auf und ist dann sehr freundlich und lacht. (*Sr.*)
Sehr heiter, lustig, zärtlich, mit Lust und Liebe zu allen Geschäften, Vormittags. (d. 6. T.) (*Sr.*)
20 Unlust zur Arbeit, er macht nur, was er gerade machen mufs, wie gezwungen. (d. ersten 5 Wochen.) (*Sr.*)
Er trödelt Nachmittags nur herum, ohne dafs er wirklich zu einer Arbeit kommt, geht von einem Geschäfte zum andern, aus einem Zimmer in das andere, ohne bei e i n e m Gegenstande zu bleiben. (*Sr.*)
Freude und Lust zu seinen Geschäften. (Heilwirkung.) (n. 5 Wochen) (*Sr.*)
Die Gedanken verloren sich einige Mal. (d. 4. T.) (*Sr.*)
Er mufs lange nachdenken, bis er alles weifs, was er den Tag über gethan hat, und es wird ihm lange nicht deutlich, ob er gestern oder heute an einem Orte gewesen sey. (n. 6 T.) (*Sr.*)
25 Schwindel - Anfälle mit Verlust der Geistes - Gegenwart. (d. 3. T.) (*Sr.*)
Schwindel, früh, im Bette. (n. 5 T.) (*Sr.*)
Schwindel, Abends, beim Spazieren, als wenn ihn Jemand von der rechten Seite auf die linke stiefse. (d. 5. T.) (*Sr.*)
Schwindelicht und voll in der Stirne, früh, dafs er gleich seine Laune verliert. (d. 4. T.) (*Sr.*)
Schwindel und Vollheit im Kopfe, beim Ersteigen eines Berges oder der Treppe. (d. 5. T.) (*Sr.*)
30 Vollheit im Kopfe und Druck um die Augen, als wenn man sie festhielte, dafs sie sich kaum bewegen können. (*Sr.*)
Vollheit im Kopfe und Druck im Kreuze, beim Sitzen; zugleich Schläfrigkeits-Empfindung in den Augen. (n. 17 T.) (*Sr.*)
Vollheit im Kopfe, früh, mit Mangel an klaren Ideen und Gegenwart des Geistes, so dafs er nichts Geistiges arbeiten konnte und auch keine Lust dazu hatte; nach Gehen im Freien wurde es besser, doch spürte er nachher eine grofse Schwäche in den Füfsen und Gelenken. (d. 2. T.) (*Sr.*)
Schwere des Kopfes. (d. ersten Tage.) (*Sr.*)
Leichter, heiterer Kopf. (d. 6. T.) (*Sr.*)
35 Kopfweh im Scheitel und in der Stirne, Abends. (d. 2. T.) (*Sr.*)

Kopfschmerz mit Eingenommenheit des ganzen Kopfes, und
Stechen im linken Ohre, Abends. (d. 1. T) (*Sr.*)

Kopfweh in der Stirne, mit Stechen im linken Ohre und
in einem hohlen Stockzahne linker Seite, unten, Abends.
(d. 14. T.) (*Sr.*)

Web im ganzen Kopfe, mit Uebelkeit, Brecherlichkeit und Zittern am ganzen Körper, früh,
10 Uhr, bei zwei weiblichen Versuchs-Personen zugleich. (d. 2. T.) (*Sr.*)

Drückender Kopfschmerz über den Augen, beim Gehen im
Freien bald vergehend. (d. 4. T.) (*Sr.*)

40 Drücken über den Augen von Zeit zu Zeit. (n. 10 T.) (*Sr.*)

Dumpf drückender Kopfschmerz, früh, besonders in der
Stirne. (d. ersten Tage.) (*Sr.*)

Dumpfes Drücken in der Stirne. (n. 6 T.) (*Sr.*)

Drückend ziehender Kopfschmerz in der Stirne, über den
Augen und gegen die Nasenwurzel zu, zuweilen bis in
den Nacken ziehend; beim Bücken drückt es stark an's
Stirnbein, und beim Schreiben und Lesen wird der Schmerz
viel heftiger, mit Drücken in der Milzgegend. (d. 6. T.)
(*Sr.*)

Ziehender Schmerz in der Stirne gegen die Augen zu. (d.
4. T.) (*Sr.*).

45 Zuckender Schmerz in der Stirne, mit Uebelkeit und Reifsen
in beiden Augäpfeln, Nachmittags. (d. 1. T,) (*Sr.*)

Reifsen auf dem Scheitel, Vormittags, mit starkem Ohrensausen. (n. 8 T.) (*Sr.*)

Reifsen in der linken Hälfte des Kopfes, von einem hohlen
Zahne aus. (d. 4. T.) (*Sr.*)

Stechen von der rechten Schläfe in die linke Stirnhälfte. (*Sr.*)

Stiche, flüchtige in der linken Kopfseite im Scheitel, denen
später flüchtige Stiche in den Geschlechtstheilen und die
Nacht darauf geile, ekelhafte Träume folgten, bei einer
verheiratheten Frau. (d. 1. T.) (*Sr.*)

50 Stechendes Kopfweh über den Augen und in den Schläfen,
unter abwechselnder Hitze und Kälte, so dafs sie bald
ganz heifse, bald ganz blaue Hände hatte, und mit Stechen in den geschwollenen Halsdrüsen, die darauf weicher und kleiner wurden. (d. 14 T.) (*Sr.*)

Stechen tief im rechten Theile des Kopfes, mit Eiter-Ausflufs aus dem rechten Ohre und so heftigem Stechen, dafs

Borax veneta.

er den Kopf unwillkürlich zurückzog; dabei im linken Ohre ein Kitzel, wie vor Ausflufs, und nachgehends sehr scharfes Gehör darauf. (n. 32 T.) (*Sr.*)
Drückendes Stechen in der rechten Schläfe. (n. 11 T.) (*Sr.*)
Taktmäfsig drückendes, stumpfes Stechen in die rechte Schläfe hinein. (n. 40 T.) (*Sr.*)
Bohren auf einer kleinen Stelle neben dem Scheitel. (n. 20 T.) (*Sr.*)
55 Klopfen in beiden Schläfen. (n. 4 T.) (*Sr.*)
Klopfen in der Stirn. (*Sr.*)
Klopfender Kopfschmerz in beiden Schläfen, besonders in der rechten. (n. 16 T.) (*Sr.*)
Klopfendes Kopfweh im Hinterhaupte, als ob etwas dort eitern wollte, mit Schauder über den ganzen Körper; die ganze Nacht und den folgenden Tag hindurch. (n. 2 T.) (*Sr.*)
Pulsirendes Heraufdrängen des Blutes im Hinterhaupte. (n. 16 T.) (*Sr.*)
60 Heifser Kopf des Säuglings, mit heifsem Munde und heifsen Handflächen. (d. 4. 5. 6. 7. T.) (*Sr.*)
Wie bei einem Weichselzopfe verwickeln sich die Haare des Kindes an den Spitzen und kleben da zusammen, dafs man sie nicht auseinander bringen kann, und schneidet man diese Büschel ab, so verwickeln sie sich doch wieder auf's neue, 10 Wochen lang. (*Sr.*)
Empfindlichkeit des äufseren Kopfes gegen die Kälte und Witterung.
In den Augen, Empfindung, als wenn etwas hineindringen wollte, durch Reiben vergehend. (d. 7. T.) (*Sr.*)
Gefühl im rechten Augenlide, während des Sitzens, als wenn etwas von innen herausdringen wollte, zwischen der Haut von der Schläfe her; darauf gleich Druck um die Augen herum. (d. 4. T.) (*Sr.*)
65 Druckschmerz im obern Augenlide, beim Oeffnen des Auges. (*Sr.*)
Drücken im rechten Auge, sehr schmerzhaft, als wenn es in die Augenhöhle hineingedrückt würde, früh. (n. 5 Wochen.) (*Sr.*)
Schneiden im linken Auge, der Länge nach, plötzlich kommend und vergehend. (n. 37 T.) (*Sr.*)
Reifsen in beiden Augäpfeln, mit Zucken in der Stirne und Uebelkeit, Nachmittags. (*Sr.*)

Stiche im linken Auge, Abends. (d. 3. T.) (*Sr.*)
70 Stechen im Augapfel, mit Zusammenziehen des oberen Lides. (n. 8 T.) (*Sr.*)
Jücken im innern Augenwinkel, dafs sie oft reiben mufs. (d. ersten Tage.) (*Sr.*)
Jücken in den Augen, mit Gefühl zuweilen, als wenn Sand darin wäre. (n. 4 T.) (*Sr.*)
Wundheit in den äufsern Augenwinkeln. (n. 5 W.) (*Sr.*)
Brennen in den Augen und augenblickliches Zusammenziehen derselben, sobald er nur die Brille aufsetzt. (n. 6 T.) (*Sr.*)
75 Drückendes Brennen im rechten Auge, Nachmittags. (n. 3 T.) (*Sr.*)
Der Säugling wird beim Weinen ganz roth um die Augen herum. (n. 4 T.) (*Sr.*)
Die Wimpern kehren sich in das Auge hinein und entzünden es, besonders im äufsern Winkel, wo die Lid-Ränder ganz wund sind. (n. 6 W.) (*Sr.*)
Entzündung des rechten Auges im äufseren Winkel, mit Unordnung der Wimpern und Zukleben des Auges bei Nacht. (n. 35 T.) (*Sr.*)
Entzündung des linken Auges im innern Winkel, mit nächtlichem Zukleben. (d. ersten Tage.) (*Sr.*)
80 Entzündung der Augenlid-Ränder, beim Säuglinge; er reibt sich die Augen und über Nacht kleben sie zu. (d. ersten Tage.) (*Sr.*)
Nachts sind die Augen mit ganz harter, trockner Augenbutter verklebt, welche die Augen, wie Sand, reizt. (n. 5 W.) (*Sr.*)
Früh sind die Augen verklebt und thränen. (n. 5 T.) (*Sr.*)
Thränen der Augen. (n. 8 T.) (*Sr.*)
Abends kann sie die Augenlider schwer schliefsen, und früh nur mit Mühe öffnen. (n. 5 W.) (*Sr.*)
85 Flimmern vor den Augen, früh, beim Schreiben, dafs er nichts deutlich sieht; es sind wie helle, sich bewegende Wellen, bald von der rechten zur linken Seite, bald von oben herab; mehre Morgen nach einander. (n. 24 T.) (*Sr.*)
Verdunkelung vor dem linken Auge, Abends; sie mufste sich sehr anstrengen und sah doch nichts. (d. 9. T.) (*Sr.*)
Empfindlichkeit der Augen gegen das Kerzenlicht, Abends. (n. 3 T.) (*Sr.*)

Borax veneta.

Ohrschmerz, ein empfindlicher Druck hinter dem rechten Ohre. (n. 6 T.) (*Sr.*)
Stechen in den Ohren. (n. 6 W.) (*Sr.*)
90 Stechen in den Ohren, beim kalt Waschen, früh. (n. 3 T.) (*Sr.*)
Stechen im linken Ohre, bei ungewöhnlich frühem Erwachen. (d. 4. T.) (*Sr.*)
S t e c h e n i m l i n k e n O h r e, bei zwei Versuchs-Personen. (n. 14 T.) (*Sr.*)
Jücken im linken Ohre, und nach Entfernen des Ohrschmalzes, Wundheits-Schmerz darin; Abends beim Spazieren; zugleich eine Art Stechen in der linken Halsseite. (d. 19. T.) (*Sr.*)
Wundheits-Schmerz im Ohre, beim Hineinbohren mit dem Finger. (n. 82 T.) (*Sr.*)
95 Entzündliche, heifse Geschwulst beider Ohren, mit Ausflufs von Eiter aus denselben. (d. 27. T.) (*Sr.*)
Eiter-Ausflufs aus den Ohren, unter stechenden Kopfschmerzen. (n. 82 T.) (*Sr.*)
Eiter-Ausflufs aus beiden Ohren, nach vorgängigem Jücken am Hinterhaupte. (d. 19. T.) (*Sr.*)
Ein vorhandener Ausflufs aus den Ohren hört auf. (Heilwirkung.) (*Sr.*)
Schmatzen im linken Ohre, als wäre eine dicke Schmiere darin, die das Ohr verstopfe, das sich dann wieder öffnet, Abends. (d. 10. T.) (*Sr.*)
100 Plötzlich wie verhüllt oder verstopft im Ohre.
Taubhörigkeit auf dem linken Ohre, bei einem fünfjährigen Kinde. (d. 9. T.) (*Sr.*)
Klingeln und Pfeifen im rechten Ohre, das nachher in Sausen übergeht. (n. 20 T.) (*Sr.*)
Läuten und Sausen im rechten Ohre. (d. 8. T.) (*Sr.*)
B r a u s e n i n d e n O h r e n und viel schwereres Gehör. (d. 18. u. 19. T.) (*Sr.*)
105 Rauschen im linken Ohre, wie vom Sturme. (d. 3. 4. T.) (*Sr.*)
Dumpfes Trommeln im linken Ohre, wie über einer unterirdischen Wölbung. (n. 14 T.) (*Sr.*)
In der Nase Jücken und Kriebeln; er mufs mit dem Finger hineinfahren. (n. 12 T.) (*Sr.*)
Der Säugling reibt sich mit den Händen stark die Nase, und darauf die Augen. (n. 15 T.) (*Sr.*)

Geschwür im linken Nasenloche, vorn oben gegen die Spitze zu, mit Wundheits-Schmerz und Geschwulst der Nasenspitze. (d. 10. T.) (*Sr.*)
110 (Rothe und glänzende Geschwulst der Nase, mit klopfender und spannender Empfindung.)
Viel trockne Krusten in der Nase, die nach Entfernung mit dem Finger sich immer wieder erzeugen. (n. 16 T.) (*Sr.*)
Beim Schnauben geht gewöhnlich etwas Blut mit ab, nach vorgängigem Jücken in der Nase. (n. 18 T.) (*Sr.*)
Bluten der Nase. (n. 25 T.) (*Sr.*)
Nasenbluten, früh, und Abends pulsirender Kopfschmerz. (n. 6 T.) (*Sr.*)
115 Gesichts-Farbe des Säuglings elend, blafs, erdfahl. (d. ersten Tage.) (*Sr.*)
Dumpfes Reifsen in der linken Wange, von einem hohlen Zahne aus, mit Drücken in der Stirn und in beiden Augäpfeln. (n. 4 T.) (*Sr.*)
Gefühl auf der rechten Seite des Gesichtes, am Munde, als ob sich Spinnweben angelegt hätten. (*Sr.*)
Zucken der Muskeln in der Nähe des rechten Mundwinkels, einige Mal. (*Sr.*)
Brennende Hitze und Röthe der linken Backe. (n. 4 T.) (*Sr.*)
120 Rothlauf im Gesichte. (n. 34 T.) (*Sr.*)
Geschwulst, Hitze und Röthe der Wange mit reifsenden Schmerzen im Jochbeine und grofsen Schmerzen in der Geschwulst beim Lachen. (n. 31, 33 T.) (*Sr.*)
Geschwulst des Gesichtes, mit Ausschlags-Blüthen auf der Nase und den Lippen. (d. ersten Tage.) (*Sr.*)
Ausschlags-Blüthen im Gesichte. (n. 4 T.) (*Sr.*)
Rothe Ausschlags-Blüthen auf den Wangen und um das Kinn, beim Säuglinge. (n. 5 W.) (*Sr.*)
125 Der Mund des Säuglings ist ganz heifs. (*Sr.*)
In den Mundwinkeln Schmerz, als wollten sie geschwürig werden. (n. 20 T.) (*Sr.*)
Auf den Lippen, Kriechen, wie von Käfern. (d. 2. T.) (*Sr.*)
Brennen an der Oberlippe, unter dem linken Nasenloche, früh im Bette. (d. 7. T.) (*Sr.*)
Brennender Schmerz in der Unterlippe, bald vorübergehend, Abends. (d. 3. T.) (*Sr.*)
130 Erbsengrofse, rothe, entzündete Geschwulst an der Unterlippe, die bei Berührung wund brennend schmerzt. (n. 41 T.) (*Sr.*)

Borax veneta.

Grofse Schwindenflecke um den Mund herum, und die Oberlippe ward, nach brennender Hitze, sehr grindig.

Zahnweh in einem obern hohlen Zahne, mit Geschwulst der Wange, die bei Berührung spannend schmerzt. (n. 7 T.) (*Sr.*)

Zahnweh in hohlen Zähnen, dumpf greifend, bei nasser, regnichter Witterung, bei fünf Versuchs-Personen. (*Sr.*)

Zusammenziehendes Greifen in einem hohlen Zahne. (n. 4 T.) (*Sr.*)

135 Reifsen und Greifen in einem oberen hohlen Zahne, welcher länger zu seyn scheint, dafs sie nicht darauf beifsen oder die Zähne zusammenbringen kann; dabei das Zahnfleisch entzündet und geschwollen, als wenn ein Zahngeschwür entstehen wollte; Abends verbreitete sich der Schmerz auch in die unteren Zähne und verging erst beim Einschlafen. (n. 4 T.) (*Sr.*)

Reifsen aus den hohlen Zähnen bis in den halben Kopf, wenn sie dieselben mit der Zunge anrührt, oder kaltes Wasser in den Mund nimmt. (*Sr.*)

Drücken in den hohlen Zähnen, bei schlechter Witterung. (n. 40 T.)

Dumpf drückendes Bohren in einem hohlen Zahne, Abends in kühler Luft. (d. ersten Tage.) (*Sr.*)

Drückend wühlender Zahnschmerz, nach jedem Abendessen und Frühstück sich einstellend, und durch Tabakrauchen gebessert; mehre Tage lang. (n. 40 T.) (*Sr.*)

140 Ziehschmerz in den Zähnen.

Stechendes Zahnweh in einem untern linken hohlen Backenzahne, mit Stechen im linken Ohre und Kopfweh in der Stirne, Abends. (n. 14 T.) (*Sr.*)

Feines, aussetzendes Stechen in allen Zähnen, am meisten in einem hohlen Backenzahne, links unten. (d. 2. T) (*Sr.*)

Krabbeln und Kitzeln in den obern und untern Schneide-Zähnen und darauf Speichel-Zusammenlaufen im Munde. (n. 7 T.) (*Sr.*)

Ein Stückchen eines hohlen Zahnes brach ihr von selbst ab. (n. 6 T.) (*Sr.*)

145 Die Zähne sind wie zu lang. (d. ersten Tage.) (*Sr.*)

Das Zahnfleisch der oberen Zähne blutet, ohne sonstige Schmerzen. (n. 6 T.) (*Sr.*)

Geschwulst des Zahnfleisches, drei Tage hindurch, mit
  Drücken in den hohlen Zähnen, bei schlechter Witterung.
  (n. 40 T.) (*Sr.*)
Entzündete, hohe Geschwulst an der äufsern Seite des Zahnfleisches, die stark schmerzt (Zahnfleisch-Geschwür), unter dumpfen Schmerzen in einem hohlen Zahne, mit Geschwulst der Wange und ganzen linken Gesichtsseite, bis
  unter das Auge, wo dieselbe zu einer wässerichten Blase
  erhoben ist (Riechen an Chamille beseitigte die Schmerzen) (n. 36 T.) (*Sr.*)
Im Munde schleimig. (d. ersten Tage.) (*Sr.*)
150 Schwämmchen im Munde. (n. 4 W.) (*Sr.*)
Ein Schwämmchen im Innern der Backe, welches beim Essen blutet. (n. 30 T.) (*Sr.*)
Schwämmchen auf der Zunge. (n. 33 T.) (*Sr.*)
Auf der Zunge rothe Bläschen, als wenn die Haut abgezogen wäre; sie schmerzen bei jeder Bewegung der Zunge,
  und wenn etwas Gesalzenes oder Scharfes darauf kommt.
  (n. 5 W.) (*Sr.*)
Trockenheit der Zunge, Nachmittags. (d. 3. T.) (*Sr.*)
155 Krampf in der Zunge, wie Steifigkeit und Eingeschlafenheit, dafs der Athem dadurch gehemmt wurde. (*Sr.*)
Der Gaumen des Säuglings ist wie in Runzeln zusammengezogen, und er schreit öfters beim Saugen. (n. 4 W.) (*Sr.*)
Die Schleimhaut des Gaumens ist vorn wie verbrannt zusammengeschrumpft, und schmerzt vorzüglich beim Kauen,
  einige Tage lang. (n. 6 T.) (*Sr.*)
Im Halse Trockenheit. (d. 5. T.) (*Sr.*)
Rauh im Halse, als wäre ein Reibeisen darin. (*Sr.*)
160 Brennen im Halse, das ihn zum Speichel-Schlucken nöthigt, wobei es schmerzt. (d. 9. T.) (*Sr.*)
Viel Schleim sammelt sich im Halse, den er ausrachsen
  mufs. (*Sr.*)
Zäher Schleim im Halse, der sich schwer löst. (n. 18 T.) (*Sr.*)
Zäher, weifslicher Schleim im Rachen, der sich erst nach
  vieler Anstrengung ablöst, viele Tage lang. (n. 5 T.) (*Sr.*)
Viel zäher Schleim im Halse, den er mit solcher Anstrengung ausrachsen mufs, dafs es zum Erbrechen kommt.
  (n. 6 T.) (*Sr.*)
165 Schleim-Rachsen, früh; der Schleim geht leicht weg, in
  Klümpchen. (*Sr.*)

Grünen, lockeren Schleim rachst er aus dem Halse aus. (n. 12 T.) (*Sr.*)

Ein mit Blutstreifen überzogenes Stückchen Schleim wird ausgerachst. (n. 9 T.) (*Sr.*)

Der Geschmack im Munde ist fade und lätschig. (n. 5 T.) (*Sr.*)

Bitter im Munde; wenn sie etwas ifst oder Speichel schluckt, ist ihr alles bitter. (d. 2. T.) (*Sr.*)

170 Sie hat keinen Geschmack, wenn sie etwas ifst, einige Wochen lang. (n. 8 T.) (*Sr.*)

Durst, früh; er mufs viel trinken. (n. 14 T.) (*Sr.*)

Appetit zum Essen viel geringer, als sonst. (n. 5 T.) (*Sr.*)

Wenig Hunger und geringer Appetit. (d. ersten 5 Wochen.) (*Sr.*)

Verminderung des Hungers und Appetits, oft jedoch Hunger, ohne wirklichen Appetit. (n. 5 T.) (*Sr.*)

175 Er hat wenig Appetit, besonders zum Nachtessen. (n. 8 T.) (*Sr.*)

Abends hat sie wenig Appetit, einige Wochen hindurch. (n. 8 T.) (*Sr.*)

Kein Appetit zu Mittag. (d. 12. T.) (*Sr.*)

Er ifst sehr wenig. (*Sr.*)

Die Suppe schmeckte zu Mittag nicht und erregte Schweifs. (d. 8. T.) (*Sr*)

180 Ekel gegen das Essen, zu Mittag, mit Kälte, ziehendem Kopfweh und Leibschmerzen, was sich nach dreimaligem Durchfalle gab. (n. 20 T.) (*Sr.*)

Zum Tabakrauchen keine Lust mehr. (d. 2 T.) (*Sr.*)

Nach dem Tabakrauchen Gefühl, wie zum Durchfalle. (d. 6. T.) (*Sr.*)

Vermehrter Appetit zum Frühstücke. (n. 4 T.) (*Sr.*)

Viel Appetit, Abends.

185 Verlangen auf saure Getränke. (d. 14. u. 15. T.) (*Sr.*)

Während der Mahlzeit eine Unruhe des ganzen Körpers, mit Uebelkeit, so dafs er nur mit Zwang essen konnte; Ausstrecken nach rückwärts verschaffte ihm Erleichterung. (n. 20 T.) (*Sr.*)

Während des Essens, Uebelkeit. (d. 19. T.) (*Sr.*)

Nach jedem Essen, Blähungs-Auftreibung. (n. 5 T.) (*Sr.*)

Nach dem Essen, das ihm sehr gut schmeckte, stark aufgebläht, unbehaglich, unwohl und verdriefslich; Abends, beim Gehen im Freien etwas erleichtert. (n. 41 T.) (*Sr.*)

190 Nach dem Abendessen, aufgetriebner Unterleib. (d. 5. T.) (*Sr.*)

Nach Genuss von Aepfeln mit Schöpsenfleisch, Vollheit im Magen, mit Verdriefslichkeit und übler Laune, und einer Vollheit im Kopfe, als wenn sich das Blut mit Gewalt hineinpressfste. (d. 19. T.) (*Sr.*)

Nach Genuss von Birnen, besonders, früh, oder Vormittags, Druck in der Herzgrube, mit Unbehagen. (*Sr.*)

Gleich nach dem Essen, Schmerz im Leibe, wie zum Durchfalle, der nach dem Mittagsschlafe vergeht. (d 2 T.) (*Sr.*)

Nach dem Mittagessen, Kollern im Leibe und Durchfall. (d. 3. T.) (*Sr.*)

195 Gleich nach Tische, Durchfall, mit Schwäche in den Gelenken und Beinen, was nach dem Gehen sich bessert. (d. 1. T.) (*Sr.*)

Bald nach dem Frühstücke, Schneiden im rechten Hypochonder, quer durch den Bauch nach abwärts, darauf Durchfall, und zwar plötzliches Entleeren auf einmal. (d. 3. T.) (*Sr.*)

Nach dem Frühstücke, Durchfall, 4 Mal nach einander. (d. 4. T.) (*Sr.*)

Schlucksen, nach dem Essen (n. 8 T.) (*Sr.*)

Arges Schlucksen, dafs der Hals davon rauh wird.

200 Der Säugling schluckst sehr oft. (*Sr.*)

Uebelkeit und wenig Appetit. (d. 4. T.) (*Sr.*)

Uebelkeit und Unwohlseyn, wie zum Ohnmächtigwerden, früh. (d. 6. T.) (*Sr.*)

Oft so übel und flau, Nachmittags. (n. 12 T.) (*Sr.*)

Uebelkeit im Magen, mit Schmerz im Brustbeine, von 3 Uhr Nachmittags bis Abends, mehre Tage hinter einander. (n. 5 T.) (*Sr.*)

205 Uebelkeit mit zeitweisem Drange zum Erbrechen. (d. 5. T.) (*Sr.*)

Uebelkeit früh, mit Brechreiz; nach dem Mittagessen vergehend. (d. 6. T.) (*Sr.*)

Uebelkeit zum Erbrechen, im Fahren. (d. 1. T.) (*Sr.*)

Uebelkeit, gleich nach dem Erwachen, mit grofsem Reize zum Erbrechen, was aber nicht erfolgen will, bis er etwas Wasser trinkt, worauf er mit vieler Anstrengung eine grofse Menge Schleim und zuweilen etwas Bitteres erbricht. (n. 17 T.) (*Sr.*)

Borax veneta.

Uebelkeit mit nachfolgendem Schleim-Erbrechen, unter Hitze und schnellem, fieberhaften Pulse. (n. 23 T.) (*Sr.*)
210 Erbrechen sauren Schleimes, nach dem Frühstücke (von Cacao). (d. 2. T.) (*Sr.*)
Im Magen, Schmerz, wie bei schlechter Verdauung, bei äufserem Drucke auf die Herzgrube. (d. 2. T.) (*Sr.*)
Schmerz in der Magen-Gegend, nach Heben von etwas Schwerem; der Schmerz ging bis in das Kreuz, wo er stechend wurde, und so, dafs sie sich die ganze Nacht nur unter Schmerzen wenden konnte; früh war es besser (2 Tage vor der Regel). (d. 13. T.) (*Sr.*)
Drücken im Magen, nach jedem Essen. (d. ersten Tage.) (*Sr.*)
Druck in der Herzgrube, der sich beim Gehen verlor. (*Sr.*)
215 Drückendes Stechen in der Herzgrube, mit Brustbeklemmung, die ihn zum tief Athmen nöthigt, was er aber nicht kann, wegen scharf zusammenkneipenden Schmerzes in der rechten Brustseite. (*Sr.*)
Zusammenziehender Schmerz in der Magengegend, alle Tage, von 4 Uhr früh, bis 12 Uhr Mittags, ein Zusammenwickeln, das dann in den Rückgrat übergeht und da Stechen macht; mehre Tage hindurch. (*Sr.*)
Zusammenziehen in der Herzgrube. (d. 6. T.) (*Sr.*)
Im Hypochonder der linken Seite, wie ein starker Druck mit der Hand, beim Fahren auf einem Wagen ohne Federn. (*Sr.*)
Im linken Hypochonder, nach dem Mittagsschlafe, ein Druck von der letzten Rippe bis zum Hüftbeine, der sich bei äufserem Drucke vermehrt, bis Abends. (d. 2. T.) (*Sr.*)
220 Druckschmerz im linken Hypochonder, als läge ein Stein daselbst, während des Tanzens; bei fortgesetztem Tanzen verging es. (n. 15 T.) (*Sr.*)
Empfindlicher Druck in der Milzgegend. (d. 1. T) (*Sr.*)
Druck und zuweilen Brennen, mit Gefühl im linken Hypochonder, beim Tiefathmen, als zöge etwas aus der Milz-Gegend in die Brust herauf, was sich beim Ausathmen wieder herunter senkte. (n. 6 T.) (*Sr.*)
Schneiden im linken Hypochonder, im Schnellgehen, als wenn ein hartes, scharfes, bewegliches Stück da wäre, mit Gefühl im Unterleibe, als wenn da lauter harte Stücke wären, die unter einander gingen. (d. 6. T.) (*Sr.*)

In der Nieren-Gegend, Drücken und Stechen, beim Umwenden vermehrt. (n. 3 T.) (*Sr.*)

225 Stiche in der rechten Lenden-Gegend, beim Bücken vermehrt, früh, beim Spazieren; beim Niedersetzen liefs es nach. (d. 1.T.) (*Sr.*)

Bauchweh, einige Mal den Tag über, als sollte Durchfall erfolgen. (*Sr.*)

Schwäche im Unterleibe. (d. 4. T.) (*Sr.*)

Grimmendes Bauchweh, mit Schauder und Gänsehaut. (n. 6 T.) (*Sr.*)

Kneipen im Leibe zu verschiedenen Zeiten. (*Sr.*)

230 Kneipendes, zusammenziehendes Leibweh über dem Nabel, dafs sie sich zusammenkrümmen mufste, wovon es aufhörte; täglich, früh, 5 Minuten lang. (n. 8 T.) (*Sr.*)

Kneipen im Leibe, mit Durchfall. (n. 20 T.) (*Sr.*)

Blähungs-Erzeugung und öfterer Abgang derselben. (*Sr.*)

Viel Blähungen. (*Sr.*)

Starkes Kollern im Leibe, Nachts, durch Blähungs-Abgang von oben und unten erleichtert. (*Sr.*)

235 Zum Stuhl öfteres Nöthigen, mit Kollern im Leibe und durchfälliger Ausleerung. (d. ersten Tage.) (*Sr.*)

Oefterer Drang zum Stuhle, mit Kneipen im Bauche und leichter breiichter Ausleerung. (*Sr.*)

Drang zum Stuhle, früh, mit zuerst hartem, dann durchfälligem Abgange, unter Brennen im After. (d. 1. T.) (*Sr.*)

Oefterer, sehr leichter Stuhl, alle Tage. (d. ersten Tage.) (*Sr.*)

Alle Stunden ging er ein Mal zu Stuhl, der weich, schleimig und ohne alle Beschwerden war. (d. 3. T.) (*Sr.*)

240 Weiche Stühle. (d. ersten 3 Tage.) (*Sr.*)

Sehr weicher Stuhl, früh, Abends ordentliche Ausleerung. (n. 7 T.) (*Sr.*)

Weicher, lichtgelber, schleimiger Stuhl, täglich 3 Mal, mit Mattigkeit und Schwäche. (d. ersten Tage.) (*Sr.*)

Durchfall, 2, 3 Mal, ohne Schmerz. (1 St. n. d. Einnehm.) (*Sr.*)

Durchfall, 6 Mal von früh bis Nachmittags 2 Uhr, ohne Schmerz. (d. 5. T.) (*Sr.*)

245 Durchfall, ohne Schmerz, 2 Mal den Tag, mit nachfolgender Schleim- und Blut-Entleerung. (d. 16 T.) (*Sr.*)

Borax veneta.

Durchfall mit Kollern im Leibe. (d. ersten Tage.) (*Sr.*)
Durchfall gegen Mittag, mit Kollern und Knurren im Leibe. (d. 4. T.) (*Sr.*)
Durchfall-Stuhl, Nachmittag, mit vielen Winden, nachdem früh harter da gewesen. (d. 5. T.) (*Sr.*)
Das Kind führt 3 Mal täglich ab, zuletzt wie gelbes Wasser. (*Sr.*)
250 Die Erstwirkung des Borax ist Weichleibigkeit, darauf ein paar Tage kein Stuhl, später hart und ein Mal täglich. (*Sr.*)
Harter Stuhl, mit Anstrengung. (n. 16 T.) (*Sr.*)
Hartleibigkeit und Ausleerung, wie Schafslorbeeren, 10 Tage lang. (n. mehren Tagen.) (*Sr.*)
Grüner Stuhl bei einem Säuglinge, mit vorgängigem Schreien. (n. 6 T.) (*Sr.*)
Abgang von Spulwürmern.
255 Vor dem Stuhle, der Nachmittags sehr leicht erfolgte, verdriefslich, mifsmuthig, träge, unzufrieden; nach demselben heiter, zufrieden mit sich und der Welt, und froh in die Zukunft blickend. (n. 20 T.) (*Sr.*)
Mit dem Stuhle ging 4 Mal früh blasser Schleim ab, ein Mal auch unwillkürlich. (d. 14. T.) (*Sr.*)
Beim Stuhle, zäher, klebriger, gelblicher Schleim. (d. 18. 19. T.) (*Sr.*)
Brauner Schleim im After, nach dem Stuhle. (d. 9. T.) (*Sr.*)
Röthlicher, flüssiger Schleim, beim Stuhle, als wenn er mit Blut gefärbt wäre. (n. 21 T.) (*Sr.*)
260 Blut- und Schleim-Abgang vom After. (n. 9 T.) (*Sr.*)
Im After eine geschwollene Ader, wie eine Federspule, weich anzufühlen und ohne Schmerz. (n. 23 T.) (*Sr.*)
Jücken im After, Abends. (d. 7. T.) (*Sr.*)
Jücken im After, wie von Hämorrhoidal-Schleim. (n. 16 T.) (*Sr.*)
Zusammenziehen im Mastdarme, mit Jücken. (n. 40 T.) (*Sr.*)
265 Bohrend stechende Schmerzen im After und im Kreuze. (n. 15 T.) (*Sr.*)
Stiche im Mastdarme, Abends. (d. 2. T.) (*Sr.*)
Harndrang, ohne dafs sie einen Tropfen lassen konnte, unter Schneiden in den Geschlechtstheilen und Aufgetriebenheit in beiden Hüften, zwei Stunden lang, Abends. (d. 1. T.) (*Sr.*)

Heftiger Drang zum Uriniren, Nachts, mehre Male. (n.
25 T.) (*Sr.*)

Sehr heftiger, eiliger Harndrang, dafs er den Urin fast
nicht aufhalten konnte. (d. ersten Tage.) (*Sr.*)

270 Oefteres Harnen. (d. ersten Tage.) (*Sr.*)

Der Säugling harnt beinahe alle 10, 12 Minuten, und oft
weint und schreit er, ehe der Harn kömmt; längere Zeit
hindurch. (n. 6 T.) (*Sr.*)

Heifser Harn, beim Säuglinge. (n. 4 T.) (*Sr.*)

Scharfer Geruch des Harns. (d. ersten Tage.) (*Sr.*)

Scharfer, auffallender Gestank des Harns. (d. ersten 2 W.) (*Sr.*)

275 Nach dem Harnen, brennendes Spannen in der Harnröhre. (*Sr.*)

Nach dem Harnen, Schründen in der Harnröhre. (d. 15. 20.
30. T.) (*Sr.*)

Nach dem Harnen schmerzt die Spitze der Harnröhre, wie
wund. (*Sr.*)

Längs der Harnröhre, schründender Schmerz, besonders
beim Befühlen. (n. 26 T.) (*Sr.*)

Dunkelblaues Fleckchen an der Mündung der Harnröhre,
als wenn die Haut weg wäre, mit beifsendem Schmerze
beim Harnen. (n. 24 T.) (*Sr.*)

280 Die Oeffnung der Harnröhre ist wie mit Gummi verklebt. (*Sr.*)

Gegen Beischlaf ganz gleichgültig. (d. ersten 10 T.) (*Sr.*)

Ganz gleichgültig gegen Beischlaf. (d. ersten 5 W.) (*Sr.*)

Während gutmüthigen Haltens seiner Hände auf einer kranken Person ward es ihm wohllüstig zu Muthe, ohne Verlangen zum Beischlafe. (d. 3. T.) (*Sr.*)

Oefterer Reiz in den Geschlechtstheilen, ohne Verlangen nach
Beischlaf. (d. ersten Tage.)

285 Wohllüstige Stimmung. (n. 5 W.) (*Sr.*)

Spannende Ruthe-Steifigkeit, früh beim Erwachen. (d. 4.
T.) (*Sr.*)

Pollution mit Traum, als übe er den Beischlaf aus, wobei
der Same sehr schnell kommt, worüber er erwacht. (*Sr.*)

Bei der Samen-Ergiefsung während einer Pollution, schneidende Schmerzen in der Harnröhre, und der Same so
dünn, dafs er glaubt, er harne. (*Sr.*)

Nach einer Pollution, Drängen zum Harnen, und beim Uriniren, Schneiden in der Harnröhre. (*Sr.*)

290 Beim Beischlafe entgeht ihm der Same sehr schnell, und in den Geschlechtstheilen bleibt ein fortwährender Reiz. (n. 5 W.)

Er mufs beim Beischlafe lange warten, ehe der Same kommt. (n. 5 W.)

An der Ruthe, am Rande der Stelle, wo früher ein Schanker war, stechender Wundheits-Schmerz, vorzüglich beim Berühren. (n. 24 T) (*Sr.*)

Das Monatliche erschien einen Tag früher, ohne alle Beschwerde. (n. 4 T.) (*Sr.*)

Monatliches 4 Tage zu früh, ohne alle Beschwerde; nur den Abend vorher und des Morgens vor dem Eintritte Schwere auf der Brust mit Athemversetzung und stärkeres Ohrensausen. (n. 26 T.) (*Sr.*)

295 Monatliches 3 Tage zu früh, ohne alle Schmerzen. (n. 7 Wochen.) (*Sr.*)

Das 6 Wochen ausgebliebene Monatliche kam sogleich auf Borax, dauerte einen Tag und verschwand wieder; jedoch war der Eintritt so stark, dafs er mehr einem Blutflufs ähnelte. (*Sr.*)

Regel 4 Tage zu früh und sehr stark, mit Grimmen im Leibe, Brechübelkeit und Schmerz vom Magen bis in's Kreuz, der bis Mitternacht anhielt, wo ein starker Schweifs erfolgte, auf den sie einschlief. (d. 8. T.) (*Sr.*)

Regel 2 Tage sehr gering, den 3ten aber sehr stark, mit blafsrothem Blute, bis zum 6ten Tage, unter Mattigkeit, dafs sie kaum stehen konnte. (*Sr.*)

Ausbleiben der Regel, 54 Tage lang, ohne Beschwerden, sie kömmt dann ohne Schmerzen, nur Anfangs etwas blafs, Nachmittags aber röther und häufiger, hörte den 3ten Tag bei Nacht auf, und kam den 4ten wieder zurück. (Drei Wochen nach dem Einnehmen hätte sie kommen sollen.) (*Sr.*)

300 Die Regel bleibt im zweiten Monate nach dem Einnehmen aus, kam aber, nachdem sie in der 6ten Woche abermals eine Gabe Borax erhalten, den andern Tag zum Vorschein, unter Kneipen im Leibe. (*Sr.*)

Bei der Regel, Klopfen im Kopfe und Sausen in den Ohren. (*Sr.*)

Bei der Regel, krampfhaft drängender und stechender Schmerz im Schoofse.

Nach der Regel, am 2ten Tage, Drücken, wie von einem
    Steine in der rechten Ribbengegend, bis zum Schulter-
    blatte, von wo der Schmerz krampfhaft bis in den Magen
    und das Kreuz ging, mit nachfolgendem Erbrechen. (*Sr.*)
Weifsflufs, weifs, wie Schleim, ohne sonstige Beschwerden,
    14 Tage nach der Regel. (n. 5 W.) (*Sr.*)
305 Weifsflufs, wie Eiweifs, mit Empfindung, als flösse war-
    mes Wasser herab, mehre Tage lang. (n. 12 T.) (*Sr.*)
Weifsflufs, dick wie Kleister und weifs von Farbe, 5 Tage
    lang. (n. 4 T.) (*Sr.*)
Eine Frau, die 14 Jahre unfruchtbar blieb, und wegen ei-
    nes langwierigen, wund fressenden Weifsflusses, aufser
    mehren Mitteln, endlich Borax erhalten hatte, wurde
    schwanger und der Weifsflufs besserte sich. (*Sr.*)
Leichte Empfängnifs, während des Borax-Gebrauches,
    bei 5 Weibern beobachtet. (*Sr.*)
In der Gebärmutter-Gegend, Stechen. (d. 2. T.) (*Sr.*)
310 An der Klitoris ein Auseinanderspannen und Stechen,
    Nachts. (d. 6. T.) (*Sr.*)

Niesen, mit grofser Schmerzhaftigkeit, er mufs suchen, es
    zu unterdrücken, da es ihn dabei heftig in die rechte
    Brustseite stach, 3 Wochen lang. (n. 6 T.) (*Sr.*)
Niesen und Fliefsschnupfen. (d. ersten Tage.) (*Sr.*)
Fliefsschnupfen mit argem Kriebeln in der Nase. (n. 16T.)
Abgang vielen grünlichen, dicken Schleimes aus der Nase.
    (*Sr.*)
315 Im Kehlkopfe, Reifsen, 2 Stunden lang, Abends. (d. 3.
    T.) (*Sr.*)
Rauher Hals, früh.
Rauhheit im Halsgrübchen, mit ziehendem Stechen daselbst,
    beim Husten und Niesen, und mit Erleichterung nach
    Schleim-Rachsen. (d. 11. T.) (*Sr.*)
Reifsen von der Kehle bis in die Brust, zum Husten rei-
    zend. (n. 5 W.) (*Sr.*)
Kitzel im Halse, zum trocknen Husten reizend. (n. 4 W.) (*Sr.*)
320 Kratzen im Halse, und daher trockner Husten. (n. 9 T.) (*Sr.*)
Trocknes Hüsteln, bei einem Kinde. (*Sr.*)
Trockner, cachektischer Husten, wie bei alten Leuten, be-
    sonders früh, beim Aufstehen, und Abends, beim Nieder-

legen, mit Stechen in die rechte Brustseite und rechte Weiche; Waschen der Brust mit kaltem Wasser verschaffte die meiste Erleichterung, aber nach Weintrinken mehrten sich die Schmerzen; 12 Tage lang. (n. 3 W.) (*Sr.*)

Husten mit Kratzen im Halse und Brust-Drücken. (d. 1. T.) (*Sr.*)

Hüsteln und heftiger Husten, mit geringem Auswurfe von schimmlichtem Geschmacke und eben solchem Geruche aus der Brust, bei jedem Hustenstofse; Abends. (d. 3. T.) (*Sr.*)

325 Nacht-Husten.

Husten mit Schleim-Auswurf, am meisten früh, mit Schmerz in der Leber-Gegend, der auch aufser dem Husten noch bis Mittag fortwährte. (d. 4. T.) (*Sr.*)

Blutstreifen im Schleime, beim Aushusten eines weifsen Schleimes, der sich schwer lösete. (n. 18 T.) (*Sr.*)

Beim Husten mufs er die rechte Brustseite und Weiche mit der Hand drücken, wodurch die Schmerzen erträglicher werden. (d. ersten 3 Wochen.) (*Sr.*)

Bei jedem Hustenstofse, Stechen in der rechten Brust, in der Gegend der Brustwarze; Abends. (d. 3. T.) (*Sr.*)

330 Bei jedem Husten und Tiefathmen, Stechen in der Brust. (n. 7 T.) (*Sr.*)

Athmen erschwert. (n. 18 T.) (*Sr.*)

Der Athem ist erschwert; es nöthigt ihn zum Tiefathmen, was er aber nicht kann, wegen Stichen in der Brust. (d. ersten Tage.) (*Sr.*)

Alle drei bis fünf Minuten mufs er einen schnellern, tiefern Athemzug thun, dem jedes Mal ein Stich in die rechte Brustseite mit einem stillen Schmerz-Seufzer und langsamen Ausathmen folgt. (n. 7 T.) (*Sr.*)

Beengung der Brust, mit zusammenschnürender Beklemmung des Athems beim Treppensteigen; er mufs darauf tief athmen, und dabei giebt es ihm jedes Mal einen empfindlichen, ziehenden Stich in die rechte Brustseite. (d. 6. T.) (*Sr.*)

335 Kurzäthmigkeit, nach Treppensteigen, dafs er kein Wort sprechen kann, und, wie er spricht, giebt es ihm jedes Mal einen Stich in die rechte Brustseite, eben so beim Laufen und jeder erhitzenden Körper-Anstrengung. (n. 8 T.) (*Sr.*)

Athem-Versetzung, beim Liegen im Bette; er mufs aufspringen und nach Luft schnappen, wobei es ihn jedes Mal in die rechte Brustseite sticht. (n. 7 T.) (*Sr.*)

Bei jedem Athemzuge, Stechen in die linke Brustseite, wie mit einem Messer. (d. 2. T.) (*Sr.*)

Bei jedem Versuche zu athmen zieht es ihr die Brust zusammen. (d. 14. 15. 17. T.) (*Sr.*)

Beim Tiefathmen, Gefühl, als zöge etwas mit brennendem Drucke vom linken Hypochonder in die Brust, und senkte sich beim Ausathmen wieder herab. (*Sr.*)

340 Auf der Brust, eine Schwere, dafs sie zeitweise keinen Athem hat. (n. 6 W.) (*Sr.*)

Beängstigung auf der Brust, Abends im Bette. (d. 1. T.) (*Sr.*)

Drücken in der Brust. (*Sr.*)

Drückendes Klemmen kommt beim Gebücktsitzen aus der Herzgrube in die Brust; es benimmt ihm den Athem und sticht in der Lunge. (n. 7 T.) (*Sr.*)

Stechender Druck auf dem Brustblatte, nach dem Mittag-Essen, durch tief Athmen sehr vermehrt. (n. 40 T.) (*Sr.*)

345 Stiche in der Brust, beim Gähnen, Husten und tief Athmen. (n. 7 T.) (*Sr.*)

Stechen in der Brust, wie von versetzten Blähungen. (d. ersten Tage.) (*Sr.*)

Stiche, wie mit feinen Nadeln, aus dem Rücken in die Brust, Abends. (n. 8 T.) (*Sr.*)

Stechen in der linken Ribbengegend, mit Wehthun im Innern der Brust. (*Sr*)

Stechen zwischen den Ribben der rechten Seite, dafs er vor Schmerzen nicht auf dieser Seite liegen kann, mit empfindlichem Ziehen und Athem-Versetzung, dafs er nach Luft schnappen mufs; legt er sich auf die schmerzhafte Seite, so wecken ihn die Schmerzen gleich aus dem Schlafe. (d. ersten 4 Wochen.) (*Sr.*)

350 Es zieht sogleich stechend in die rechte Brustseite, wenn er den Arm nach aufwärts hebt. (n. 7 T.) (*Sr.*)

Der ziehend stechende Schmerz in der rechten Brustseite geht in die rechte Weiche herunter, wo es dann beim Schlucksen, Niesen, Husten und Gähnen heftig schmerzt. (n. 8 W.) (*Sr.*)

Ziehschmerz auf einem kleinen Flecke in den Zwischen-Ribben-Muskeln, der sich beim Beugen auf die linke Seite in einen Schmerz, wie von einem heftigen Schlage verwandelt. (*Sr.*)

Ziehschmerzen in den rechten Zwischenribben-Muskeln, wenn er sich nach vorn und rechts beugt. (n. 6 T.) (*Sr.*)

Wenn er sich beim Brustschmerz die schmerzhafte Seite mit der Hand hält, wird derselbe etwas erträglicher. (*Sr.*)

355 Bei ausgestrecktem, ruhigen Liegen auf dem Rücken ist es ihm in der Brust etwas besser. (*Sr.*)

Am meisten lassen die Brustschmerzen beim langsamen Herumgehen im Zimmer nach, und es ist ihm da am leichtesten. (*Sr.*)

Schwäche in der Brust, mit Trockenheit im Halse. (d. 9. T.) (*Sr.*)

Gefühl, als wenn das Herz auf der rechten Seite wäre und abgequetscht werden sollte. (d. 7. T.) (*Sr.*)

Im grofsen Brustmuskel, Schmerz, wie von hartem Lager, mit Wehthun beim Befühlen, Nachts. (d. 3. T.) (*Sr.*)

360 In der linken weiblichen Brust ein Greifen und zuweilen Stechen, und wenn das Kind ausgetrunken hat, mufs sie die Brust mit der Hand zusammendrücken, weil ihr dieselbe von der Leerheit wehthut. (*Sr.*)

Zusammenziehende Schmerzen in der linken Brust, wenn das Kind in der rechten trinkt. (d. ersten Tage.) (*Sr.*)

Die Milch in den Brüsten vermehrt sich. (n. 4 T.) (*Sr.*)

Es fliefst sehr viel Milch aus der Brust, so dafs das Bett nafs wurde. (n. 32 T.)

Die Milch, die aus den Brüsten fliefst, wird käsicht und gerinnt. (d. ersten Tage.) (*Sr.*)

365 Am Steifsbeine heftiges Jücken und Kriebeln, dafs er es ohne Kratzen nicht aushalten kann; nachher Schleim-Abgang vom After. (n. 32 T.) (*Sr.*)

Kreuzschmerz, beim Sitzen und Bücken, wie von Druck. (d. 3 T.) (*Sr.*)

Kreuzschmerzen beim Spazieren. (d. 1. T.) (*Sr.*)

Kreuzschmerzen, mit vielem Schleim-Abgange beim Stuhle. (d. 19. T.) (*Sr.*)

Dumpfer Kreuzschmerz beim Bücken. (n. 6 T.) (*Sr.*)

370 Dumpfes Drücken im Kreuze. (d. 7. T.) (*Sr.*)

Brennen im Kreuze, während des Sitzens. (d. 5. T.) (*Sr.*)

Im Rücken, Druckschmerz, auf beiden Schultern. (*Sr.*)

Im Nacken, rheumatisch ziehender Schmerz, der von da in die linke Achsel und dann in das Schulterblatt geht, Abends, beim Gehen im Freien. (n. 41 T.) (*Sr.*)

In der Achselgrube der linken Seite, ein Schwär.

375 An der Achsel und zwischen den Schultern, ziehend reifsender Schmerz, dafs sie sich nicht bücken kann, acht Tage lang. (n. 5 Wochen.) *(Sr.)*

Stiche, wie mit Nadeln in der rechten Achsel, augenblicklich. *(Sr.)*

Am Oberarme brennender Schmerz, eine Hand breit um das ganze Glied herum. (d. 2. T.) *(Sr.)*

In der Handfläche, Stechen, mit Gefühl in der ganzen Hand, bis über das Hand-Gelenk, als wäre der Arm eingeschlafen; Abends. (d. 2. T.) *(Sr.)*

Reifsen und Brechen in der rechten Vorderhand, wie rheumatisch. (n. 15 T.) *(Sr.)*

380 Gefühl auf der Haut der Hände, als hätten sich Spinnweben angelegt. *(Sr.)*

Zwei harte, Warzen ähnliche Verhärtungen an der innern Handfläche, nachdem sie mit einem Stocke etwas stark ausgeklopft. (n 30 T.) *(Sr.)*

Jücken hie und da auf den Handrücken, mit Reiz zum Kratzen, als wenn Flöhe gebissen hätten. *(Sr.)*

In der Daumenspitze, klopfender Schmerz, Tag und Nacht; Nachts oft aus dem Schlafe weckend. (d. 2. u. 3. T.) *(Sr.)*

Lange Eiterung einer Stelle unter dem Daumen-Nagel, wohin sie sich mit der Nadel gestochen hatte, mit Schmerzhaftigkeit bei Berührung. *(Sr.)*

385 Starkes Jücken auf den Gelenken der Fingerrücken, dafs er heftig kratzen mufs. *(Sr.)*

Brennen, Hitze und Röthe der Finger, bei geringer Kälte, wie von Erfrierung. (n. 24 T.) *(Sr.)*

Eiterbläschen mit rothem Hofe auf dem mittelsten Finger der rechten Hand, mit Geschwulst und Steifheit des Fingers, der auch nach dem Aufgehen des Bläschens noch lange fort eiterte und schmerzte. (n. 30 T.) *(Sr.)*

Auf dem Hinterbacken bildet sich ein Ais (Frefsblase?). (n. 15 T.) *(Sr.)*

Flechten-Ausschlag auf dem Hinterbacken des Kindes. (n. 4 W.) *(Sr.)*

390 Im Oberschenkel des rechten Beines, nahe bei der Scham, ein Brennen, das sich beim Husten und Auflegen der Hand vermehrt. (d. 3. T.) *(Sr.)*

Brennender Schmerz am linken Oberschenkel, eine Hand breit um das ganze Glied herum. (n. 8 T.) *(Sr.)*

Flüchtiges Reifsen im Knochen des rechten Oberschenkels, von der Mitte desselben bis hinunter und dann wieder herauf, von früh bis Mittag, und Abends wieder. (d. 7. T.) (Sr.)

Im Unterschenkel des linken Beines, Taubheits-Gefühl mit Hitz-Empfindung.

Rothlauf-Entzündung und Geschwulst am linken Unterschenkel und Fufse, nach starkem Tanzen, mit Reifsen, Spannen und Brennen darin, und erhöhtem Brennschmerze bei Berührung; beim Drucke mit dem Finger verschwindet die Röthe auf Augenblicke. (d. 17. T.) (Sr.)

395 In dem Fufse, wo der Rothlauf war, spannt es auf dem Fufsrücken, so dafs ihr das Stehen beschwerlich fällt; im Gehen ist sie nicht gehindert. (n. 22 T.) (Sr.)

Schmerz im Gelenke des linken Fufses und der Zehen desselben, beim Auftreten, als wenn sie etwas drückte. (n. 20 T.) (Sr.)

Stechen in der Fufssohle, bei zwei Personen auf gleiche Weise. (d. 2. T.) (Sr.)

Gefühl von Schwere in den Füfsen, beim Treppensteigen, Abends. (d. 1. T.) (Sr.)

Jücken an den Knöcheln der Füfse. (d. 2. 9. 10. T.) (Sr.)

400 In der Ferse Schmerz, wie wund getreten. (Sr.)

Eiterung einer Stelle an der Ferse, die sie sich mit dem Schuhe aufgerieben. (Sr.)

An den grofsen Zehen, besonders am Ballen, empfindlich drückender Schmerz, besonders beim Auftreten. (n. 41 T.) (Sr.)

Brennen, Hitze und Röthe der Zehen, bei geringer Kälte, wie nach Erfrierung. (n. 24 T.) (Sr.)

Entzündung und Jücken am Ballen der kleinen Zehe, wie von Erfrierung. (n. 15 T.) (Sr.)

405 Entzündetes Blüthchen auf dem Rücken der kleinen Zehe, das wie ein Hühnerauge schmerzt. (n. 15 T.) (Sr.)

In den Hühneraugen häufiges Stechen, besonders bei Regenwetter. (d. ersten Tage.) (Sr.)

Bohrendes Stechen in den Hühneraugen, durch Daraufdrücken erleichtert. (d. ersten 5 Wochen.) (Sr.)

Unheilsamkeit der Haut; kleine Verletzungen schwären und eitern. (Sr.)

Neigung alter Wunden und Geschwüre zur Eiterung. (Sr.)

410 Weifsliche Ausschlags-Blüthen von der Gröfse des Hanfsamens, mit rothem Hofe, auf der Brust, dem Halse, bis gegen den Nacken. (n. 6 W.) (*Sr.*)

Bei der Rothlauf-Entzündung am Unterschenkel, erst Kälte, Frost-Schauder und Durst, mit Speise- und Gall-Erbrechen, dann Schwere im Kopfe und Klopfen in den Schläfen, mit unruhigem Schlafe Nachts, nur wie Schlummer, und später (am 6ten Tage) Nasenbluten. (*Sr.*)

Alle Abende Appetitlosigkeit, Uebelkeit, Ziehen im Kopfe vom Scheitel bis in die Schläfe, und Ziehen im Unterleibe gegen den Schoofs zu; mehre Tage lang. (n. 5 Wochen.) (*Sr.*)

Unruhe im Körper, die ihn nicht lange auf einer Stelle sitzen oder liegen läfst. (d. 1. T.) (*Sr.*)

Der Säugling wird blafs, beinahe erdfahl, das vorher kernichte Fleisch schlaff und welk; er weint viel, verschmäht die Brust, und schreit aus dem Schlafe oft ängstlich auf. (d. ersten 2 Wochen.) (*Sr.*)

415 Kraftlosigkeit in den Gelenken. (d. 5. T.) (*Sr.*)

Sie fühlt sich ganz schwach und kraftlos. (n. 5 W.)

Schwäche, besonders im Unterleibe und den Schenkeln. (d. 4. T.) (*Sr.*)

Abgeschlagen, matt und träge, mit Schwere in den Füfsen. (d. ersten Tage.) (*Sr.*)

Ameisenlaufen und Zittern der Füfse, mit Uebelkeit und Neigung zur Ohnmacht; im Freien vergehend. (d. 14. T.) (*Sr.*)

420 Nach einem starken Gespräche, Unruhe im Körper, Uebelkeit und Betäubung mit Schwindel. (d. 3. T.) (*Sr.*)

Während des Nachdenkens bei der Arbeit, Zittern am ganzen Körper, besonders in den Händen, mit Uebelkeit und Schwäche in den Knieen. (d. 8. T.) (*Sr.*)

Matt, faul, verdriefslich, durstig, nach dem Mittagsschlafe, mit Hitze beim Gehen im Freien und Schweifs am Kopfe und im Gesichte, bei Eingenommenheit des Kopfes, Drücken in der Stirn und den Augen, die bei Berührung wie wund schmerzen; dabei Neigung zum tief Athmen, und bei demselben Stechen in den Zwischenribben-Muskeln, unter hartem, flüchtigen Pulse. (*Sr.*)

Schläfrigkeit zu Mittage, und tiefer, 2stündiger Schlaf. (d. 8. T.) (*Sr.*)

Das Kind an der Brust schläft mehr, als sonst, wacht aber öfter auf. (d. ersten Tage.) (*Sr.*)

425 Abends sehr schläfrig und müde.
Abends zeitig schläfrig, und früh langer Schlaf, 4 Wochen lang. (n. 8 T.) (*Sr.*)
Früh, Unausgeschlafenheit.
In der Abend-Dämmerung schläfrig, wie er sich aber zu Bette legte, verging ihm der Schlaf ganz, obwohl er den Tag über starke Bewegung gehabt und die Nacht vorher nur wenig geschlafen hatte. (n. 7 T.) (*Sr.*)
Sehr munter, Abends.

430 Spätes Einschlafen und zeitiges Erwachen, früh. (n. 6 T.) (*Sr.*)
Unruhiger Schlaf, sie konnte nicht einschlafen und warf sich im Bette herum. (n. 21 T.) (*Sr.*)
Unruhiger Schlaf mit Durst und Kälte. (d. 1. T.) (*Sr.*)
Unruhige Nächte, er konnte nicht gut schlafen wegen Wallungen nach dem Kopfe, Unruhe im Körper, Kollern im Leibe und Durchfall. (d. ersten Tage.) (*Sr.*)
Nachts muſs er einige Male zum Harnen aufstehen. (n. 34 T.) (*Sr.*)

435 Er kann nur auf der linken Seite schlafen, denn, so wie er sich auf die rechte kehrt, wecken ihn ziehend stechende Schmerzen in den Zwischenribben-Muskeln der rechten Seite auf. (n. 7 T.) (*Sr.*)
Er wacht vor Mitternacht auf und kann dann vor 2 Uhr früh nicht mehr einschlafen. (*Sr.*)
Nachts 1 Uhr wachte er auf und konnte dann vor Gedanken-Fülle nicht mehr einschlafen, bis 4 Uhr früh. (d. 9. T.) (*Sr.*)
Ungewöhnlich zeitiges Erwachen, früh um 3 Uhr; sie konnte dann wegen Hitze im ganzen Körper, besonders im Kopfe, und Schweiſs an den Schenkeln unter 2 Stunden nicht wieder einschlafen. (d. 11. u. 12. T.) (*Sr.*)
Er erwacht früh 4 Uhr und ist ganz munter, so daſs er mit Heiterkeit zur Arbeit geht. (n. 5 W.) (*Sr.*)

440 Das Kind schreit aus dem Schlafe oft ängstlich auf und greift mit den Händen um sich. (*Sr.*)
Das fünfjährige Kind wirft sich umher, schreit die ganze Nacht, bis 4 Uhr früh, oft aus dem Schlafe auf, und ist dann am Morgen in einer weinerlichen Stimmung. (d. 4. T.) (*Sr.*)
Der Säugling schreit oft aus dem Schlafe auf und umklam-

mert die Mutter mit Aengstlichkeit, als habe er schreckhaft geträumt. (d. ersten 2 Wochen.) (*Sr.*)

Aergerliche Träume. (*Sr.*)

Traum von Halsweh und andern Krankheiten.

445 Wohllüstige Träume. (n. 80 T.) (*Sr.*)
Sie träumt, sie übe den Beischlaf aus, es erfolgt aber kein Wohllust-Gefühl. (n. 4 T.) (*Sr.*)

Schauder über den ganzen Körper, die Nacht und den folgenden Tag, mit klopfendem Kopfschmerz im Hinterhaupte, wie von einem Geschwüre. (d. 2. T.) (*Sr.*)

Frösteln im ganzen Körper, besonders im Rücken, ohne Durst, mit lätschigem Geschmacke, Rauhheit der Kehle, Stiche in der Brust beim Athmen, Mattigkeit, Abgeschlagenheit, Dehnen und Strecken der Glieder, unter zusammengezogenem schnellen Pulse; dabei Hitze, Schwere und Betäubung im Kopfe, und Brennen der Augen, mit Empfindlichkeit derselben gegen das Licht. (d. 23. T.) (*Sr.*)

Frost-Schauder, Nachts, von 2 bis 4 Uhr, mit Zittern, Speise-Erbrechen, Reifsen im Oberschenkel und Schmerz in den Knochen desselben, als ob sie zerbrochen wären; dann, nach Schlaf, Hitze und Durst; darauf, früh $\frac{1}{2}$9 Uhr, bitteres Erbrechen, und darnach Schweifs mit Verminderung des Durstes. (d. 2. T.) (*Sr.*)

450 Kälte mit Kopfweh und nachfolgender Hitze ohne Durst; beim Gehen im Freien hörte der Kopfschmerz auf, und sie befand sich dann ganz wohl. (d. 14. T.) (*Sr.*)

Kälte, jeden zweiten Tag, Nachmittags, mit Durst und Schlaf; darauf, beim Erwachen, Hitze, mit drückendem Schmerze in der Leisten-Gegend, ohne nachfolgenden Schweifs. (n. 38 T.)

Kälte, Nachmittags, von 2 bis 6 Uhr (nach Durst, Vormittags); dann, bis zum Einschlafen, Hitze, mit drückendem Schmerze im linken Hypochonder. (n. 5 W.) (*Sr.*)

Kälte, gleich nach Tische, mit mehr Durst, als Appetit zu Mittage und zurückziehendem Spannen rings um die Hypochondern und schnell in den Kopf steigende Hitze beim tief Athmen; dann Abends 6 Uhr Hitze, bei der er sich legen mufste, bis 10 Uhr, dann Schweifs und nach dem Schweifse Durst; 4 Tage lang. (n. 15 T.) (*Sr.*)

Bald Kälte, bald Hitze, oft mit Schweifs im Gesichte, während es ihm kalt den Rücken herunter läuft, unter Dehnen und Strecken in den Gliedern, mit Mattigkeit und Schläfrigkeit, dafs er sich Nachmittags legen mufs, jedoch ohne schlafen zu können; beim Spazieren schleppt er die Füfse nur so nach und ist verdriefslich und wortkarg. (Sr.)

455 Fliegende Hitze, öfters früh, mit Uebelkeit und Brechreiz. (d. 2. T.) (Sr.)

Hitze im Kopfe, Abends, beim Schreiben, mit Durst und Gefühl, als sollte Schweifs kommen. (n. 7 T.) (Sr.)

Hitze, wenn sie die Hände unter der Bettdecke einhüllt, sobald sie sie aber heraussteckt, wird ihr kalt. (n. 5 T.) (Sr.)

Hitze, Abends im Bette, und Schweifs, sobald er aber aufsteht, friert es ihn. (n. 17 T.) (Sr.)

Schweifs im Morgenschlafe, beim Anziehen wird es ihm aber kalt und er bekommt trocknen Husten mit Rauhheit auf der Brust, wie nach Verkältung. (n. 15 T.) (Sr.)

460 Nacht-Duften.

Calcarea carbonica, Kalkerde.

Man zerbricht eine reine, etwas dicke Austerschale, nimmt von der, zwischen der äufsern und innern, harten Schale derselben befindlichen, mürbern, schneeweifsen Kalk-Substanz einen Gran, den man auf die Art, wie zu Ende des ersten Theils von der Bereitung trockner Arzneistoffe zu homöopathischem Gebrauche gelehrt worden, in allen Potenz-Graden bis zu $\overline{X}$ verfertigt, und vor Sonnenlicht und grofser Wärme verwahret, zum Gebrauche aufhebt, je nach den verschiednen Zwecken.

Zur Vergleichung habe ich auch die Symptome, von der essigsauren Kalkerde beobachtet, beigesetzt, im Drucke mit einem Strich bezeichnet.

Die so potenzirte Kalkerde gehört mit zu den heilbringendsten antipsorischen Arzneien, vorzüglich in Fällen, wo folgende Zustände hervorragen:

Niedergeschlagenheit; Weinerlichkeit; Unheiterkeit mit Schwere der Beine; Aengstlichkeit, beim Schwitzen; Rastlose Aengstlichkeit; A e n g s t l i c h k e i t, Schauder und Grausen, w e n n d e r A b e n d n a h t; Angst, durch Gedanken erregbar; Angst nach Anhörung von Grausamkeiten; Nervöse Angegriffenheit; S c h r e c k h a f t i g k e i t; Anfälle von Verzweiflung über zerrüttete Gesundheit; Empfindliche Aergerlichkeit; Eigensinn; Gleichgültigkeit; Schweres Denken; Langwierige Kopf-Befangenheit, wie ein Bret vor dem Kopfe; Düseligkeit und Zittern vor dem Frühstücke; Schwindel beim Treppensteigen; Schwindel beim hoch Steigen, z. B. auf's Dach; Schwere und Drücken in der Stirn, wovon er die Augen zumachen mufs; Kopfschmerz vom Lesen und Schreiben; Kopfschmerz vom Verheben; Bohren in der Stirn, als wollte der Kopf platzen; K l o p f e n d e r Kopfschmerz im Hinterkopfe; Pochen in der Mitte des Gehirns; Hämmernder Kopfschmerz nach Gehen im Freien, zum Liegen zwingend; Kopfschmerz und Sumsen im Kopfe, mit Backenhitze; Eiskälte in der rechten Kopfseite; A b e n d l i c h e r S c h w e i f s a m K o p f e; H a a r - A u s f a l l e n; D r ü c k e n i n d e n A u g e n; Brennen und Schründen der Augenlider; Brennen und Schneiden in den Augen unter dem Lesen bei Lichte; Schneiden in den Augenlidern; Stechen in den Augen; Jücken der Augen; Zuschwären der Augen; Eiterung einer Thränenfistel; Thränen der Augen, im Freien oder früh; Fippern im obern und untern Augenlide; Morgentliche Verschliefsung der Augenlider; Dunkelwerden vor den Augen beim Lesen; Dunkelwerden der Augen nach dem Essen; Trübsichtigkeit und federig vor den Augen; Trübsichtigkeit, wie durch Flor; Nebel vor den Augen beim scharf Sehen und Lesen; Langsichtigkeit, kann ohne convexe Brille nicht lesen; Blenden der Augen von hellem Lichte; Stechen in den Ohren; Eiter-Ausflufs aus den Ohren; Knickern im Ohre beim Schlucken; Pochen in den Ohren; Lauten in den Ohren; Sumsen vor den Ohren; Ohr-Brausen; Ohr-Sausen mit Schwerhörigkeit; Donnern im Ohre; Es fällt ihr oft vor's Gehör; Schwerhörigkeit; Böse Nase; Verstopfung der Nase durch gelben, stinkigen Eiter; Bluten der Nase; Uebelriechen und Gestank aus der Nase; Mistgeruch vor der Nase; Gesichts-Schmerz; Jücken und Ausschlag im Gesichte; Sommersprossen auf den Wangen; Jücken und jückende Ausschlags-Blüthen am Backenbarte; Ausschläge am Munde; Schmerz der Unterkiefer-Drüsen; Zahnschmerz auf jedes kalt Trinken; Ziehender Zahnschmerz, mit Stichen, Tag und Nacht, durch Kaltes und Warmes erneuert; Zahnweh, wie Wühlen und Wundheits-Schmerz; Schwieriges Zahnen der Kinder; Schmerzhafte Empfindlichkeit des Zahnfleisches; Stechen im Zahnfleische; Zahnfleisch-Geschwulst; Bluten des Zahnfleisches; Trockenheit der Zunge, Nachts, oder früh beim Erwachen; Fröschlein-Geschwulst unter der Zunge; Schleim-Anhäufung im Munde; Schleim-Rachsen; Schnüren im Halse; Bitter-Geschmack im Munde, früh; Appetitlosigkeit; Appetitlosigkeit mit stetem Durste; Widerwille gegen gewohntes Tabakrauchen; Abneigung von warmen Speisen; Langwieriger Abscheu vor Fleischspeisen; Hunger, gleich oder bald nach dem Essen; Heifshunger, früh; Sie kann nicht genug essen, es will nicht hinunter; Nach Essen, Hitze; Aufstofsen nach dem Essen; Bitteres Aufstofsen; Würmerbeseigen; Verdauungs-Schwäche des Magens; Magen-Drücken, nüchtern und nach dem Essen; Nächtliches Drücken in der Herzgrube; Stechendes Magen-Drücken nach dem Essen; Magen-Krampf; Kneipen und Schneiden in der Herzgrube; Beim Magen-Drücken, Herauspressen unter der letzten Ribbe;

Unerträglichkeit fester Bekleidung um die Herzgrube; Herzgruben-Geschwulst mit Druckschmerz; Herzgrube, schmerzhaft beim Berühren; Spannen durch beide Hypochondern; Drückend stechendes Leibweh, ohne Durchfall; Drückend kneipendes Leibweh, ohne Durchfall; Leibschneiden im Oberbauche; Nachmittägliches Schneiden und Greifen im Unterleibe, mit Erbrechen der Mittagsspeisen; Kälte im Unterleibe; **Dicke und Härte des Unterleibes**; **Blähungs-Versetzung**; Drang von Blähungen nach dem Bauchringe, als wolle ein Bruch entstehen; Leib-Verstopfung; Hartleibigkeit; Stuhl wenig und hart; Stuhl zweimal täglich; Oeftere, stete Weichleibigkeit; Unwillkürlicher Abgang gäschichten Stuhles; Beim Stuhlgange, Austritt der Mastdarm-Aderknoten, mit brennendem Schmerze; Nach dem Stuhlgange, Abspannung und Zerschlagenheit; After-Jücken; **Mastdarm-Maden**; Brennen in der Harnröhre; Allzu oftes Harnen; Blutflufs aus der Harnröhre; Blut-Harnen; Ueppige, geile Gedanken; Mangel an Geschlechtstrieb; Geringes Geschlechts-Vermögen; Mangel an Pollutionen; Allzu kurze Erektionen beim Beischlafe; Stechen und Brennen in den männlichen Geschlechtstheilen, beim Abgange des Samens im Beischlafe; Druckschmerz in der Mutterscheide; Pressen auf den Mutter-Vorfall; Stechen im Muttermunde; Jücken an der Scham und am After; Wehadern an den Schamlefzen; Nachwehen oder Milchfieber nach der Niederkunft; **Blutflufs aus der Bährmutter**; (Unterdrückte Regel); **Zu frühe und allzu starke Regel**; Bei der Regel, Schneiden im Unterleibe und Greifen im Kreuze; **Weifsflufs vor der Regel**; **Weifsflufs, wie Milch, schurlweise**; **Brennend jückender Weifsflufs**; Bei Abgang des Weifsflusses, Jücken an der Scham.

Oefteres Niesen; **Lästige Trockenheit der Nase**; Steter Schnupfen; **Zögernder Schnupfen-Flufs**; **Stock-Schnupfen**; Morgentlicher Stockschnupfen; Nasen-Verstopfung; Geschwürigkeit des Kehlkopfes; Heiserkeit; Brust-Verschleimung; Abendhusten im Bette; **Nachthusten, im Schlafe**; Frühhusten; **Trockner Husten**; Gelber, stinkiger Auswurf; Beim Husten, Magendrücken; Athem-Versetzung beim Bücken; Drücken auf der Brust; **Stechen in der Brustseite bei Bewegung**; Stiche in der linken Seite beim Biegen auf dieselbe; Brennen auf der Brust; Brickelndes Stechen in den Brustmuskeln; **Herzklopfen, auch Nachts**; Kreuzschmerz; Verrenkungs-Schmerz im Rücken; **Steifheit**

Calcarea carbonica.

und Storren im Nacken; Halsdrüsen-Geschwülste; Dicker Halskropf; Pressender Schmerz im rechten Oberarme; Nächtliches Ziehen und Reifsen in den Armen; Jählinge Mattigkeit der Arme, wie Lähmung; Absterben der Hand beim Zugreifen; Hände-Geschwulst; Hände-Schweifs; Gichtknoten der Hand- und Fingergelenke; Eingeschlafenheits-Kriebeln in den Fingern; Taubheit der Finger und Abgestorbenheit, auch in der Wärme; Unbehülflichkeit der Finger; Oeftere Finger-Lähmung; Schwere der Beine; Steifigkeit der Beine; Klamm in den Beinen; Einschlafen der Beine beim Sitzen; Schenkel-Geschwüre; Stechen im Oberschenkel beim Auftreten; Webadern an den Oberschenkeln; Stechen im Knie beim Stehen und Sitzen; Stechen und Reifsen im Knie; Zieh-Schmerz im Knie beim Sitzen und Gehen; Knie-Geschwulst; Rothe Flecke an den Unterschenkeln; Sohlen-Brennen; Geschwulst der Fufssohlen; Fufskälte, Abends; Fufs-Schweifs; Abgestorbenheit der Füfse, Abends; Empfindlichkeit der grofsen Zehen; Hühneraugen; Hühneraugen-Schmerz; Eingeschlafenheit der Glieder; Klamm in den Armen und Beinen; Zerschlagenheits-Schmerz in den Oberarmen und der Mitte der Oberschenkel beim Treppensteigen; Reifsen in den Gliedern, in Armen und Beinen; Leichtes Verheben, wovon das Genick dick und starr wird, mit Kopfschmerz; Leichtes Verheben und davon Halsweh; Grofse Fettigkeit und Dickwerden bei Jünglingen; Angegriffenheit von Sprechen; Kräfte-Mangel, Mattigkeit; Früh-Mattigkeit; Nach jedem kleinen Gange grofse Ermattung; Nächtliche Fallsucht-Anfälle, zum Vollmonde, mit Schreien (*Sr.*); Grofse Ermüdung von mäfsigem Gehen in freier Luft; Grofser Schweifs bei mäfsiger Körper-Bewegung; Grofse Empfindlichkeit gegen Kälte; Leichtes Verkälten; Sichtbares Gluckern in der Haut, von den Füfsen bis zum Kopfe hinauf, worin es ihm dann düselig wird; Dürre der Haut am Körper; Rauhe, frieselartige Haut des Körpers; Kleienartiger Ueberzug der Haut; Blutschwäre; Warzen; Tages-Schläfrigkeit; Zeitige Abend-Schläfrigkeit; Oefteres Erwachen die Nacht; Schlaflosigkeit; Nachts, Herumwerfen im Bette; Nacht-Durst; Nachts, Drücken in der Herzgrube und ein Aufsteigen von da nach der Kehle und dem Kopfe; Nächtliche Schmerzen im Rücken und in den Armen; Nächtliche Engbrüstigkeit; Nächtliches Herzklopfen; Hitze und Bangigkeit, die Nacht; Grausige Phantasiebilder vor dem Einschlafen, Abends im Bette; Aengstliche Träume; Schwärmen und Phantasiren die Nacht; Nacht-Schweifs; Früh-Frost, nach dem Aufstehen; Oeftere fliegende Hitze; Fliegende Hitze mit Herzklopfen und Herzensangst; Dreitägiges Abendfieber, erst Gesichtshitze, dann Frost.

Die potenzirte Kalkerde ist von langer Wirkungs-Dauer. Wenn vorher gereichte Salpetersäure, obgleich anscheinend passend gewählt, doch einigermafsen ungünstig wirkte, dann ist gewöhnlich die Kalkerde mit Vortheil anzuwenden, so wie auch ungünstige Wirkung der obschon anscheinend homöopathisch gewählten Kalkerde durch nachgängig gereichte Salpetersäure wieder aufgehoben und in eine wohlthätigere verwandelt wird. Vorzüglich wird durch Kalkerde erregte Uebelkeit von Riechen an hoch potenzirte Salpetersäure, so wie auch andre Beschwerden von Gebrauch der Kalkerde durch Riechen an versüfste Salpetersäure fast specifisch und weit erfolgreicher aufgehoben werden, als durch Riechen an Kampher. Es giebt jedoch Beschwerden, die die homöopathische Anwendung des Riechens an Krähenaugen zu ihrer Tilgung verlangen. Oefterer ist der Gebrauch der Kalkerde nach Anwendung des Schwefels dienlich, und wenn die Pupillen sehr zur Erweiterung geneigt sind.

Kommt die weibliche Regel gewöhnlich mehre Tage vor dem vierwöchentlichen Termine und im Uebermafse, so ist die Kalkerde oft unentbehrlich hülfreich, und um so mehr, je mehr Blut abfliefst. Kommt die Regel aber stets zum richtigen Termine oder später, so ist, wenn dieselbe dann auch nicht schwach geht, *Calcarea* doch fast nie wohlthätig.

Selten nur läfst sich bei älteren Personen, selbst nach Zwischenmitteln, die Kalkerde mit Vortheil wiederholen, und höchst selten und fast nie ohne Nachtheil in Gaben unmittelbar nach einander; bei Kindern jedoch kann man sie, wenn sie den Symptomen zu Folge angezeigt ist, mehrmals, und, je jünger die Kinder sind, desto öfterer wiederholen.

Die mit einem Strich bezeichneten Symptome sind von essigsaurer Kalkerde beobachtet.

Die Namen meiner Mit-Beobachter sind durch folgende Zeichen bemerkt: *Fr.* = *Dr. Franz*; *Gr.* = *Dr. Grofs*; *Htn.* = *Dr. Hartmann*; *Lgh.* = *Dr. Langhammer*; *Rl.* = *Dr. Rummel*; *Stf.* = Medicinalrath *Dr. Stapf*; *Wl.* = *Dr. Wislicenus*; *Sr.* = *Dr. Schréter*.

Calcarea carbonica.

Niedergeschlagen und melancholisch im höchsten Grade, mit einer Art Beängstigung.
Wehmüthiges, nicht eigentlich trauriges Gefühl um's Herz, ohne Ursache, mit einer Art wohllüstigen Zitterns am Körper.
— Traurig, fast bis zu Thränen, bei sorgevoller Beschäftigung mit Gegenwart und Zukunft. (*Lgh.*)
Trübe, gedrückte Stimmung, mit unwiderstehlichem Hange zum Weinen.
5 Weinerlich, Abends. (n. 5 T.)
Viel Weinen (bei einem Säugling, dessen Mutter *Calcar.* genommen). (*Sr.*)
Weinen, bei Ermahnungen.
Weinen über Kleinigkeiten, bei empfindlich gereizter Stimmung.
Gram und Klage über längst vergangene Beleidigungen.
10 Aengstlich über jede Kleinigkeit und weinerlich.
Aengstlichkeit, Nachmittags, nach vormittägiger Uebelkeit mit Kopfschmerz.
— Aengstlich über Gegenwart und Zukunft, mit tiefem Nachdenken, dabei gleichgültig gegen Dinge aufser ihm, doch nicht ohne Neigung zu arbeiten. (*Lgh.*)
— Aengstliches Gemüth, als ob er Böses begangen oder Vorwürfe zu befürchten hätte, bei beharrlicher Neigung zur Arbeit. (*Lgh.*)
Grofse Angst und Herzklopfen.
15 Eine Art Angstschweifs, mit etwas Uebelkeit.
Bei der Angst, öftere Rucke in der Herzgrube.
Aengstliche Unruhe und Vielthätigkeit; sie will immer mancherlei verrichten, kommt aber zu nichts; nach diesem Eifer ist sie sehr abgespannt.
Unruhe im Gemüthe mit Düsterheit und Aengstlichkeit.
Unruhe und Wallung im Blute.

20 Aeufserst unruhig, Abends, nach nachmittägiger Brechübelkeit, wobei sie sehr gedankenlos gewesen.

Die Einsamkeit ist ihm lästig, bei Kälte des Gesichts, der Hände und Füfse.

Furchtsam und unruhig, als wenn sie Böses erfahren würde. (n. 4 T.)

Befürchtende, bange Ahnung, als ob ihm oder einem Andern ein Unglück begegnen würde, die er auf keine Weise verscheuchen konnte. (n. 23 T.)

Bange, traurige Stimmung, als ob er eine betrübende Nachricht zu erwarten hätte. (*Lgh*.)

25 Von Furcht und Angst vor der Zukunft bewegtes Gemüth, mit Furcht vor Abzehrung.

Sie befürchtet, den Verstand zu verlieren.

Sie fürchtet, die Leute sehen ihr ihre Verwirrtheit im Kopfe an.

Sie hält, hypochondrisch, sich für sterbenskrank, und konnte doch über nichts klagen. (die ersten Tage.)

Verzweifelnde Stimmung mit Furcht vor Krankheit und Elend, mit Ahnung betrübender Vorfälle.

30 Sie verzweifelt an ihrem Leben und glaubt, sie müsse sterben; dabei das traurigste Gemüth mit Weinen, und öftere Anfälle jählinger, allgemeiner Hitze, als würde sie mit heifsem Wasser übergossen.

Gereiztheit und Aengstlichkeit in öfteren Anfällen.

Reizbar, matt und niedergeschlagen, früh, nach wenig Arbeit.

Sehr angegriffen von Geräusch.

Jedes nahe Geräusch schreckt ihn auf, besonders früh.

35 Ungeduldig, desperat.

Unnatürlich gleichgültig, untheilnehmend, wortkarg. (n. 8 T.)

— Unaufgelegt zu sprechen, ohne mifslaunig zu seyn. (n. 6½ St.) (*Htn*.)

Verdriefslichkeit und unausgesetzter Eigensinn, drei Tage lang. (n. 28 T.)

— Sehr verdriefslich und unaufgelegt zum Sprechen, sobald er aus dem Freien, wo es ihm wohl ist, in die Stube kommt, unter verstärktem Kopfschmerze. (*Fr*.)

40 — Sobald er müfsig und ruhig sitzt, wird er verdriefslich und schläfrig, und es ist ihm Alles zuwider. (*Fr*.)

— Verdriefslich, mürrisch, sehr ärgerlich und höchst gleichgültig gegen die wichtigsten Dinge; dabei verrichtete er Alles mit Widerwillen und wie durch Zwang. (*Lgh*.)

Calcarea carbonica.

Unausstehlicher Unmuth und verkehrte Laune.
Widerwärtige Gemüths-Stimmung.
Widerwärtiges, niedergeschlagenes Gemüth.
45 Alles ist ihr zuwider, bei grofser Aergerlichkeit.
Betrübt und ärgerlich dachte sie sich Alles von der schlimmsten Seite und suchte alles Böse auf.
Aergerlich, ohne Ursache, zwei Abende nach einander.
Aergerliche Stimmung, ohne Ursache, vorzüglich früh.
Aergerlich und unruhig.
50 Sehr ärgerlich. (n. einigen St.)
Oft ärgerlich, und dann wirft sie Speichel aus.
So ärgerlich über Kleinigkeiten, dafs sie den ganzen Abend schwindlicht war und sich zeitig zu Bette legte, aber nicht schlafen konnte. (n. 20 T.)
Sehr ärgerlich und reizbar (nach Verkältung).
Aergerlich über Kleinigkeiten und sehr reizbar, früh, vor dem Stuhlgange, dreht er Alles zum Zorne.
55 Gedanken an ehemalige Verdriefslichkeiten reizen ihn zum Zorne auf.
Abneigung, Widerwillen, Ekel vor den meisten Menschen.
Zu aller Arbeit unaufgelegt.
Scheu und Ekel vor der Arbeit, bei grofser Reizbarkeit und Schwere der Füfse.
— Willenlosigkeit, und dabei doch Gefühl von Kraft. (n. 7 T.)
60 — Den Tag über ärgerlich und verdriefslich, Abends launig und gesprächig. (*Lgh.*)
— Den ersten Theil des Tages ängstlich, den letzten, heiter und zufrieden mit sich selbst. (*Lgh.*)
— Er ist heiter und möchte gern unter Menschen seyn, um mit ihnen zu reden. (n. 10 St.) (*Htn.*)
Die Gedanken vergehen ihm; sein Gedächtnifs ist kurz.
Sehr vergefslich. (n. 48 St.)
65 Grofse Schwäche des Vorstellungs-Vermögens; bei ganz geringer Anstrengung im Sprechen war es ihm, als würde das Gehirn gelähmt, meist im Hinterkopfe; er konnte gar nichts denken und sich nicht besinnen, wovon die Rede sey, bei Eingenommenheit des Kopfes.
Sie verwechselt die Worte und verspricht sich leicht.
Unbesinnlich und schwindelicht, wie nach Herumdrehen im Kreise.
— Dumm im Kopfe, wie von langem Herumdrehen im Kreise, von früh 3 bis Nachmittags 4 Uhr. (n. 25 T.)

Bewufstlosigkeit, mit Täuschung über den Aufenthaltsort, als wäre das Zimmer ein Gartensaal.

70 Abends, zwei Anfälle von Besinnungslosigkeit im Gehen; sie wäre zur Erde gefallen, wenn man sie nicht ergriffen hätte. (d. 5. T.)

Bewufstlosigkeit, bei ängstlichem Magendrücken, aus der sie, wie durch heftigen Schreck, plötzlich wieder erwacht.

Beim Bücken und Bewegen des Kopfes war es, als wüfste sie nicht, wo sie wäre.

Wirres, zittriges Wesen im Kopfe. (d. 1. T.) (*Rl.*)

Wie verwirrt im Kopfe.

75 So dämisch im Kopfe, jeden Morgen, beim Aufstehen aus dem Bette.

Grofse Eingenommenheit des Kopfes, nach dem Mittagsschlafe.

Dumpfe, anhaltende Eingenommenheit des Kopfes.

Schmerzhafte Eingenommenheit des Kopfes, dafs sie das Gelesene nicht verstehen, das Gesprochene nicht fassen kann.

Stete Kopf-Eingenommenheit, wie zu voll.

80 Fühllosigkeit und Stumpfheit der Sinne im ganzen Kopfe, wie bei heftigem Schnupfen.

Düseligkeit im Kopfe, früh nach dem Aufstehen, mit Uebelkeit und Brausen vor dem Ohre, und Gefühl, als sollte er bewufstlos hinfallen. (n. 22 T.)

Solche Düseligkeit, Vormittags, dafs ihm Alles wie im halben Traume erschien.

Betäubung, wie Unbewufstheit der äufsern Gegenstände, mit wogendem Sumsen oben im Kopfe.

Betäubung des Kopfes, wie Schwindel, den ganzen Nachmittag. (n. 24 T.)

85 Schwindlichtes Schwanken, Abends, beim Gehen im Freien, dafs er hin und her taumelt.

Schwindel-Gefühl, als sollte er in die Höhe gehoben und vorwärts gestofsen werden.

Schwindel zum Hinfallen, mit Mattigkeit. (*Gr.*)

— Schwindel, als stehe der Körper nicht fest. (n. 6 St.) (*Wl.*)

— Leise überhingehender Schwindel. (n. ½ St.) (*Htn.*)

90 — Anfall betäubenden Schwindels; der Kopf neigte sich vorwärts, auf die linke Seite hin, in Ruhe und Bewegung. (n. ¼ St.) (*Lgh.*)

Schwindel von Aergernifs.

Schwindel beim schnell Drehen des Kopfes, und auch in der Ruhe.

Schnell vorübergehender Schwindel, am meisten beim Sitzen, weniger beim Stehen und noch minder im Gehen.

Heftiger Schwindel beim Bücken, dann Uebelkeit und Kopfschmerz.

95 Schwindel zum Umfallen, nach Bücken, beim Gehen und Stehen; sie mufste sich anhalten.

Schwindel, nach Gehen, beim Stehen und Umsehen, als wenn sich Alles mit ihr herumdrehe.

Schwindel, beim Gehen im Freien, als sollte er taumeln, besonders bei schnellem Wenden des Kopfes.

— Schwindel beim Gehen im Freien. (auch n. 26 T.)

— Schwindel beim Gehen im Freien, als sollte er auf die rechte Seite fallen. (n. 2 St.) (*Lgh.*)

100 Schwindel und schmerzhaftes Drehen im Kopfe, wie in einem Kreise herum, früh, beim Aufstehen; besonders beim Gehen und Stehen sehr schwindelicht, mit Frost und Nadelstichen in der linken Kopfseite.

Kopfschmerz, auch wohl mit Schwindel, alle Morgen beim Erwachen.

Kopfschmerz in der Nase, über der Stirn.

Kopfschmerz im Hinterkopfe, wenn sie nur irgend etwas fest um den Kopf bindet.

Oft halbseitige Kopfschmerzen, stets mit viel leerem Aufstofsen.

105 Kopfweh mit Brech-Uebelkeit. (n. 12 T.)

Kopfschmerz nur in der Seite, auf welcher er eben liegt (ein Brennen?).

— Gefühl beim jedesmaligen Bücken, als fingen in der rechten Kopfseite sich Kopfschmerzen an. (*Htn.*)

Dumpfer Schmerz in der Stirne, mit Wüstheit im Kopfe, früh, beim Erwachen, mit trockner, schleimiger Zunge. (d. 5. T.) (*Rl.*)

Erst dumpfer, dann drückender Kopfschmerz in den Schläfen, früh, beim Erwachen, mit vielem leeren Aufstofsen. (*Rl.*)

110 Heftige dumpfe Kopfschmerzen, erst am Vorderhaupte, dann auch am Hinterkopfe, einige Tage lang. (n. 8 T.)

Betäubender Druck im Oberkopfe, wie nach schnellem Umdrehen im Kreise. (n. 24 T.)

Betäubendes, drückendes Weh in der Stirne, wie beim Schwindel, in Ruhe und Bewegung. (n. 1½ St.)

— Betäubender, drückender Schmerz in der Stirne, mit Unbesinnlichkeit und Benebelung des ganzen Kopfes, während des Lesens; er mufste im Lesen still halten, und wufste nicht, wo er war. (*Lgh.*)

— Betäubender, drückender Schmerz im ganzen Kopfe, früh, nach dem Aufstehen aus dem Bette, als ob er nicht ausgeschlafen oder die Nacht durch geschwärmt hätte. (n. 24 St.) (*Lgh.*)

115 — Das betäubende, drückende Weh in der (rechten) Stirn (-Seite) erhöht sich vorzüglich beim Bücken. (n. 50 St.) (*Lgh.*)

Vollheits-Gefühl im Kopfe, immerwährend.

Schmerzhaftes Vollheits-Gefühl in der Stirn, mit Klopfen in den Schläfen.

Schwere in der Stirn, durch Lesen und Schreiben erhöht.

Schwere und Hitze des Kopfes, fast blofs in der Stirn.

120 Schwere des Kopfes, früh beim Erwachen, mehre Morgen. (n. 20 St.)

Grofse Schwere des Kopfes, früh, beim Erwachen, mit Hitze darin; beides sehr erhöht bei Bewegung des Kopfes und beim Aufrichten. (n. 27 St.)

— Grofse Schwere des Kopfes, mit starken Rucken in beiden Schläfen, und Schmerzhaftigkeit des ganzen Kopfes beim Bücken, die beim Aufrichten wieder vergeht. (n. 9½ St.) (*Htn.*)

Schwere und Drücken im Hinterhaupte. (n. 13 T.)

— Schwerheits-Kopfschmerz, nach einigem Bücken, im Stehen, mit Drücken in der ganzen Stirn nach aufsen, besonders über dem linken Auge. (n. 5½ St.) (*Htn.*)

125 Drücken im Kopfe, bald oben, bald in der Schläfe. (n. 12 T.)

— Drückender, pressender Schmerz im ganzen Kopfe, besonders in beiden Schläfen. (n. 9 St.) (*Htn.*)

Drücken in der Schläfe, acht Tage lang, alle Tage.

— Drücken im linken Schläfebeine, als würde es eingedrückt, innerlich und äufserlich zugleich. (n. 7¼ St.) (*Htn.*)

— Drücken in der rechten Schläfe, dicht neben den Augen, als wenn etwas derb darauf drückte. (n. 5⅓ St.) (*Htn.*)

Calcarea carbonica.

130 Starker Druckschmerz im Scheitel weckt ihn alle Morgen um 5 Uhr und vergeht dann nach einer Stunde.
— Druck im Wirbel des Hauptes, welcher bis in das Auge ging.
Drücken in der Stirne.
Drückender Kopfschmerz meist in der Stirne, in der freien Luft vermehrt.
Drückender Kopfschmerz in der Stirne, als wenn es da ganz dick wäre.
135 — Drückender Kopfschmerz in der Stirne, besonders über der linken Augenbraue, beim Gehen im Freien. (*Lgh.*)
— Drückender Kopfschmerz im rechten Stirnhügel, der sich bis zum rechten Auge erstreckt und diefs unwillkürlich zu schliefsen zwingt. (n. 1½ St.) (*Htn.*)
— Schnell durch das Hinterhaupt fahrender Druckschmerz, welcher nur allmählig verschwindet. (*Htn.*)
Pressen im Vorderkopfe. (d. 4. T.)
Herauspressen in der Stirn, sehr arg und schwindelartig, durch Aufdrücken mit der kalten Hand erleichtert und beim Gehen im Freien verschwindend. (n. 9 T.)
140 — Herauspressender Schmerz in der linken Schläfe-Gegend und ganzen linken Kopfseite, wie auch in der rechten Seite des Hinterhauptes. (*Htn.*)
— Ruckweifses Pressen nach aufsen im linken Hinterhaupte, das sich bis in den Nacken erstreckt. (n. 14 St.) (*Htn.*)
— Gefühl im Hinterhaupte, als würde es auseinander geprefst. (*Htn.*)
Herausdrängender, heftiger, fast stechender Schmerz in der Gegend des Scheitels, beim Bücken. (n. 14 T.)
Schmerzhaftes Drängen nach aufsen im ganzen Kopfe, mit Gefühl, als würde das Gehirn zusammengeprefst. (n. 15 T.)
145 Zusammendrückender, kneipender Kopfschmerz auf der linken Seite.
Spannender, scharfer Schmerz in der Stirne.
Spannen über den Oberkopf.
Der Kopf thut weh, wie gespannt.
Spannen und Drücken in der rechten Kopfseite, wie von einem stumpfen Werkzeuge, das ruckweise von oben herab hindurch gedrückt wurde.
150 Krampfhafter Schmerz, von der Stirn nach dem Scheitel ziehend (nach Verkältung). (n. 6 T.)

Krampfhaftes Ziehen unter dem Scheitel im Oberkopfe, mit
Stichen in den Schläfen und Hitze in den Ohren. (n. 48 St.)
— Klammartiger Schmerz an der rechten Schläfe. (n. 6 St.)
(*Wl.*)
— Klammartiger Schmerz in der linken Schläfe. (n. 8, 14
St.) (*Lgh.*)
Kneipender Schmerz an der Stirne. (*Rl.*)
155 Kneipend ziehender Schmerz in der linken Schläfe, nach
dem Seitenbeine zu, mit Gesichtshitze. (*Rl.*)
Ziehschmerz in der ganzen rechten Kopfseite, im Jochbeine
und im Kiefer. (d. 4. T.)
— Ziehschmerz in der rechten Stirnseite, über dem Auge
und im Hinterhaupte, bei Anstrengung der Gedanken.
(n. 2 T.) (*Fr.*)
Ziehender Schmerz am Oberkopfe.
Fast steter Ziehschmerz unter dem Scheitel des Kopfes.
160 Ziehschmerz unter dem Scheitel und in den Schläfen,
welcher vom Rücken herauf zu kommen scheint.
Vom Nacken herauf ziehender Kopfschmerz.
Ziehschmerz im Hinterhaupte, immer nach der Seite hin, wohin er den Kopf bewegte; auf Niesen vergehend. (n. 12 T.)
— Ziehender und drückender Kopfschmerz in der linken
Augenbrau - Gegend oder im Schläfebeine. (*Fr.*)
— Ziehend drückender Kopfschmerz im rechten
Schläfemuskel, auch Abends; zuweilen mit Drücken
auf die obere Zahnreihe; durch Druck auf die Schläfe
verwandelt sich der Schmerz in drückendes Kopfweh in
der Stirne. (*Fr.*)
165 — Ziehender, drückender Kopfschmerz im linken Hinterhaupte, mit Steifheits - Gefühl im Nacken. (*Fr.*)
— Ziehender, drückender, zuweilen auch reifsender Kopfschmerz bald in der Stirne, bald im Hinterhaupte, bald
in den Schläfen, welcher beim Daraufdrücken vergeht und
bei Anstrengung der Gedanken verschwindet. (n. 3 T.) (*Fr.*)
Reifsender Schmerz, den ganzen Tag in den Schläfen, den
Augenknochen und dem Backen, welcher sehr anschwillt.
Wühlen und Drücken im Kopfe, was sich nach den Augen,
der Nase, den Zähnen und den Backen verbreitete, mit
grofser Empfindlichkeit gegen Geräusch, unter Anwandlungen von Ohnmacht.
Nagende Empfindung im Hinterkopfe.

Calcarea carbonica.

170 Schneidender Schmerz am Hinterhaupte und in der Stirne, als wenn etwas Scharfes da eingedrückt würde, verschlimmert durch Gehen und Aufdrücken der Hand. (n. 8 T.)
Stiche im Kopfe.
Flüchtige Stiche im Kopfe, hie und da.
Stechen im Kopfe, Abends, mit Stechen in den Beinen.
Stechende Schmerzen im Gehirn, mit Leerheits-Gefühl im Kopfe, drei Tage lang. (n. 28 T.)

175 Einzelne Stiche durch den Kopf, mit großer Frostigkeit.
Stechender Kopfschmerz, zu den Augen heraus. (d. ersten T.)
Stechender Kopfschmerz rechts, bis in's Auge.
Stichartiger Kopfschmerz in der einen Stirnhälfte, der im Liegen sich bessert.
Stiche im ganzen Kopfe eine halbe Stunde lang, wenn sie nach platt auf dem Rücken Liegen sich aufrichtet, und so auch nach dem Bücken.

180 **Stechender Kopfschmerz auf der linken Seite, über der Schläfe.** (n. 2 T.)
Oeftere Stiche in den Schläfen. (n. 7 T.)
Stiche durch die linke Schläfe herein und zur rechten wieder hinaus. (n. 5 St.)
Stiche oben auf der rechten Seite des Kopfes, bis in's rechte Auge. (n. 29 T.)
— Feine Stiche auf dem Wirbel, äußerlich. (n. 7 St.) (*Wl.*)

185 Stiche in der rechten Seite des Hinterkopfes. (n. 11 T.)
— Absetzende Nadelstiche in der linken Stirnseite, in Ruhe und Bewegung. (*Lgh.*)
— Heftige ruckweise Stiche durch die ganze rechte Gehirn-Hälfte, welche sich oft erneuern und dann eine spannende, auseinanderpressende Empfindung zurücklassen. (*Htn.*)
— Stumpfe, drückende Stiche zu beiden Schläfen hinein. (n. 24 St.) (*Wl.*)
— Stumpfe, drückende Stiche, beim Gehen, welche vorzüglich die linke Stirnseite einnehmen und bei fortgesetztem Gehen sich wieder verlieren. (*Lgh.*)

190 — Wühlende Stiche in der linken Schläfe, nahe bei der Augenbraue, bei Bewegung des Unterkiefers. (n. 5 St.) (*Lgh.*)
— Bohrender Stichschmerz in der linken Stirne, beim Sitzen, welcher beim Gehen, Stehen und durch Berührung sogleich vergeht. (n. 12 St.) (*Lgh.*)

— Bohrender Stich mitten auf der Stirne bis in das Gehirn hinein. (n. 3 St.) (*Wl.*)
— Taktmäfsig absetzende, herausbohrende Messerstiche in der linken Schläfegegend, welche bei Berührung und im Sitzen vergehen. (*Lgh.*)
— Pulsirende Stiche im linken Seitenbeine. (sogleich.) (*Wl.*)

195 Einzelne Zucke oder Stöfse durch das Gehirn.
Krampfig zuckender Schmerz in der rechten Schläfe.
Rucke im Kopfe, auf Augenblicke.
Pochender Kopfschmerz in der Mitte des Gehirns, alle Morgen, und den ganzen Tag anhaltend.
Klopfender Schmerz in der Stirne.

200 Stichartiges Klopfen im Kopfe, beim Schnellgehen.
— Starkes Klopfen im Oberkopfe, in der Gegend des Wirbels, wie von einer Schlagader, mit schneidenden Stöfsen nach aufsen. (*Wl.*)
Blutdrang nach dem Kopfe, mit Gesichtshitze, sieben Stunden nach der Mahlzeit.
Hitze im Kopfe und starke Blutwallung.
Hitze im linken Kopfe.

205 Hitze um den Kopf, Abends.
Eiskälte in und an dem Kopfe. (n. 4 St.)
Knistern, mehre Minuten ihm hörbar, im Hinterhaupte, gegen Mittag und darauf eine Wärme im Nacken herab.
Erschütterung im Gehirn, bei starker Bewegung, mit dumpfreifsendem Schmerze. (d. 12. T.)
Schmerzhafte Erschütterung im Gehirne, besonders im rechten Hinterkopfe, bei geringem Schütteln des Kopfes und bei jedem Tritte.

210 — Erschütterung im Gehirne, beim Auftreten, wie ein Wiederhall im Kopfe.
Im linken Seitenbeine plötzlicher Schmerz, als sey der Knochen zerhauen, mit Schauder über den ganzen Körper. (*Rl.*)
Aeufserlich an der rechten Kopfseite, eine taube Stelle.
Mehre Stellen des Kopfes schmerzen beim Befühlen. (n. 14 T.)
— Die ganze Kopfhaut ist schmerzhaft empfindlich beim Hin- und Herbewegen der Stirn-Muskeln. (n. 1½ St.) (*Wl.*)

215 — Wundheits-Schmerz am Hinterhaupte, bei Berührung, als wenn die Stelle unterköthig wäre. (*Lgh.*)
Schmerz am Kopfe, als ob die Haut abgelöst würde, bis hinten auf den Nacken.

Calcarea carbonica.

Reifsen am Kopfe und in den Augen, mit Röthe des ganzen Gesichtes, jeden Nachmittag von 3, 4 Uhr bis 9, 10 Uhr.
Grofse Verkältlichkeit des Kopfes, und davon Kopfschmerz, als wenn ein Bret auf dem Kopfe läge, mit drängendem Schmerze darin unter Frösteln des Körpers. (n. 6 T.)
Jücken auf dem Haarkopfe.
220 Jücken am Hinterkopfe.
Jücken hinter dem Ohre, mit Düseligkeit im Kopfe nach Kratzen.
Jücken auf dem Haarkopfe, beim Gehen im Freien.
— Kitzelndes Jücken auf dem Haarkopfe, das zum Kratzen nöthigt, mit Schmerzhaftigkeit der Haarwurzeln bei Berührung. (*Lgh.*)
— Kriebeln und Jücken auf dem Haarkopfe, durch Reiben nicht zu tilgen. (n. 10 St.) (*Wl.*)
225 Brennendes Jücken auf dem Haarkopfe. (n. 13 T.)
Brennendes Jücken, wie von Nesseln, mit argem Krabbeln auf dem Haarkopfe und am Untertheile des Gesichtes, Abends vor Schlafengehen.
Schuppigwerden der Kopfhaut auf dem Scheitel.
Ausschlag auf dem Haarkopfe, mit Drüsen-Geschwülsten am Halse.
Arger Kopf-Ausschlag. (*Rl.*)
230 Ausschlags-Blüthen an der Stirne.
Beule auf der rechten Seite des Kopfes, ohne Schmerzen. (n. 15 T.)
Beule unter der linken Schläfe. (n. 15 T.)
Beule in der rechten Schläfe, früh, welche Abends wieder vergangen war. (n. 15 T.)
Dünner, feuchter Grind auf dem Haarkopfe. (n. 12 T.)
235 Ein Blutschwär auf der Haargränze der Stirn. (d. ersten Tage.)
Die Kopfhaare gehen ihr beim Kämmen aus.
— Ueber der linken Augenbraue ein Eiterbläschen. (*Lgh.*)
Die Augen schmerzen, dafs sie sie schliefsen mufs, mit Gefühl, als sollte sie sie hineindrücken. (n. 8 T.)
Schmerzhafte Empfindung, als wäre ein fremdes Körperchen in die Augen gerathen. (n. 17 T.)
240 Schmerz in den Augen, als würden sie eingedrückt.

Drücken in den Augen, Abends.
Arges Drücken, Tag und Nacht, als wenn ein Sandkorn unter dem obern Augenlide wäre. (n. 19 T.)
Drücken im Auge, Abends, nach dem Niederlegen, und in der Nacht, als wenn ein Sandkorn darin wäre.
Drücken und Brennen in den Augen und Thränen derselben.

245 Spannung in den Augenmuskeln, beim Wenden der Augen und Anstrengung derselben im Lesen.
Zucken und Pucken im Auge, ruckweise. (n. 20 T.)
Stiche im Auge und im Kopfe (beim Monatlichen). (n. 8 T.)
Arger Stich im Auge, welches die Thränen-Fistel hat.
Stechen und Beifsen im Auge.

250 Stechen im innern Augenwinkel, dann abwechselnd Stechen und Klopfen in den Augen, und nach Vergehen des Schmerzes, öfteres Ausschnauben.
— Stechen im äufsern und innern Augenwinkel. (*Fr.*)
— Jückende Stiche in den innern Augenwinkeln, welche durch Reiben vergehen. (sogleich.) (*Wl.*)
— Heftig reifsende Stiche im rechten Auge, als ob es entzündet wäre. (*Fr.*)
— Bohrender Stich am obern Rande der Augenhöhle. (n. 5 St.) (*Wl.*)

255 Jücken in den Rändern der Augenlider.
Jücken in den Augen, Abends, früh aber Drücken.
— Arges Jücken der Augen.
Jücken in den Augenwinkeln.
Jücken im rechten innern Augenwinkel.

260 — Jücken der Augen in beiden Winkeln.
— Kitzelndes Jücken am rechten äufsern Augenwinkel, das zum Reiben nöthigt. (n. 25 St.) (*Lgh.*)
Schründender Schmerz im untern Augenlide.
Beifsen in den Augen. (n. 7 T.)
Kälte-Gefühl in den Augen. (sogleich.)

265 Hitz-Empfindung in den Augen, mit Schwere in den obern Lidern.
Brennen in den Augen, wenn er die Lider schliefst.
— Brennen im linken obern Augenlide, nach dem innern Winkel zu. (n. 6 St.) (*Htn.*)
Brennen der innern Augenwinkel, mit Stichen darin.
Brennen und Jücken in den Augen. (n. 8 T.)

Calcarea carbonica.

270 Jückendes Brennen in den Augen, auf dem Kopfe und am Halse. (n. 7 T.)
Röthe der Augenlid-Ränder.
Röthe des Weifsen im Auge.
Röthliches Augenweifs, mit Drücken in den Augen. (n. 20 T.)
Entzündung und Geschwulst des linken Augenwinkels und untern Lides, mit stechenden und klopfenden Schmerzen und Jücken drum herum. (n. 10 T.)

275 — Heftige Augen-Entzündung, das Augenweifs ist ganz roth, und in den Augen, besonders den äufsern Winkeln, den ganzen Tag viel Augenbutter; die äufsern Winkel sind wie wund und geschwürig, 14 Tage lang. (d. 2 T.)
Geschwulst und Röthe der Augenlider mit nächtlichem Zuschwären; am Tage sind sie voll Augenbutter mit Hitz-Gefühl und schründendem Schmerze, und die Augen thränen. (n. 11 T.)
Geschwulst der untern Augenlider, früh, nach dem Aufstehen.
Thränen der Augen, beim Schreiben.
Thränen und Angegriffenheit des Auges. (n. 7 T.)

280 Früh-Thränen der Augen.
Beifsendes Wasser läuft aus dem linken, gerötheten Auge.
Empfindung, wie Fett in den Augen.
Eitriger Schleim (Augenbutter) ist beständig in den Augen; sie mufs sie oft auswischen.
Trockner Eiter an den Augenlid-Rändern und in den Augenwinkeln.

285 — Augenbutter in den Augenwinkeln, zwei Tage lang. (n. 10 St.) (*Lgh.*)
— Klebrigkeit der Augenlider, beim Bewegen derselben, mit Drücken in den Winkeln, besonders den äufsern. (n. 55 St.) (*Lgh.*)
Zuschwären der Augen.
Die Lider der wässerig aussehenden Augen sind früh mit Augenbutter zugeklebt, und die Augen schmerzen, wenn er in's Licht sieht. (n. 24 St.)
— Zugeschworenheit der Augen, früh beim Erwachen aus dem Schlafe. (n. 24 St.) (*Lgh.*)

290 Etwas Blut schwitzt aus dem im Weifsen sehr gerötheten, doch schmerzlosen Auge.
Fippern in den obern Augenlidern, mit Empfindung, als bewege sich das Auge von selbst. (n. 18 T.)

Steifigkeit im linken Augapfel, früh, nach dem Aufstehen; er läfst sich ohne ein widriges Gefühl nicht bewegen.

Sie mufs beim Lesen mit den Augen blinzeln; die Augen wollten immer zugehen (waren roth und thränten).

Erweiterung der Pupillen.

295 — Erst erweiterte, dann verengerte Pupillen. (*Lgh.*)

Eine Dunkelheit oder Schwärze fährt ihr zuweilen über die Augen.

Trübheit der Augen (nach Verkältung des Kopfes). (n. 6 T.)

Trübheit des Gesichts, wobei sie ein Bedürfnifs fühlt, die Augen zu schliefsen, ohne schläfrig zu seyn. (d. 6. T.)

Wie Federn vor den Augen.

300 Wie Flor vor dem Gesichte, in beiden innern Augenwinkeln, was durch Thränen der Augen vergeht.

Wie ein Schatten kommt es ihr vor die Augen, bei sehr erweiterten Pupillen, so dafs ihr die Gegenstände von der einen Seite wie dunkel und unsichtbar vorkommen; so sah sie z. B. am Menschen nur ein Auge.

Jählinge Blindheit, gleich nach dem Mittagessen; er konnte selbst den Tisch nicht mehr sehen, an welchem er safs; dabei Angstschweifs und Uebelkeit, und zugleich wie ein heller Schein vor den Augen; nach einer Stunde Schlaf war es vergangen.

Im Finstern sieht er wie elektrische Funken vor den Augen.

Weitsichtigkeit, sie mufs eine convexe Brille zum Lesen haben.

305 Langsichtigkeit; sie, die sonst nah und fern gut sehen konnte, kann nichts Feines mehr in der Nähe erkennen, keine Nähnadel einfädeln. (d. ersten 9 Tage.)

— Weitsichtigkeit bei einem Kurzsichtigen; er konnte in ziemlicher Entfernung alle Gegenstände deutlich wahrnehmen, den ganzen Tag. (*Lgh.*)

Kleine Gegenstände sah sie deutlicher, als gröfsere.

Ein schwarzer Punkt begleitet die Buchstaben beim Lesen.

Zuweilen sieht er einen schwarzen Fleck vor dem linken Auge, der nach einigen Minuten wieder vergeht.

310 Bei angestrengter Körper-Bewegung sieht sie oft schwarze Flecke vor den Augen. (n. 11 T.)

Er sieht einen Schein um das Licht und den Mond.

Die Buchstaben tanzen vor den Augen.

Flimmern vor den Augen und Blödigkeit derselben.

Flimmern und wie Feuerfunken vor den Augen, früh, beim Erwachen.
315 Licht blendet sie.
Das Schauen in's Kerzenlicht ist empfindlich dem Auge und dem Kopfe.
Ohrenschmerz, als wolle sich Etwas durchdrängen.
Drücken in den Ohren.
Klammartiger Schmerz in den Ohren. (d. 7. T.) (*Rl.*)
320 — Klammgefühl auf der hintern Seite der Ohrmuschel. (n. 9 St.) (*Htn.*)
Zucken im rechten Ohre, unter zischendem Rauschen, alle Minuten und so stark, dafs es zuweilen den Körper mit aufzuckt.
— Zucken im Ohrknorpel. (n. 48 St.) (*Wl.*)
Ziehender, dumpfer Schmerz in den Ohren.
Stiche im linken Ohre und in der Schläfe, was in der Ruhe, bei geschlossenen Augen verging.
325 Stechen und Schmerz im rechten Ohre.
— Stiche in den Ohren.
Reifsende Stiche im rechten Ohre. (n. 3 T.)
Pulsiren in den Ohren. (d. ersten Tage.)
Kriebeln im rechten Ohre. (n. 7 T.)
330 Jücken an der Ohrmuschel.
Brennendes Jücken in beiden Ohren.
Oefteres Frösteln äufserlich an den Ohren.
Hitze im Innern der Ohren, wie heifses Blut. (n. 29 T.)
Eine Hitze strömt gleichsam aus dem linken Ohre aus. (n. 5 T.)
335 Brennschmerz um das Ohr.
Geschwulst im linken Ohre, mit Jücken.
Starke Geschwulst des rechten Ohres.
Geschwulst des innern Ohres und der rechten Gesichtsseite, mit häufiger Absonderung des Ohrschmalzes.
Der Knochen hinter dem linken Ohre ist wie geschwollen und jückt; beim Befühlen aber schmerzt die Stelle, wie geschwürig.
340 Ausschlag hinter dem rechten Ohre, welcher näfst.
Beule vor dem linken Ohre, welche beim Befühlen wie Blutschwär schmerzt.
— Eine Beule unter dem Ohrläppchen, wovon beim Kauen das Kiefergelenk spannend schmerzt.
Ein wenig Wasser träufelt ihr aus dem (gut hörenden) Ohre,

während das andere (mit gutem Ohrschmalze versehene) sehr schwerhörig ist.

Es fährt in's Ohr beim Schneuzen.

345 Es tritt ihr beim stark Schnauben vor das Ohr, daſs sie nicht darauf hören kann (beim Schlucken geht es wieder weg).

— Gefühl im rechten Ohre, als wenn sich Etwas vor das Trommelfell geschoben hätte, ohne Minderung des Gehöres. (n. 15 St.) (*Lgh.*)

Schlechteres Gehör. (d. ersten 3 Tage)

Taubhörigkeit, lange Zeit hindurch. (*Sr.*)

Empfindlichkeit im Gehirne, bei starkem Schalle.

350 — Empfindlich gegen Geräusch, Abends beim Einschlafen.

Klingeln vor den Ohren.

Singen in den Ohren und hinterdrein Knistern darin.

Bald Singen, bald Knickern im linken Ohre.

Singen und Brausen im Ohre.

355 Lauten im linken Ohre und im Kopfe.

Summen im linken Ohre.

Starkes Sausen in den Ohren, mit Schwerhörigkeit, früh. (n. 2 T.)

Fauchen vor dem linken Ohre.

— Leises Schwirren in beiden Ohren, bei Eingenommenheit des ganzen Kopfes. (n. ¼ St.) (*Wl.*)

360 **Quatschen in den Ohren, beim Schlingen.** (d. ersten Tage.)

Es schlappert im Ohre, als wenn eine Haut darin los wäre.

Knurksen im Ohre, beim Schlingen.

Knacken im Ohre, beim Kauen.

An der Nase, ein Zucken der äufsern Muskeln. (n. 14 T.)

365 — Nagender Schmerz an der Nasenwurzel. (n. 1 St.) (*Wl.*)

Jücken der Nase, äufserlich und innerlich. (n. 2 T.)

Wundheits-Schmerz am Rande der Nasenlöcher, und vorzüglich an der Nasen-Scheidewand.

Das fast wunde Nasenloch schmerzt beim Berühren stechend.

Wundheit des rechten Nasenloches.

370 Rother Fleck an der Nasenspitze.

Entzündung, Röthe und Geschwulst am vordern Theile der Nase.

Geschwulst der Nase, besonders an ihrer Wurzel, öfters vergehend und wiederkehrend. (n. 6 T.)

Geschwulst des rechten Nasenflügels, mit Schmerzhaftigkeit bei Bewegung.
Ausschlag an der Nase.
375 Schmerzhafte Blüthe im linken Nasenloche, mit jückend stechendem Schmerze.
Blüthe im rechten Nasenloche, nur schmerzhaft bei Bewegung der Gesichts- und Nasen-Muskeln; der Nasenflügel ist roth und jückt äufserlich und innerlich.
— Blüthen in beiden Nasenlöchern, mit Schorf.
Böse, geschwürige Nasenlöcher; vorher zuweilen öfteres Niesen.
Die Nasenhaut ist wie mit Oel überzogen. (n. 25 T.)
380 Ausschnauben schwärzlichen Blutes.
Starkes Bluten der Nase. (n. 10 T.)
Etwas Nasenbluten, Nachts. (n. 18 T.)
Nasenbluten, früh. (n. 7 T.)
Heftiges Nasenbluten, wie bei starkem Aderlasse, fast bis zur Ohnmacht. (*Sr.*)
385 Der Geruch ist abgestumpft.
Sehr empfindlicher Geruchs-Sinn. (n. 22 T.)
Sehr übler Geruch in der Nase. (n. 25 T.)
Gestank vor der Nase, wie nach faulen Eiern oder nach Schiefspulver. (n. 1 St.) (*Lgh.*)
Die Gesichtsfarbe ist blafs, mit blauen Ringen um die Augen. (d. ersten Tage.)
390 Blasses, mageres Gesicht, mit tiefliegenden, dunkelrandigen Augen. (n. 14 T.)
Gelbheit des Gesichtes.
— Gesichts-Gilbe.
Starke Röthe und Hitze im Gesichte öfters.
Anhaltende aufgedunsene Röthe und Hitze des Gesichtes.
395 Rothlauf an dem (dicken) Backen.
Gesichtsschmerz und darauf Backen-Geschwulst, wovon der Schmerz verging. (n. 10 T.)
— Dumpfer Schmerz in den Muskeln des linken Backens. (n. 2 St.) (*Lgh.*)
— Drückender Schmerz im rechten Oberkiefer, beim Kauen. (n. 3 St.) (*Htn.*)
Unter klammartigem Zusammenzieh-Schmerze zieht es ihr den rechten Backen krampfhaft seitwärts. (n. 30 T.)
400 Zucken in den Gesichts-Muskeln.

— Feines Zucken vom obern Rande der Augenhöhle zur Nase herab.
Reifsen in den Knochen des Gesichtes und Kopfes.
Reifsen im linken Backenknochen.
— Heftiges Reifsen im rechten Oberkiefer. (n. 9 St.) *(Htn.)*
405 Stiche in der rechten Backe, sehr heftig, den ganzen Tag. (n. 5 T.)
— Pulsirendes Klopfen auf beiden Wangenbeinen. (n. 2 St.) *(Wl.)*
Brickeln im Gesichte und am Halse.
— Feines Kriebeln im Gesichte, unter dem Auge und an der Seite der Nase. *(Wl.)*
Arges Jücken im ganzen Gesichte, sie mufste stets kratzen. (d. ersten 7 Tage.)
410 Brennen im ganzen Gesichte.
Geschwulst-Gefühl im Gesichte, besonders unter dem Auge und um die Nase, ohne sichtbare Geschwulst.
— Empfindung von Spannen im rechten Backen, als wäre er geschwollen. (n. 2 T.) *(Fr.)*
Geschwulst unter dem linken Auge, ohne Schmerz.
Schmerzlose Backen-Geschwulst, früh, beim Aufstehen. (d. 2. T.)
415 Geschwulst des Gesichtes, ohne Hitze, mit Nadelstichen hie und da.
Weifse Flecken im Gesichte, mit Jücken.
Ausschlag kleiner, schmerzloser Blüthen im ganzen Gesichte. (n. 5 T.)
Frieselichter Ausschlag im Gesichte, neben den Augen und an der Nase.
Viele Blüthen im ganzen Gesichte, mit argem Jücken.
420 Jückende Blüthchen an der Stirn, mit Jücken im ganzen Gesichte.
Jückende Blüthchen an beiden Wangen, am Jochbeine, einige Wochen über.
— Blüthchen in der Mitte der Backe, das nach Kratzen näfste, und eine grünliche Kruste zurückliefs. (n. 48 St.) *(Lgh.)*
— Ein Schwär auf dem Backen, stechenden Schmerzes.
Die Lippen und der Mund werden krampfhaft zusammengezogen, dafs sie ihn nicht öffnen konnte.
425 Erst leises Ziehen in der Unterlippe, dann ward sie wie abgestorben, weifs und taub, mit Gefühl, als würde sie dick und wollte herabhängen, 5 Minuten lang. *(Stf.)*

Stichlichtes Jücken um die Ober- und Unterlippe.
— Jückendes Kriebeln auf der Oberlippe, das nach Reiben sogleich an einer andern nahen Stelle wieder erscheint. (n. 1 St.) (*Wl.*)
— Rauhheit und Dürre der Lippen, vorzüglich der Oberlippe, als wenn sie anfspringen wollten. (n. 49 St.) (*Lgh.*)
Aufgesprungene Lippen, mit rissiger, schründender Zunge. (n. 48 St.)
430 Aufgesprungene Oberlippe.
Geschwulst der Oberlippe, früh.
Ausschlag im Rothen der Unterlippe. (n. 32 T.)
Blüthen auf der Oberlippe.
Blüthen-Ausschlag um den Mund und in den Mundwinkeln.
435 Blüthe unter dem rechten Mundwinkel.
Schorfige Blüthe am Rande des Rothen der Unterlippe.
— Grofser, nässender Schorf unter dem rechten Mundwinkel.
Geschwürige Mundwinkel, 14 Tage lang.
Der rechte Mundwinkel ist zugeschworen und schmerzt wundartig.
440 Am Kinne, Jücken.
Kitzelndes Jücken am Rande des rechten Unterkiefers, mit Reiz zum Kratzen. (*Lgh.*)
Ausschlags-Blüthe in der Mitte des Kinnes.
Feiner Ausschlag um das Kinn und am Halse, mit Jücken.
Am Unterkiefer, linker Seits, starke Geschwulst mit ziehenden Schmerzen. (n. 12 T.)
445 Drüsen-Geschwulst am Unterkiefer.
Harte Geschwulst einer Unterkiefer-Drüse, Hühnerei grofs, mit schmerzhaftem Spannen beim Kauen und stechendem Schmerze beim Befühlen. (n. 41 T.)
— Geschwulst der Unterkiefer-Drüse, mit drückendem Gefühle darin. (*Fr.*)
Zahnschmerz, nur beim Essen.
Zahnschmerzen, von Heifsem und Kaltem, am meisten aber von Zugluft erregt, Tag und Nacht, mit Auslaufen vielen Speichels aus dem Munde und Stechen zu den Ohren und Augen heraus, dafs sie Nachts davor nicht schlafen kann. (n. 8 T.)
450 Zahnweh in allen Zähnen (wie von feinen Nadelstichen), das von Eindringen kalter Luft verschlimmert wird, weckt ihn Nachts aus dem Schlafe.

Die Zähne können keine Luft und keine Kälte vertragen.
Zahnschmerz, nur wenn kalte Luft oder Getränk in den Mund kommt.
Der Zahn schmerzt empfindlich bei geringem Anstofse.
Der Zahnschmerz wird durch äufsern Lärm vermehrt.
455 Ziehen in den Zähnen.
Ziehender Schmerz in einem Vorderzahne, einige Minuten anhaltend und in Absätzen wiederkehrend. (n. 17 T.)
Ziehendes Schneiden in allen Zähnen. (n. 11 T.)
Reifsen in den Zähnen, als würden die Wurzeln herausgerissen. (n. 20 St.)
Reifsen in den Zähnen, den Kopf heran, bis in die Schläfe, meist Nachts.
460 Einzelne Risse in hohlen Zähnen, in halbstündigen Anfällen, am ärgsten, wenn sie Warmes zu sich nimmt; auch Nachts; es reifst im ganzen Backen.
Nagender Zahnschmerz, am stärksten Abends.
— Nagender Zahnschmerz in den rechten obern Backenzähnen, als ob sie hohl werden wollten, in allen Lagen. (n. 6 St.) (*Lgh.*)
Beifsender Schmerz in den Zähnen.
Viel kitzelndes Zahnweh am hohlen Zahne.
465 Bohrender Zahnschmerz, mit Stichen nach dem Nasenknochen zu, Tag und Nacht, und mit Geschwulst des Zahnfleisches und Backens.
Bohrender und stechender Zahnschmerz bis in's Auge und das Ohr, beim Fahren im Wagen ungeheuer erhöht. (d. 22. T.)
Erst Stiche im hintersten Backenzahne, zwei Stunden nach Tische, dann Bohren, durch Essen gelindert.
Starke Stiche in einem Zahne, bis in das rechte Auge und die rechte Schläfe; nur am Tage, dabei Neigung, den Zahn mit der Zunge zu berühren, worauf aber jedes Mal ein starker stichartiger Ruck im Zahne entstand, dafs sie zusammenfuhr und es sie schüttelte. (d. ersten 5 Tage.)
— Stiche in den Zähnen.
470 Zuckendes Zahnweh. (d. 24. T.)
Zucken in den linken Zähnen und der linken Kopfseite.
Ein Stofs an die Zähne, wie mit einer Faust.
Neigung, mit den Zähnen zu klappen, wie bei Frost.

Calcarea carbonica.

Klopfender Zahnschmerz in einem Spitzzahne, blofs beim Essen.

475 — Pochender Zahnschmerz mit Empfindlichkeit des Zahnes bei Berührung und Zahnfleisch-Geschwulst, die bei Berührung schmerzt. (n. 7 T.)

Lockerheit eines alten Zahnstiftes unter dem geschwollenen Zahnfleische, mit wundstechenden Schmerzen bei Berührung.

Aufgetretenheit der Zähne; blofs, wenn sie darauf bifs, schmerzte es sehr.

Die Zähne sind wie verlängert.

Uebler Geruch aus den Zähnen.

480 Das Zahnfleisch jückt. (*Rl.*)

— Feines Stechen im Zahnfleische des ganzen Oberkiefers. (n. 2 St.) (*Lgh.*)

— Bohren im obern Zahnfleische rechter Seite, mit nachfolgender Geschwulst desselben unter drückendem Ziehen im rechten Schläfe-Muskel. (*Fr.*)

Starkes Pulsiren im Zahnfleische.

Klopfen im geschwollenen Zahnfleische.

485 Wundheit des Zahnfleisches, mit Schmerzhaftigkeit der Wurzeln der Zähne.

Geschwulst des Zahnfleisches, am hohlen Zahne.

Schmerzhafte Geschwulst des Zahnfleisches, ohne Zahnschmerz, auch mit Backen-Geschwulst, welche bei Berührung schmerzt. (n. 3 T.)

Geschwulst des Zahnfleisches (und des Kiefers); vorzüglich an einem abgebrochenen Zahne schwillt ein Knäutel an, von dem die Schmerzen sich bis zum Ohre erstrecken.

Eiterbläschen im Zahnfleische, über dem einen Backenzahne, wie eine Zahnfistel. (Nach Verkältung?) (n. 24 T.)

490 Geschwür am Zahnfleische. (n. 14 T.)

Bluten des Zahnfleisches, auch Nachts. (n. 2, 3 T.)

Im Munde, Geschwulst der rechten Backe zu einem dicken Knoten, mit ziehend reifsendem Schmerze darin, jeden Abend.

Blasen im Munde, welche aufgehen und Geschwüre bilden. (n. 12 T.) (Nach Aergernifs?)

Blasen im Munde und daraus entstehende Geschwüre am innern Backen. (Nach Verkältung?)

495 Kleine Bläschen am Innern des Backens, wo die Zähne antreffen.

Weifsgelbliches Geschwürchen an der rechten Mandel im Munde.

Die Zunge schmerzt an der Seite und auf ihrer untern Fläche, besonders beim Kauen, Schlucken und Ausspucken. (d. 7. T.) (*Rl.*)

Schmerz unter der Zunge, beim Schlucken, links hinter dem Zungenbeine. (*Rl.*)

Brennschmerz auf der Zungenspitze wie von Wundheit; sie konnte vor Schmerz nichts Warmes in den Mund nehmen. (n. 6 St.)

500 Heftiges Brennen auf der Zunge und im ganzen Munde.

— Gefühl von Rauhheit und Wundheit der Zunge, welche weifs belegt ist. (*Lgh.*)

Dicke, ganz weifse Zunge, mit Gefühl, als wenn sie ganz hautlos wäre und wund.

Geschwulst der einen Seite der Zunge, wodurch das Schlingen erschwert wird.

Blasen auf der Zunge, die ihn sehr am Essen hindern.

505 — Bläschen auf der Zunge, mit Brennschmerz und Hitze im Munde.

Weifs belegte Zunge. (d. ersten Tage.)

Schwerbeweglichkeit der Zunge.

Das Sprechen fällt ihr schwer.

Er bewegte den Mund, als wollte er reden oder schreien, konnte aber kein Wort von sich geben.

510 Am Gaumen, Stechen.

— Rauhheit und Scharren hinten am Gaumen, das zum Husten reizt, davon aber nicht vergeht. (n. 12 T.) (*Wl.*)

Halsweh, mit Drüsen-Geschwulst unter dem Kiefer.

Schmerz im Halse, als hinderte das Zäpfchen das Herabschlingen, selbst beim leer Schlucken; doch beim Sprechen weniger Schmerz, und beim Liegen im Bette gar keiner.

Halsweh, wie innere Geschwulst, bis in die Ohren. (n. 14 T.)

515 Halsweh, wie von einem Knäutel im Halse, beim Schlucken.

Gefühl, als sey ein fremder Körper im Schlundkopfe, welcher immer zum Schlingen nöthigt. (n. 15 T.)

Hinderung im Halse, beim Schlingen, wie von einem drückenden Körper.

Krampfhafte Verengerung des Schlundes.

Gefühl im Schlunde, Nachmittags, als wären die Speisen stecken geblieben und nicht in den Magen gekommen, mit einer Art Uebelkeit.

Calcarea carbonica.

520 Drücken im Schlunde, nach dem Schlingen.
Stechen und Drücken im Halse, beim Schlingen.
Heftige Stiche im Halse, bis in's Ohr, beim Schlingen und noch mehr beim Sprechen.
Stiche im Halse beim Schlingen, sie kann kein Brod hinunter bringen.
— Heftiger Stich rechts oben an der Speiseröhre, aufser dem Schlingen. (n. ¾ St.) (*Htn.*)

525 Rauhheit und Brennen im Halse, mit Gefühl, als wenn die ganze Speiseröhre, bis an den Magenmund, rauh und wund wäre.
Gefühl, als wenn der Hals und das Zäpfchen wund und ganz hautlos wären.
Rohheit und Wundheit des ganzen Schlundes; er kann fast Nichts schlingen. (n. 29 T.)
Geschwulst der Mandeln, mit Verlängerung des Zäpfchens und Gefühl von Engheit des Schlundes beim Schlingen, zugleich wie Wundheit, mit Stichen. (n. 5 T.)
Geschwulst und Entzündung des Gaumens; das Zäpfchen dunkelroth und voll Bläschen.

530 Geschwulst und dunkle Röthe des Zäpfchens.
Grofse Trockenheit des Mundes und der Zunge, mit rauhem, stichlichten Gefühle. (*Rl.*)
— Trockenheit im Munde, wie von Kalkerde. (*Fr.*)
Trockenheit der Zunge, früh, beim Erwachen. (n. 13 T.)
— Trockenheits-Gefühl auf der Zunge. (n. 5 T.)

535 Trocken und bitter im Halse, den ganzen Tag, am meisten früh.
Trockenheits-Gefühl am Gaumen, das ihm Schleim-Rachsen verursacht.
Viel Speichel-Zusammenflufs im Munde, doch nicht zum Ausspucken.
Der Speichel läuft ihm, Vormittags, mehrmals im Munde zusammen, mit Uebelkeit. (d. 4. T.)
— Viel Zusammenflufs von Speichel im Munde, er konnte dessen nicht genug hinterschlucken. (n. 1½ St.) (*Lgh*)

540 Viel Schleim im Munde, mit Trockenheits-Gefühl. (*Rl.*)
— Gefühl vielen Schleimes im Rachen, beim Schlingen, bei Trockenheit im Munde. (n. 1½ St.) (*Lgh.*)
Schleimig im Munde, früh, was sich durch Ausspülen des Mundes nicht vertreiben läfst. (n. 24 St.)

Schleim im Halse, mit Eisen-Geschmack.
Schleim-Auswurf, Nachts, mit Kratzen im Halse.
545 Schleim-Rachsen, früh.
Der Geschmack ist abgestumpft.
Es schmeckt ihr Alles ungesalzen.
— Das Essen hat ihm zu wenig Geschmack, namentlich das Fleisch. (*Fr.*)
Fader, wässerichter Mund-Geschmack, bei allzu empfindlich erhöhtem Geschmacke der Speisen.
550 **Uebler Mund-Geschmack**, früh, wie von verdorbenem Magen.
Mistartiger Geschmack im Munde und Rachen.
Unreiner, bitterlicher Geschmack im Munde.
Früh, zwei Stunden nach dem Aufstehen, bitterer Mund-Geschmack.
Bitterlicher Geschmack hinten im Halse. (d. 5. T.)
555 Süfser Geschmack im Munde, wie von Zucker, Tag und Nacht. (n. 12 T.)
Metall-Geschmack, Blei-Geschmack im Munde, früh. (n. 6 T.)
Eisen-Geschmack im Munde.
Dintenartiger Geschmack im Munde, früh, beim Erwachen.
Saurer Geschmack im Munde.
560 Saurer Geschmack im Munde, mit vielem zähen Speichel.
Saurer Geschmack des Speichels, den sie anhaltend ausspuckt. (n. 2 T.)
Saurer Geschmack aller Speisen, ohne sauern Mund-Geschmack (nach Verkältung?).
Salziger Geschmack im Munde und viel Durst. (n. einig. St.)
Grofser Durst.
565 Starker Durst, Nachmittags. (n. 8 St.)
Viel Durst und brauner Urin.
Starker Durst auf Bier.
— Früh, Durst.
— Ungewöhnlicher Durst und Trockenheit im Halse.
570 — Arger Durst mit Begierde nach kalten Getränken, besonders nach Wasser; er mufste viel trinken, acht Stunden lang. (n. 8 bis 55 St.) (*Lgh.*)
Der Appetit ist geringer; sie fühlt eine Schärfe im Magen.
Gänzliche Appetitlosigkeit. (n. 24 St.)
Stete Vollheit.
Sie will nichts Gekochtes geniefsen.

575 Heftiger Appetit, bei grofser Mattigkeit, Abends.
Viel Heifshunger, bei schwachem Magen.
Heifshunger, früh.
Grofser Hang zu Salzigem.
Viel Appetit auf Wein, den sie sonst nie liebte.
580 Naschsucht.
Der gewohnte Tabak schmeckt nicht und macht beim Rauchen Kopfschmerz und Uebelkeit.
Milch bekömmt ihm nicht, macht ihm Uebelkeit und Brecherlichkeit.
— Die Milch schmeckt ihm sauer und ist ihm zuwider. (*Htn.*)
Die Milch schmeckt ihm gut. (*Htn.*)
585 Die früh genossene Milch schwulkt sauer herauf. (n. 3 T.)
Auf Milch läuft Wasser aus dem Magen zum Munde heraus. (Würmerbeseigen.)
— Nach Milchtrinken, früh, steigt ihm eine Uebelkeit vom Magen herauf, wie von verdorbenem Magen.
Nach allem Essen bekommt sie einige Stunden darnach ein kaum auszuhaltendes Brennen den Hals herau, mit oder ohne Aufstofsen.
Nachdem er sich Mittags kaum halb satt gegessen, wird es ihm übel; die genossenen Speisen schwulken bis in den Mund herauf, mit ekelm Geschmacke, und es erfolgt ein stetes Aufstofsen, drei Stunden lang. (n. 20 T.)
590 Aufschwulken von Speise.
Wenn er sich fast eben satt gegessen, entstand Uebelkeit, welche aber verging, wenn er nun ganz mit Essen aufhörte. (n. 9, 12 T.)
Nach jeder Speise, Aufstofsen mit dem Geschmacke des Genossenen.
Nach Tische, viel Aufstofsen.
Nach dem Mittagessen, alsobald sehr aufgetriebner, harter Unterleib.
595 Nach wenigem Essen und Trinken Auftreibung des Magens und Unterleibes.
Nach Genufs dünnflüssiger Nahrung, Abends, ist er wie ausgestopft, unter vielem krampfhaften Pressen.
Nach dem Abendessen, Leibschneiden.
Beim Mittagessen, Kneipen im Bauche vom Nabel aus. (n. 18 T.)
Beim Essen, lautes Kollern, gleich über dem Nabel.

600 Nach dem Abendessen, krampfhaftes Magendrücken, und
wenn es nachläfst, Gefühl in den Gedärmen, als käme
Durchfall, der aber nicht erscheint. (n. 7, 8 T.)

Nach dem Mittagessen, Stechen in der Herzgruben-Gegend.
(n. 9 T.)

Nach dem Mittagessen, Druck im Scheitel und in der Stirne.

— Nach dem Essen wird der ziehend drückende Kopfschmerz
um die Schläfe stets vermehrt und schon während desselben
stellt er sich ein, mit grofser Empfindlichkeit der Zähne
beim Kauen, als ob sie locker wären und umgebogen
würden. (*Fr.*)

Zwei Stunden nach dem Mittagessen, Blutdrang nach dem
Kopfe, mit Gesichtshitze.

605 Nach dem Mittagessen, starker Herzschlag.

Nach dem Essen fühlt er die Herzschläge, ohne die Hand
auf die Brust zu legen.

Nach dem Mittagessen, Mattigkeit und Schwäche-Gefühl.
(n. 9 T.)

Nach dem Mittagessen, Schläfrigkeit; er nickte ein.

Nach dem Essen unabwendbarer Schlaf; darauf Schüttelfrost
und Kitzelhusten.

610 Nach dem Abendessen, heftige Neigung zu
schlafen.

Nach Tische, kalte Füfse.

Beim Abendessen, Schweifs im ganzen Gesichte.

Viel Aufstofsen, selbst früh, beim Erwachen, und nüchtern.

— Oefteres leeres Aufstofsen. (*Lgh.*)

615 Oefteres Aufstofsen nach dem Geschmacke
des Genossenen.

Noch nach 6 Stunden stöfst es ihm nach dem Geschmacke
der Mittags genossenen Speisen auf.

Aufschwulken des Genossenen.

Bitteres Aufstofsen.

Aufstofsen mit Galle-Geschmack, Nachmittags.

620 Saures Aufstofsen, früh.

— Säuerliches, widriges Aufstofsen. (*Lgh.*)

— Stetes säuerliches Aufstofsen. (*Htn.*)

Magensäure kommt ihm herauf, bis zur Kehle; eine Art
Sood, den ganzen Tag.

Aufschwulken von Säure, Abends spät.

625 Aufschwulken bräunlich saurer Feuchtigkeit, mit Brennen
von der Herzgrube herauf (Sood). (n. 8, 9 T.)

Ranziges Aufstofsen, kratziger Sood.
Soodbrennen. (n 1 St.)
Brennen zum Halse heran nach allem Essen, besonders nach Genufs harter, trockner Speisen.
Schlucksendes Aufstofsen.
630 Schlucksen, den ganzen Tag, bis Abends. (n. 29 T.)
— Oefteres Schlucksen. (*Lgh.*)
— Starkes Schlucksen, eine Viertelstunde lang. (n. 5 St.) (*Wl.*)
Weichlichkeit im Magen, mit Speichel-Zuflusse im Munde. (n. 3 St.) (*Lgh.*)
Uebelkeit, früh. (n. 2 St. u. n. 5 T.)
635 Uebelkeit alle Morgen, bei verminderter Efslust.
Uebelkeit, früh, nüchtern, mit Ekel, Grauen und Schauder.
Uebelkeit in der Herzgrube, früh, nüchtern, mit Schwarzwerden vor den Augen, dafs er sich hinsetzen mufste.
Uebelkeits-Gefühl, Vormittags.
Starke Uebelkeit in der Herzgrube, Nachmittags, wie von grofser Leerheit im Magen.
640 Uebelkeit, Abends, und Hitze, mit sehr unruhigem Schlafe.
— Uebelkeit, mit Husten und einer Art Soodbrennen, weckt ihn um Mitternacht auf.
Uebelkeit mit Aengstlichkeit. (n. 8 T.)
Ohnmachtartige Uebelkeit, öfters.
Brech-Uebelkeit mit Auslaufen säuerlichen Wassers aus dem Munde.
645 Vormittags, 11 Uhr, Uebelkeit und Brecherlichkeit.
Neigung zum Würgen im Schlunde, ohne Uebelkeit, mit Zusammenlaufen von Wasser im Munde, wie Würmerbeseigen.
Würmerbeseigen mit Leibweh. (n. 24 St.)
— Brecherlichkeit mit Aufstofsen und Wasser-Zusammenlaufen im Munde, unter einer Art Schwindel im Kopfe. (sogleich.) (*Htn.*)
Uebelkeit mit Erbrechen des Genossenen, unter Mattigkeit, Ohnmacht und Bewufstlosigkeit. (*Sr.*)
650 Erbrechen, früh, mit Uebelkeit darauf, den ganzen Tag, bei wühlendem Schmerze im Unterleibe.
Erbrechen sauren Wassers, Nachts.
Schwarzes Erbrechen. (n. 9 T.)
Die Magen-Gegend ist schmerzhaft beim Befühlen.
Schneller Schmerz im Magen, als wolle es denselben ausdehnen.

22 *

655 Fülle des Magens, Nachmittags.
Anschwellung der Magen-Gegend, nach der linken Seite hin.
Drücken im Magen, den ganzen Tag. (n. 7 T.)
Drücken im Magen, selbst nüchtern.
Drücken quer über den Magen.
660 Drücken im Magen; es liegt schwer und fest darin.
Drücken im Magen, als wenn ein Klump darin wäre, nach dem mäfsigen Abendessen, eine Stunde lang.
Drücken im Magen, mit Zusammenlaufen des Speichels im Munde.
Drücken im Magen, Abends vor dem Niederlegen, wie ein Wurgen.
Arges Drücken im Magen, wie Krampf, zwei Stunden lang, sie konnte nicht davor im Bette liegen bleiben, sondern mafste aufstehen.
665 Magenkrampf, mit Uebelkeit, Aufstofsen und Gähnen. (n. ½ St.)
Arger Magenkrampf, Nachmittags, bis Schweifs über und über ausbrach.
Krampf im Magen und Unterleibe, schneidender und zusammenpressender Art.
Zusammenziehender Magenschmerz, mehre Tage, zuweilen mit Drücken nach der Mahlzeit.
Greifen in der Herzgrube.
670 Nagen, und wie Rucke im Magen.
Stichschmerz in der Herzgrube, beim Daraufdrücken, besonders arg nach dem Stuhlgange.
Stechen quer durch die Magen-Gegend.
Wundheits-Schmerz im Magen.
Brennen im Magen.
675 — Beängstigung in der Herzgrube. (n. 6 St.) (*Wl.*)
— Aengstlichkeit wie aus dem Magen, im Sitzen, mit heifsem Brennen im Unterleibe; im Gehen oder Stehen bald wieder verschwindend. (n. 26 St.) (*Lgh.*)
In den Hypochondern, ein Spannen.
Wie geschnürt unter den Hypochondern, mit Zittern und Klopfen in der Magengegend.
— Spannend klemmender Schmerz in der ganzen Hypochonder-Gegend und in der Herzgrube. (n. 10 St.) (*Htn.*)
680 — Dumpf kneipendes Wurgen dicht unter der Herzgrube. (sogleich.) (*Htn.*)
— Kneipend zwickende Empfindung in der ganzen Hypo-

chonder-Gegend, die sich bis unter das Brustbein fortsetzt, hier stechend wird und Aufstofsen erregt. (n. ¼ St.) (*Htn.*)

— Heftiges Kneipen in der Hypochonder-Gegend und der Brust, das sich hie und da in einen kleinen Stich endigt. (n. ½ St.) (*Htn.*)

— Greifen in der Hypochonder-Gegend, unter der Herzgrube, bei Frost am ganzen Körper.

Die fest anliegende Bekleidung um die Hypochondern ist ihr unerträglich.

685 In der Lebergegend, Spannschmerz.

Spannen und Drücken in der Lebergegend, als wäre es da sehr dick, zum Aufplatzen.

Dickheit und Erhabenheit der rechten Bauchseite (in der Lebergegend?); sie fühlt da stets einen Druck, besonders beim Sitzen, und eine Schwere; sie darf sich nicht auf diese Seite legen; dabei Blähungs-Versetzung.

Drückender Schmerz in der Leber, besonders Nachts, wo auch Härte derselben am fühlbarsten ist.

Druck in der Lebergegend, bei jedem Tritte im Gehen.

690 Ziehschmerz in der hinteren Lebergegend, nach dem Rücken zu, wie Risse.

Ziehschmerz aus dem rechten Hypochonder nach dem Schambein-Schlusse zu.

Zuckschmerz in der Lebergegend. (d. 7. T.)

Stechen in der Lebergegend, bei oder oder nach Bücken.

Flüchtiges Stechen in der rechten Hypochonder-Gegend, Vormittags, eine Stunde lang.

695 Stechen in der rechten Hypochonder-Gegend, was sich von da nach dem Rücken zog, Abends. (n. 30 T.)

— Lange Stiche in der rechten Seite unter den Rippen (n. 13 St.) (*Htn.*)

Erschütternder Stich aus der Lebergegend in die Brust. (n. 10 St.) (*Fr.*)

Schründend stechender Schmerz in der Lebergegend, an der letzten falschen Rippe.

Rohheits-Schmerz in der Leber.

700 Im linken Hypochonder, öfters des Tages, viertelstündige Anfälle von drückendem Pochen (Pucken), in Ruhe und Bewegung.

Scharfes Zusammenkneipen in der linken Unterrippen-Gegend.

Im Bauche, in der Mitte desselben, ungeheures Wehgefühl von
Uebelkeit, ohne Brechreiz, eine Viertelstunde lang. (n 27 T.)
Schmerz im Bauche, über den Hüften, beim Gehen und
Athmen. (n. 6 T.)
Weh im Unterbauche, schon beim Gehen einiger Schritte,
mit Hitz - Gefühl im ganzen Körper. (n. 5 T.)
705 Drücken im Unterleibe, von der Herzgrube an
abwärts.
Drückender Bauchschmerz unter dem Nabel, früh nach dem
Aufstehen, wie ein Eindrücken auf den Unterleib, mit
Leib - Verstopfung. (n. 12 T.)
Arges Drücken im Unterbauche und harter Stuhl. (d. ersten T.)
Drücken im Unterbauche, bei angestrengter Körper-Bewegung.
Drückendes Leibweh im Unterbauche, mit Uebelkeit. (8 Tage lang.)
710 Drücken im Unterleibe, mit Stechen in der Herzgrube abwärts.
— Druck im Unterbauche, welcher den Kopf befangen macht.
Vollheit im Unterleibe, besonders nach dem Essen.
Auftreibung des Bauches, blofs nach dem Mittagsmahle, nicht
nach dem Abendessen, wo sie doch viel ifst.
Stark aufgetriebner Unterleib.
715 Starke Aufgetriebenheit des Leibes, bei Leibschmerzen,
zen, öfters des Tages.
Vollheit im Bauche, Abends, dafs er sich kaum bewegen
konnte, bei heftigen Leibschmerzen.
Aufgetriebner, harter Unterleib.
Angespannter, voller Unterleib, bei Zusammengezogenheit des
Mastdarms, welche die Blähungen zurückhält.
Spannung im Unterleibe, mit Auftreibung, den
ganzen Nachmittag, ohne Blähungs - Empfindung; nach
Abgang von Winden verging es. (n. 20 T.)
720 Spannung im Leibe. (d. ersten Tage.)
Spannen im Unterleibe, beim Sitzen nach starker Bewegung.
Spannen und Schneiden im Unterbauche. (n. 15 T.)
Klemmen und Drängen dicht unter dem Nabel, nach dem
Abendessen, durch Gehen erhöht und später in Aufgetriebenheit übergehend.
Zusammenziehende Schmerzen im Unterleibe, nach dem
Kreuze zu. (n. 40 T.)
725 Zusammenziehender Leibschmerz im Oberbauche, dafs sie
krumm gehen mufste, vorzüglich durch tief Athmen erregt.
(n. einigen Tagen.)

Zusammenziehende Empfindung im Unterleibe und in der Herzgrube, mit bald zu starkem, bald zu geringem Appetite.

Zusammenziehen des Unterleibes, nach der Brust herauf, gleich früh, eine Stunde lang. (n. 18 T.)

Nagendes Greifen im Unterleibe und Magen, von der Brust aus.

Oft arger Krampf im Darmkanale, jedoch vorzüglich Abends und Nachts, bei Kälte der Oberschenkel. (n. 8, 29 T.)

730 Krampfhaftes Zusammendrehen und Zusammenwickeln um den Nabel. (n. 4 T.)

Zusammenraffen im Unterbauche, nach der Bährmutter zu, mehre Tage über, mit Abgang blutigen Schleimes durch den Stuhl. (n. 17 T.)

Winden in den Gedärmen.

Windender, schneidender Schmerz im Unterleibe.

Kolik, öfters des Tages, einige Minuten lang, wie Kneipen, mit Uebelkeit darauf.

735 Kneipen im Bauche. (d. ersten Tage.)

Kneipen im Unterbauche. (n. 8 T.)

Kneipen, tief im Unterbauche, in der Blasen-Gegend, mit Schmerz bei jedem Tritte, als würden die innern Theile mit einem Gewichte herabgezogen. (*Sr.*)

— Kneipen auf einer kleinen Stelle unter dem Nabel, das vom Reiben mit dem Finger in ein Glucksen übergeht. (n. ½ St.) (*Htn.*)

— Kneipen tief im Unterbauche, wie in der Blasengegend, öfters wiederholt und stets mit Abgang einiger Blähungen. (*Htn.*)

740 Schneiden in der linken Bauchseite, das durch Abgang eines weichen Stuhles verschwand.

Heftiges Schneiden im Leibe, früh, beim Erwachen.

Nach Vergehen eines argen, zweitägigen Schnupfens, öftere Anfälle von Leibschneiden, mit großer Mattigkeit und elender Gesichtsfarbe, viele Tage lang, und dann plötzlich durch Eintauchen in kaltes Wasser ganz gehoben. (n. 19 T.)

— Schneiden im Leibe, alle Morgen, auch Abends und Nachts; nach dem Essen hört es auf, hinterdrein knuttert's aber im Bauche.

— Schneidender, herausdrückender Schmerz in der rechten Lendengegend, der bei Berührung nur kurz verschwindet. (*Fr.*)

745 Stechen quer durch den Unterleib, beim Athemholen, unterhalb des Nabels.
Stechen im Unterleibe. (n. 17 T.)
Stiche im Bauche bis zum Rücken durch, mit Athem-Versetzung.
Flüchtiges Stechen im Unterleibe, besonders beim Athemholen.
Stechen im Unterbauche.
750 Stechen in der linken Bauchseite nach dem Kreuze zu, häufiger Abends und nach Wendung des Körpers, oder beim Bücken.
Ziehen im Unterleibe, und Unruhe darin, früh, beim Erwachen.
Ruckweises Reifsen in der Bauchseite herab. (u. 36 T.)
Wundheits-Schmerz im Unterbauche, mit schmerzhaftem Spannen beim Geradehalten und Zurückbiegen des Körpers. (n. 16 T.)
Brennen im Unterleibe, öfters.
755 Brennschmerz unter dem Nabel, einige Stunden lang, Nachmittags.
Bald brennender, bald stechender Schmerz unter dem Nabel, bis in die Weiche, welche aufgetrieben ist, mehr links.
Im Schoofse Weh, wie von Erschütterung. (n. 24 St.)
— Drückendes Spannen in der linken Schoofs-Gegend. (n. 8 St.) (*Htn.*)
Schwere und Ziehschmerz im Schoofse.
760 Zuckender Schmerz im rechten Schoofse, beim Sitzen. (n. 18 T.)
Schneidender Schmerz im Schoofse, um das Schambein. (n. 21 T.)
Drängen im Schoofse, im Bruche, im Mastdarme und dem Rücken, bei Stichen in der Brust.
Stechen in der Bruchstelle, als wollte der Leistenbruch heraustreten.
Schründender Schmerz in der rechten Leistengegend.
765 — Wundheits-Schmerz in beiden Seiten des Schoofses, als wollte Drüsen-Geschwulst entstehen, besonders fühlbar beim Gehen; beim Befühlen liefs sich auch eine Erhebung der Drüse spüren. (n. 10 St.) (*Lgh.*)
In den Drüsen des Schoofses, Strammen, auch beim Sitzen. (n. 40 T.)
— Reifsen in den Schoofsdrüsen, im Sitzen und Gehen. (n. 9 St.) (*Fr.*)
Gefühl von Geschwulst in den Leistendrüsen. (*Rl.*)

Kleine Drüsen-Geschwülste in beiden Schoofsen.
770 Schmerzhafte Drüsen-Geschwulst im Schoofse, von der Gröfse einer Pferdebohne. (n. 20 T.)
— Geschwulst der Drüsen im linken Schoofse. (n. 22 T.)
In den Muskeln des Bauches, Zucken, beim Stuhlgange.
— Reifsen in den Bauchmuskeln, durch Einathmen verstärkt. (*Wl.*)
— Kneipender, fast krampfhafter Schmerz in den Bauchbedeckungen des rechten Schoofses, auf einer kleinen Stelle, nur beim Sprechen; auch beim Drucke mit dem Finger schmerzhaft. (n. 8 St.) (*Htn.*)
775 Spannen in den Muskeln des Oberbauches, beim Zurücklehnen, mit Schmerzhaftigkeit beim Streichen des Oberbauches mit der Hand, als wäre die Haut wund. (n. 10 T.)
Stechen, wie mit Nadeln, in den Bauchmuskeln unter den Ribben, von innen heraus, vorzüglich beim Einathmen.
Viel Kollern im Unterleibe.
— Lautes Kollern und Knurren im Bauche, wie von Leerheit. (*Lgh.*)
Knurren im Unterleibe, beim Ein- und Ausathmen.
780 Anhaltendes Knurren im linken Oberbauche. (n. 4 T.)
Knurren im Bauche und dann Aufstofsen.
Stetes Gurren im Bauche.
Gluckern in der linken Bauchseite, mit Unruhe im Unterleibe, ohne Schmerz.
— Hörbares Buttein in der rechten Seite des Unterleibes, als wenn Durchfall entstehen wollte. (*Lgh.*)
785 — Oefteres hörbares Kollern und kriebelndes Aufwärtsstämmen in der rechten Bauchseite, wie von Blähungen, die auch abgingen. (*Fr.*)
Viel Gähren im Unterleibe.
Blähungs-Versetzung sehr häufig, mit Kollern im Unterleibe. (n. 19 T.)
Blähungs-Versetzung mit Kreuzschmerz. (n. 19 T.)
Versetzte Blähungen mit grofsem Schwindel. (n. 6 T.)
790 Die abgehenden Winde sind von argem Gestanke.
Stuhl-Verstopfung die ersten Tage; sie bekommt keinen Stuhl ohne Klystier.
Von Tag zu Tage vermehrte Leib-Verstopfung.
Leib-Verstopfung. (*Rl.*)
— Zweitägige Leib-Verstopfung. (n. 7 T.)

Calcarea carbonica.

795 — Den zweiten Tag hat er keinen Stuhl. (*Fr.*)
Kein Stuhl, bei stetem Zwängen; dabei Düsterheit im Kopfe.
Vergebliches Nöthigen zum Stuhle. (d. 8. T.) (*Rl.*)
Verminderter Stuhl. (n. 24 St.)
Hartleibigkeit. (n. 7, 18, 24 T.)
800 Harter, unverdauter Stuhl, und nicht alle Tage.
Harter, schwarzer Stuhl. (n. 4 T.)
Harter Stuhl mit Schleim, beim Abgange brennend.
Ungewöhnlich dickgeformter Stuhl.
Oefterer Abgang erst derben, dann breiartigen, dann dünnen Stuhles.
805 — Oefterer Stuhl, der erst fest, dann breiig, dann dünn ist, ohne Beschwerde; die zwei folgenden Tage Hartleibigkeit. (*Lgh.*)
Schmerzhaftes Drängen zum Stuhle, Tag und Nacht.
Immer Bedürfnifs zum Stuhle, das sie nur mit grofser Anstrengung befriedigen kann, wo alsdann nur sehr wenig abgeht. (n. 24 St.)
Drängen wie zu Durchfall und doch guter Stuhl.
Erst dünner, dann bröcklichter Stuhl, ohne Leibweh. (*Htn.*)
810 Durchfälliger Stuhl. (d. 1. 3. 5. T.)
Durchfall, die ersten acht Tage.
— Ein nicht schwächender Durchfall, 2, 3, 4 Mal täglich, viele Tage lang. (n 2 T.)
Unverdanter Stuhl, mehr dünn. (n. 6 T.)
Unverdauter, harter, aussetzender Stuhl.
815 Stinkender Stuhl, wie faules Ei.
Wie Heringslake riechende Feuchtigkeit träufelt aus dem After.
Ganz weifser Stuhl.
Weifser, blutstriemiger Stuhlgang, bei argem Mifsmuthe und vielem, durch Athmen und Berühren erregten Leberschmerze.
Mit Blut vermischter, geringer Stuhl. (n. 26 T.)
820 Viel Blut-Verlust aus dem After, beim Abendstuhle.
Blut-Abgang aus dem Mastdarme. (*Rl.*)
Die After-Aderknoten sind geschwollen, schmerzen beim Sitzen, und geben auch Blut von sich.
Die After-Aderknoten schwellen plötzlich an.
Die Mastdarm-Aderknoten schwellen an und treten die ersten Tage täglich heraus, die folgenden nicht wieder.
825 Hervortreten eines grofsen Mastdarm-Aderknotens.
Die geschwollenen Mastdarm-Aderknoten treten heraus und machen auch den nicht harten Stuhl schmerzhaft.

Calcarea carbonica.

Die Mastdarm-Aderknoten treten heraus und schmerzen beim Gehen sehr, weniger beim Stuhle.
Der Mastdarm tritt mit seinen Aderknoten beim Stuhle wie eine Wulst heraus.
Madenwürmer des Mastdarms. (*Rl.*)
830 Plage von Madenwürmern im Mastdarme.
Eine Made kriecht unter Jücken und Kriebeln zum Mastdarme heraus. (*Rl.*)
Madenwürmer beim Stuhlgange.
Vor dem Stuhlgange, Uebelkeit.
Beim Stuhle, Brennen im After.
835 Bei nicht hartem Stuhle, Schmerz im Mastdarme, als würde er aufgerissen.
— Beim Abgange des Stuhles, Zwängen am Ende des Mastdarmes, mit lautem Knurren und Kollern im Bauche. (*Wl.*)
Nach dem Stuhldrange, immer noch Drücken auf den Mastdarm und Athem-Beklemmung.
Nach dem Stuhlgange, Beängstigung auf der Brust.
Nach dem Vormittags-Stuhle, starke Stiche in der Herzgrube, beim Daraufdrücken.
840 Nach dem Stuhlgange, Gefühl von Mattigkeit.
Nach dem Stuhlgange, ziehendes Schneiden in und an dem After.
Nach gutem Stuhle, Ziehen und Schneiden unten im Mastdarme, mit Hitz-Gefühl daselbst.
Nach reichlichem Stuhle, Brennen im Mastdarme, früh.
Nach dem Stuhle, brennendes Jücken im After.
845 Im Mastdarme, unten, Gefühl von Schwere.
Knurren im Mastdarme.
Drücken im Mastdarme, Abends beim Sitzen. (n. 22 T.)
Heftiges Drücken im Mastdarme. (n. einigen St.)
— Drücken am After.
850 Pressen im Mastdarme, wie zum Durchfalle.
Zwängen im After und schmerzhaftes Drängen im Mastdarme.
Zwängender, fast schneidend herabdrängender Schmerz im Mastdarme, bald nach Tische.
Krampf im Mastdarme, den ganzen Vormittag, ein Zusammenkneipen und Stechen, mit grofser Beängstigung, dafs sie nicht sitzen konnte, sondern herumgehen mufste. (n. 10 T.)
Zucken im Mastdarme.
855 Spannend zuckender Schmerz im Mastdarme, aufser dem Stuhlgange, Abends.

Stiche nach dem Mastdarme zu. (n. 13 T.)
Stechender Wundheits-Schmerz aufsen am After.
Flüchtig schründender Schmerz am After. (n. 16 T.)
Brennen im Mastdarme.
860 Brennen am After, auch im Mittagsschlafe.
Brennen und Trockenheits-Gefühl am After.
Kriebeln im After.
Krabbeln im Mastdarme, wie von Maden.
— Arges Jücken am After.
865 Entzündeter, brennend schmerzender, traubiger Ausschlag am After. (n. 19 T.)
Wundheit am After und zwischen den Beinen.
— Wundheit zwischen den Hinterbacken, beim Gehen.
In den Harnwegen, Schmerz, nach geringem Nafswerden der Füfse.
Schmerz in der Blase und schneidendes Wasser die Nacht hindurch. (n. 11 T.)
870 Stechen in der weiblichen Harnröhre.
Schneidendes Stechen in der Harnröhre, mit vergeblichem Harndrange.
Drang zum Harnen, besonders beim Gehen.
Es nöthigt den Knaben zum Harnen, ohne dafs der Urin sogleich erfolgt; dann kann er ihn wieder nicht aufhalten und läfst einige Tropfen abgehen.
Oefterer Harndrang, bald nach dem Harnen wieder, mit geringem Abgange.
875 — Häufiger Drang zum Harnen, mit wenigem und sehr wenigem Urin-Abgange. (n. 26 St.) (*Lgh.*)
Drang zum Harnen, und es ist, als könne er den Urin nicht halten.
Bett-Pissen. (n. 3 T.)
Oefteres Nachtharnen.
Nächtliches Harnen, mit Brennen in der Harnröhr-Mündung.
880 Harnen, die ganze Nacht sehr oft. (*Sr.*)
Oefteres Harnen (bei einem Säuglinge, dessen Mutter *Calc.* genommen). (*Sr.*)
Sehr oftes Harnen. (n. 8 St.)
Oefteres und vieles Harnen, Vormittags und Nachmittags. (*Rl.*)
Den ganzen Tag läfst sie ungemein viel wässerigen Urin.
885 — Häufiges Drängen zum Harnen, mit vielem Urin-Abgange. (*Lgh.*)

Gefühl, als könne er nicht ausharnen, und als bliebe noch Urin in der Blase zurück.
Es bleibt beim Urinlassen immer noch etwas zurück, das dann abtröpfelt, wenn er fertig zu seyn glaubt. (*Rl.*)
Nach-Tröpfeln des Harns nach dem Harnen.
Ganz dunkelfarbiger Urin, ohne Satz.
890 — Der Urin sieht, wenn er gestanden hat, trübe aus, wie Lehmwasser. (*Wl.*)
Viel Schleim-Abgang mit dem Urine, wie Weifsflufs, der sich aber aufserdem nicht zeigt.
Häufiger Satz eines weifsen, mehlartigen Pulvers im Urine. (n. 11 T.)
Stinkender, dunkelbrauner Urin, mit weifsem Satze.
Sehr übelriechender Urin. (n. 2 T.)
895 Stinkender, beifsender Geruch des Urines, der doch sehr hell und blafs ist. (d. 25. T.)
Scharfer Geruch des Urins.
Viel säuerlich riechender Urin, Nachts.
Beim Harnen, Schneiden in der Harnröhre. (d. ersten Tage.)
Beim Harnen, Brennen in der Harnröhre.
900 Beim Harnen, Brennen und Wundheits-Schmerz in der Harnröhre.
Vor und nach dem Harnen, Brennen in der Harnröhre.
Nach dem Harnen, Brennen in der Harnröhre und steter Drang zum Harnen.
Nach dem Harnen, Wundheits-Schmerz in der Scham.
Im männlichen Gliede, unangenehmes Zucken, früh und Abends, im Bette.
905 In der Eichel heftige Stiche. (d. 3. T.) (*Rl.*)
Schneidender Schmerz in der Spitze der Eichel. (d. 4. T.)
Arges Brennen an der Spitze der Eichel. (n. 10 T.)
Jücken vorn in der Eichel, vorzüglich nach dem Harnen. (n. 28 T.)
— Kitzelndes Jücken an der Spitze der Eichel, zum Reiben nöthigend. (n. 10 St.) (*Lgh.*)
910 — Kitzelndes Jücken an der Vorhaut, das zum Reiben nöthigt. (n. 9 St.) (*Lgh.*)
Die Vorhaut ist roth und entzündet und schmerzt brennend beim Harnen und bei Berührung. (d. 4. T.)
Im rechten Hoden, drückender Schmerz.

Druck- oder Quetschungs-Schmerz im linken Hoden. (n. 12 T.)

Quetschungs - Schmerz in den Hoden.

915 — Der linke Hode zieht sich, unter schmerzlichem Drücken und Schmerz im linken Schoofse, krampfhaft an den Bauch herauf, und schmerzt auch beim Befühlen.

Schneidendes Schründen in den Hoden, vom Schoofse aus.

Stechen in dem (ehemals verhärteten) Hoden, in Perioden zu 2 Minuten.

Der Hodensack hängt schlaff herab.

Arges Jücken am Hodensacke.

920 Ein wunder Fleck am Hodensacke.

Im Samenstrange, Schmerz, wie zusammengezogen,

Geschlechtstrieb sehr erhöht.

Sehr reger Geschlechtstrieb. (n 21 T.)

Starker Reiz zum Beischlafe, besonders beim Gehen, Vormittags. (n. 17 T.)

925 Heftiger, blofs in üppiger Phantasie entstandener Geschlechtstrieb, wobei es dem Gliede an Steifheit fehlte, die er nur durch Anschmiegen erzwang; kaum aber eingedrungen, entging ihm der Samen; darauf erfolgte ungeheure Schwäche, mit grofser Erregtheit der Nerven; er war unzufrieden und zornmüthig, und die Knie schienen ihm vor Schwäche brechen zu wollen. (d. 4 T.)

Erektionen, früh, nach dem Aufstehen, mit viel Neigung zum Beischlafe. (d. 6. T.)

Pollutionen in den ersten Tagen vielmehr, dann immer weniger.

Pollutionen, öfters, in den ersten 11 Tagen, bei einem 43jährigen Manne, der seit 18 Jahren keine gehabt.

Pollution die nächste Nacht, und darauf besseres Befinden.

930 — Oeftere Pollutionen.

— Samen-Ergiefsung. (d. erste Nacht.) (*Fr.*)

— Zwei Samen-Ergiefsungen, die nächste Nacht, mit wohllüstigen Träumen. (*Htn.*)

— Zwei Samen - Ergiefsungen in einer Nacht, ohne wohllüstige Träume. (*Lgh.*)

Vorsteherdrüsen - Saft fliefst nach dem Harnen aus.

935 Nach dem Stuhlgange und nach dem Harnen fliefst Vorsteherdrüsen-Saft aus.

Beim Beischlafe sehr später Samen-Ergufs. (n. 7 T.)

Beim Beischlafe spritzt im Wohllust-Momente der Same nicht fort, sondern er läuft gleichsam nur hinterdrein aus.

Calcarea carbonica.

Beim Beischlafe gehöriger Samen-Ergufs, aber ohne durchströmendes Wohllust-Gefühl. (n. 5 T.)
Beim Beischlafe so heftiger Kitzel vorn an der Eichel, dafs er das Glied zurückziehen mufste.
940 Nach dem Beischlafe, Stechen im After.
Nach dem Beischlafe, den folgenden Tag, grofse Angegriffenheit des Kopfes.
Nach dem Beischlafe, einige Tage lang sehr matt und angegriffen.
Nach dem Beischlafe, Schwäche und Zittern in den Beinen, besonders über und unter den Knieen.
In den weiblichen Geburtstheilen, Jücken und Stechen.
945 Jücken an den innern und äufsern Schamlippen.
— Jücken an der Scham.
Brennen in der Scham, zwei Tage vor der Regel. (n. 39 T.)
Brennend wundartiger Schmerz in den Geburtstheilen.
Brennendes Beifsen, mit Wundheit, in der weiblichen Scham.
950 Entzündung, Röthe und Geschwulst der Scham eines kleinen Mädchens, mit eiterartigem Ausflusse, ohne Schmerz beim Harnen.
Stechend brennendes Knötchen am Rande der Schamlippe. (n. 8 T.)
Feuchten, wie starker Schweifs, in der Falte zwischen der Scham und dem Oberschenkel, mit Beifsen.
Wohllüstige Empfindung in den weiblichen Zeugungstheilen (Nachmittags, ohne Veranlassung), und Ergufs der Natur, worauf grofse Mattigkeit folgte. (n. 7 T.)
Blut-Abgang aufser der Regel-Zeit (9 Tage vorher), zwei Tage lang. (n. 12 T.)
955 — Blutflufs aus der Bährmutter einer alten, schon seit vielen Jahren nicht mehr menstruirten Frau; im letzten Mondviertel. (n. 7 T.)
Ausflufs blutigen Wassers aus der Scheide, bei einer alten Frau, unter Kreuzschmerz, als wenn die Regeln wieder erscheinen wollten.
Die Regel, die lang unterdrückt war, erscheint (bei einer 32jährigen) zum Neumonde. (n. 6 T.)
Die lang ausgebliebene Regel (bei einer 52jährigen) erscheint zum Neumonde wieder. (n. 6 T.)
Die Regel kommt erst (n. 14 T.) um 2 Tage zu früh, das nächste Mal aber erfolgt sie erst am 32sten Tage. (n. 46 T.)

Calcarea carbonica.

960 Regel um 3 Tage zu früh. (n. 17 T.)

Regel 4 Tage zu früh und von 8 Tagen Dauer.

Das sonst stets regelmäfsige Monatliche bricht gleich nach Einnehmen der *Calcarea* um 7 Tage zu früh hervor.

Zweimal nach einander flofs die Regel aufserordentlich stark, und brachte mit einer Art von Wehen den Abgang einer kleinen Leibesfrucht zuwege, als Abortus, unter heftigem Stuhldrange und Schneiden und Pressen im Unterbauche.

Die gewöhnlich allzu starke Regel mindert sich. (Heilwirkung.)

965 Vor der Regel, die Nacht, ein sehr wohllüstiger Traum.

Den Tag vor der Regel, Kopfweh.

Den Tag vor der Regel, grofse Angegriffenheit; eine Kleinigkeit setzt sie in den gröfsten Schreck.

Den Abend vor der Regel (nach dem Abendessen), starker Frost und darauf Leibweh, das die ganze Nacht anhält.

Bei der Regel, Schwindel, beim Bücken und wieder Aufrichten.

970 **Bei der Regel, Blutdrang nach dem Kopfe und Hitze darin.**

Bei der Regel, Druckschmerz auf dem Wirbel des Kopfes.

Bei der Regel waren ihr früh die Augen zugeschworen und thränten; der Kopf dabei schwer, und sie konnte ihre Gedanken nicht recht fassen.

Bei der Regel, Halsweh, ein Wundheits-Schmerz, beim Schlucken, im Schlunde, am Zäpfchen und hinter demselben.

Bei der Regel, heftiges Brennen im Halse, mit Heiserkeit.

975 Bei der Regel, ein Anfall von Zahnschmerz.

Bei der Regel, Bohren im hohlen Zahne, was beim Bücken zum Pulsiren wird. (d. 16. T.)

Bei der Regel, Brech-Uebelkeit und vergeblicher Stuhldrang.

Bei der Regel, ziehend drückende Schmerzen, mit Stichen, im Unterleibe und an andern Theilen des Körpers, bald hier, bald dort, mit einer Unruhe bis zum Ohnmächtigwerden. (n. 10 T.)

Bei der Regel, als der Blut-Abgang einige Stunden still stand, zusammenziehend kneipender Leibschmerz.

980 Bei der Regel geht der Harn während jeder Bewegung unwillkürlich ab.

Gleich nach der Regel, Zahnweh, Ziehen und Stechen Tag und Nacht, am schlimmsten, wenn sie den Kopf rechts, links oder zurück neigt; es hindert am Schlafe und sie **wacht** darüber auf. (n. 50 T.)

Calcarea carbonica.

Weifsflufs, wie Schleim. (n. 5, 16 T.)
Weifsflufs, wie Milch. (d. ersten 3 Tage.)
Milchartiger Weifsflufs, der meist zur Zeit des Harnens abgeht.
985 — Schon gegenwärtiger Weifsflufs vermehrt sich.

Oefteres Niesen, ohne Schnupfen.
Mehrmaliges Niesen, täglich.
Viel Niesen, früh.
— Ohne Schnupfen, öfteres Niesen. (*Lgh.*)
990 Trockenheit der Nase. (n. 22 T.)
Trockene Nase, Nachts; am Tage, feuchte.
Verstopfte Nase. (n. 18 T.)
Gänzliche Verstopfung der Nase, früh, beim Aufstehen.
Nasen-Verstopfung und Schnupfen.
995 Stock-Schnupfen. (d. 1. u. n. 12 T.)
Stock-Schnupfen mit vielem Niesen. (d. ersten 7 Tage.)
Anwandlungen von Stock-Schnupfen mit Niesen, einige Wochen lang.
— Stock-Schnupfen mit häufigem Niesen. (n. 72 St.) (*Lgh.*)
Arger Stock-Schnupfen mit Kopfschmerz. (n. 32 T.)
1000 Schnupfen; es liegt ihm in allen Gliedern.
Heftiger Schnupfen, acht Tage lang. (n. 36 T.)
Heftiger Schnupfen, bei Schmerzen im Unterbauche. (*Sr.*)
Starker Fliefs-Schnupfen. (fast sogleich u. n. 4 T.)
Der Fliefs-Schnupfen kommt stark in Gang.
1005 Ungeheurer Fliefs-Schnupfen, nach vorgängigem, oft versagendem Niesen. (*Rl.*)
— Fliefs-Schnupfen mit vielem Niesen. (n. 27 St.)
Dreitägiger Fliefs-Schnupfen, mit Geschwürigkeit des linken Naseuloches. (n. 9 T.)
— Schnupfen mit schmerzhafter Empfindlichkeit der Nase und innerer Hitze im Kopfe. (n. 72 St.) (*Wl.*)
Starker Schnupfen, mit Hitze im Kopfe und mit Husten. (n. 13 T.)
1010 Heftiger Schnupfen mit Kopfschmerz und Beklemmung der Brust. (n. 10, 16 T.)
— Fliefs-Schnupfen mit Kopfschmerz (sogleich von Kampher aufgehoben). (n. 5 T.)

II.

Arger Schnupfen, der nach 2 Tagen verging und sich in
heftiges, mehrtägiges Leibschneiden verwandelte. (n. 17 T.)

Fliefs - Schnupfen mit grofser Mattigkeit.

Bei starkem Schnupfen, zugleich Blutflufs aus dem After.

1015 Starker Schleim - Ausflufs aus der Nase, bei Verstopfung
derselben. (n. 14 T.)

Die Kehle ist rauh, besonders früh.

Rauhheit des Kehlkopfes, mit Schmerz beim Schlucken.

Schmerzlose Heiserkeit, dafs sie vorzüglich früh
gar nicht sprechen kann. (n. 11 T.)

— Heiserer, rauher Hals, drei Tage lang. (n. 24 St.)

1020 — Kitzelnder Reiz in der Luftröhre, der zum Hüsteln
reizt. (*Lgh.*)

Keichender, heiser Husten, der dem Gehöre nach an keinen Schleim anstöfst.

Schleim am Kehlkopfe, der durch Räuspern sich ablöst.

Schleim auf der Brust, ohne Husten. (n. einigen St.)

Piepen in der Luftröhre, Abends, nach dem Niederlegen.

1025 — Lautes Röcheln in der Luftröhre, beim Ausathmen,
wie von vielem Schleime auf der Brust. (n. 37 St.) (*Lgh.*)

Husten mit Schnupfen.

Kitzelhusten, wie von Federstaub im Halse.

Husten, von einem Gefühle erregt, als stecke ein Stöpsel
im Halse, der sich auf und nieder bewege.

Hustenreiz beim Einathmen.

1030 Husten wird von Essen erregt.

Husten wird stets von Klavierspielen erregt.

Abends, vorzüglich im Bette, trocknes Hüsteln. (n. 2 T.)

Nacht-Husten. (n. 6 T.)

Steter Nachthusten, mit Heiserkeit. (n. 39 T.)

1035 Nachts, beim Erwachen, arger Husten, zwei Minuten lang.

Nachts im Bette, nach dem ersten Erwachen (um 10 Uhr),
anhaltender, gewaltiger, scharriger Husten. (d. 7. T.)

Nachts, nach Mitternacht, trockner Husten, dafs
ihm Herz und Adern pochten.

Nachthusten im Schlafe, ohne zu erwachen.

Husten, meist im Schlafe; dabei erst Stock-, dann Fliefs-Schnupfen.

1040 Steter kurzer Kotzhusten, in einzelnen Stöfsen.

Krampf- Husten, Abends.

Trockner Husten, vorzüglich Nachts.

Husten mit Auswurf am Tage, aber die Nacht keinen.
Husten und Auswurf, den ganzen Tag.
1045 Husten, mit vielem zähen, geschmack- und geruchlosen Auswurfe, früh und Abends, im Bette.
Viel Husten mit Schleim-Auswurf, Abends, nach dem Niederlegen, und Nachts; am Tage nur wenig und trockner Husten.
Schleim-Husten, von Zeit zu Zeit.
Schleim-Auswurf, früh, mit Hüsteln.
Husten mit vielem Auswurfe dicken Schleimes, Nachts.
1050 Schleim-Auswurf süfslichen Geschmackes durch Husten.
Husten, früh, mit gelbem Auswurfe. (n. 5 T.)
— Der Husten wird lösend und es werden ganze Stücke, wie purer Eiter ausgeworfen. (*Gr.*)
Blut-Auswurf durch Husten und Rachsen, mit Rauhheits- und Wundheits-Gefühl in der Brust.
Blut-Auswurf durch Kotzhusten (kurzes Hüsteln), unter Schwindel und Unsicherheit in den Oberschenkeln bei schnellem Bewegen.
1055 Nachdem er, früh, sich verschlückert hatte, mufste er heftig husten, wobei er mehrmals Blut auswarf, mit nachfolgenden Stichen im Gaumen.
Beim Husten fährt es ihm schmerzhaft in den Kopf, wie ein Rifs.
Beim Husten entstehen Stiche im Kopfe.
Bei jedem Hustenstofse wird der Kopf schmerzhaft erschüttert, als wolle er zerspringen.
Beim heftigen Husten, Abends, hebt es, und er bricht Süfses weg.
1060 Sehr starker Husten, Anfangs trocken, nachgehends mit häufigem, salzigen Auswurfe unter Schmerz, als werde in der Kehle etwas losgerissen.
Beim Husten, Schmerz in der Brust, wie roh, Abends und Nachts.
Athem-Versetzung, beim Gehen im Winde; dann auch im Zimmer noch Brustbeklemmung, welche zunimmt, sobald sie nur einige Schritte geht.
Athem-Mangel, beim Niederlegen, und dann pfeifendes Athmen.
Zum tief Athmen öfteres Bedürfnifs.
1065 Er mufs tief athmen, und dabei sticht's bald in der rechten, bald in der linken Brust- oder Unterribben-Seite.
Heftiger Drang zum tief Athmen mit starker Ausdehnung

und Zusammenziehung des Unterleibes und Schmerz in
Bauch und Brust. (n. 3 T.)

Drang, den Athem anzuhalten.

Mühsames, lautes Athmen durch die Nase, beim Gehen.

Schweres Athemholen. (n. 7 T.)

1070 — Beschwerliches Athmen, das durch Zurückbiegen der
Schultern erleichtert wird.

Kurzäthmigkeit, schlimmer im Sitzen, als bei Bewegung.

Verkürzung des Athems beim geringsten Steigen. (*Rl.*)

Kurzer, fast schlucksender Athem, im Schlafe, nach vorgängigem Weinen.

Beengung der Brust; es fehlt ihr an Athem.

1075 **Beengung der Brust, als wäre sie zu voll
und mit Blut angefüllt.**

Beengendes Gefühl von Vollheit auf der Brust, früh beim
Aufstehen, als könne sich die Lunge nicht genug ausdehnen zum Athmen; nach einigem Auswurfe vergehend.

— Beengende, ängstliche Empfindung den ganzen Tag, als
sey in der Brust nicht Platz genug zum Athmen, mit
Nasen-Verstopfung. (n. 13 T.)

Beengung des Athems in der Brust, mit Stichen darin.

Beengung der Brust, bald nach dem Aufstehen, früh; er
konnte nicht zwei Schritte gehen, ohne sich setzen zu
müssen. (n. 24 T.)

1080 Engbrüstigkeit, Vormittags, beim Gehen im Freien. (n. 48 St.)

— Grofse, ängstliche Engbrüstigkeit und schweres Einathmen,
wie Spannung am untern Theile der Brust; es benahm
ihm, bei Bewegung und im Sitzen, eine Stunde lang den
Athem, fast bis zum Ersticken. (n. 30 St.) (*Lgh.*)

Beklemmung und **Spannen auf der Brust.**

Heifser Athem, mit Hitze im Munde, doch ohne Durst.

**Die ganze Brust ist bei Berührung und beim
Einathmen schmerzhaft empfindlich.** (*Wl.*)

1085 Drücken in der Brust, besonders unter der rechten Warze.

Drücken vorn auf der Brust, auch aufser dem Athmen.

Stofsweises Drücken in der rechten Brust, nach Bewegung,
eine Stunde lang.

Schmerz, wie gedrückt, im Brustbeine.

Klamm in den linken Zwischenrippen-Muskeln; er mufs
sich eilig auf die Seite biegen, um sich zu erleichtern.

1090 Schneiden in der Brust, beim Athemholen. (n. einig. St.)
— Von innen heraus schneidender Schmerz an den letzten Ribben, durch Einathmen verstärkt. (*Wl.*)
Stiche in der Brust, nach dem Halse zu, einige Stunden lang.
Stechen in der linken Brustseite, vorzüglich Abends. (n. 11 T.)
Stiche durch die Brust von der linken zur rechten Seite, mit Gefühl von Zusammenziehung der Brust, er athmete schwer und beim Athmen waren die Stiche heftiger. (n. 4 T.)
1095 Stiche in der linken Brust, fast bei jedem Athemholen, und meist durch Reiben vergehend. (n. einig. St.)
Stiche in der linken Brust, beim Einathmen und bei Körper-Bewegung.
Stechen, tief in der rechten Brust, Abends, besonders beim Athemholen.
Stechen und Ziehen in der linken Brust, bis in die linke Unterkiefer-Drüse.
Zuckendes Stechen in der Brust, am meisten auf der linken Seite.
1100 — Jückende Stiche auf der Brust, am stärksten beim Ausathmen, durch Reiben vergehend. (n. 48 St.) (*Wl.*)
— Scharfe Stiche in der rechten Brustseite, von innen heraus, ohne Bezug auf Einathmen. (n. 7 St.) (*Wl.*)
— Scharfe Stiche in der linken Seite, unter der Achselgrube, aus der Brust heraus, am stärksten beim Einathmen. (n. 2 St.) (*Wl.*)
— Breiter Stich in den Brustmuskeln herauf, bei jedem Herzschlage. (*Wl.*)
— Stumpfe Stöfse von der hintern Wand der Brusthöhle bis zwischen die Schulterblätter herauf, im Takte des Herzschlages, mit grofser Beängstigung. (n. 8 St.) (*Wl.*)
1105 Nagender Schmerz auf der linken Brustseite, wie äufserlich auf den Ribben und dem Brustbeine, durch Einathmen nur wenig verstärkt. (n. 1 St.) (*Wl.*)
Wundheits-Schmerz in der Brust, beim Einathmen besonders.
Rohheits-Schmerz in der Brust, nach vielem Sprechen und Fufsbewegung, wie auch beim Husten.
Schwäche in der Brust, nach einigem laut Sprechen.
Beängstigung in der Brust. (d. ersten Tage.)
1110 — Beängstigung in der Brust, als wäre sie zu enge, mit kurzem Athem, vorzüglich im Sitzen, und Drücken

auf der Brust, besonders beim Einathmen; das Herz schlägt ängstlich und zitternd. (*Wl.*)

Am Herzen Aengstlichkeit. (n. 2 T.)

Herzklopfen.

Starkes Herzklopfen.

Ungeheures Herzklopfen mit ungleichem Pulse.

1115 Arges Herzklopfen, mit ängstlicher Befürchtung, dafs er einen organischen Herzfehler habe.

Arges Herzklopfen mit ungeheurer Angst und Unruhe, Beklemmung der Brust und Schmerz im Rücken; sie giebt bei jedem Athemzuge einen starken Laut von sich, als wollte die Luft ausgehen, unter Kälte des Körpers und kaltem Schweifse. (*Gr.*)

Schmerzhaftes Drücken in der Herzgegend.

Krampfhafte, Athem hemmende Zusammenziehung in der Gegend des Herzens, mit darauf folgenden heftigen Stöfsen. (n. 16 T.)

Stiche im Herzen, die den Athem versetzen, und einen drückenden Schmerz im Herzen zurücklassen.

1120 — Stechend ziehender Schmerz in der Herzgegend. (n. 9½ St.) (*Fr.*)

Aeufserliches Jücken auf der Brust. (n. 10 T.)

Blüthen unter der Brust, mit Schründen beim Reiben.

Die weiblichen Brüste schmerzen, wie unterköthig, besonders beim Befühlen.

Wundheits-Schmerz an der rechten Brustwarze, bei der leisesten Berührung.

1125 Geschwulst und Entzündung der linken Brustwarze, mit feinen Stichen darin (d. 4. T.)

Geschwulst und äufsere Hitze der rechten Brust.

Drüsen-Geschwulst in der rechten Brust, mit Schmerz bei Berührung.

Die Milch vergeht einer Säugenden aus ihren Brüsten. (n. 48 St.)

Kreuzschmerz. (n. 6, 8 Tagen.)

1130 Unerträgliche Kreuzschmerzen.

Arge Kreuzschmerzen, wovor sie nicht sitzen, nicht liegen kann.

Schmerz im Kreuze, dafs er kaum wieder aufstehen konnte, wenn er gesessen hatte.

Schmerz im Kreuze, gleich früh, nach dem Aufstehen.

Schmerz im Kreuze, wie von Verheben.

Calcarea carbonica.

1135 Schmerz im Kreuze von schwerem Heben.
Stetes Drängen im Kreuze nach dem Mastdarme zu.
Ziehen im Kreuze. (n. 4 St.)
Ziehschmerz im Kreuze, im Sitzen.
Krampfhaft zuckender Schmerz vom Kreuze nach dem After zu.
1140 — Zuckendes Stechen am Kreuzbeine und zugleich am Unterschenkel über dem Fufsgelenke. (n. 2 St.) (*Wl.*)
— An einer Stelle über dem Kreuze, Stechen, bei Berührung.
Ausschlags-Blüthen auf dem Kreuze und den Hinterbacken.
In der Nieren- und Lendengegend, Weh, beim Fahren.
Druckschmerz in der Nierengegend.
1145 Der Rückgrat schmerzt beim Zurückbiegen.
Zerschlagenheits-Schmerz des Rückens und der Brust.
Verrenkungs-Schmerz in beiden Seiten des Rückens.
Wie nach Verhebung, schmerzt der Rückgrat in der Nieren-Gegend, beim Ausstrecken. (*Rl.*)
Schmerzhafte Steifheit im Rückgrate, mit Trägheit und Schwere der Beine, früh, beim Erwachen, und nach dem Aufstehen. (n. 17 T.)
1150 Drückender Schmerz in der Mitte des Rückens und unter den Schulterblättern. (n. 27 T.)
Druckschmerz im Rückgrate, zwischen den Schulterblättern, bei kurzem Athem und durch Athmen verstärkt, mit Schmerz der Rückgrats-Knochen bei Berührung.
Druck zwischen den Schulterblättern, bei Bewegung, den Athem versetzend.
Drücken unter dem rechten Schulterblatte aufwärts.
Stiche im Rücken.
1155 Einzelne, heftige Stiche im obern Theile des Rückens, beim Athemholen.
— Heftige Nadelstiche in der Mitte des Rückgrats, fast bis zum Schreien, beim Gehen im Freien, etwas verringert beim Stehen. (*Lgh.*)
— Starke Stiche aus der Brusthöhle durch den Rückgrat, zwischen den Schulterblättern heraus. (*Wl.*)
Stiche im linken Schulterblatte, in der Herzgegend. (d. 2. T.)
Jückende Stiche im rechten Schulterblatte.
1160 — Scharfe Stiche innerhalb des Schulterblattes. (*Wl.*)
Kneipendes Zusammenziehen zwischen den Schulterblättern. (n. 80 T.)
Ziehender Schmerz zwischen den Schulterblättern.

Zucken in beiden Schulterblättern und auf der Brust.
Reifsen zwischen den Schulterblättern. (n. 3 St.)
1165 Schneidender Schmerz zwischen den Schulterblättern, in der Ruhe. (n. 6 T.)
Schmerzhafte Rucke in der rechten Rückenseite, beim Athmen, mit Frost und kaltem Ueberlaufen. (n. 7 T.)
Kälte und Taubheits-Gefühl auf der Seite des Rückens, auf der er beim Mittagsschlafe gelegen.
Jücken und jückende Blüthen im Rücken.
Eiter-Blüthen auf dem Rücken.
1170 Der Nacken ist wie steif.
Steifheit des Genickes und Halses.
Steifheits-Gefühl in der Seite des Nackens. (*Rl.*)
Beim Bücken ist das Genick wie starr.
Spannen im Nacken, dafs sie den Kopf nicht drehen kann.
1175 Stechen im Genicke und den Schulterblättern, bei Düsterheit des Kopfes.
Jückend stechendes Brennen im Nacken und zwischen den Schulterblättern, mit Soodbrennen. (n. 5 T.)
Geschwulst und Schmerzhaftigkeit des untersten Halswirbel-Knochens im Nacken.
Schmerzlose Drüsen-Geschwulst, von der Gröfse einer Haselnufs, im Nacken, an der Haargränze. (n. 5 T.)
Am Halse, beim Drehen und Wenden des Kopfes, Schmerz, als wolle da ein Bruch oder eine Beule heraustreten.
1180 Plötzlicher Schmerz am Halse, wie von Verrenkung, beim Drehen und Wenden des Kopfes.
Geschwulst einer linken Halsdrüse, Taubenei grofs, mit stechendem Halsweh beim Schlingen.
Geschwulst des Halses auf der linken Seite, mit Schmerzhaftigkeit beim Berühren und Drehen des Kopfes, und mit innerem Halsweh.
Die Drüsen am Halse schmerzen.
Harte Geschwulst der Halsdrüsen. (n. 13 T.)
1185 Das Achselgelenk schmerzt, Abends und Nachts.
— Schmerz in beiden Achseln.
Schmerz in beiden Achseln und dem Ellenbogen-Gelenke, wie nach grofser Strapaze.
Drücken auf der Achsel. (n. 24 St.)
Druckschmerz im rechten Achselgelenke, blofs in der Ruhe, nicht beim Heben und Bewegen des Armes.

1190 Reifsen im linken Achsel- und Ellenbogen-Gelenke. (n. 14 T.)

Stiche im linken Achselgelenke, den ganzen Tag. (n. 4 T.)

— Starke Stiche in beiden Achselgruben. (n. 4 T.) (*Wl.*)

Die Arme schmerzen, wie zerschlagen, beim Bewegen und beim Anfassen.

Klamm in dem einen oder dem andern ganzen Arme, eine Viertelstunde lang. (n. 5 T.)

1195 Zuckschmerz im rechten Arme, Abends. (d. 18. T.)

Ziehendes Reifsen im rechten Arme, von der Achsel bis in Hand. (n. 3 St.)

Reifsen im rechten Arme, von oben bis unten.

Brennend lähmiger Schmerz im ganzen rechten Arme, von den Fingergelenken bis zur Schulter. (n. 6 T.)

Unruhe und Angst in den Arm- und Handgelenken.

1200 Eingeschlafenheit des Armes, auf dem er liegt, mit Schmerzen.

Schwäche und eine Art Lähmung des linken Armes; es fällt ihm schwer, ihn zu bewegen oder zu heben; er will von selbst wieder niederfallen.

Brennendes Jücken am linken Arme, von früh bis Abend.

Der Oberarm schmerzt, gleich unter dem Achselgelenke, so, dafs er ihn nicht hoch heben und nicht auf den Rücken bringen kann.

Schmerz in der Mitte des Oberarmes, als wäre das Fleisch an die Knochen fest angezogen.

1205 — Klammschmerzen (mit Reifsen) in den Muskeln der Oberarme (beim Gehen im Freien). (*Lgh.*)

Ziehschmerz im linken Oberarme, beim Sitzen (und Nähen).

— Feines Zucken im linken Oberarme. (*Wl.*)

Reifsender Schmerz in der Mitte des Oberarmes, auf einem kleinen Punkte.

— Reifsendes Zucken im Oberarme. (n. 7 St.) (*Wl.*)

1210 — Reifsender Stich in den Muskeln des linken Oberarmes, im Sitzen. (*Lgh.*)

Im Unterarme, schmerzhafter Druck in den Muskeln, beim Gehen, der beim Befühlen, Stehen und Sitzen sogleich verging. (n. ¼ St.) (*Lgh.*)

— Reifsender Druck in den Muskeln des linken Unterarmes, in Ruhe und Bewegung. (n. 3 St.) (*Lgh.*)

Ziehschmerz im linken Unterarme.
Ziehschmerz im Unterarme, von der Ellenbogenbeuge bis in das Handgelenke, meist in der Ruhe.
1215 Krampfhaft reifsender Schmerz aufsen am Unterarme, vom Ellenbogen bis in die Handwurzel, sobald er Etwas mit der Hand anfafst.
— Klammartiges Reifsen in den Muskeln des linken Unterarmes. (n. 40 St.) *Lgh.*)
— Klammschmerz am Unterarme, vor dem Ellenbogen-Gelenke. (n. 1 St.) (*Wl.*)
— Klammschmerz an der Aufsenseite der Unterarme, nahe am Handgelenke. (n. 1, 13, 29 St.) (*Lgh.*)
— Feine, reifsende und bohrende Stiche in den Muskeln des linken Unterarmes. (*Lgh,*)
1220 Geschwulst des Vorderarmes und des Handrückens, mit Spannen bei Bewegung.
Die Hände schmerzen früh und sind ganz schlaff.
Arger Schmerz in den Handknöcheln, wie aufgebeizt.
Wie Verstauchung im rechten Handgelenke.
Schmerz, wie von Verrenkung im rechten Handgelenke, oder als wäre Etwas vergriffen oder verstaucht.
1225 Schmerz, wie vergriffen, im rechten Handgelenke, mit Stechen und Reifsen darin bei Bewegung. (*Rl.*)
— Verrenkungs-Schmerz dicht über dem Handgelenke, stärker in Ruhe, als bei Bewegung. (*Lgh.*)
Klamm in den Händen, Nachts, bis früh zum Aufstehen.
Klamm in der linken Hand.
Zuckende Stöfse im Handgelenke.
1230 Ziehschmerz im Handgelenke und der Mittelhand.
Ziehschmerz in der Hand.
Stofsweises Ziehen in den Handgelenken und von da in die Arme hinauf, selbst früh im Bette.
Reifsender Schmerz in der flachen Hand.
Stechen in der innern Handfläche, früh im Bette, zwei Minuten lang.
1235 — Scharfe Stiche im äufsern Handknöchel. (*Wl.*)
Zittern in den Händen, mehre Stunden lang, Nachmittags. (d. 2. T.)
Schweifs der Handflächen, bei geringer Körper-Bewegung.

Calcarea carbonica.

Die Adern an den Händen laufen auf, mit Brenn-Empfindung auf den Handrücken.
— Kriebeln und Stechen am Handgelenke. (*Wl.*)
1240 — Jückendes, stichlichtes Kitzeln im rechten Handteller, zum Kratzen reizend. (*Lgh.*)
— Jückendes Kitzeln an der Kante der linken Hand, mit Reiz zum Kratzen. (*Lgh.*)
Ein Blutschwär auf dem linken Handrücken, mit stechendem Schmerze bei Berührung.
Die Finger deuchten, ausgestreckt, wie strammend und eingebogen, als wären sie zusammengeklebt.
Klammartiges Zusammenziehen der Finger.
1245 Klamm in den Fingern, ohne dafs sie eingezogen werden.
Klammschmerz am hintersten Gelenke des Zeigefingers. (*Lgh.*)
Klammschmerz zwischen dem vierten und dritten Finger der rechten Hand. (*Htn.*)
Zuckschmerz in den Fingern.
Unwillkürliches Zucken des linken Daumens.
1250 Reifsen in den Fingergelenken. (n. 28 T.)
Flüchtige Risse in den Fingerspitzen.
Absterben der Finger.
Absterben der drei Mittelfinger; sie wurden weifs, kalt und gefühllos; vorher ein gelindes Ziehen darin. (n. 3 St.) (*Stf.*)
Schmerz der Fingergelenke, als wären sie geschwollen, beim Erwachen aus dem (Abend-) Schlafe, ohne sichtbare Geschwulst.
1255 Brennendes Jücken an den Fingern der linken Hand. (n. 13 T.)
— Kitzelndes Jücken am Zeigefinger, mit Reiz zum Kratzen. (*Lgh.*)
Grofser, schmerzhafter Blutschwär am hintersten Gliede des vierten Fingers (zweimal, auf verschiedene Gaben). (*Sr.*)
Um den Nagel des Mittelfingers herum eitert es.
Beginnendes Nagel-Geschwür am rechten Zeigefinger. (n. 6 T.)
1260 Mehre Neid-Nägel.
— Am Rande des Darmbeines, Kneipen. (*Wl.*)
In den Hinterbacken, Schmerz, wie unterköthig, beim Befühlen, weniger im Sitzen, als beim Gehen. (n. 48 St.)

364 Calcarea carbonica.

Ziehend krampfartiger Schmerz an der rechten Hinterbacke, nach dem After zu.

Schmerzhaftes Muskelzucken in beiden Hinterbacken, im Sitzen und Stehen.

1265 Brennendes Jücken auf der Hinterbacke.

Im Hüftgelenke, Spannen, mit Ziehschmerz im Hüftknochen, beim Abend-Spaziergange.

— Ziehender Verrenkungs-Schmerz im Hüftgelenke, im Gehen. (*Fr.*)

— Kneipendes Zucken an der hintern Seite des Hüftgelenkes, stärker in der Ruhe, als bei Bewegung. (*Wl.*)

Stiche über der Hüfte rechter Seite.

1270 Stiche im Hüftgelenke beim Bücken.

Stiche im Hüftgelenke, von der Kniescheibe herauf, beim Auftreten, zu Anfang des Spazierens.

— Schneiden in der Pfanne des Hüftgelenkes, beim Sitzen. (n. 3 St.) (*Wl.*)

— Reifsen im Hüftgelenke und um den vordern Darmbein-Kamm, bis in den Schoofs, bei Bewegung. (*Fr.*)

Unterköthigkeits-Schmerz in beiden Hüftgelenken, beim Gehen im Zimmer.

1275 Taubfühligkeit auf der rechten Hüfte und dem Oberschenkel, mit Empfindung, als wären diese Theile mürbe und wie kurz und klein.

In den Beinen und um das Becken, Muskelzucken.

Ziehschmerz in den Muskeln der Beine, hinten am Oberschenkel und in den Waden, Abends. (n. 36 St.)

— Ziehen in den Beinen, bis in die Fufsspitzen.

Reifsen in beiden Beinen, von der Hüfte bis in das Fufs-Gelenk. (n. 14 T.)

1280 Ein stechender Ruck in das rechte Bein, dafs es plötzlich in die Höhe schnellte. (n. 30 T.)

Unruhe in den Beinen, mit vielem Aufstofsen.

Schwere der Beine. (n. 8 T.)

Schmerzhafte Müdigkeit der Beine, besonders der Oberschenkel, wie nach angestrengtem Gehen. (n. 17, 19 T.)

Mattigkeit und Zerschlagenheit in den Beinen, besonders in den Gelenken. (n. 20 T.)

1285 Zerschlagenheits-Schmerz in den Beinröhren.

— Zerschlagenheits-Schmerz der Beine, besonders der Unterschenkel, im Liegen. (*Fr.*)

Einschlafen der Beine, Abends, im Sitzen.
Taubheits-Gefühl im linken Beine. (n. 7 T.)
Am Oberschenkel des rechten Beines, auf einer kleinen Stelle, schmerzhaftes Zucken.

1290 Schneidender Schmerz oben im linken Oberschenkel, wie von Ueberdehnung eines Muskels; besonders bei Bewegung.
— Reifsender Schmerz auf der Inseite des Oberschenkels, bei Bewegung. (*Fr.*)
Stechen im Oberschenkel, im Knie und in der Ferse, blofs Nachts.
— Drückendes Stechen auf der Inseite des linken Oberschenkels, im Sitzen. (n. 3 St.) (*Htn.*)
— Klammartiges Stechen in den Muskeln des rechten Oberschenkels, im Stehen und Gehen, vergeht im Sitzen. (*Lgh.*)

1295 — Scharfer Stich an der Aufsenseite des Oberschenkels, über dem linken Knie. (n. 3 St.) (*Wl.*)
— Reifsende Stiche an der Inseite des Oberschenkels, über dem Knie, beim Sitzen. (n. 12 St.) (*Fr.*)
Müdigkeit, und wie Straffheit in den vordern Muskeln der Oberschenkel, früh, beim Anfange des Gehens.
Zerschlagenheits-Schmerz in den Muskeln des rechten Oberschenkels, in der Ruhe, nach Gehen.
— Zerschlagenheits-Schmerz in den Oberschenkel-Muskeln, beim Gehen.

1300 Jücken an den Oberschenkeln. (n. 12 T.)
Heftiges Jücken am Untertheil des Oberschenkels, Nachts.
Stechendes Jücken an einer kleinen Stelle des linken Oberschenkels. (n. 20 T.)
Fein stechendes Jücken an den Oberschenkeln.
Brennendes Jücken am linken Oberschenkel, von früh bis Abend.

1305 Ausschlags-Blüthen an den Oberschenkeln. (n. 11 T.)
Im Knie ein Gefühl, als könne sie das Bein nicht genug ausstrecken. (n. 16 T.)
Schmerz in der Kniescheibe, beim Aufstehen vom Sitze. (d. 4. T.) (*Rl.*)
— Schmerz der Kniee beim Drehen, Wenden und Befühlen.
— Schmerz im linken Kniegelenke, selbst in der Ruhe.

1310 Verrenkungs-Schmerz im rechten Knie. (n. 14 T.)
— Verrenkungs-Schmerz an der linken Kniescheibe, im Sitzen, der sich im Gehen und Stehen verlor. (n. 12 St.) (*Lgh.*)

Spannen unterhalb der Kniee, beim Kauern (Niederducken).
Drückender Schmerz in den Knieen.
Dumpfer Druckschmerz in der Kniescheibe.
1315 Ziehschmerz um's Knie, gleich über der Kniekehle.
— Ziehender klammartiger Schmerz auf der Kniescheibe.
(n. 2 T.) (*Fr.*)
Reifsen und Spannen an der Inseite des Kniees, beim Aufstehen vom Sitze.
Flüchtige Risse in den Knieen.
Stechender und pochender Schmerz im linken Knie, früh, mehr im Sitzen, als beim Gehen; er mufste hinken.
1320 — Scharfe Stiche im rechten Knie-Gelenke. (n. 4 St.) (*Wl.*)
Stiche im linken Knie, $\frac{1}{2}$ Stunde lang. (d. 5. T.)
Zerschlagenheits-Schmerz im Knie. (d. 10. T.)
— Zerschlagenheits-Schmerz dicht unter der Kniescheibe, beim Gehen im Freien. (n. 13 St.) (*Lgh.*)
Taubheits-Gefühl in den Knieen, im Nachmittags-Schlummer, das beim Erwachen wieder verging.
1325 Schweifs der Kniee.
Geschwulst der Kniee.
— Unterhalb der Kniescheibe eine entzündete Geschwulst.
Der Unterschenkel schmerzt in der Wade beim Gehen und Auftreten, beim Berühren und beim Biegen des Fufses.
Schmerz, wie von Verstauchung in den vordern Schienbein-Muskeln, beim Gehen. (n. 21 T.)
1330 Spannen in der Wade.
Strammen im Unterschenkel, vom Fufse bis zum Knie, als ob das Bein eingeschlafen wäre (während eines drückenden Magenkrampfes).
Klamm im rechten Unterschenkel, eine Stunde lang, mit Einwärtsdrehung und Krümmung des Fufses. (n. 4 T.)
Klamm in den Muskeln neben dem Schienbeine, Nachts.
— Klammschmerz dicht neben der Schienbeinröhre, im Sitzen. (*Lgh.*)
1335 **Heftiger Klamm in der Wade, Nachts.**
Klamm in den Waden und Kniekehlen, beim Ausstrecken des Beines (im Stiefel-Anziehen), der beim Krümmen des Beines nachläfst, beim Ausstrecken aber wiederkommt.

Calcarea carbonica.

Klamm in der Wade und dem Fuſse, wenn er sich stark bewegt, mit Stichschmerz.
Stumpfer Druckschmerz in den Muskeln neben dem Schienbeine, beim Gehen.
— Drückender Schmerz am linken Schienbeine, nahe beim Fuſsgelenke, beim Gehen im Freien. (n. 52 St.) (*Lgh*)
1340 — Absetzender Druckschmerz auf der Wade. (*Fr.*)
Ziehender und zermalmender Schmerz im Schienbeine.
Reiſsendes Ziehen in der Wade.
— Reiſsendes Zucken vorn am Unterschenkel, unter dem Knie, in der Ruhe. (*Wl.*)
Aufzucken des Unterschenkels.
1345 Schneiden über das Schienbein.
Stechen und Schwäche in der Wade.
— Zerschlagenheits-Schmerz der Unterschenkel, wie übermüdet; er muſs sich oft von einer Stelle zur andern setzen. (*Wl.*)
Ein stichlichtes Kriebeln an den Unterschenkeln.
Viel Jücken an den Unterschenkeln und Füſsen.
1350 — Jücken unter beiden Waden.
Ein brennendes Jücken am rechten Schienbeine. (*Rl.*)
Rothlauf-Entzündung und Geschwulst des Unterschenkels, mit Frost des Körpers.
Groſse, dunkelrothe, jückende Flecke an den Unterschenkeln, mit etwas Geschwulst daran.
Rothe Striefe auf dem Schienbeine, die aus Frieselkörnern besteht, mit argem Jücken, und Brennen nach Reiben. (n. 7 T.)
1355 Mehre Geschwüre an den Unterschenkeln. (n. 7 T.)
Im Fuſsgelenke, Schmerz, als wäre es zerbrochen, beim Gehen, vorzüglich Nachmittags.
Schmerz jm rechten Fuſsknöchel, beim Auftreten, als wolle sich der Fuſs ausrenken.
Verrenkungs-Schmerz im linken Fuſse. (n. 13 T.)
Schmerz, wie zu fest gebunden, über dem linken Fuſsgelenke.
1360 Spannung in beiden innern Fuſsknöcheln.
Klamm in der linken Fuſssohle.
— Klamm in den Sohlen, nach einigem Gehen, was bei längerem Gehen sich bessert und im Sitzen vergeht.
— Klamm in den Sohlen und Zehen, Nachts, und am Tage beim Stiefel-Anziehen. (n. 11 T.)

— Klammschmerz in der linken Fufssohle. (n. 5 St.) (*Htn.*)
1365 Arges Reifsen in den Fufssohlen.
Arges Schneiden an der äufsern Seite der rechten Fufssohle,
Abends und die ganze Nacht hindurch. (n. 10 St.)
Schmerzhafte Empfindlichkeit der Fufssohlen, selbst im Zimmer, wie erweicht von heifsem Wasser, mit grofser
Schmerzhaftigkeit beim Gehen.
Unterköthigkeits-Schmerz in den Fufssohlen.
Brennen in den Fufssohlen.
1370 Brennen der Füfse, Abends.
Plötzlich ganz heifses Gefühl auf dem linken Fufsrücken und
am Beine, als wenn sie da ganz heifs angehaucht würde.
Schwitzen der Füfse.
Schweifs der Füfse, gegen Abend.
Entzündungs-Geschwulst auf dem linken Fufsrücken, mit
brennendem Schmerze und starkem Jücken umher.
1375 Geschwulst der Füfse, 11 Tage lang.
— Geschwulst des äufsern Knöchels am linken Fufse.
Jücken um die Fufsgelenke und unter den Waden. (n. 13 T.)
Jücken im Knöchel des kranken Fufses.
Heftiges brennendes Jücken an den Knöcheln des rechten
Fufses, von früh bis Abend. (n. 15 T.)
1380 Blasen entstehen an der linken Ferse, im Gehen, die zu
einer Art grofsen Blutschwäres werden, stechenden und
jückenden Schmerzes. (n. 8 St.)
Die Zehen schmerzen, wie von Stiefel-Druck. (*Rl.*)
Heftiger Schmerz an der Spitze des rechten grofsen Zehes.
(n. 21 T.)
Klamm in den Zehen.
Sichtbares Zucken im linken grofsen Zeh, Abends im Bette.
1385 Reifsen in den Zehen.
Reifsen im grofsen Zeh. (*Rl.*)
Flüchtige Risse in den Zehen.
Stiche im grofsen Zeh.
— Heftiger Stich im linken kleinen Zeh, wie aufserhalb
desselben. (n. 14 St.) (*Htn.*)
1390 — Scharfe Stiche im hintern Gelenke des grofsen Zehes, in der Ruhe. (n. 24 St.) (*Wl.*)
— Absetzende, klammartige Nadelstiche in den Zehen des
rechten Fufses, im Sitzen und Stehen, beim Gehen aber
verschwindend. (n. ½ St.) (*Lgh.*)

Calcarea carbonica.

Heftiges Brennen in der Spitze des grofsen Zehes. (n. 21 T.)
Unter den Nägeln der grofsen Zehen, brennender Druck.
In den Hühneraugen, wundartiger, brennender Schmerz.
1395 Ueber den ganzen Körper, Gefühl schmerzhafter Spannung.
Fippern der Muskeln.
Schmerzloses Zucken einzelner Glieder, am Tage.
Einzelne, unwillkürliche Bewegungen und Zucke im rechten Oberschenkel, in der linken Schulter und dem linken Arme.
Ziehender Druck in den Gelenken. (*Rl.*)
1400 Schmerzloses Ziehen in den Gliedern, Nachmittags.
Reifsen in den Gliedern.
Reifsen in Armen und Beinen, doch stets nur auf einer kleinen Stelle.
Brennen in den Handflächen und Fufssohlen.
Stiche in den Oberarmen, unter den Armen, im Rücken und in den Beinen.
1405 Eingeschlafenheit der Hände und Füfse.
Eingeschlafenheit der Theile, auf denen er im Nachmittags-Schlafe gesessen hatte.
Lähmiger Zerschlagenheits-Schmerz der Röhrknochen und der Gelenke der Beine, so wie des Kreuzes, bei Bewegung; auch im Sitzen und Stehen schmerzt das Kreuz wie zerschlagen, und die Muskeln der Beine thun beim Befühlen weh.
Leichtes Verheben; von schwerem Heben gleich Schmerz im Kreuze.
Die Schmerzen sind sehr lebhaft, aber bald vorübergehend.
1410 Das chronische Leiden wird einen Tag um den andern schlimmer und besser.
Nach Arbeit und Waschen im Wasser verschlimmern und erneuern sich die Beschwerden.
Blut-Wallungen.
Zweimal warmes Ueberströmen des Blutes von der Herzgrube aus, bis zum Kopfe.
Sehr erhitzt, früh, nach dem Aufstehen.
1415 Wallung des Blutes nach Kopf und Brust, nach schmerzhafter Steifheit im Rückgrate.
Andrang des Blutes nach dem Kopfe, mit Blut-Abgang aus dem After, mehre Tage nach einander.

Er fühlt Bedürfnifs, viel zu gehen.
Unruhe, dafs sie Hände und Füfse bewegen mufste.
Grofse Unruhe, Abends, besonders in den Beinen; er kann sie nicht still liegen lassen.

1420 Unruhige Bewegungen im ganzen Körper, von unbefriedigtem Aufstofsen.
Zittern, früh.
Aengstliches Zittern, mit Mattigkeit.
Fortdauerndes Zittern am ganzen Körper, welches schlimmer ward, wenn er an die freie Luft kam.
Grofse Schwerfälligkeit des Körpers.

1425 Krankheits-Gefühl im ganzen Körper; sie mufs viel spucken und scheut die freie Luft. (n. 22 T.)
Grofses Verlangen, sich mesmeriren zu lassen.
Unbehaglichkeit, Abends, wie vor einem Wechselfieber-Anfalle.
Grofse Angegriffenheit; Hände und Füfse oft kalt, Blässe des Gesichtes und öfteres Herzklopfen; was Alles sich von Körper-Bewegung legte.
Anfall von allgemeiner Abgeschlagenheit, mit Eingenommenheit des Kopfes, Schwindel, Kreuzschmerz und Frost am ganzen Körper, 6 Stunden lang. (n. 22 T.)

1430 Ueber einen kleinen Nadelstich in den Finger erschrickt sie so sehr, dafs es ihr übel ward, Zunge, Lippen und Hände ganz weifs und kalt, mit Kälte der Stirn und des Gesichtes, unter Verdunkelung des Gesichtes, Unruhe, überlaufender Hitze und Zittern; sie mufste sich legen. (Mesmeriren half schnell.) (n. 18 T.)
Unter Schwarzwerden vor den Augen überfiel es ihn, Abends (von 7 bis 9 Uhr), viermal plötzlich wie ein süfser Schlaf mit Uebelkeit, die auch im Liegen noch anhielt, doch ohne Erbrechen.
Ohnmachts-Anfall, Abends, mit Schwarzwerden vor den Augen, im Sitzen.
Ohnmachts-Anfall, mit Kälte und undeutlichem Sehen. (n. 3 T.)
Ohnmachts-Anfall mit grofsen Schweifstropfen im Gesichte.

1435 Hinfälligkeit und Mattigkeit in den Gliedern, besonders in den Knieen.
Sehr kraftlos.
Schwäche in den Oberschenkeln und Schöfsen, beim Gehen.

Calcarea carbonica.

Er wird bei körperlicher Anstrengung sehr bald müde.

Nach Fufsbewegung wird er bis zum Fieber ermüdet, und bekommt Frösteln und Durst darauf.

1440 Beim Spazieren, grofse Kraftlosigkeit, besonders in den Beinen, mit mattem Schweifse.

Sie konnte die Treppe nicht steigen und ward davon ganz erschöpft. (n. 14 T.)

Von Sprechen wird sie schwach; sie mufs aufhören.

Schwäche, am Tage, in so hohem Grade, dafs sie kaum wufste, wie sie den drückenden, mit Aengstlichkeit verbundenen Zustand ertragen sollte; nur Einathmen frischer, freier Luft that wohl und stärkte. (n. 12 T.)

Sie lag 10 Tage in der gröfsten Abspannung, dafs sie sich weder bewegen, noch beschäftigen konnte; unter den heftigsten Lach-Krämpfen.

1445 Fallsucht-Anfall; bei Hände-Arbeit im Stehen fiel er plötzlich seitwärts, ohne Bewufstseyn, zu Boden, und fand sich dann, nach wiedergekehrtem Besinnen, liegend mit ausgestreckten Armen; darauf erfolgte Hitze und etwas Schweifs. (n. 9 T.)

Grofse Empfindlichkeit gegen kalte Luft; die Füfse sind Abends wie abgestorben.

Bei geringem Gefühle kalter Luft, Gänsehaut an den Ober- und Unterschenkeln so stark, dafs es schmerzhaft war.

Die feuchte, freie Luft bekommt ihr nicht; es fällt ihr gleich auf die Haut.

Grofse Verkältlichkeit.

1450 Verkältungs-Zustand: Steifheit des Genickes und der Halsmuskeln, Stechen im Halse und im Kopfe, über den Augen, und Husten. (bald.)

Von jedem Gehen im Freien wird sie traurig und mufs weinen.

Beim Gehen im Freien, drückender Kopfschmerz im Scheitel, der bis zum Schlafengehen anhielt.

Beim Gehen im Freien, sichtbare Aufblähung des Unterleibes.

Beim Spazieren, Herzklopfen und Brustschmerz. (n. 19 T.)

1455 Beim Spazieren, ziehende Empfindung durch den ganzen Körper, bis in den Kopf, die zum Sitzen nöthigt. (n. 30 T.)

Nach Gehen im Freien, bohrender Schmerz, äufserlich in der linken Stirnseite.

Nach einem Spaziergange, unwohl, heiser, mit Brust-Beengung.

Die ganze Haut des Körpers ist bei Berührung sehr empfindlich, am meisten in den Füfsen.

Jücken am ganzen Körper. (n. 23 T.)

1460 Starkes Jücken der schwitzenden Theile, besonders zwischen den Schulterblättern.

Heftiges Jücken, Abends im Bette, auf dem Rücken, in der Herzgrube, am Halse, am Kinne, im linken Auge, auf dem Haarkopfe, am Schamberge und am Hodensacke.

Jücken am Munde, an der Nase und am Hintern.

Jücken auf trockner, heifser Haut, als wäre sie mit Salz und Asche bestreut.

Brennen in der Haut, mit Jücken, den halben Rücken heran, an den Hinterbacken und der hintern Fläche der Oberschenkel. (n. 10 T.)

1465 Stechen in der Haut, wie von Nadeln.

Nessel-Ausschlag, welcher immer an kühler Luft vergeht.

Jückender Blasen-Ausschlag am ganzen Körper, besonders über den Hüften.

Ausschlag rother, erhabener Flecke, von der Gröfse einer Linse und gröfser, meist an den Wangen und Ellenbogen, mit grofser Hitze, vielem Durst und wenig Appetit; den dritten Tag schwanden sie und hinterliefsen dunkle, wie mit Blut unterlaufene Flecke (bei einem Säuglinge, des Mutter *Calcar.* genommen). (*Sr.*)

Schorfige Stellen am Unterschenkel, mit Brennen am Tage. (n. 24 St.)

1470 Die Flechten kommen schnell wieder zum Vorschein.

Die ehemaligen Flechten unter beiden Achselgruben, in der linken Ellenbogen-Beuge und der Kniekehle kommen nach **20** Tagen wieder hervor.

— An der Stelle der Jahre lang vergangenen Flechte entsteht wieder Jücken. (n. 5 T.)

Ein altes Geschwür am Schenkel schmerzt nun klopfend, mit Reifsen drum herum, und fängt an, wie faule Eier zu stinken. (n. 7 T.)

Unheilsame, süchtige Haut; selbst kleine Verletzungen gehen in Eiterung über und wollen nicht wieder heilen.

Calcarea carbonica.

1475 Viele ganz kleine Warzen entstehen hier und da.
Warzenähnliche Auswüchse (hinter den Ohren) entzünden sich und werden zu Geschwüren.
Eine Warze in der Ellenbogen-Beuge entzündete sich, schmerzte wie Blutschwär, vertrocknete dann und schwand.
Ungewöhnliche Mattigkeit, die beim Gehen besser ward.
Grofse, allgemeine Mattigkeit, Abends, eine halbe Stunde lang.
1480 Müdigkeit mit Gähnen. (n. 4 T.)
Oefteres Gähnen.
Lang anhaltendes, fast unerschöpfliches Gähnen, und darauf erschütterndes Klopfen im Kopfe, Unterleibe und in der Brust, mit starker Hitze im Gesichte.
Anhaltendes Gähnen, mit Schläfrigkeit. (n. 4 T.)
— Häufiges Gähnen, als wenn er nicht ausgeschlafen hätte. (n. 56 St.) (*Lgh.*)
1485 Neigung zum Dehnen, früh.
Schläfrigkeit, früh.
Noch schläfrig und müde, früh, wenn er aufstehen soll, er kann sich fast nicht ermuntern.
Nicht gut zu ermuntern, früh, beim Erwachen.
— Grofse Schläfrigkeit, früh, mit Verdriefslichkeit und drückendem Kopfschmerze um die ganze Stirne. (n. 2 T.) (*Fr.*)
1490 Tages-Schläfrigkeit und Müdigkeit; er schlief Vormittags mehrmals ein. (n. 9 T.)
Mittags sehr langer Schlaf.
Den ganzen Tag sehr müde und schläfrig. (n. 11 T.)
Den Tag über schläfrig und matt, mit Frost und Kopfschmerz.
— Sehr schlafmüde am Tage; er kann aber nicht zum Schlafen kommen.
1495 Abends sehr zeitig schläfrig. (n. 3 St.)
Abends Schlafmüdigkeit in allen Gliedern, mit Frost; er konnte sich des Schlafes nicht erwehren, schlief aber doch nicht fest, sondern erwachte immer wieder, 16 Stunden lang; früh, viel Schweifs, und Trockenheit im Halse, ohne Durst. (n. 4 T.)
— Abends grofse Schläfrigkeit und Verdriefslichkeit. (*Fr.*)
Oft sehr spätes Einschlafen, Abends.
Er kann Nachts vor 2, 3 Uhr nicht einschlafen.

Calcarea carbonica.

1500 Kann Nachts nicht einschlafen, und, eingeschlafen, wacht sie doch bald wieder auf.
Sie kann, wenn sie spät zu Bette geht, nicht einschlafen, sie ist wie aus der Ruhe gekommen.
Er kann Abends lange nicht einschlafen; es ist ihm zu heifs, ob er gleich nur leicht bedeckt ist, im kalten Zimmer. (n. 11 T.)
— Er konnte fast die ganze Nacht nicht einschlafen, warf sich viel herum und schwitzte über den ganzen Körper. (n. 10 St.) (*Lgh.*)
Er wirft sich die ganze Nacht im Bette herum.
1505 Wegen Lebhaftigkeit des Geistes kann er vor Mitternacht nicht einschlafen.
Schweres Einschlafen wegen unwillkürlich vieler Gedanken.
Er kann Abends lange nicht einschlafen und sich von theils üppigen, theils ärgerlichen Gedanken nicht losmachen; auch früh nach dem Erwachen noch verfolgen sie ihn.
Unruhiges Wachen, Abends im Bette, voll grausiger Phantasiebilder. (d. 6. N.)
— Vor dem Einschlafen, Abends, ängstliche Gedanken, welche vergingen und wieder kamen; dabei hielt er die Gegenstände umher für andere, fürchtete das Dunkel und bestrebte sich, in das Helle zu sehen; was Alles sich nach Blähungs-Abgang legte.
1510 Beim Einschlafen Phantasie-Täuschung, als höre sie ein Poltern und Klappern über ihrem Bette, wovon sie ein Schauder überlief.
Sobald sie die Augen, Abends, im Bette, schliefst, kommen ihr schwärmerische Vorstellungen vor die Phantasie.
Beim Schliefsen der Augen erscheinen fatale Gesichter.
Beim Niederlegen, Abends (sobald sie den Kopf niedergelegt hat), dumpfer Zahnschmerz, eine Stunde lang, dann Schlaf.
Vor dem Einschlafen, Abends im Bette, Herzklopfen und Beängstigung.
1515 Beim Einschlafen, Abends, Aufzucken des Oberkörpers, mit Rucken bis in den Kopf; darauf Sumsen und Zischen im Ohre.
Nachts sehr ängstlich und schwärmerisch, sie erschrickt im Traume und ängstigt sich darauf, beim Erwachen, noch darüber, mit Zittern. (n. 20 T.)

Nachts, Angst, als sey oder werde sie närrisch; dann, einige Minuten, Schüttelfrost, und darauf Gefühl im Körper von Vernichtung, wie zerschlagen.

Nachts kommen ihr schauderige Dinge vor, die sie nicht abwehren kann.

Nachts, bald nach dem Einschlafen, richtet er sich im Bette auf und beschäftigt sich, bei offnen Augen, mit den Händen, ohne Bewufstseyn.

1520 Nachts viel Wallung im Blute und viele Träume.

Nachts Wallung im Blute mit unruhigem Schlafe, besonders während der Regel.

Nachts, bei unruhigem Schlafe, Herzklopfen.

Nachts, innere Hitze, besonders in den Füfsen und Händen, und früh, trockne Zunge, ohne Durst, mit äufserer Hitze des Kopfes. (d. 6. 7. T.)

Nachts, heftiger Schwindel mit Flirren vor den Augen, was bis Mittag anhielt.

1525 Nachts, Betäubung im Kopfe, worüber er erwacht, und die immer stärker wird, fast bis zur Ohnmacht, darauf Zittern in den Gliedern und anhaltende Mattigkeit, dafs er nicht wieder einschlafen kann.

Alle Nächte, beim Erwachen, Jücken auf dem Kopfe.

Nachts, reifsender Schmerz im Zahnfleische, und beim Zusammenbeifsen Gefühl wie von Lockerheit der Zähne.

Nachts bohrend ziehender Schmerz in den meisten Backzähnen.

Nächtlicher Zahnschmerz, mehr wie Druck oder Andrang des Blutes nach den Zähnen, gleich nach dem Niederlegen beginnend. (d. ersten 3 Nächte.)

1530 Nachts, beim Liegen, arges Aufstofsen; sie mufste aufstehen, um sich zu erleichtern.

Die Nächte, beim Erwachen, Aufstofsen.

Nachts, Magenkrampf, worüber er erwacht.

Nachts, viel Leibschmerzen, ohne Durchfall. (n. 12 T.)

Mehre Nächte, viel Blähungs-Anhäufung im Unterleibe. (n. 5 T.)

1535 Nachts, beim Anfange des Schlafes, verstorren ihm die Achselgelenke; er mufste die Arme über den Kopf legen.

Nachts, zuckender oder stechender Schmerz im Arme und Handgelenke, der am Schlafe hindert.

Nachts, Mattigkeit in den Knieen.

Nachts, Brennen in den Fufssohlen.

Nachts, Ziehschmerz in den Füfsen, worüber sie erwacht.
1540 Im Schlafe hat sie die Arme über den Kopf gelegt.
Schnarchendes Stöhnen die ganze Nacht in unbesinnlichem, unerwecklichen Schlummer, mit stetem Herumwerfen; vor dem Einschlafen starker Schweifs im Gesichte.
Im Schlafe kauet er oft und schluckt dann.
Im Mittagsschlafe, im Sitzen, Herzklopfen, worüber er erwacht.
Sprechen im traumvollen Schlafe. (n. 10 T.)
1545 Sprechen im Schlafe, im Taumel, bei Unruhe von Träumen und Hitze.
Schreien die Nacht, im unruhigen Schlafe.
Unruhiger Schlaf mit Schweifs.
Unruhiger Schlaf gegen Morgen. (n. 15 T.)
Unruhe im Körper läfst sie nicht lange auf einer Stelle liegen.
1550 Unruhiger Halbschlaf, Nachts, mit trockner Hitze, Verwirrung im Kopfe, wie im Fieber und stetem Erwachen.
— Unruhiger Schlaf, mit Sprechen darin und öfterem Erwachen. (*Htn.*)
Oefteres Erwachen aus dem Schlafe.
— Unter Hin- und Herwerfen erwacht er öfters aus dem Schlafe; er glaubte verkehrt im Bette zu liegen. (*Lgh.*)
— Oefteres Erwachen aus dem Schlafe, wie von Störung. (*Lgh.*)
1555 — Oefteres Erwachen aus dem Schlafe, als ob er schon ausgeschlafen hätte. (*Lgh.*)
Kurzer Schlaf, sie kann von 12 Uhr an nicht mehr schlafen, sondern wirft sich unruhig herum.
Schlaf nur von 11 bis 2, 3 Uhr; dann kann sie nicht mehr schlafen und ist blofs munter.
Aengstliches Erwachen, nach Mitternacht, mit schwerem Athem. (n. 12 T.)
Aengstliches Erwachen die Nacht, öfters aus ängstlichen Träumen. (n. 36 St.)
1560 Aufschreien und Auffahren aus ängstlichen Träumen.
Aufschrecken, Abends, bald nach dem Einschlafen, bis zum Munterwerden.
Das Kind richtet sich nach Mitternacht im Bette auf und ruft: Vater! fängt an zu schreien und will aufspringen; je mehr man ihm zuredet, desto ärger wird Ge-

Calcarea carbonica.

schrei und Gegenwehr; es wälzt sich auf der Erde und will sich nicht anfassen lassen.

Beim Erwachen, früh, wüste im Kopfe.

Beim Erwachen, früh, Eingenommenheit des Kopfes, mit Beben durch den ganzen Körper und Blutdrang nach dem Kopfe.

1565 Beim Erwachen, früh, nach unruhigem Schlafe, Wallung im Blute; mehre Morgen. (d. ersten Tage.)

Beim Erwachen, früh, aus unruhigem Schlafe, Rollen des Blutes in allen Adern, die auch angelaufen sind, mit Zerschlagenheits-Gefühl im ganzen Körper.

Nach dem Erwachen, früh, unerquickt.

Beim Erwachen aus tiefem Schlafe, früh, sehr erschöpft, so dafs der Schlummer-Zustand selbst nach dem Aufstehen aus dem Bette noch fortdauerte.

Traumvoller Nachtschlaf.

1570 Lebhafte Träume, alle Nächte.
— Lebhafte, verworrene, unerinnerliche Träume. (*Lgh.*)
— Lebhafte Träume voll Streit und Zank. (*Lgh.*)
— Viele lebhafte Träume ehemaliger Begebenheiten, mit langem, tiefen Morgenschlafe. (*Wl.*)

Verwirrte, ängstigende Träume.

1575 Halb wachende Träume, Abends, bald nach dem Einschlafen, mit grofser Beängstigung.

Aengstliche und schreckhafte Träume, von denen er beim Erwachen nicht loskommen kann.

Aengstlicher Traum, dafs er von einem Hunde gebissen werde, worüber er erwacht, darauf schläft er wieder ein und erwacht über einen gleich ängstlichen Traum wieder, und so mehrmals jede Nacht.

Mehre ängstliche Träume in einer Nacht, sieben Nächte nach einander.

Aengstlicher Traum gegen Morgen, von Feuer und Mord.

1580 Schreckhafte Träume die ganze Nacht, und zuletzt ein wohllüstiger Traum, mit einer (höchst seltenen) Pollution. (n. 10 T.)

Schreckhafter Traum, als falle er oder werde herabgeworfen.
— Schauderige, fürchterliche Träume. (*Lgh.*)

Träume von Todten und Leichengeruch.

— Träume von Kranken und Leichen, mit heftigem Weinen im Schlafe (bei einer sonst nie Träumenden). (*Stf.*)

1585 Schneller Puls, ohne Fiebergefühl.

Grofse innere Frostigkeit; sie mufs die kalten Hände einwickeln, die Füfse aber sind warm.

Grofse stete Frostigkeit, mit vielem Durste.

Sie friert, wenn sie aus dem Bette kommt.

Sehr frostig, Abends.

1590 Innerer Frost, mit Unruhe und zitteriger Angst.

— Oefteres Frösteln bei gelber Hautfarbe.

Frost, Abends, mehre Stunden lang. (n. 10 St. u. 13 T.)

Zwei Abende, viertelstündiger Frost, ohne Hitze darauf und ohne Schweifs.

Frost, Abends im Bette.

1595 Frost, Abends im Bette, dafs er, mit Federbetten zugedeckt, sich doch nicht erwärmen konnte, gleich wie von Mangel an Lebenswärme. (n. 30 T.)

Frostschauder, Nachts.

Schauder, erst über das Gesicht, mit Sträuben der Kopfhaare, dann über den ganzen Körper, mit Frostgefühl. (*Rl.*)

— Schauder über den ganzen Rücken. (n. 24 St.) (*Lgh.*)

— Schauder über den ganzen Körper, als wenn er sich verkältet hätte, mit öfterem Gähnen. (*Lgh.*)

1600 — Schauder über den ganzen Körper, mit Wärme oder Hitze der Stirn und des Gesichtes, und kalten Händen. (n. 3 u. 48 St.) (*Lgh.*)

Hitzgefühl im Innern des Körpers.

Oft fliegende Hitze.

Fliegende Hitze, wohl 2, 3 Mal täglich, überall, doch am meisten im Gesichte und den Händen; sie überfällt sie im Sitzen, wie vor Angst, mit Schwitzen des Gesichtes und der Hände 10 bis 15 Minuten lang.

Hitze, mehre Abende, von 6 bis 7 Uhr.

1605 — Abends, beim Niederlegen, äufsere Hitze, bei innerm Froste. (n. 72 St.)

Nachts, trockene Hitze. (n. 12 St.)

Gegen Morgen, trockene Hitze. (n. 6 T.)

Hitze in der Brust und dem Kopfe, bei Frost am übrigen Körper, den ganzen Tag. (n. 24 T.)

— Glühende Hitze und Röthe des Gesichtes, mit heifser

Stirn, kalten Händen und starkem Durste, mehre Stunden. (*Lgh*)

1610 Fast stete Hitze, die erst matt und ängstlich macht, bis Schweifs ausbricht.

Schweifs bricht oft am Tage aus.

Fast steter Schweifs.

Viel Schweifs, sowohl am Tage, beim Gehen, als auch die Nacht, im Bette.

— Ermattender Schweifs, Tag und Nacht, drei Tage lang.

1615 Starker Schweifs am Tage, bei kalter Luft.

Schweifs am Tage, bei der geringsten Bewegung.

Abends im Bette wird es ihm gleich warm und er schwitzt die ganze Nacht.

Nacht-Schweifs, meist vor Mitternacht, bei kalten Beinen.

Nacht-Schweifs im Rücken.

1620 Nacht-Schweifs blofs an den Beinen, klebrig anzufühlen. (n. etlichen T.)

Heftiger Früh-Schweifs, viele Morgen nach einander.

Früh-Schweifs. (d. nächst. Morg.)

Früh-Schweifs, drei Morgen nach einander.

— Früh-Schweifs alle Morgen. (n. 7 T.)

1625 Fieber: bald Frost, bald Hitze; sie mufs sich legen.

Fieber, Vormittags; Frost und Hitze abwechselnd.

Fieberhitze und brennender Durst, mit Frost abwechselnd.

Abendfieber: äufserlicher Frost, bei innerer Hitze und starkem Durste; auch im Bette fror ihn und er schwitzte dabei, konnte sich aber doch erwärmen; zuletzt starker Schweifs. (n. 10 St.)

Vormittags, erst Kopfschmerz, welcher immer stieg, mit jählingem Sinken der Kräfte, dafs er kaum nach Hause gehen konnte, bei grofser Hitze in der Stirn und den Händen, mit vielem Durste auf säuerliches Wasser; dann, nach dem Niederlegen, eiskalte Hände, bei schnellem Pulse. (n. 21 T.)

1630 Alle Vormittage, 11 Uhr, Fieberhitze, ohne Durst und ohne Frost vorher, eine Stunde lang; sie fühlte sich heifs und war heifs anzufühlen, mit etwas rothem Gesichte; darauf Aengstlichkeit und gelinder Schweifs, besonders in Händen und Füfsen und im Gesichte; vier Tage nach einander (vor Eintritt der Regel).

Fieber von früh bis Mittag oder Nachmittag: erst Reifsen in den Gelenken und Kopfschwere, dann Mattigkeit, kaum das Aufrichten im Bette erlaubt, mit Schwere der Glieder, Renken, Dehnen, Hitze und Gefühl, als wenn sie immer schwitzen wollte, mit Zittern und Unruhe in allen Gliedern.